S. Güthoff, I. Dützmann, S. Dützmann

60 Fälle Chirurgie

In dieser Reihe sind bis jetzt folgende Titel erschienen:

100 Fälle Allgemeinmedizin, 9783437431593

80 Fälle AINS, 9783437427039

50 Fälle EKG, 9783437412448

50 Fälle Gynäkologie und Geburtshilfe, 9783437412455

80 Fälle Innere Medizin, 9783437426551

80 Fälle Neurologie, 9783437412356

50 Fälle Pädiatrie, 9783437433023

50 Fälle Bildgebende Verfahren, 9783437417191

Sonja Güthoff, Isabell Dützmann,
Stephan Dützmann

60 Fälle Chirurgie

Aus Klinik und Praxis

5. Auflage

ELSEVIER

Elsevier GmbH, Bernhard-Wicki-Str. 5, 80636 München, Deutschland
Wir freuen uns über Ihr Feedback und Ihre Anregungen an kundendienst@elsevier.com

ISBN 978-3-437-41394-0 eISBN 978-3-437-06521-7

Aus Gründen der Barrierefreiheit sind die Bilder in elektronischen Ausgaben dieses Buches mit Alt-Text-Beschreibungen (Alternativ-Text) versehen, die von Elsevier bereitgestellt werden. Mehr Informationen erhalten Sie unter https://www.elsevier.com/about/accessibility.

Bücher und Zeitschriften, die von Elsevier veröffentlicht werden, entsprechen den geltenden Produktsicherheitsanforderungen. Für etwaige Bedenken oder Fragen zur Produktsicherheit wenden Sie sich bitte an unseren autorisierten Vertreter, Elsevier B.V., productsafety@elsevier.com.

Elsevier nimmt eine neutrale Position in Bezug auf territoriale Meinungsverschiedenheiten oder Zuständigkeitsansprüche in seinen veröffentlichten Inhalten ein, einschließlich Landkarten und institutionellen Zugehörigkeiten.

Wichtiger Hinweis: Die medizinischen Wissenschaften unterliegen einem sehr schnellen Wissenszuwachs. Der stetige Wandel von Methoden, Wirkstoffen und Erkenntnissen ist allen an diesem Werk Beteiligten bewusst. Sowohl der Verlag als auch die Autorinnen und Autoren und alle, die an der Entstehung dieses Werkes beteiligt waren, haben große Sorgfalt darauf verwandt, dass die Angaben zu Methoden, Anweisungen, Produkten, Anwendungen oder Konzepten dem aktuellen Wissensstand zum Zeitpunkt der Fertigstellung des Werkes entsprechen.
Der Verlag kann jedoch keine Gewähr für Angaben zu Dosierung und Applikationsformen übernehmen. Es sollte stets eine unabhängige und sorgfältige Überprüfung von Diagnosen und Arzneimitteldosierungen sowie möglicher Kontraindikationen erfolgen. Jede Dosierung oder Applikation liegt in der Verantwortung der Anwenderin oder des Anwenders. Die Elsevier GmbH, die Autorinnen und Autoren und alle, die an der Entstehung des Werkes mitgewirkt haben, können keinerlei Haftung in Bezug auf jegliche Verletzung und/oder Schäden an Personen oder Eigentum, im Rahmen von Produkthaftung, Fahrlässigkeit oder anderweitig übernehmen.

Für die Vollständigkeit und Auswahl der aufgeführten Medikamente übernimmt der Verlag keine Gewähr.
Geschützte Warennamen (Warenzeichen) werden in der Regel besonders kenntlich gemacht (®). Aus dem Fehlen eines solchen Hinweises kann jedoch nicht automatisch geschlossen werden, dass es sich um einen freien Warennamen handelt.

Bibliografische Information der Deutschen Nationalbibliothek
Die Deutsche Nationalbibliothek verzeichnet diese Publikation in der Deutschen Nationalbibliografie; detaillierte bibliografische Daten sind im Internet über https://www.dnb.de abrufbar.

26 27 28 29 30 5 4 3 2 1

In ihren Veröffentlichungen verfolgt die Elsevier GmbH das Ziel, genderneutrale Formulierungen für Personengruppen zu verwenden. Um jedoch den Textfluss nicht zu stören sowie die gestalterische Freiheit nicht einzuschränken, wurden bisweilen Kompromisse eingegangen. Selbstverständlich sind **immer alle Geschlechter** gemeint.

Planung: Dr. Katja Weimann; Projektmanagement: Sabine Hennhöfer
Redaktion: Dr. Nikola Schmidt, Berlin
Bildredaktion und Rechteklärung: David Seeliger, Brannenburg
Herstellung: Steffen Zimmermann, publishing support, München
Satz: Thomson Digital, Noida/Indien
Druck und Bindung: Drukarnia Dimograf Sp. z o. o., Bielsko-Biała/Polen
Umschlaggestaltung: SpieszDesign, Neu-Ulm
Titelfotografie: © zinkevych - stock.adobe.com

Aktuelle Informationen finden Sie im Internet unter **www.elsevier.de**

Vorwort

Liebe Studierende, liebe Kolleginnen und Kollegen, mit dieser fünften, vollständig überarbeiteten Auflage möchten wir Ihnen ein praxisnahes Fällebuch an die Hand geben, das Sie optimal auf mündliche Prüfungen im Fach Chirurgie sowie auf den klinischen Alltag vorbereitet. Die Fallorientierung hat sich in den vergangenen Jahren als besonders hilfreich erwiesen, um klinisches Denken zu trainieren und Sicherheit im Umgang mit chirurgischen Fragestellungen zu gewinnen.

Für diese Auflage haben wir die nach dem Nationalen Kompetenzbasierten Lernzielkatalog Chirurgie (NKLC) ausgerichteten Inhalte aktualisiert und vor allem auch an die aktuellen Leitlinien angepasst. Unser Anliegen ist es, Ihnen nicht nur Faktenwissen zu vermitteln, sondern auch das selbstständige klinische Problemlösen zu fördern – sei es im Umgang mit verschiedenen Altersgruppen, in interdisziplinären Situationen oder bei der Kommunikation z. B. in der palliativen Fallkonstellation.

Ein besonderes Element dieses Lernbuches ist die **Audioversion von 25 ausgewählten Fällen.** Damit möchten wir Sie im Sinne eines modernen *Blended Learning* unterstützen: Lernen wird dadurch flexibler, alltagsnäher und kann auch unterwegs effektiv fortgesetzt werden. Ob zum Vorbereiten auf Prüfungen oder zur Wiederholung vor dem Dienst – die Kombination aus Text und Audio soll Ihnen helfen, klinische Entscheidungswege noch leichter nachzuvollziehen.

Wie in den vorherigen Auflagen führt Sie jeder Fall mit klar strukturierten Fragen und leitlinienorientierten Lösungswegen durch die wichtigsten diagnostischen und therapeutischen Entscheidungen. Versuchen Sie, die Fälle zunächst selbst zu bearbeiten – die kompakten Antworten im Anschluss dienen Ihnen zur Überprüfung und Vertiefung. Wir ermutigen Sie auch darin, die Fälle in Lerngruppen miteinander zu erarbeiten.

Wir wünschen Ihnen viel Freude beim Lernen, Erfolg in den Prüfungen und wertvolle Erkenntnisse für Ihre Tätigkeit in der Klinik.

München und Frankfurt/Main im Frühjahr 2026
Prof. Dr. med. Sonja Güthoff, MBA
Dr. med. Isabell Dützmann
PD Dr. med. Stephan Dützmann

Danksagung

Ganz herzlichen Dank gilt Dr. med. Christa Becker-Gaab für ihre wertvolle Unterstützung und Beratung bei der Bildauswahl und Prof. Dr. med. Dr. h.c. Maximilian Reiser für die freundliche Abdruckgenehmigung des radiologischen Bildmaterials des Instituts für klinische Radiologie, LMU München.

Ebenso bedanken wir uns herzlich für das zur Verfügung gestellte Bildmaterial bei Dr. med. Herbert Eisenlohr, Prof. Dr. med. Walter Heldwein und Dr. med. Michael Kuntz.

Besonders danken möchten wir für Durchsicht der Fälle, konstruktive Kritik und Bildmaterial sowie weiterführende Unterstützung: Prof. Dr. Dr. Elmar Güthoff, Prof. Dr. med. Bruno Meiser, Prof. Dr. med. Dr.h.c. Bruno Reichart, Dr. med. Mojtaba Sadeghi, Prof. Dr. med. Karl Schneider, Prof. Dr. med. Maximilian Stehr und Prof. Dr. med. Peter Überfuhr.
Von Herzen danken wir Dr. med. Petra Harrer, Autorin der ersten Stunde dieses Buches, die das Buch mit möglich gemacht hat.

Den Mitarbeiterinnen und Mitarbeitern des Elsevier Verlags danken wir für die sehr gute Zusammenarbeit.

München und Frankfurt/Main im Frühjahr 2026
Prof. Dr. med. Sonja Güthoff, MBA
Dr. med. Isabell Dützmann
PD Dr. med. Stephan Dützmann

Hinweis zu den Patientenfällen

Die Namen der Patientinnen und Patienten, die Beschreibungen ihrer Erkrankungen, die Orte und Situationen sind alle realitätsnah, aber frei erfunden. Jegliche Ähnlichkeiten mit echten Personen und Geschehnissen sowie Orten und Institutionen sind daher rein zufällig und nicht beabsichtigt.

Fehler gefunden?

An unsere Inhalte haben wir sehr hohe Ansprüche. Trotz aller Sorgfalt kann es jedoch passieren, dass sich ein Fehler einschleicht oder fachlich-inhaltliche Aktualisierungen notwendig geworden sind.

Sobald ein relevanter Fehler entdeckt wird, stellen wir eine Korrektur zur Verfügung. Mit diesem QR-Code gelingt der schnelle Zugriff.

https://else4.de/9783437413940

Wir sind dankbar für jeden Hinweis, der uns hilft, dieses Werk zu verbessern. Bitte richten Sie Ihre Anregungen, Lob und Kritik an folgende E-Mail-Adresse: kundendienst@elsevier.com

Abkürzungen

A

ABI	Ankle Brachial Index
ABDM	ambulantes Blutdruckmonitoring
ACE	angiotensin converting enzyme
ACS	akutes Koronarsyndrom
ACTH	adrenokortikotropes Hormon
ADH	antidiuretisches Hormon
AF	Atemfrequenz
Ag	Antigen
AG	Atemgeräusch
Ak	Antikörper
AKI	acute kidney injury
ALS	Advanced Life Support
ANA	antinukleäre Antikörper
AP	Angina pectoris
aPTT	aktivierte partielle Thromboplastinzeit
ARDS	acute respiratory distress syndrome
ASL	Antistreptolysin
ASS	Acetylsalicylsäure
AZ	Allgemeinzustand

B

BD	Blutdruck nach Riva Rocci
BGA	Blutgasanalyse
BLS	Basic Life Support
BMI	Body-Mass-Index
BNP	B-Typ natriuretisches Peptid
BSG	Blutkörperchensenkungsgeschwindigkeit
BZ	Blutzucker (Plasmaglukose)

C

CEA	karzinoembryonales Antigen
CK	Kreatinkinase
CMV	Zytomegalievirus
CRPS	complex regional pain syndrome
CPR	cardiopulmonal resuscitation
CRH	Cortisol-Releasing-Hormon
CRP	C-reaktives Protein
CT	Computertomografie
CDT	carbohydrate deficient transferrin
COPD	chronic obstructive pulmonary disease

D

DAA	direkte antivirale Agentien
DD	Differenzialdiagnose
DES	Drug-Eluting-Stent/s
DIC	disseminierte intravasale Gerinnung
Dig	Digitus
DNA	Ddsoxyribonucleic acid
DNR	do not resuscitate
DOAK	direkte orale Antikoagulanzien
DS	Druckschmerz

E

EBV	Epstein-Barr-Virus
ECLS	Extracorporeal Life Support
EF	Ejektionsfraktion
EGFR	epidermal growth factor
EHEC	enterohämorrhagische Escherichia coli
EK	Erythrozytenkonzentrat
EKG	Elektrokardiogramm
ELISA	enzyme-linked immunosorbent assay
ERC	endoskopische retrograde Cholangiografie
ERCP	endoskopische retrograde Cholezystopankreatikografie
ESC	European Society of Cardiology
ESH	European Society of Hypertension
EUVAS	European Vasculitis Study Group
EZ	Ernährungszustand
EZR	Extrazellulärraum

F

FUO	fever of unknown origin, Fieber unklarer Ursache

G

GERD	gastroösophageale Refluxkrankheit
GFR	glomeruläre Filtrationsrate
GI	gastrointestinal
GCS	Glasgow Coma Scale
GOT	Glutamat-Oxalat-Transaminase
GPA	Granulomatose mit Polyangiitis
GPT	Glutamat-Pyruvat-Transaminase

H

Hb	Hämoglobin
HBV	Hepatitis-B-Virus
HCC	hepatozelluläres Karzinom
HCV	Hepatitis-C-Virus
HF	Herzfrequenz
HFmEF	Herzinsuffizienz mit milder Ejektionsfraktion
HFpEF	Herzinsuffizienz mit erhaltener Ejektionsfraktion
HFrEF	Herzinsuffizienz mit reduzierter Ejektionsfraktion
HIV	Human-Immunodeficiency-Virus

Hkt	Hämatokrit
HOCM	hypertrophe obstruktive Kardiomyopathie
hsCRP	hochsensitives C-reaktives Protein
HT	Herztöne
HWI	Harnwegsinfekt
HZV	Herzzeitvolumen

I

i. a.	intraarteriell
iFOBT	immunologischer fäkaler okkulter Bluttest
i. v.	intravenös
ICS	inhaled corticosteroid
IE	internationale Einheiten
IF	Intrinsic-Faktor
INR	International Normalized Ratio
IPI	internationaler prognostischer Index
ISS	International Staging System
IZR	Intrazellulärraum

K

KG	Körpergewicht
KHK	koronare Herzerkrankung
KI	Kontraindikation
KM	Kontrastmittel
KS	Klopfschall

L

LABA	long acting beta agonist
LAMA	long acting muscarinic antagonist
LAP	Lymphadenopathie
LDH	Laktatdehydrogenase
LK	Lymphknoten
LSF	Lichtschutzfaktor
LTRA	Leukotrienrezeptorantagonist
LVAD	left ventricular assist device

M

MCH	mittleres korpuskuläres Hämoglobin
MCHC	mittlere korpuskuläre Hämoglobinkonzentration
MCV	mittleres korpuskuläres Volumen
MHC	major histocompatibility complex
MRCP	Magnetresonanz-Cholangiopankreatikografie
MRE	multiresistente Erreger
MRGN	multiresistente gramnegative Erreger
MRSA	Methicillin-resistenter Staphylococcus aureus
MRT	Magnetresonanztomografie
ms	Millisekunden

N

NHL	Non-Hodgkin-Lymphom
NIV	non-invasive Ventilation
NK	natürliche Killerzellen
NMH	niedermolekulares Heparin
NNH	Nasennebenhöhlen
NNRI	Nebennierenrindeninsuffizienz
NSAID	nichtsteroidale Antiphlogistika
NSAR	nichtsteroidale Antirheumatika
NSTEMI	Nicht-ST-Streckenhebungsinfarkt
NSV	Nadelstichverletzung
NW	Nebenwirkung
NYHA	New York Heart Association

O

ÖGD	Ösophagogastroduodenoskopie
OP	Operation

P

pAVK	periphere arterielle Verschlusskrankheit
PCI	perkutane Koronarintervention
PEEP	positiver endexspiratorischer Atemwegsdruck
PEG	perkutane endoskopische Gastrostomie
PET	Positronenemissionstomografie
PMR	Polymyalgia rheumatica
PNP	Polyneuropathie
PPI	Protonenpumpenhemmer
PTCA	perkutane transluminale koronare Angioplastie
py	Pack Years

R

RA	rheumatoide Arthritis
RF	Rheumafaktor
RG	Rasselgeräusch(e)
ROSC	return of spontaneous circulation
RZA	Riesenzellarteriitis

S

SABA	short acting beta agonist
SAMA	short acting muscarinic antagonist
SD	Schilddrüse
SG	Strömungsgeräusch
SLE	Systemischer Lupus erythematodes
SOFA	Sequential Organ Failure Assessment
SpO_2	Sauerstoffsättigung
STEMI	ST-Streckenhebungsinfarkt
sTfR	löslicher Transferrinrezeptor
STIKO	Ständige Impfkommission am Robert Koch-Institut
SUDD	symptomatische unkomplizierte Divertikelkrankheit

T

TAVI	transcatheter aortic valve implantation
Tbc	Tuberkulose
TEE	transösophageale Echokardiografie

TIPS(S) transjugulärer intrahepatischer portosystemischer Stent-Shunt
TTE transthorakale Echokardiografie
TVT tiefe Venenthrombose

U
UFH unfraktioniertes Heparin
UICC Union Internationale Contre le Cancer

V
VEGF vascular endothelial growth factor
VHF Vorhofflimmern
VRE Vancomycin-resistente Enterokokken
VWF Von-Willebrand-Faktor
VUR vesikoureteraler Reflux

W
WHO World Health Organization

Z
ZNS zentrales Nervensystem
Z. n. Zustand nach
ZVD zentralvenöser Druck
ZVK zentralvenöser Katheter

Abbildungsnachweis

Der Verweis auf die jeweilige Abbildungsquelle befindet sich bei allen Abbildungen im Werk am Ende des Legendentextes in eckigen Klammern. Alle nicht besonders gekennzeichneten Grafiken und Abbildungen © Elsevier GmbH, München.

E402-005 Drake R L et al. Gray's Anatomy for Students. Elsevier, 5. A. 2024.
E434-005 Bolognia JL, Schaffer JV, Cerroni L. Dermatology. Elsevier, 5. A. 2025.
E521-001 Urden LD, Stacy KM, Lough ME. Priorities in Critical Care Nursing. Elsevier Mosby, 8. A. 2020.
E522 Black JM, Hawks JH. Medical-Surgical Nursing. Clinical Management for Positive Outcomes. Elsevier/Saunders, 8. A. 2008.
E1247 Grant LA. Grainger & Allison's diagnostic radiology essentials. Elsevier, 2. A. 2019.
E1486 Tyerman J, Lewis SM, Harding MM et al. Lewis's Medical-Surgical Nursing in Canada: Assessment and Management of Clinical Problems. Elsevier, 2022.
F123-004 Bakhos CT, Abbas AE, Petrov RV. Tailoring Endoscopic and Surgical Treatments for Gastroesophageal Reflux Disease. Gastroenterology Clinics Of North America. 2020; 49(3): 467-480.
F210-007 Forrest JA, Finlayson ND, Shearman DJ. Endoscopy in gastrointestinal bleeding. Lancet. 1974; 2(7877): 394–397.
F210-010 Teasdale G, Jennett B. Assessment of coma and impaired consciousness – A Practical Scale. The Lancet. 1974; 304(7872): 81–84.
F602-014 Leifeld L et al. S3-Leitlinie Divertikelkrankheit/Divertikulitis – Gemeinsame Leitlinie der Deutschen Gesellschaft für Gastroenterologie, Verdauungs- und Stoffwechselkrankheiten (DGVS) und der Deutschen Gesellschaft für Allgemein- und Viszeralchirurgie (DGAV) – November 2021. AWMF-Registernummer: 021-20. Z Gastroenterol. 2022; 60(04): 613–688.
F704-006 Schäberle W. Sonographische Graduierung von Karotisstenosen. Gefässchirurgie. 2020; 25(2): 91–104.
F1019-002 Menezes FH, Pagliuso NP, Molinari GJDP. Modified Eversion Carotid Endarterectomy: A 14-Year Experience in a Tertiary Teaching University Hospital in Brazil (South America). Ann Vasc Surg. 2018; 50: 231–241.
G212 Rengachary S. Ellenbogen R. Principles of Neurosurgery. Elsevier Mosby, 2.A. 2004.
G248-02 Cifu David: Braddom's Physical Medicine and Rehabilitation. 5. A., 2016.
G924-001 Brierley JD, Giuliani M, O'Sullivan B et al. TNM Classification of Malignant Tumors. Published by UICC. John Wiley & Sons, 9. A. 2025.

Abbildungsnachweis

G1502 Ouriel K, Rutherford R (Hrsg.) Atlas of Vascular Surgery: Operative Procedures. Philadelphia: WB Saunders, 1998.
G1503 Song DH, Neligan PC, Plastic surgery: Volume Four: Lower Extremity, Trunk and Burns. Saunders, 3. A. 2013.
G1504 Jay R. Lieberman, Daniel J. Berry, Surgery of the Hip. 2011 Elsevier Inc.
H140-004 Moore EE, Cogbill TH, Jurkovich GJ et al. Organ injury scaling: spleen and liver (1994 revision). J Trauma. 1995; 38(3): 323–324.
L106 Henriette Rintelen, Velbert.
L108 Rüdiger Himmelhan, Heidelberg.
L138 Martha Kosthorst, Borken.
L141 Stefan Elsberger, Planegg.
L190 Gerda Raichle.
M123 Prof. Dr. med. Thomas Dirschka, Wuppertal.
M464 Prof. Dr. med. Friedhelm E. Zanella, Universitätsklinikum Frankfurt der Goethe-Universität, Institut für Neuroradiologie.
M733 Prof. Dr. med. Hubertus J.C. Wenisch, Potsdam.
M943 Prof. Dr. med. Maximilian Stehr, Nürnberg.
M1112 PD Dr. med. Stephan Dützmann, Bad Homburg.
M1113 Dr. med. Isabell Dützmann, Bad Homburg
M1295 Prof. Dr. med. Hermann Krimmer, Elisabethenkrankenhaus, Zentrum für Handchirurgie, Ravensburg.
R234 Bruch HP, Trentz O. Berchtold Chirurgie. Elsevier/Urban & Fischer, 6. A. 2008.
R236 Classen M, Diehl V, Kochsiek K. Innere Medizin. Elsevier/Urban & Fischer, 6. A. 2009.
R333 Scharf H-P, Rüter A. Orthopädie und Unfallchirurgie. Elsevier/Urban & Fischer, 2. A. 2011.
S700-L301 Ulrike Brugger, München.
S701-L126 Dr. med. Katja Dalkowski, Buckenhof, in Sobotta Atlas der Anatomie.
T195 Dipl.-Pflegepädagoge Roman Bühler, Giengen/Brenz.
T579 Oberärztin Dr.med. Christa Becker-Gaab, Klinikum Universität München.
T580 Dr. med. Eugen Mangel, Starnberg.
T581 Dr. med. Petra Harrer, Klinikum Starnberg GmbH.
T582 Prof. Dr. med. Sonja Güthoff, MBA, München.
T583 Dr. med. Herbert Eisenlohr, Zentrum für Endoskopie im PoliCenter am Klinikum Starnberg.
T602 Dr. med. Mojtaba Sadeghi-Azandaryani, Kreiskrankenhaus Erding.
T603 Prof. Dr. med. Karl Schneider, München.
T604 Radiologie Starnberger See, Starnberg.
T718 PD Dr. med. Dr. med. habil. Andrea Bink/Abteilung für Diagnostische und Interventionelle Neuroradiologie, Klinik für Radiologie und Nuklearmedizin, Universitätsspital Basel.
T824 Klinikum Dritter Orden, München.
T848 Prof. Dr. med. Bruno Reichart, München.
T1216 National Institutes of Health Stroke Scale.
W891 American Spinal Injury Association (ASIA), Richmond, VA (USA): Standard Neurological Classification of Spinal Cord Injury; https://asia-spinalinjury.org/wp-content/uploads/2019/04/ASIA-ISCOS-IntlWorksheet_2019.pdf
W1177-003 Götz M et al. S2k-Leitlinie Gastrointestinale Blutung. Z Gastroenterol 2017; 55: 883–936. Deutsche Gesellschaft für Gastroenterologie, Verdauungs- und Stoffwechselkrankheiten (DGVS), AWMF-Register Nr. 021–028.
X221-064 Ständige Impfkommission: Empfehlungen der Ständigen Impfkommission (STIKO) beim Robert Koch-Institut 2025. Epid Bull 2025; 4: 1–75.

Inhaltsverzeichnis

Inhaltsverzeichnis nach Diagnosen

Inhaltsverzeichnis nach Diagnosen

Inhaltsverzeichnis nach Fachgebieten

Inhaltsverzeichnis der Audiofälle

1

Akute Atemnot nach Motorradunfall

Anamnese

Als Sie als Notarzt am Unfallort eintreffen, hat der 23-Jährige bereits einen venösen Zugang, eine Zervikalstütze sowie eine Sauerstoffmaske von den Sanitätern erhalten. Der junge Mann berichtet, er habe in die Kurve fahren wollen und sei dann auf der nassen Fahrbahn mit dem Motorroller weggerutscht. Er sei auf die rechte Rumpfseite gestürzt, habe aber sofort aufstehen und sich den Helm absetzen können. Bewusstlos war er zu keiner Zeit. Allerdings bekäme er zunehmend schlechter Luft. Ansonsten habe er keine Schmerzen und keine Vorerkrankungen.

Untersuchungsbefunde

23-jähriger Patient in schlankem EZ, zu Person, Ort und Zeit voll orientiert.

Körperliche Untersuchung: Puls 115/min, RR 90/50 mmHg, Atmung schmerzhaft, flach und schnell mit einer AF von 21/min. Nach Aufschneiden des Pullovers Abschürfungen und Prellmarken entlang der rechten Rumpfseite. Pulmo: rechts hypersonorer Klopfschall, fehlendes Atemgeräusch, linke Lunge unauffällig. Abdomen weich, keine Abwehrspannung, kein DS. Während der Untersuchung wird der Patient plötzlich sehr blass und bekommt kaum noch Luft.

1. Welche Diagnose stellen Sie?

2. Welche Pathogenese liegt dieser Erkrankung zugrunde und was bezeichnet die transmurale Druckdifferenz??

3. Welche Maßnahme ist die dringlichste in dieser Situation? Beschreiben Sie bitte das Vorgehen!

4. Wie sichern Sie Ihre Diagnose bei Ankunft in der Klinik? Wie befunden Sie den Röntgen-Thorax?

5. Wie ist der weitere klinische Therapieverlauf?

1. Diagnose

Es handelt sich sehr wahrscheinlich um einen **Pneumothorax.** Da der Patient im Verlauf zunehmend kreislaufinstabil wird, ist von einem **Spannungspneumothorax** auszugehen. Bei Letzterem gelangt durch einen Ventilmechanismus Luft in den Pleuraspalt, kann aber nicht mehr entweichen, wodurch akute Lebensgefahr besteht. Charakteristisch sind die **klinischen Symptome:** Dyspnoe, hypersonorer Klopfschall und ein fehlendes Atemgeräusch bei der Auskultation. Beim **Spannungspneumothorax** kommt es zusätzlich zu Zeichen der Kreislaufinsuffizienz: Tachykardie, später Bradykardie, Blutdruckabfall, Tachypnoe, Zyanose, Halsvenenstauung. Die Symptome können bei kleiner Ausprägung fehlen. Manchmal kann auch ein Hautemphysem als Knistern zu tasten sein. Sind große Teile der Lunge oder sogar eine komplette Seite betroffen, erkennt man oft eine asymmetrische Atembewegung.

Differenzialdiagnostisch kommt hier auch ein **Hämatothorax** infrage, bei dem es in den Pleuraspalt einblutet. Hier würde man ebenso kein Atemgeräusch über der betroffenen Lunge auskultieren können. Allerdings wäre der Klopfschall abgeschwächt und nicht, wie in dem vorliegenden Fall, hypersonor (tönend, hohl klingend).

MERKE

Beim Spannungspneumothorax handelt es sich um eine akut lebensbedrohliche Situation!

2. Pathogenese

Die **Definition** eines Pneumothorax ist die **Ansammlung von Luft in der Pleurahöhle,** einem kleinen, luftleeren Spalt zwischen den beiden Pleurablättern (P. parietalis als Auskleidung der Thoraxwand und P. visceralis als äußere Grenze der Lunge).

In Atemruhelage sollte der Druck im Pleuraspalt **negativ** gegenüber dem Atmosphärendruck sein (– 0,5 kPa) und in der Lunge um den gleichen Betrag positiv sein (+ 0,5 kPa) **(transmurale Druckdifferenz).** Würde man die Lunge aus dem Thorax isoliert herausnehmen, würde sie in sich zusammenschnurren. Ein ähnliches Phänomen kennen wir vom Staubsaugerbeutel. Auch er ist zunächst klein, sorgt man aber für Unterdruck, um ihn herum (nicht anderes macht der Standardsauger), bläht er sich auf. Gelangt nun Luft in den Spalt zwischen den Pleurablättern, so wird der **Unterdruck aufgehoben** oder es entstehen positive Drücke, sodass sich die Lunge aufgrund der Eigenelastizität **(Compliance)** zusammenzieht und im Extremfall komplett kollabieren kann.

Ätiologisch unterscheidet man zwischen **traumatischem** und **spontanem** Pneumothorax (➤ Tab. 1.1). Der Spontanpneumothorax ist immer geschlossen, während man beim traumatischen Pneumothorax den offenen (nach innen oder außen offen) vom geschlossenen unterscheidet. Ein gering ausgeprägter Pneumothorax, der in der Röntgen-Thoraxaufnahme die Lunge mantelförmig umgibt und meist klinisch stumm bleibt, wird als **Mantelpneumothorax** bezeichnet.

Tab. 1.1 Ätiologische Einteilung des Pneumothorax

Traumatischer Pneumothorax	
Unfall	▪ Stumpfes Trauma ▪ Penetrierendes Trauma
Iatrogen	▪ Operative Eingriffe an der Lunge ▪ Nach Legen eines ZVK ▪ Mechanische Beatmung
Spontanpneumothorax	
Primär oder idiopathisch	▪ Lungengesunde (!) ▪ Vor allem große, schlanke Patienten < 40 J ▪ Meist Platzen kleiner Bullae an der Lungenspitze
Sekundär	▪ Lungenerkrankung als Ursache (z. B. COPD, Lungenemphysem, Mukoviszidose etc.)
Katamenial	▪ Selten ▪ Durch versprengtes Endometriosegewebe ▪ Zum Zeitpunkt der Menstruation auftretend

3. Therapie

Bei einem kleinen oder isolierten Pneumothorax sowie beim Mantelpneumothorax kann bei **klinisch beschwerdefreiem Patienten konservativ** unter engmaschiger klinischer sowie radiologischer Kontrolle abgewartet werden, bis die Luft im Pleuraspalt von allein resorbiert wird.

Die **primäre Therapie** beim **symptomatischen Pneumothorax** ist die Anlage einer **Thoraxdrainage.** Besteht am Unfallort nicht die Möglichkeit einer professionellen Thoraxdrainage, so muss bei Verdacht auf einen Spannungspneumothorax zumindest eine Entlastung mittels eines provisorischen Ventils (z. B. ein Fingerling als **„Tiegel-Ventil"**) herbeigeführt werden.

Zugangsmethoden (➤ Abb. 1.1):

- Thoraxdrainage nach **Monaldi** im **2. oder 3. Interkostalraum (ICR) in der Medioklavikularlinie** (mind. 2 cm Abstand zum Sternum, um die A. mammaria interna zu schützen) bei isoliertem Pneumothorax
- Thoraxdrainage (auch Pleuradrainage) nach **Bülau im 5. oder 6. ICR in der vorderen bis mittleren Axillarlinie** (beim Mann ca. Mamillenhöhe), wenn neben dem Pneumo- auch ein Hämatothorax besteht und zusätzlich das Blut abgesaugt werden soll

Vorgehen bei Anlage einer Thoraxdrainage: Aufklärung des Patienten (Ablauf der Anlage, Alternativen, Gefäß-/Nervenverletzung, Lungenparenchymverletzung, ggf. Neuanlage bzw. Neuplatzierung bei Fehllage) → Rückenlagerung des Patienten → Hautdesinfektion und Lokalanästhetikum über Monaldi- bzw. Bülau-Zugangsbereich → 4–5 cm lange waagerechte Hautinzisur (Hautschnitt) etwas unterhalb des anvisierten ICR → stumpfes Präparieren mit dem Finger und einer Schere nach kranial bis oberhalb der unteren Rippe des ICR, in den man die Drainage legen möchte → stumpfes Verdrängen der Interkostalmuskulatur → stumpfes Eröffnen des Pleuraraums und Überprüfen der Lokalisation → Einbringen der Drainage über mit Trokar (besser platzierbar; (**Cave!** Trokar etwas zurückziehen, damit die Spitze nicht die Lunge verletzt) → Anschluss an ein Wasserschloss oder Tiegel-Ventil → Anlegen einer Tabaksbeutelnaht um die Drainagenöffnung, Festnähen der Drainage und Verschluss der Hautinzision → klinische Lagekontrolle: Drainage beschlägt im Lumen → Röntgenkontrolle zur Lagekontrolle → evtl. Sog von −20 mmHg Wassersäule anlegen.

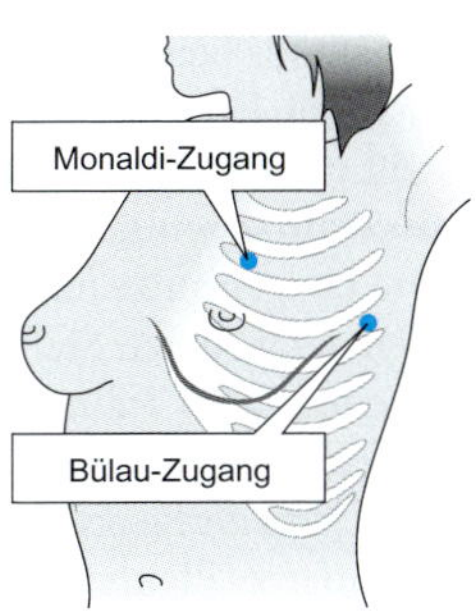

Abb. 1.1 Zugangsmethoden bei der Thoraxdrainage [L106]

MERKE

- Therapie der Wahl beim symptomatischen Pneumothorax ist die Thoraxdrainage.
- Die Präparation muss immer am Oberrand einer Rippe erfolgen, da an den Rippenunterrändern Gefäße und Nerven verlaufen.

4. Diagnostik

Radiologischer Goldstandard beim Pneumothorax ist die **Röntgen-Thoraxaufnahme** in **zwei Ebenen** in **aufrechter** Haltung und in **Exspiration.** Mit zunehmendem Ausmaß wird die Pleura visceralis als Lungengrenze der im Vergleich zur Luft im Pleuraspalt röntgendichteren Lunge sichtbar. Im Extremfall liegt eine komplett kollabierte Lunge vor. Bei einem **Spannungspneumothorax** kommt es zusätzlich zum **Mediastinalshift** (Verdrängung des Mediastinums zur Gegenseite mit Kompression der gesunden Lunge, ➤ Abb. 1.2 und ➤ Abb. 1.3).

Beim traumatischen Pneumothorax achtet man besonders auf **Begleitverletzungen,** wie z. B. Rippenfrakturen. Außerdem besteht oft ein Hautemphysem.

Ein geringgradiger oder isolierter Pneumothorax kann im Röntgenbild ggf. nicht gesehen werden, da es sich um ein Summationsbild handelt. In diesem Fall kann zur Diagnose eine **Computertomografie** indiziert sein. In der CT können zudem die genaue Lokalisation bzw. das Ausmaß eines bekannten Pneumothorax eruiert sowie Begleitverletzungen und z. B. ein Hämatothorax diagnostiziert werden.

Grundsätzlich kann man die Röntgen-Thoraxaufnahme nach dem **ABCDE-Schema** beurteilen. Einschränkend

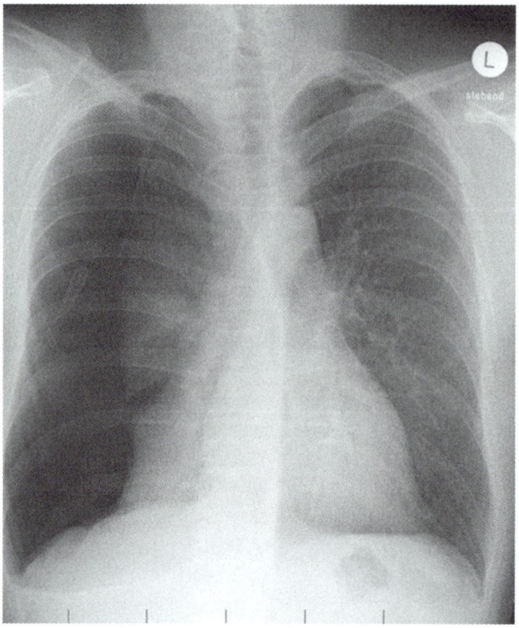

Abb. 1.2 Röntgen-Thoraxaufnahme in p.a. eines traumatischen Spannungspneumothorax. Beschreiben Sie die Lungengrenze! Auf welcher Seite befindet sich der Pneumothorax? (➤ Abb. 1.3) [T579]

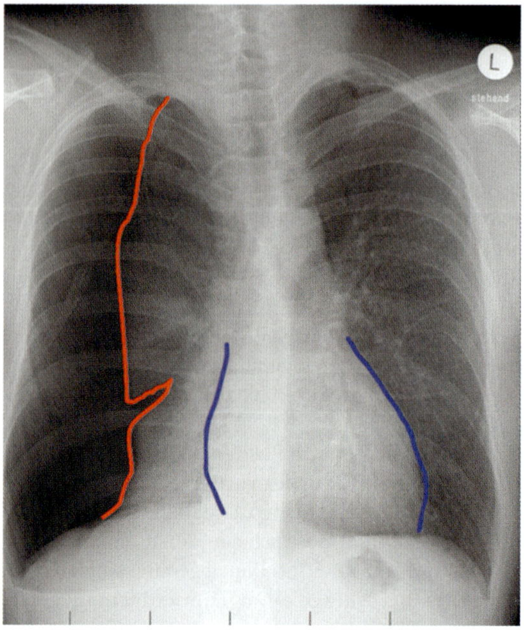

Abb. 1.3 Röntgen-Thoraxaufnahme in p.a. eines traumatischen Spannungspneumothorax. Die rote Linie zeigt die Lungengrenze der kollabierten Lunge, die blaue Linie verdeutlicht anhand der Herzsilhouette die Mediastinalverschiebung nach links. [T579]

muss hier aber gesagt werden, dass das Schema eigentlich der umfassenden und lückenlosen Befundung durch Radiologen (und bei Prüfungen) dient und man sich im klinischen Alltag bei eindeutigen Fragestellungen (z. B. Status nach ZVK-Anlage) fokussieren kann und sollte. Dabei steht A für Atemwege (Trachea, Bronchien) B für Bones (Rippen und Wirbelkörper), C für Cardio (Herz, Cava und Aorta), D für Diaphragma, E für Effusion (Pleuraergüsse im Randwinkel im Stehen oder aufrecht Sitzen) und F für Lungenfelder (Infiltrate) oder Fremdkörper.

5. Therapieverlauf

Der Patient muss **stationär** beobachtet und ggf. Begleitverletzungen behandelt werden. Auf eine ausreichende Analgesie ist zu achten, zudem sollte Atemgymnastik nach Anleitung durch die Physiotherapie durchgeführt werden.

Aufgrund der Abschürfungen sollte nicht vergessen werden, nach dem **Impfstatus für Tetanus** zu fragen und gegebenenfalls die aktive (Toxoidimpfstoff) oder passive (Tetanus-Antitoxin) Immunisierung durchzuführen (➤ Fall 37).

Bei richtiger Lage der **Thoraxdrainage** kann sich die Lunge durch das Entfernen der Luft aus dem Pleuraraum rasch wieder entfalten, was beim traumatischen Pneumothorax i. d. R. ausreicht. Beim Spontanpneumothorax (➤ Tab. 1.1) besteht v. a. bei jungen Patienten eine bis zu **30%-ige Rezidiv-Wahrscheinlichkeit.** Daher sollten die blasig veränderte Lungenspitze und/oder die Bullae (Blasen) an anderen gefährdeten Stellen in Intubationsnarkose mit zweilumigem Tubus minimalinvasiv reseziert (entfernt) werden **(thorakoskopische Lungenresektion).** Zusätzlich wird die Pleura angeraut **(Pleurodese)** oder teilweise entfernt **(Pleurektomie),** damit eine

Verwachsung mit der Thoraxinnenwand erreicht wird. Dadurch verringert sich das Rezidivrisiko auf < 5 %. Die Thoraxdrainage sollte je nach Ausmaß 2–3 Tage an einer Pumpe (Sog –20 mmHg) bzw. einem Wasserschloss angeschlossen liegen. Vor dem Entfernen der Thoraxdrainage und einen Tag danach sollte eine Röntgen-Kontrolle a. p. erfolgen. Weitere ambulante Kontrollen sowie der Fadenzug nach 10 Tagen schließen sich an. Wurden operativ (z. B. bei einem Spontanpneumothorax, siehe oben) eine thorakoskopische Lungenresektion, eine Pleurodese und/oder Pleurektomie durchgeführt, ist eine postoperative Schonung für 4–6 Wochen angeraten.

ZUSAMMENFASSUNG

- Der Pneumothorax ist die Ansammlung von Luft in der Pleurahöhle.
- Unterteilung: Spontanpneumothorax (primär oder sekundär) und traumatischer Pneumothorax (Unfall oder idiopathisch); offen oder geschlossen.
- Klinik: Dyspnoe, hypersonorer Klopfschall, fehlendes Atemgeräusch; bei einem Spannungspneumothorax zudem Zeichen der Kreislaufinsuffizienz.
- Therapie: Anlegen einer Thoraxdrainage ggf. direkt am Unfallort; bei Spontanpneumothorax evtl. zusätzlich thorakoskopische Lungenresektion, Pleurodese und/ oder Pleurektomie.
- Radiologischer Goldstandard sowohl in der Diagnostik als auch zur Therapiekontrolle ist der Röntgen-Thorax in zwei Ebenen.

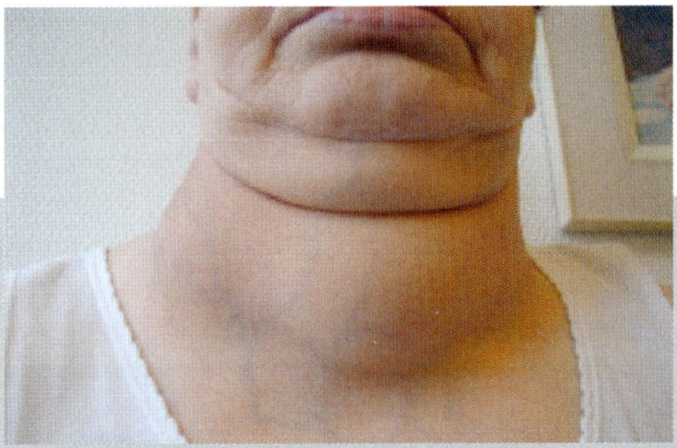

[T581]

Heiserkeit und zunehmender Halsumfang

Anamnese

Die 76-jährige Frau S. wird vom Hausarzt wegen einer vor etwa einer Woche plötzlich aufgetretenen Heiserkeit in der chirurgischen Ambulanz vorgestellt. Die begleitende Tochter der Patientin berichtet über eine deutliche Zunahme des bei ihrer Mutter seit mehr als 10 Jahren bekannten Kropfs in den letzten 4–6 Wochen, der bisher medikamentös behandelt worden sei. Bei Frau S. sind außerdem eine kompensierte Linksherzinsuffizienz und eine KHK bekannt.

Untersuchungsbefunde

Körperliche Untersuchung: 76-jährige Patientin in gutem AZ und leicht adipösem EZ. Deutlicher inspiratorischer Stridor ohne Tachy- oder Dyspnoe. Schilddrüse deutlich vergrößert (➤ Bild [T581]) und nur bedingt schluckverschieblich, auch bei Reklinieren des Kopfes palpatorisch keine Abgrenzung nach kaudal möglich. Konsistenz eher derb, auch können einige Knoten an beiden Schilddrüsenhälften getastet werden. Lungen: beidseits vesikuläres Atemgeräusch. Weiterer körperlicher Untersuchungsbefund bis auf eine Varikosis an beiden Unterschenkeln unauffällig.

1. An welche Diagnose denken Sie vorrangig? Welche Differenzialdiagnosen kennen Sie?

2. Wie sieht Ihr weiteres diagnostisches Vorgehen aus?

3. Welche Therapie ist angezeigt?

4. Welche eingriffsspezifischen Komplikationen können auftreten?

5. Welche Nachbetreuungsmaßnahmen empfehlen Sie dem Hausarzt von Frau S.?

1. Diagnose

Bei Frau S. liegt eine bekannte Knotenstruma vor, die bisher medikamentös behandelt wurde (siehe WHO-Einteilung der Struma in ➤ Tab. 2.1). Aufgrund der **raschen Zunahme** des Halsumfangs sowie der plötzlich aufgetretenen **Heiserkeit,** verbunden mit der derben Konsistenz und eingeschränkten Verschieblichkeit bei der Palpation, besteht der dringende Verdacht auf ein **Schilddrüsenkarzinom.** Dies kann auch in einer seit Jahren bestehenden Struma nodosa entstehen. In ➤ Tab. 2.2 sind die malignen Schilddrüsentumoren mit Angaben zu Häufigkeit und Prognose aufgeführt. Andere Tumoren, wie Lymphome oder Metastasen in der Schilddrüse, machen nur etwa 5 % der malignen Schilddrüsentumoren aus. Die relative 5-Jahresüberlebensrate für alle Arten des Schilddrüsenkarzinoms wird in der AWMF Leitlinie (Stand 07/2025) mit 95 % für Frauen und 91 % für Männer angegeben.

Tab. 2.1 Einteilung der Struma (allgemeine bekannte Weiterentwicklung auf der Basis von WHO 1994, WHO/NUT/94.6) [W798]

Stadium	Klinischer Befund
0	Keine Struma
Ia	Struma tastbar, jedoch bei rekliniertem (rückwärtsgeneigtem) Hals nicht sichtbar
Ib	Struma bei rekliniertem (rückwärtsgeneigten) Hals tastbar
II	Struma bei normaler Haltung des Kopfes sichtbar
III	Struma mit Zeichen der lokalen Stauung/Kompression und Komplikationen

Tab. 2.2 Einteilung der Schilddrüsenkarzinome

Typ	Häufigkeit (w = weiblich, m = männlich)	Metastasierungsweg
Papillär	w: 78 %, m: 68 %	Regionale LK
Follikulär	w: 11 %, m: 14 %	Hämatogen (Lunge, Knochen)
Medulläres C-Zell-Karzinom	w: 4 %, m: 7 %	Lymphogen, später auch hämatogen
Anaplastisch	w: 2 %, m: 4 %	Früh Lungenfiliae

2. Diagnostik

Zur Diagnostik bei Schilddrüsenerkrankungen sind folgende Untersuchungen erforderlich:

- **Sonografie:** Größenbestimmung (Schilddrüsenvolumen normal: Frauen ≤ 18 ml, Männer ≤ 25 ml), Abgrenzbarkeit, Morphologie und Lokalisation von Knotenbildungen, Ausschluss von vergrößerten Halslymphknoten (➤ Abb. 2.1)
- **Labordiagnostik:** Zur Beurteilung der Schilddrüsenstoffwechsellage TSH, fT_3 und fT_4 sowie Kalzium zum Ausschluss eines Hyperparathyreoidismus

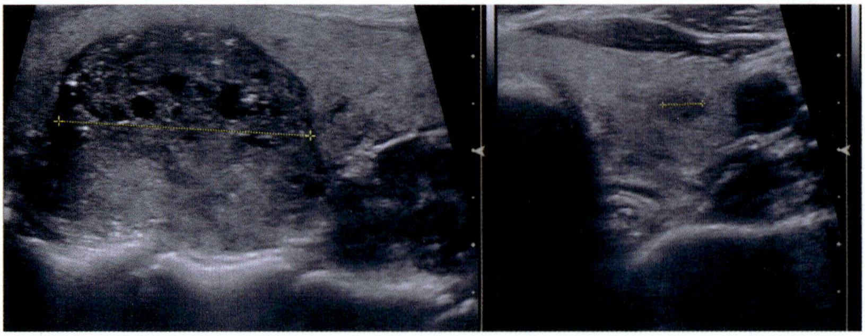

Abb. 2.1 Großes, invasives, papilläres Schilddrüsenkarzinom rechts (linkes Bild). Typisch, aber nicht notwendig vorhanden sind die kleinen echoreichen Spots. Auf der Gegenseite fand sich ein weiteres, nur 5 mm messendes, invasives, papilläres Karzinom, welches sonomorphologisch noch nicht als solches klassifizierbar war. Mehrfokale sowie bilaterale Schilddrüsenkarzinome sind insbesondere beim papillären Typ in bis zu 30 % der Fälle zu erwarten. Sie können sonografisch als Mikrokarzinome okkult bleiben. [T824]

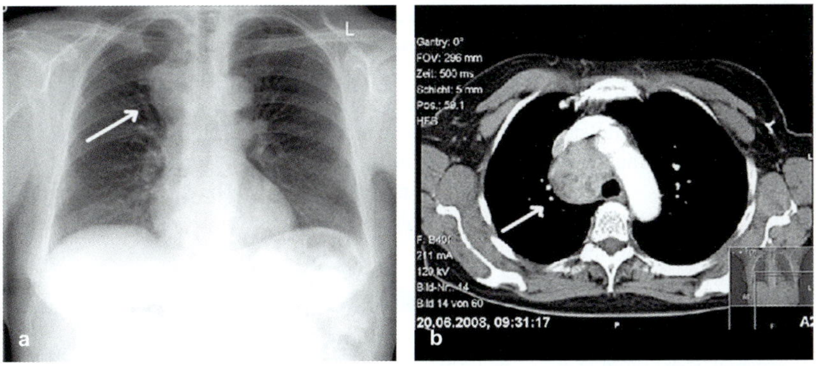

Abb. 2.2 a) Röntgen-Thorax mit Mediastinalverbreiterung. b) CT-Thorax mit intrathorakalem Strumaanteil. [T604]

- **Schilddrüsenszintigrafie** mit ^{99m}Tc-Pertechnetat: Nachweis von mehr- oder minderspeichernden Arealen („heiße" oder „kalte" Knoten) und atypisch gelegenem Schilddrüsengewebe
- **Röntgen-Thorax:** Bei nach retrosternal eintauchenden Strumen mit der Frage nach einer Verbreiterung des Mediastinums (➤ Abb. 2.2) und Frage nach Rundherden

Ergibt sich über die Basisdiagnostik oder bereits durch die anamnestischen Angaben der Verdacht auf ein Malignom oder einen abklärungsbedürftigen Fokus, so sind ggf. ergänzend durchzuführen:

- **Feinnadelpunktion und Punktionszytologie:** Aussagekraft von der Erfahrung des Untersuchers und des beurteilenden Pathologen abhängig
- **Kalzitonin:** Tumormarker für das medulläre Schilddrüsenkarzinom
- **Thyreoglobulin:** kann sowohl bei benignen wie malignen Veränderungen erhöht sein.
- **MRT oder CT:** Bei ausgedehnten Befunden, Verdacht auf Infiltration in Nachbarstrukturen, zur Beurteilung des Mediastinums, bei Verdacht auf intrathorakale Anteile der Struma (➤ Abb. 2.2)
- **Laryngoskopie:** Bei neu aufgetretener Heiserkeit und vor jeder geplanten Schilddrüsenoperation ist die Beurteilung der Stimmlippenfunktion notwendig (Frage nach einer **Recurrensparese).**

Im Fall von Frau S. ergibt die Punktionszytologie eines szintigrafisch minderspeichernden Areals im rechten Schilddrüsenlappen den dringenden Verdacht auf ein **papilläres Schilddrüsenkarzinom.** Zudem besteht eine Struma multinodosa beidseits mit einem Gesamtvolumen von etwa 85 ml und sonografisch komplett knotig umgewandeltem Schilddrüsenparenchym in beiden Lappen. Die HNO-ärztliche Untersuchung bestätigt den Verdacht auf eine Recurrensparese rechts bei Minderbeweglichkeit des rechten Stimmbandes in der Laryngoskopie. Die Schilddrüsenstoffwechsellage entspricht einer Euthyreose.

MERKE

Jeder solitäre, sonografisch echoarme Knoten ≥ 1 cm, der sich im Szintigramm minderspeichernd darstellt oder rasch wachsende Foki sollten einer weiteren Abklärung mittels Feinnadelpunktion zugeführt werden. Bei kleineren Knoten ist engmaschig in Abständen von 6 Monaten eine Verlaufskontrolle per Sonografie durchzuführen.

3. Therapie

Sowohl der punktionszytologische Befund mit dem Verdacht auf ein Schilddrüsenkarzinom als auch die Größe der Struma mit einem Gesamtvolumen von etwa 85 ml stellen bei Frau S. eine OP-Indikation dar. Bei bereits präoperativ bestehendem Verdacht auf ein Malignom sollte intraoperativ eine Schnellschnittuntersuchung nach Entfernung des betroffenen Schilddrüsenlappens erfolgen.

- Bei Bestätigung des Malignoms sowie einer Tumorgröße von mehr als 1 cm sind die komplette Entfernung der Schilddrüse (**Thyreoidektomie**) sowie eine **zervikozentrale Lymphadenektomie** angezeigt.

- Bei Tumoren ≤ 1 cm (**Mikrokarzinom**) und fehlenden Hinweisen auf eine LK-Beteiligung ist beim differenzierten Schilddrüsenkarzinom die komplette Entfernung der betroffenen Schilddrüsenhälfte ausreichend (➤ Tab. 2.3).

Sollte bei der intraoperativen Schnellschnittuntersuchung zunächst kein Karzinom sicher nachzuweisen sein, die histologische Beurteilung im Paraffinschnitt des OP-Präparats (auch als Zufallsbefund bei OP einer benignen Struma nodosa) jedoch ein differenziertes Schilddrüsenkarzinom > 1 cm ergeben, so ist möglichst innerhalb 1 Woche die sog. **Komplettierungsoperation (Restthyreoidektomie) mit zentraler Lymphadenektomie** erforderlich.

Tab. 2.3 Operative Primärtherapie beim differenzierten Schilddrüsenkarzinom

Tumor ≤ 1 cm, solitär, keine Metastasen	Eingeschränkt radikales Vorgehen möglich, keine LK-Dissektion
Tumor > 1 cm oder multifokale Tumoren	Thyreoidektomie + zervikozentrale Lymphadenektomie (Standardvorgehen)
Laterale oder mediastinale LK-Metastasen	Thyreoidektomie und systematische Lymphadenektomie entsprechend dem betroffenen Kompartiment

4. Komplikationen

Neben den allgemeinen OP-Komplikationen wie Nachblutung und Wundheilungsstörung ist bei Eingriffen an der Schilddrüse mit folgenden Komplikationen zu rechnen:

- **Recurrensparese:** Läsion des N. recurrens, der an der Rückfläche der Schilddrüse verläuft, durch Druck, Zug am Nerv oder Durchtrennung. Zu unterscheiden ist eine passagere von einer permanenten Parese (> 6 Monate postoperativ). Zur Behandlung ist postoperativ eine logopädische Therapie indiziert.
- **Hypoparathyreoidismus mit Kribbelparästhesien und Hypokalzämie:** temporäre oder bleibende Funktionsstörung der Nebenschilddrüsen (Epithelkörperchen) durch Störung ihrer Blutversorgung oder versehentliche Mitentfernung beim Eingriff an der Schilddrüse. Behandlung durch Kalziumsubstitution und ggf. Gabe von Dihydrotachysterol und/oder Cholecalciferol (Vitamin D_3) in der Langzeittherapie.

5. Nachbehandlung

Im Rahmen der onkologischen Nachbehandlung ist bei einem differenzierten Schilddrüsenkarzinom im Anschluss an die Thyreoidektomie eine **Radiojodtherapie** zur Ablation von evtl. noch vorhandenem bzw. versprengtem Schilddrüsengewebe notwendig. Bis zu deren Durchführung sollte keine Hormonsubstitution zum Ausgleich der postoperativ fehlenden Schilddrüsenfunktion erfolgen, um durch den dadurch eintretenden TSH-Anstieg eine bessere Ansprechbarkeit der Radiojodtherapie zu erzielen.

Bei undifferenzierten Karzinomen oder organüberschreitendem Wachstum besteht die Möglichkeit der **perkutanen Bestrahlung.**

Aufgrund der fehlenden Schilddrüsenfunktion nach kompletter Entfernung der Schilddrüse ist eine **Hormonsubstitution mit Levothyroxin** erforderlich. Die Hormonsubstitution beim differenzierten Schilddrüsenkarzinom sollte hochnormal (150–250 µg/d), also **in TSH-suppressiver Dosierung** (= basales TSH im unteren Normbereich) erfolgen, da TSH auf Schilddrüsengewebe und damit auch auf okkulte Metastasen wachstumsfördernd wirkt. Bei undifferenzierten Karzinomen ist dieser Effekt aufgrund fehlender TSH-Rezeptoren am Tumorgewebe wirkungslos, sodass diese Patienten eine Substitution entsprechend normalen TSH-Werten erfahren.

Im weiteren Verlauf sollten zur **Nachsorge** beim Schilddrüsenkarzinom im ersten Jahr in vierteljährlichen Abständen neben der körperlichen Untersuchung eine Sonografie der Halsregion sowie die Bestimmung des TSH-Werts und des Thyreoglobulins erfolgen. Im zweiten Jahr ist dies in halbjährlichen sowie ab dem dritten Jahr in jährlichen Abständen sinnvoll.

ZUSAMMENFASSUNG

- Schnelles Wachstum einer Struma und spontan aufgetretene Heiserkeit sind verdächtig auf ein Schilddrüsenmalignom.
- Szintigrafisch kalte und in der Größe zunehmende echoarme Foki > 1 cm sind abklärungsbedürftig.
- Standardtherapie beim differenzierten Schilddrüsenkarzinom > 1 cm ist die Thyreoidektomie mit zervikozentraler Lymphadenektomie und postoperativ nachfolgender Radiojodtherapie. Ausnahme ist das oft als Zufallsbefund entdeckte solitäre Mikrokarzinom < 1 cm.

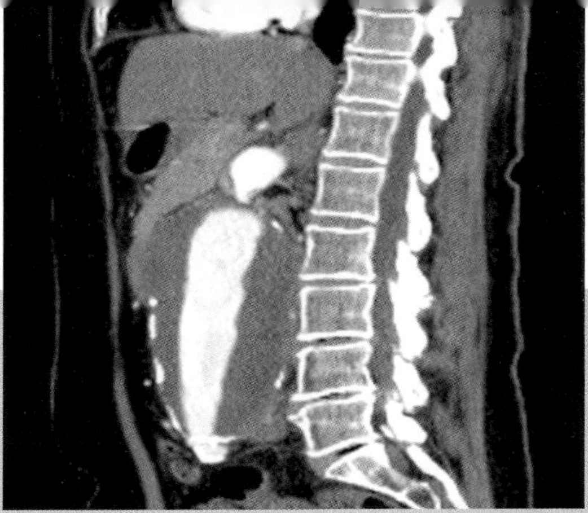

[T579]

3

Pulsierender Abdominaltumor

Anamnese

Der 64-jährige Herr M. stellt sich in der Notaufnahme der Universitätsklinik vor. Er habe schon seit Monaten Rückenschmerzen. Sein Hausarzt habe heute einen „pulsierenden Abdominaltumor" gefunden, was ihn sehr verunsichert. Herr M. habe vor 3 Jahren das Rauchen aufgegeben (40 py), nachdem er wegen einer pAVK am rechten Bein operiert worden war. Es bestehe kein Diabetes mellitus. Ein arterieller Hypertonus sowie eine Hypercholesterinämie seien seit Jahren bekannt und medikamentös behandelt.

Untersuchungsbefunde

64-jähriger Patient in gutem AZ und stark adipösem EZ. Blutdruck 155/100 mmHg, Puls 82/min.

Körperliche Untersuchung: Bauchdecke pulsierend.

Abdomensonografie: Fettleber, Nieren und Harnblase o. p. B., bei stark adipösem Abdomen keine weitere Beurteilung möglich. Sie veranlassen eine CT des Thorax und des Abdomens (➤ Bild [T579]).

1. Befunden Sie bitte das CT-Bild! Wie lautet Ihre Diagnose?

2. Erklären Sie bitte die Ätiologie bzw. Risikofaktoren dieser Erkrankung!

3. Skizzieren Sie bitte die verschiedenen morphologischen Formen dieser Erkrankung!

4. Beschreiben Sie bitte die diagnostische Grundlage dieser Erkrankung!

5. Welche Komplikation droht diesem Patienten unbehandelt?

6. Welche Therapie ist bei dieser Erkrankung indiziert?

1. Diagnose

➤ Abb. 3.1 zeigt eine CT-Aufnahme in arterieller Kontrastmittelphase und sagittaler Rekonstruktion. Es ist deutlich ein **massiv erweitertes Lumen der Aorta abdominalis** zu erkennen (siehe rote Umrandung). Das kontrastmittelperfundierte Lumen der Aorta abdominalis stellt sich hyperdens (hell) dar und ist von einem randständigen, hypodensen Thrombus (dunkel) umgeben. In Zusammenschau mit der Klinik (➤ Tab. 3.1) stellen Sie die Diagnose eines **abdominellen Aortenaneurysmas** (AAA, oder Bauchaortenaneurysma, BAA).

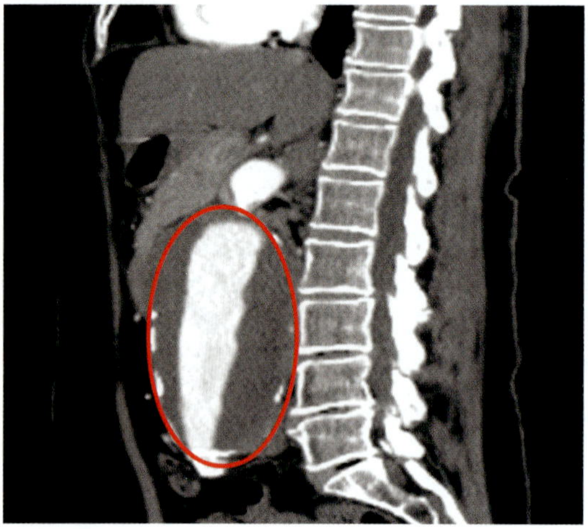

Abb. 3.1 CT des Abdomens [T579]

MERKE

Definitionsgemäß spricht man von einem arteriellen Aneurysma bei einer Erweiterung des Gefäßdurchmessers auf mindestens das 1,5-Fache. Von einem BAA spricht man in der Regel bei einem abdominellen Aortendurchmesser von ≥ 30 mm beim Mann und ≥ 27 mm bei der Frau (abhängig von der Körpergröße), entweder in der anteroposterioren oder transversalen Ebene.

2. Ätiologie und Pathogenese

Bei etwa 95 % der **abdominellen Aneurysmen** besteht als Grunderkrankung eine **Arteriosklerose.** Daher findet sich häufig gleichzeitig eine arterielle Verschlusskrankheit (➤ Fall 9, ➤ Fall 27, ➤ Fall 31, ➤ Fall 43). **Risikofaktoren** für ein abdominelles Aneurysma sind demnach: Alter > 50 Jahre, männliches Geschlecht, Rauchen, Hypercholesterinämie, Hypertriglyzeridämie, Adipositas, Diabetes mellitus, arterieller Hypertonus und Bewegungsmangel.

Weitere Ursachen von Aortenaneurysmen sind:

- **Trauma:** Dissektionen v. a. im Bereich des Lig. arteriosum
- **Gravidität**
- **Infektionen:** Lues, mykotische Aneurysmen (pilzartig aussehende Aneurysmen bei bakterieller Infektion)
- **Vorgeschaltete Stenosen:** Aortenklappenstenose, Gefäßersatz
- **Bindegewebserkrankungen:** Prädisposition, z. B. bei Marfan-Syndrom, Ehlers-Danlos-Syndrom, Mediasklerose Erdheim-Gsell
- In 20 % eine familiäre Häufung, sodass auch eine **genetische Komponente** beschrieben wird

Tab. 3.1 Klinik bei Aortenaneurysma

Lokalisation	Zustand	Klinik
Abdominelles Aortenaneurysma	Geschlossen	Häufig asymptomatisch, pulsierender abdomineller Tumor, Rückenschmerzen, Querschnittssymptomatik, Oberbauchbeschwerden, ggf. Obstipation oder Diarrhö, Anurie
Thorakales Aortenaneurysma	Rupturiert	Vernichtungsschmerz, Schocksymptomatik, Hypotonie, Tachykardie. Fast immer tödlicher Verlauf!
	Geschlossen	Häufig asymptomatisch, Kompression der Trachea mit Stridor, Dyspnoe, Ösophaguskompression, Schluckbeschwerden, Schmerzen hinter dem Sternum, Heiserkeit, Horner-Syndrom

Insgesamt folgt die Pathogenese der Aneurysmen einer **multifaktoriellen Interaktion,** wobei **Rauchen** der wichtigste Risikofaktor für die Ausbildung eines abdominellen Aneurysmas zu sein scheint.

3. Aneurysmaformen

Morphologisch kann man Aneurysmen folgendermaßen unterscheiden: ➤ Abb. 3.2.

4. Diagnostik

- **Körperliche Untersuchung** (pulsierender abdomineller Tumor). **Sonografie** des Abdomens oder als transthorakale Echokardiografie; gute Abschätzung des Aneurysmadurchmessers, des durchströmten Lumens und des wandständigen Thrombusmaterials bei guten Schallbedingungen (Leading-edge-Methode: senkrechte Messung rechtwinklig zur Längsachse des Gefäßes).
- Die Spiral-Computertomografie (Spiral-CT) mit i. v. KM als **CT-Angiografie** (CTA) erlaubt ein genaues Ausmessen als präoperative Diagnostik und ist auch in Notfallsituationen das **diagnostische Verfahren der Wahl.**
- Die **digitale Subtraktionsangiografie** (DSA) kann alternativ präoperativ eingesetzt werden und findet vor allem intraoperativ Anwendung, um das Operationsergebnis und die aortalen Gefäßabgänge zu überprüfen.
- Die **Magnetresonanz-(MR-)Angiografie** wird alternativ prä- und postoperativ z. B. bei Kontraindikationen für iodhaltiges KM, wie es bei der CT aber auch bei der DSA verwendet wird, veranlasst.
- Die **Herzkatheteruntersuchung** empfiehlt sich präoperativ bei Patienten > 40 Jahre, da eine KHK bei Aneurysma-Operationen intraoperativ und auch postoperativ im Verlauf ein entscheidender Risikofaktor ist.

MERKE

Diagnostischer Goldstandard bei BAA ist die CTA.

5. Komplikation

Eine gefürchtete Komplikation bei Aortenaneurysma ist die **Ruptur,** die einen **Notfall mit hoher Letalität** darstellt. Der wichtigste **Rupturfaktor** scheint der **Durchmesser** des Aneurysmas zu sein: Je größer der Aneurysmadurchmesser ist, desto höher ist das Rupturrisiko.

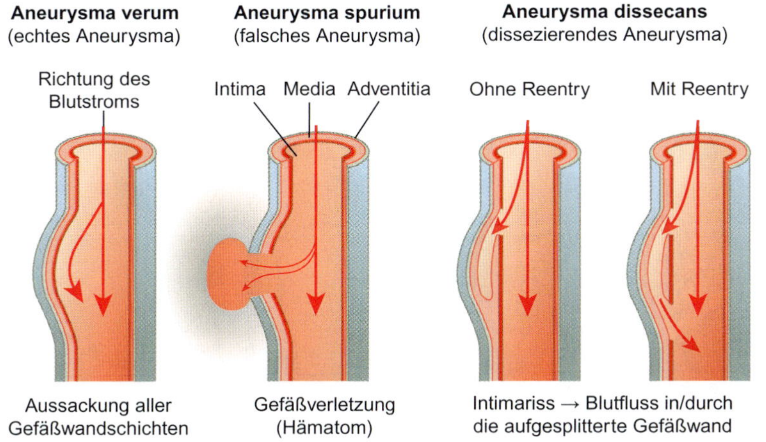

Abb. 3.2 Aneurysmaformen [L138]

Die AWMF Leitlinie Bauchaortenaneurysmen von 2018 (Überarbeitung für 12/2025 angemeldet) gibt als aus Studien gepoolte jährliche Rupturrisiken für Patienten, die für einen operativen Eingriff nicht geeignet sind, Folgendes an:

- 3,5 % für BAA von 5,5–6,0 cm,
- 4,1 % für BAA von 6,1–7,0 cm und
- 6,3 % für BAA > 7,0 cm.

6. Therapie

Da das Rupturrisiko vom Durchmesser des Aneurysmas abhängt, dient er als **Operationsindikation:** Allgemein sollte ein abdominelles Aortenaneurysma ab einem **Durchmesser von 5–5,5 cm** behandelt werden. Da aber als Indikationsgrundlage grundsätzlich gilt, dass die Rupturgefahr größer sein muss als das Operationsrisiko für den Patienten, muss die **Therapieentscheidung individuell** vom Patienten und dessen Begleiterkrankungen abhängig gemacht werden. Wird noch keine Operationsindikation gestellt, wird das Aneurysma engmaschig kontrolliert. Generell wird eine durchschnittliche **Zunahme des Durchmessers** von **0,3–0,7 cm pro Jahr** beschrieben. Es muss aber dringend eine antihypertensive Therapie mit Blutdruck-Zielwerten von < 130 mmHg systolisch durchgeführt werden.

Operative Therapieoptionen:

- **Konventionelle offene Operation:** Über einen transabdominellen Zugang als mediane Laparotomie (seltener über einen retroperitonealen oder thorakoabdominalen Zugang) wird in Allgemeinnarkose möglichst wenig invasiv zum Aortenaneurysma präpariert (➤ Abb. 3.3). Distal und dann proximal des Aneurysmas werden die Aorta und ggf. die Iliakalgefäße abgeklemmt bzw. angeschlungen. Das Aneurysma wird längs eröffnet und Thromben entfernt (➤ Abb. 3.3). Anschließend wird eine Rohr- oder bei zusätzlicher Rekonstruktion der Iliakalarterien eine Y-Prothese eingenäht (➤ Abb. 3.3). Zum Ende der Anastomose hin wird unter Entlüftung der Blutfluss wieder freigegeben. Nach der Blutstillung wird bei der Inlay-Technik der Aneurysmasack über der Prothese zusammengenäht (➤ Abb. 3.3) und das Abdomen wieder sorgfältig verschlossen.
- **Endovaskuläre Aneurysmareparatur (EVAR):** Über ein Kathetersystem, das z. B. in die A. femoralis eingebracht wird, eine präoperativ vermessene Stentprothese unter intraoperativer Angiografiekontrolle mit KM vorgeschoben, platziert und mittels eines integrierten Ballonkatheters dilatiert werden. Als **Kontraindikation** gilt z. B. eine stark eingeschränkte Nierenfunktion (wegen des KM). Als nur relative Kontraindikation sind ein Knickwinkel (Kinking) von > 60° im Aneurysmahals, ausgeprägte Verkalkungen und Thromben und eine langstreckige Einengung der Beckenarterien anzusehen, da neuere endovaskuläre Prothesen hier teilweise attraktive Lösungsalternativen bieten.

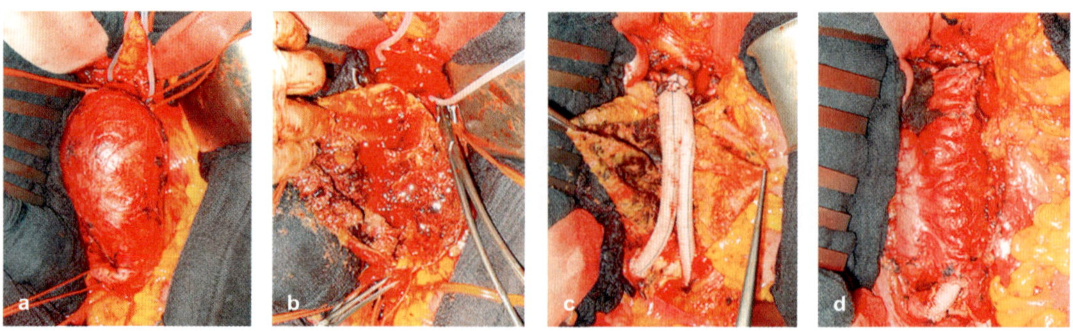

Abb. 3.3 Operationssitus. a) Abdominelles Aortenaneurysma. b) Eröffnen des Aneurysmas. c) Y-Prothese. d) Verschluss des Aneurysmasacks über der Prothese (Inlay-Technik). [T602]

Eventuell werden auch beide Methoden kombiniert, indem der gut zugängliche Teil offen operiert und zusätzlich über das offene Lumen endovaskulär ein Stent weiter vorgeschoben wird.

ZUSAMMENFASSUNG

- Von einem Aneurysma spricht man ab einer Erweiterung des Gefäßdurchmessers um das 1,5-Fache.
- 95 % der abdominellen Aortenaneurysmen liegt eine Arteriosklerose zugrunde. Wichtigster Risikofaktor ist das Rauchen.
- Geschlossene Aneurysmen sind häufig asymptomatisch oder gehen mit Symptomen wie Rückenschmerzen, Oberbauchbeschwerden oder Dyspnoe einher.
- Rupturierte Aneurysmen imponieren mit Vernichtungsschmerz und Schocksymptomatik. Sie sind ein gefäßchirurgischer Notfall mit hoher Letalität.
- Diagnostischer Goldstandard des Aortenaneurysmas ist die CTA.
- Aortenaneurysmen können konventionell offen operiert oder endovaskulär über ein Kathetersystem gestentet werden.

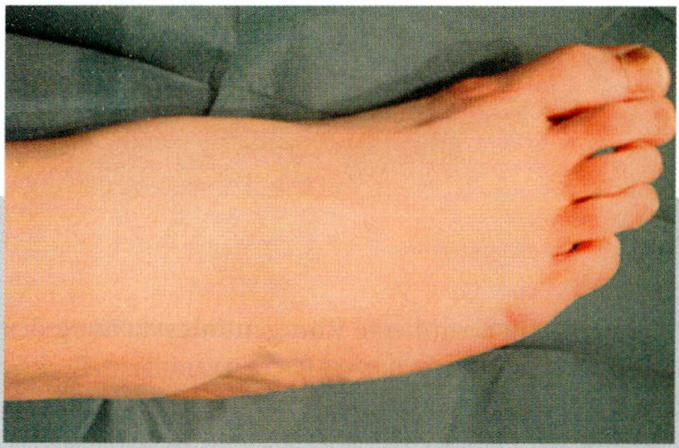

[T581]

4 Schwellung am Sprunggelenk

Anamnese

Nach einem Waldspaziergang wird die 34-jährige Frau S. von ihrem Ehemann in die Notfallambulanz gebracht, nachdem sie über eine Baumwurzel gestolpert und mit dem rechten Fuß nach außen umgeknickt war. Sie habe sofort ein „Knacken" und stärkste Schmerzen im rechten Sprunggelenk verspürt und habe nicht mehr auftreten können. Bis auf die Antibabypille nehme sie keine Medikamente ein, ihr seien keine Erkrankungen bekannt, auch sei sie noch nie operiert worden.

Untersuchungsbefunde

34-jährige Patientin in gutem AZ und schlankem EZ.

Körperliche Untersuchung: ➤ Bild [T581]. Starker Druckschmerz sowohl über dem Innen- als auch über dem Außenknöchel. Beweglichkeit im rechten Sprunggelenk schmerzbedingt nicht überprüfbar, ebenso wenig die Stabilität des Bandapparats. Der rechte Vorfuß ist im Seitenvergleich kühler. Durchblutung, Motorik und Sensibilität sind regelrecht und seitengleich. Ansonsten unauffälliger Untersuchungsbefund.

1. Interpretieren Sie das Bild. Wie lautet Ihre Verdachtsdiagnose?

2. Was sind sichere und unsichere Frakturzeichen?

3. Wie häufig schätzen Sie Verletzungen in diesem Bereich ein?

4. Welche diagnostischen Maßnahmen veranlassen Sie?

5. Wie kann die Verletzung eingeteilt werden und welche Begleitverletzungen sind möglich?

6. Welche Therapie leiten Sie ein? Wie sieht das weitere Behandlungskonzept aus?

7. Welche Komplikationen bzw. Spätfolgen können auftreten?

1. Verdachtsdiagnose und mögliche Verletzungen

Der geschilderte Unfallmechanismus mit Umknicken im Sprunggelenk (**Supinations-** oder **Pronationstrauma** mit Inversion oder Eversion des Fußes) lässt auf eine Verletzung im Bereich des Sprunggelenks schließen. Außerdem fallen bei der Inspektion am rechten Sprunggelenk eine deutliche Schwellung sowie bei der Untersuchung deutliche Schmerzen und eine eingeschränkte Funktion auf. Daneben haben Sie eine leichtgradige Fehlstellung festgestellt. Sie gehen von einer **Fraktur in der Knöchelregion** aus.

MERKE

Die Sprunggelenkfraktur ist eine der häufigsten Frakturen des Erwachsenen.

2. Sichere und unsichere Frakturzeichen:

Sichere Frakturzeichen:

- Achsfehlstellung
- Krepitation
- Pathologische Beweglichkeit
- Bei offener Fraktur: sichtbares Knochenfragment

Unsichere Frakturzeichen:

- Schmerzen
- Hämatom
- Schwellung
- Erwärmung
- Bewegungseinschränkung

3. Epidemiologie

Frakturen des oberen Sprunggelenks sind mit einer Inzidenz von bis zu 174 pro 100.000 bei Erwachsenen häufig. Sie ist die häufigste Fraktur an der unteren Extremität und stellt nach den Bandverletzungen die zweithäufigste Verletzung an diesem Gelenk dar. Betroffen sind vorwiegend Männer unter 30 und Frauen über 60.

4. Diagnostik

In Ergänzung zur sorgfältigen klinischen Untersuchung mit Überprüfung der peripheren Durchblutung, Motorik und Sensibilität wird eine **Röntgenuntersuchung** des oberen Sprunggelenks in zwei Ebenen veranlasst. Bei klinischem Verdacht auf eine hohe Fibulafraktur (Druck auf das Fibulaköpfchen) oder eine Mittelfußfraktur (Druck auf das Metatarsale-5-Köpfchen) müssen entsprechende Röntgenaufnahmen des proximalen Unterschenkels oder des Mittelfußes ergänzt werden, da aufgrund des Unfallmechanismus Frakturen im Mittelfuß oder aber auch die ansonsten häufig übersehene Maisonneuve-Fraktur (unten) vorliegen können.

MERKE

- Bei isolierten Innenknöchelfrakturen ist eine **zusätzliche hohe Fibulafraktur** durch ergänzende Röntgenaufnahmen des Unterschenkels proximal auszuschließen!
- **Maisonneuve-Fraktur:** Sonderform der hohen Fibulafraktur im proximalen Drittel mit langstreckiger Zerreißung der Membrana interossea und Instabilität der Malleolengabel (wird häufig übersehen!).

5. Einteilung und mögliche Begleitverletzungen

Das distale Fibulaende entspricht dem Außenknöchel, dasjenige der Tibia dem Innenknöchel. Tibia und Fibula sind durch die sog. **Syndesmose,** eine ligamentäre Struktur, fest miteinander verbunden. Die aus den beiden Knöcheln bestehende Malleolengabel bildet gemeinsam mit dem Talus das **obere Sprunggelenk.** Frakturen des Sprunggelenks werden **nach Weber** (➤ Abb. 4.1) je nach Höhenlokalisation der Außenknöchelfraktur in Bezug zur Syndesmose **eingeteilt:**

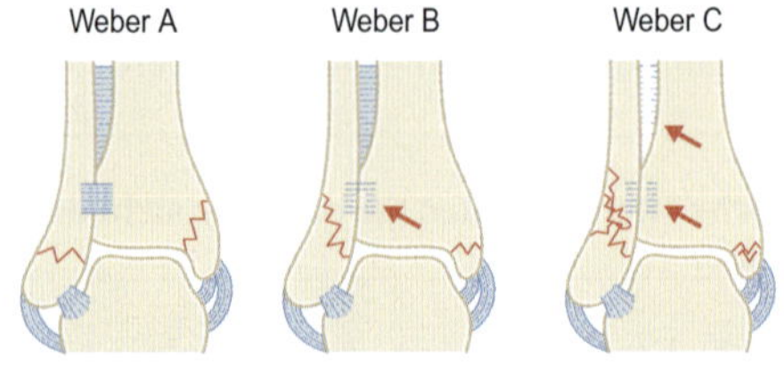

Abb. 4.1 Weber-Klassifikation für Sprunggelenkfrakturen [E1247]

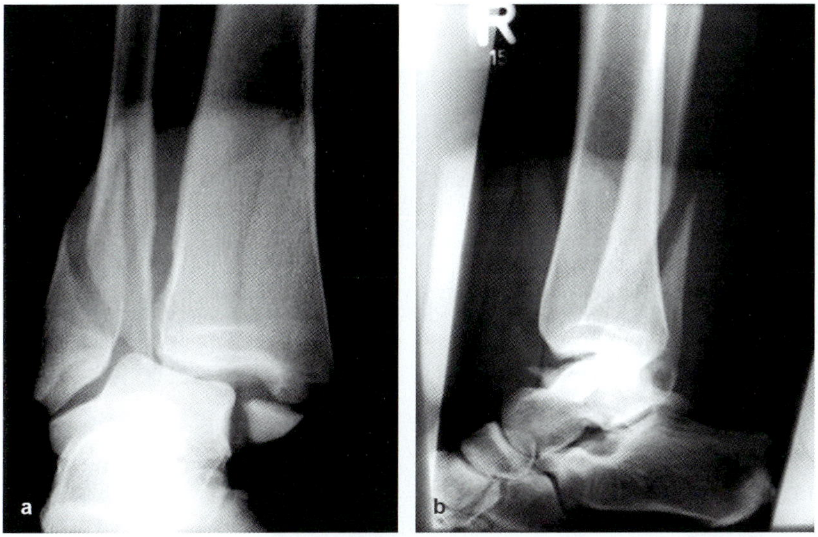

Abb. 4.2 Röntgenaufnahmen rechtes oberes Sprunggelenk in 2 Ebenen [T581]

- **Typ Weber A:** Fraktur am Außenknöchel distal der tibiofibularen Syndesmose; z. B. Abrissfraktur an der Fibulaspitze
- **Typ Weber B:** Frakturzone am Außenknöchel in Höhe der Syndesmose; mit und ohne Beteiligung der Syndesmose
- **Typ Weber C:** Fibulafraktur proximal der Syndesmose mit Syndesmosenzerreißung

Mögliche **Begleitverletzungen** bei Außenknöchelfraktur können sein:

- **Bandrupturen** am Innenknöchel
- **Bimalleoläre Sprunggelenkfraktur:** zusätzliche Fraktur des Innenknöchels
- **Trimalleoläre Sprunggelenkfraktur (mit Abriss des Volkmann-Dreiecks):** zusätzlich Abbruch der Tibiahinterkante
- **Luxationsfraktur:** Mit Zunahme der verletzten Strukturen kommt es zunehmend zur Instabilität im oberen Sprunggelenk und zur Luxation des Talus.

Auf den Röntgenaufnahmen von Frau S. (➤ Abb. 4.2) sind in der a. p.-Aufnahme eine verschobene lange Schrägfraktur der Fibula in Höhe der Syndesmose, eine Querfraktur des Innenknöchels und eine Fehlstellung des Talus mit Dislokation nach lateral zu sehen, während in der seitlichen Aufnahme die Talusfehlstellung kaum sichtbar ist. Daher besteht hier eine **bimalleoläre Luxationsfraktur des oberen Sprunggelenks Typ Weber B.**

6. Therapie

Nicht dislozierte, isolierte Außenknöchelfrakturen vom **Typ Weber A** können in der Regel konservativ mit Ruhigstellung im Unterschenkelgips bzw. einer speziellen Unterschenkelorthese unter Entlastung an Unterarmgehstützen behandelt werden. Bei **dislozierten Sprunggelenkfrakturen** ist zunächst eine Reposition der Fragmente unter Röntgenkontrolle mit anschließender Ruhigstellung z. B. im gespaltenen Weißgips indiziert. Abhängig von der Schwellung des Sprunggelenks und den Weichteilverhältnissen wird im Anschluss eine operative Therapie mit anatomiegerechter Reposition und Stabilisierung z. B. mittels Schrauben- und Plattenosteosynthesen (➤ Abb. 4.3) geplant. Intraoperativ wird durch Zug an der Fibula die Festigkeit der Malleolangabel überprüft. Ist diese instabil, kann die Syndesmose genäht oder eine Stellschraube durch distale Fibula und Tibia eingebracht werden. Diese wird nach 6 Wochen (meistens ambulant und in Lokalanästhesie) entfernt, was ein zweizeitiges Vorgehen bedeutet.

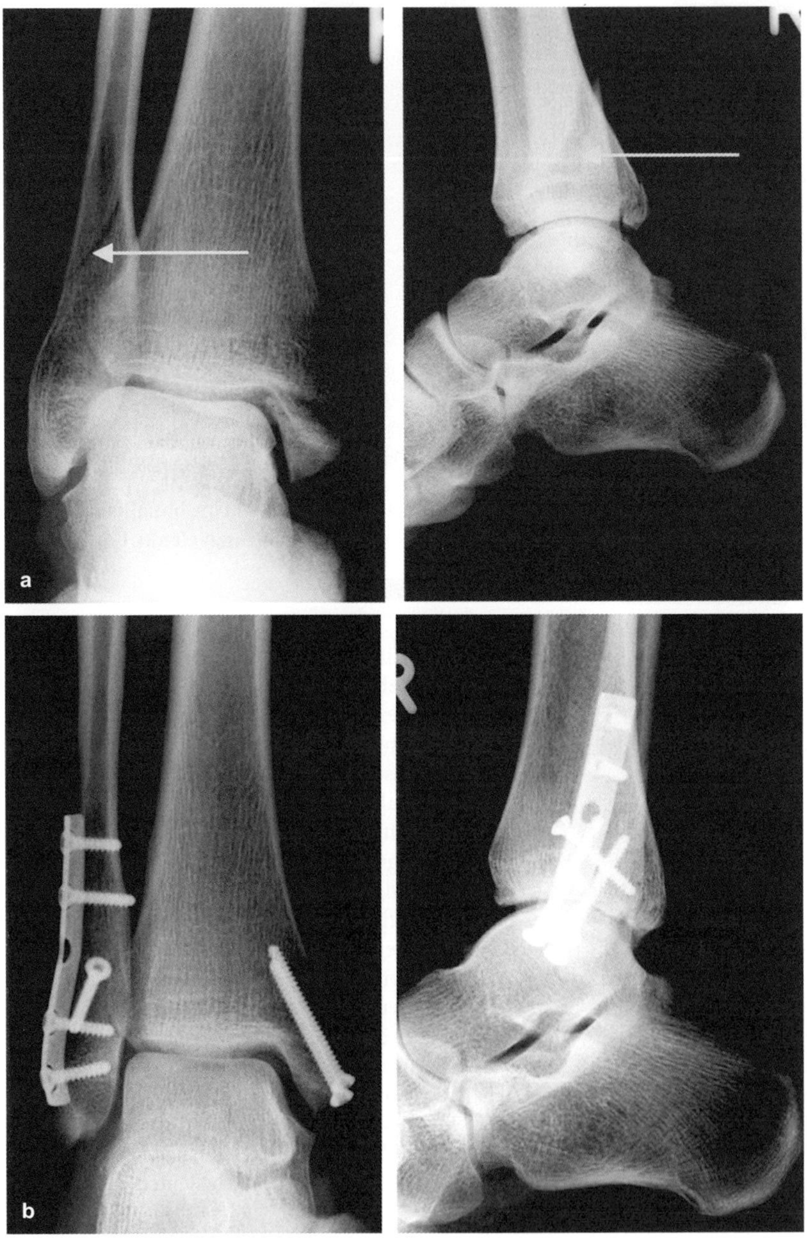

Abb. 4.3 Plattenosteosynthese einer einfachen Außenknöchelfraktur Typ Weber B mit interfragmentärer Zugschraube an der Fibula. Zusätzlich wurde das Fragment an der distalen Tibia mit einer Schraube fixiert. [R234]

Eine **Luxationsfehlstellung** im oberen Sprunggelenk sollte möglichst bereits am Unfallort zumindest grob reponiert werden und in einer Luftkammerschiene ruhiggestellt werden, um den begleitenden Weichteilschaden gering zu halten. Je schwerer die Dislokation bzw. Luxation, desto rascher ist eine Stabilisierung mittels **Osteosynthese** möglichst **innerhalb von 6 h** nach dem Trauma anzustreben. Anderenfalls steigt das **Risiko von Weichteilnekrosen** mit konsekutiven Wundheilungsstörungen.

Bei erheblichen Weichteilschäden oder offenen Frakturen II° und III° kann als primäre Stabilisierung die Anlage eines **Fixateur externe** und nach Abschwellung der Weichteile der Umstieg auf ein internes Osteosyntheseverfahren indiziert sein (➤ Abb. 4.4).

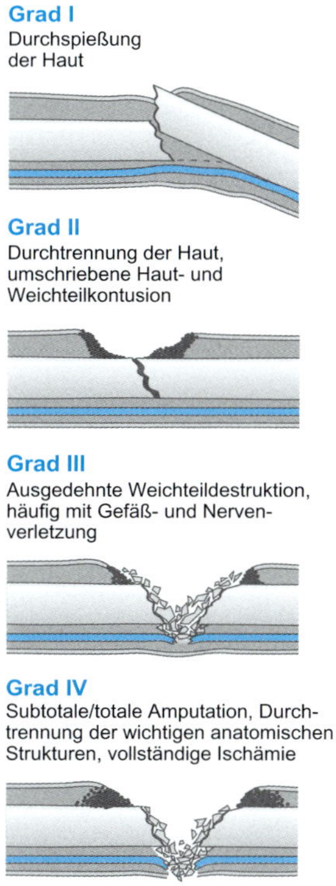

Abb. 4.4 Einteilung der Weichgewebeschäden bei offenen Frakturen nach Tscherne und Oestern [L190]

Postoperativ ist je nach Stabilität der Osteosynthese und abhängig vom Verletzungsausmaß eine weitere **Ruhigstellung** im Unterschenkelgips bzw. mit einer speziellen Unterschenkelorthese für bis zu 6 Wochen mit ggf. möglicher **Teilbelastung** der betroffenen Extremität erforderlich.

Aufgrund der notwendigen Ruhigstellung und Entlastung des betroffenen Beines besteht ein erhöhtes **Thromboserisiko.** Oft bestehen, wie im vorliegenden Fall, weitere Risikofaktoren für eine Beinvenenthrombose wie die Einnahme von Kontrazeptiva oder eine Adipositas. Deshalb ist für die gesamte Zeit der Immobilisierung der verletzten Extremität, also auch über die Ruhigstellung durch einen Gipsverband hinaus, eine **Thromboseprophylaxe** mit einem niedermolekularen Heparinpräparat indiziert.

MERKE

- Bei Versorgung einer Sprunggelenkfraktur ist intraoperativ die Syndesmose auf Festigkeit zu prüfen und diese bei Läsion ggf. zusätzlich mittels Naht oder – im häufigsten Falle – einer sog. Stellschraube zu versorgen.
- Neben regelmäßigen Kontrollen der Weichteilverhältnisse sind gerade in der frühen postoperativen Phase engmaschig periphere Durchblutung, Motorik und Sensibilität zu kontrollieren, um frühzeitig schwellungs- und druckbedingte Durchblutungsstörungen oder Nervenläsionen zu erkennen (Kompartmentsyndrom).

7. Komplikationen/Spätfolgen

- Eingeschränkte Beweglichkeit im oberen Sprunggelenk
- Chronische Instabilität durch Insuffizienz des Bandapparats
- Posttraumatische Arthrose durch Gelenkinkongruenzen bei unzureichender Reposition der Fraktur oder Instabilität des Syndesmosen- und/oder Bandapparats oder durch traumatische Knorpelläsionen

MERKE

Instabilitäten und Arthrosen können langfristig sekundär eine Arthrodese des oberen Sprunggelenks erforderlich machen.

ZUSAMMENFASSUNG

- Der häufigste Unfallmechanismus für eine Sprunggelenkfraktur ist ein Supinations- oder Pronationstrauma.
- Die Einteilung der Sprunggelenkfrakturen erfolgt nach Weber und wird durch die Lokalisation der Fibulafraktur in Bezug zur Syndesmose definiert.
- Häufig liegen zusätzliche Läsionen am Bandapparat bzw. am Innenknöchel und/oder der Tibiahinterkante vor.
- Eine Maisonneuve-Fraktur sollte nicht übersehen werden (hohe Fibulafraktur im proximalen Drittel mit langstreckiger Zerreißung der Membrana interossea und Instabilität der Malleolengabel).
- Mit Ausnahme der Weber-A-Fraktur ist in der Regel die Osteosynthese indiziert.

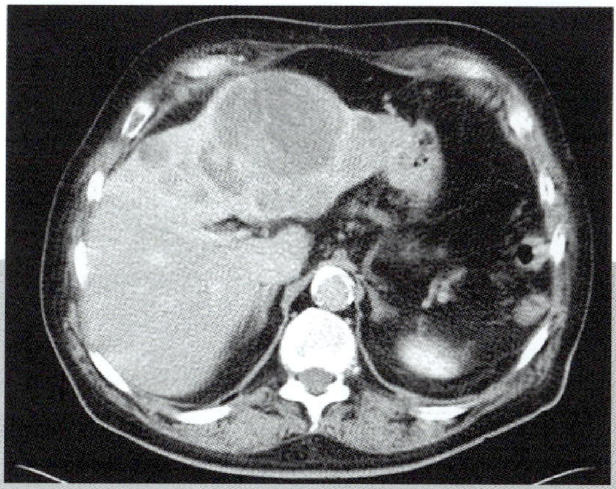

[T579]

5

Druckschmerzhafter rechter Oberbauch

Anamnese

Die Hausärztin überweist ihren 57-jährigen Patienten Herrn W. zu Ihnen ins Kreiskrankenhaus zur Abklärung einer sonografisch diagnostizierten Raumforderung der Leber bei bekanntem Alkoholabusus mit Leberzirrhose. Erst habe der gelernte Maurer seinen Job verloren, dann sei seine Frau vor 6 Jahren mit einem anderen Mann nach Australien ausgewandert. Seine zwei Söhne bezahlten ihm aber zumindest eine Haushälterin. Diese ergänzt, dass Herr W. in den letzten Monaten einiges an Gewicht abgenommen habe, öfter über Übelkeit und ein Druckgefühl im Oberbauch klage, in den letzten Wochen immer mal wieder auffiebere, nachts stark schwitze und zunehmend verwirrt sei.

Untersuchungsbefunde

57-jähriger kachektischer Patient in deutlich reduziertem AZ und EZ (68 kg bei 182 cm), HF 90/min, RR 150/95 mmHg, Körpertemperatur 37,4 °C.
Körperliche Untersuchung: Gelbliches Hautkolorit und gelbliche Skleren. Haut und Schleimhäute sind trocken. Herz und Lunge sind unauffällig. Abdomen: aufgetrieben, weich, regelrechte Darmgeräusche über allen Quadranten, Druckschmerz ohne Abwehrspannung im rechten Oberbauch. Leber vergrößert 4 cm unter dem Rippenbogen mit derbem Leberrand zu palpieren.
Apparative Untersuchung: Nachdem Sie sich selbst mittels Sonografie einen Eindruck von der vorbeschriebenen Raumforderung verschafft haben, veranlassen Sie eine CT des Abdomens (➤ Bild [T579]).

1. **Befunden Sie bitte das CT! Wie lauten Ihre Verdachtsdiagnose, die benignen und die malignen Differenzialdiagnosen?**
2. **Welche Risikofaktoren sind mit dieser malignen Lebererkrankung assoziiert?**
3. **Wie gehen Sie diagnostisch weiter vor?**
4. **Welche therapeutischen Möglichkeiten operativ und konservativ bzw. interventionell gibt es?**
5. **Welche Prognose besteht für den Patienten?**
6. **Was wäre, wenn dieser Patient ein Palliativpatient wäre? Bitte skizzieren Sie, wie Sie bei einem Patienten mit einer nicht heilbaren Krebserkrankung vorgehen würden. Welche Symptome und Probleme können häufig bei diesen Palliativpatienten auftreten?**

1. Verdachtsdiagnose und Differenzialdiagnosen

Die ➤ Abbildung zeigt eine CT-Abdomen in axialer Schnittführung auf Höhe der Leber im Weichteilfenster in venöser Kontrastmittelphase. Es demaskieren sich im linken Leberlappen (Segmente 4a und 4b) eine große, irregulär abgegrenzte hypodense (dunkle) Raumforderung (➤ Abb. 5.1, rote Markierung) sowie im angrenzenden rechten Leberlappen multiple kleine Satellitenherde. Zudem besteht bei dem Patienten eine **B-Symptomatik** (ungewollte Gewichtsabnahme von mindestens 10 % des KG in den letzten 6 Monaten, Fieber, Nachtschweiß). Am wahrscheinlichsten ist bildmorphologisch bei bekannter Leberzirrhose und der Klinik die Diagnose **hepatozelluläres Karzinom (HCC).**

Die benignen und malignen Differenzialdiagnosen des HCC sind:

- Benigne Raumforderungen:
  - Leberhämangiom: häufigste benigne Raumforderung, selten Spontanruptur
  - Fokale noduläre Hyperplasie (FNH): septierter Tumor, meist bei Frauen, ätiologisch evtl. Östrogene, eher keine Komplikationen
  - Hepatozelluläres Adenom: meist jüngere Frauen. Ätiologie: Östrogene. Komplikationen: Infarzierung, Ruptur, maligne Entartung
  - Leberzysten: flüssigkeitsgefüllte Hohlräume, meist keine Komplikationen
  - Abszess: bakteriell oder parasitär (Amöbiasis)
- Maligne Raumforderungen:
  - Lebermetastase: häufigste maligne Raumforderung der Leber, oft multipel
  - Hämangiosarkom: selten, Tumor des Gefäßendothels. Ätiologie: Vinylchlorid, Arsen, Bestrahlung.
  - Hepatoblastom: selten, v. a. Kinder in den ersten vier Lebensjahren
  - Cholangiozelluläres Karzinom (CCC): von Gallengängen ausgehend, ältere Menschen, schlechte Prognose
- Echinokokkose: alveoläre Echinokokkose durch Fuchsbandwurm (*E. multilocularis*); zystische Echinokokkose durch Hundebandwurm (*E. granulosus*)

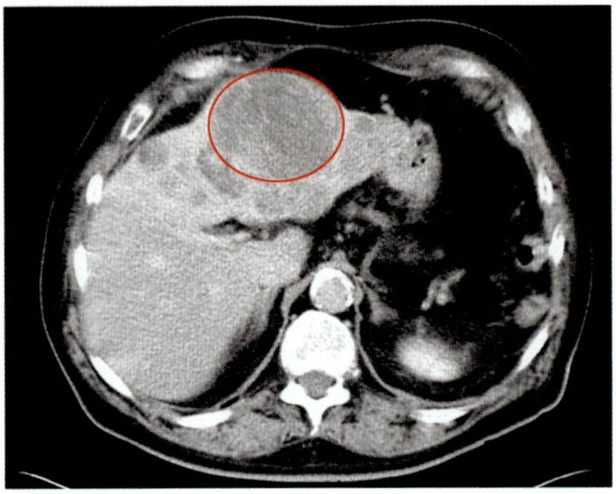

Abb. 5.1 CT-Abdomen. Große, irregulär abgegrenzte hypodense Raumforderung (Markierung) im linken Leberlappen sowie multiple kleine Satellitenherde im rechten Leberlappen. [T579]

2. Risikofaktoren

Männer sind dreimal häufiger von einem HCC betroffen als Frauen und das Erkrankungsalter wird mit **über 50 Jahren** angegeben. In mehr als 80 % der Fälle liegt einem HCC eine **Leberzirrhose** zugrunde. Als besonders prädisponierend werden die chronischen Verläufe der **Virushepatitiden B und C,** aber auch die **Hämochromatose** angegeben. Neben dem Alkoholkonsum birgt auch die nichtalkoholische Fettlebererkrankung – neuer Begriff: mit metabolischer Dysfunktion assoziierte Steatohepatitis (MASH) bzw. Metabolic Dysfunction Associated Steatotic Liver Disease (MASLD) (siehe AWMF Leitlinie von 11/2024) – z. B. durch Diabetes mellitus und dem metabolischen Syndrom die Gefahr einer HCC-Entstehung. Weitere Risikofaktoren sind Mykotoxine wie das vom Pilz *Aspergillus flavus* **(Aflatoxin** $\mathbf{B_1}$**), Alkoholabusus,** $\boldsymbol{\alpha_1}$**-Antitrypsin-Mangel** und synthetische **Chemikalien.** Insgesamt ist das HCC in bis zu 80 % der globalen Fälle im süd-ostasiatischen und afrikanischen Ländern südlich der Sahara anzufinden, da hier eine hohe Inzidenz von chronischen Hepatitis-B-Infektionen vorherrscht – das sollte v. a. bei Patienten mit Migrationshintergrund beachtet werden.

MERKE

Bei allen Patienten mit Leberzirrhose (wichtigster Risikofaktor), Patienten mit chronischer Hepatitis B bzw. C oder Fettleberhepatitis sollte ein HCC-Screening mittels Sonografie der Leber durchgeführt werden.

3. Diagnostik

Das hepatozelluläre Karzinom (HCC) kann lange Zeit asymptomatisch oder eher unspezifisch verlaufen. Erst später treten je nach Ausmaß des Karzinoms Symptome wie Druckschmerz im rechten Oberbauch, Ikterus, Aszites und B-Symptomatik auf, sodass es sich oft wie hier um einen **sonografischen Zufallsbefund** handelt. Da das HCC mit der Leberzirrhose assoziiert ist, kann diese zuvor sonografisch bekannt sein, sodass das HCC meist als echoreiche (echogene) Raumforderung bei ihrer Kontrolle auffällt.

- **Labor:** Zur weiteren Abklärung sollten v. a. **Leberwerte, Gerinnungsparameter** und **α-Fetoprotein (AFP)** als Tumormarker (kann auch bei chronischen Lebererkrankungen erhöht sein, daher als Verlaufsparameter bei Therapie empfohlen) betrachtet werden.
- **Bildgebendes Verfahren der Wahl** ist die MRT, wobei sich das HCC in der zirrhotischen Leber mit typischer Kontrastmitteldynamik mit arterieller Hypervaskulariation und Auswaschen in der portalvenösen und venösen Phase darstellt und bei Malignomverdacht die Röntgen-Thoraxaufnahme zum Ausschluss von Lungenmetastasen (➤ Abb. 5.2); ein triphasisches CT und/oder eine Kontrastmittelsonografie (CEUS) ergänzt die Diagnostik bei unklarem MRT-Befund oder Kontraindikationen für die MRT.
- **Biopsie:** Es gibt die Möglichkeit der **Feinnadelbiopsie,** deren Durchführung allerdings wegen der Gefahr von Implantationsmetastasen gründlich abgewogen werden sollte. Außerdem könnte es zur Ruptur kommen, falls es sich um ein hepatozelluläres Adenom handeln sollte. Ein bioptisches Verfahren ist indiziert in der **palliativen Situation** und in der **kurativen Situation bei unklarem Kontrastmittelverhalten** in zwei unabhängigen Bildgebungsverfahren. Gegebenenfalls ist diagnostisch eine **Laparatomie mit Biopsie** bei nichtresektablem Befund indiziert.
- **Nuklearmedizin:** Bei Verdacht auf eine fokale noduläre Hyperplasie (FNH) oder ein hepatozelluläres Adenom kann z. B. eine **hepatobilliäre Sequenzszintigrafie (HIDA)** diagnostisch Aufschluss bringen.
- Die AWMF-Leitlinie empfiehlt eine **Typisierung des HCC** nach der aktuellen WHO-Klassifikation, wobei **Sonderformen** (fibrolamelläres HCC und mischdifferenzierte Tumoren) und auch das **frühe HCC** vom **progredienten HCC** unterschieden werden sollen. Zur Therapieplanung sollen Patienten mit HCC in einer **interdisziplinären Tumorkonferenz** vorgestellt werden. Für ein **operativ-therapeutisches Vorgehen** liefert die **präoperative** Kombination aus CT und MRT das genaue Ausmaß des Tumors zur **Resektionsplanung.** Zusätzlich muss bei ausgedehnten Resektionen, bei bestehender Leberzirrhose und zur Abschätzung des Operations-

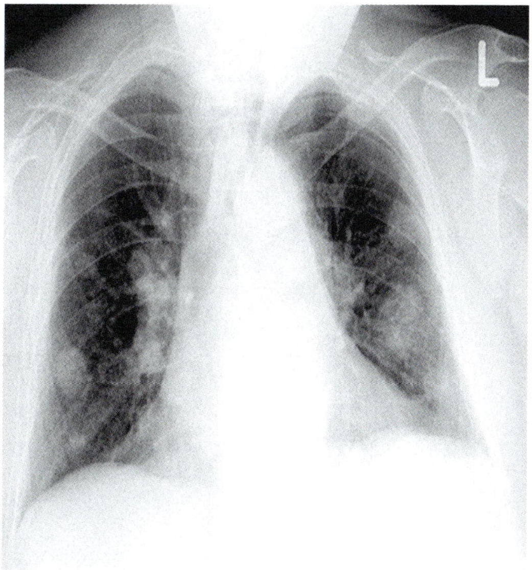

Abb. 5.2 Röntgen-Thorax in p. a. mit multiplen Lungenmetastasen bds. [T579]

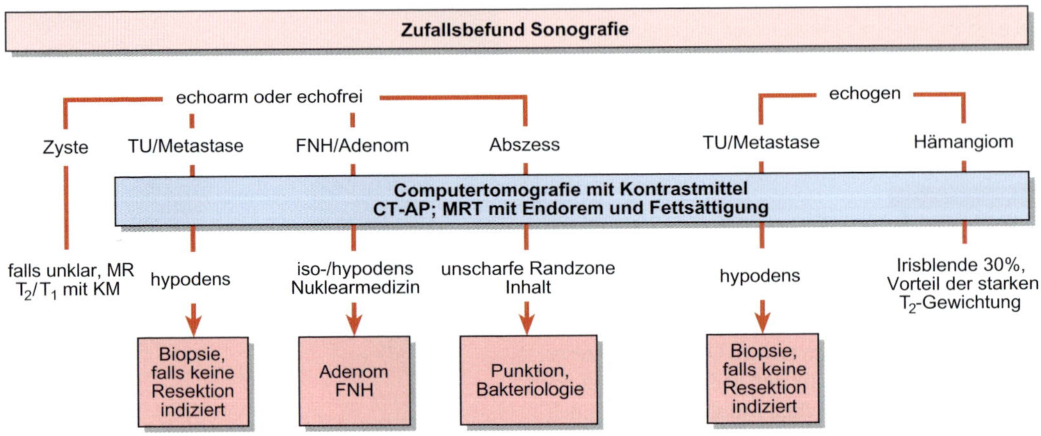

Abb. 5.3 Algorithmus zur Diagnose fokaler Leberläsionen (nach Gerok und Schölmerich). [R234]

risikos die **Diagnostik erweitert** werden um die Aktivitätsbestimmung der **Gerinnungsfaktoren** II, V, VII und X.

- **Albuminkonzentration**
- Die Erfassung der **funktionellen Reservekapazität** mittels Aminopyrin-Atemtest, Galaktose-Elimination oder Indozyaningrün-Clearance
- Die **histologische Bewertung** des verbleibenden Lebergewebes

Es kann auch **intraoperativ** zur Resektionskontrolle **sonografiert** werden. Zum diagnostischen Vorgehen siehe auch ➤ Abb. 5.3.

Wichtig: Patienten mit einem HCC sollten in einer interdisziplinären Tumorkonferenz vorgestellt und diskutiert werden.

4. Therapie

Grundsätzlich gibt es folgende Therapiemöglichkeiten eines HCC:

- **Operativ:**
  - Leberteil-/-segmentresektion
  - Lebertransplantation
- **Konservativ bzw. interventionell:** Radiofrequenz-Ablation (RFA) oder Mikrowellen-Ablation (MWA) bei HCC < 3 cm (jeweils perkutan, laparoskopisch oder über offenen Zugang möglich)
- **Mit Einschränkungen empfohlene Alternativen:**
  - Transarterielle Chemoembolisation (TACE, mit Lipiodol als Kontrastmittel + Chemotherapeutikum, z. B. als Bridging während der Wartezeit auf eine Transplantation)
  - Transarterielle Radioembolisation (TARE) ggf. anstelle einer TACE
  - Hochpräzisionsradiotherapie (Stereotactic Body Radiotherapy, SBRT), wenn andere lokale Verfahren nicht möglich sind
- **Systemtherapie:** Bei erhaltener Leberfunktion, mit Fernmetastasen und/oder einer Tumorlokalisation, die nicht kontrolliert oder reseziert werden kann, liegen Phase-III-Studien mit Wirksamkeitsnachweis vor für folgende Therapien:
  - Kombinationstherapie der Antikörper Atezolizumab gegen PD-L1 und Bevacizumab gegen VEGF
  - Kombinationstherapie mit den Antikörpern Durvalumab gegen PD-L1 und Tremelimumab gegen CTLA-4
  - PD-L1-Antikörper Durvalumab
  - Thyrosinkinase-Inhibitoren mit Sorafenib und Lenvatinib, und für Regorafenib und Cabozantinib, jeweils nach einer Vortherapie mit Sorafenib
  - VEGF-R2-Antikörper Ramucirumab nach Sorafenib-Therapie und einem AFP-Wert von ≥ 400 ng/ml

Das HCC wird meist erst spät erkannt, ist daher häufig **nicht resektabel,** bereits **metastasiert** oder das nicht betroffene Leberparenchym weist aufgrund der oft bestehenden Leberzirrhose **keine** genügende **Restkapazität** auf. Daher wird die **potenziell kurative Operation** nur bei etwa 20 % der Patienten eingesetzt. Außerdem hängen Operationsindikation und Resektionsausmaß von der Leberfunktion ab, die sich z. B. an der **Child-Pugh-Klassifikation** der Leberzirrhose orientiert:

- Child A: Hemihepatektomie möglich
- Child B: Segmentresektion
- Child C: Resektion kontraindiziert.

Die **Resektion** muss mit einem **Sicherheitsabstand von 1 cm** zum Tumor erfolgen. Der Umfang der Operation hängt von Lage und Ausmaß des HCC ab:

- **Mono-** oder **Plurisegmentresektion:** Entfernung von einzelnen der acht Segmente in Kenntnis der Leberanatomie
- **Hemihepatektomie:** rechts oder links; die Resektionslinie verläuft entsprechend rechts bzw. links der **Cava-Gallenblasen-Linie** (gegebenenfalls mit Erweiterung).
- **Trisegmentektomie:** rechts bzw. links; Resektion von bis zu 80 % des Leberparenchyms
- **Atypische Leberresektionen:** vor allem bei kleineren und peripheren Tumorherden

Für eine **Lebertransplantation** besteht nur selten eine Indikation. Wesentliche Entscheidungsparameter sind der Metastasierungsgrad, das Ausmaß der Zirrhose sowie Größe und Differenzierungsgrad des HCC.

5. Prognose

Das HCC hat eine **schlechte Prognose,** da es meist erst spät diagnostiziert wird und die Rezidivrate hoch ist. Die **mittlere Überlebenszeit** bei Diagnosestellung für untherapierte HCC liegt bei < 6 Monaten und bei Resektion < 3 Jahren. Das **relative 5-Jahres-Überleben** liegt in Deutschland bei etwa **15 %.** Daher ist die **Früherkennung** mittels regelmäßiger Sonografie sowie AFP-Bestimmung bei Patienten mit bekannter Leberzirrhose von besonderer Bedeutung.

6. Probleme und Symptome bei Palliativpatienten

Bei Patienten mit einer unheilbaren Krebserkrankung können häufig folgende Symptome und Probleme auftreten: Atemnot, Tumorschmerz, Fatigue, schlafbezogene Erkrankungen/nächtliche Unruhe, Übelkeit und Erbrechen (nicht Tumortherapie-induziert), Obstipation, Maligne intestinale Obstruktion (MIO), maligne Wunden, Angst und Depression.

Die S3-Leitlinie Palliativmedizin für Patienten mit nicht heilbaren Krebserkrankungen gibt Empfehlungen nach dem aktuellen Stand der Wissenschaft und der klinischen Expertise wie diese Symptome und Probleme behandelt werden sollen.

Beim HCC und Gallengangskarzinom sind v. a. die Themen Pruritus, Inappetenz, Übelkeit und Schmerzen zu beachten.

ZUSAMMENFASSUNG

- Das hepatozelluläre Karzinom (HCC) ist eine in Europa zwar eher seltene, aber mit einer schlechten Prognose behaftete maligne Lebererkrankung (80 % der Fälle betreffen süd-ostasiatische und afrikanische Länder, daher Beachtung bei Patienten mit Migrationshintergrund).
- Verhältnis m : w = 3 : 1; Erkrankungsalter > 50 Jahre, mittleres Überleben nach Resektion < 3 Jahre
- Risikofaktoren: Leberzirrhose, Hepatitis B oder C, Alkoholabusus, Fettlebererkrankung (auch nichtalkoholisch bei Diabetes mellitus und metabolischem Syndrom), Hämochromatose, Mykotoxine (Aflatoxin B_1), α_1-Antitrypsin-Mangel und synthetische Chemikalien
- Lange asymptomatisch, später z. B. druckschmerzhafter Oberbauch, Aszites, Ikterus, B-Symptomatik
- Diagnostik: Abdomensonografie, Blutuntersuchung (Leberwerte, Gerinnungsparameter, AFP), MRT ergänzend CT, Feinnadel- bzw. offene Biopsie
- Therapie: v. a. Leberteil-/Lebersegmentresektion (1 cm Sicherheitsabstand!), Lebertransplantation bei kurativem Ansatz, RFA

WAS WÄRE, WENN ...

... dieser Patient ein Palliativpatient wäre?

Bitte skizzieren Sie, wie Sie bei einem Patienten mit einer nicht heilbaren Krebserkrankung vorgehen würden.
Es gibt eine S3-Leitlinie Palliativmedizin für Patienten mit nicht heilbaren Krebserkrankungen (Version 2.2, 09/2020, in Überarbeitung Stand 07/2025). Das Hauptziel dieser Leitlinie ist die **Verbesserung der Lebensqualität und der palliativmedizinischen Versorgung** dieser Patienten und ihrer Angehörigen. Die Palliativversorgung folgt dabei immer einem **interdisziplinären und multiprofessionellen Ansatz.**
Als Screening-Tool für Patienten mit einem palliativen Versorgungsbedarf (aus der hausärztlichen Palliativversorgung stammend) eignet sich die **„surprise question"** mit dem Sinn **„Würde ich mich wundern, wenn der Patient in den nächsten 12 Monaten verstirbt?".**
Bei Verneinen der Frage, sollte über eine palliativmedizinische Erstvorstellung nachgedacht werden. Hierfür ist der erste Schritt: **Holen Sie sich vor allem interdisziplinäre Unterstützung** (optimalerweise eines Palliativmediziners, aber auch eines Onkologens o. Ä.). Nutzen Sie Entscheidungshilfen wie Broschüren, Videos, Internetprogramme oder Entscheidungstafeln der onkologischen Fachgesellschaften oder auch Patientenorganisationen für die speziellen onkologischen Diagnosen.
Wichtige Grundlage ist, dass Tumorpatienten immer einem **interdisziplinären Tumorboard** vorgestellt werden. Das ist auch der richtige Rahmen, um Befunde und Therapie-Entscheidungen aber eben auch palliative Ansätze zu diskutieren.

Gilt eine Diagnose als nicht heilbare Krebserkrankung, soll der Patient frühzeitig mit in die Entscheidungsfindung eingebunden werden. In welchem Maße die Angehörigen oder sonstige Vertrauenspersonen des Patienten in die Entscheidungsfindung eingebunden werden, soll sich an den Wünschen des Patienten orientieren.
Wichtig ist, dass **Entscheidungen über das therapeutische Vorgehen am Lebensende frühzeitig im Erkrankungsverlauf gemeinsam gefällt und auch dokumentiert werden sollen.** Dazu gehört auch, dass Sie den Patienten darin unterstützen, eine Patientenverfügung zu formulieren, in der er klar formuliert, wann medizinische Maßnahmen beendet werden sollen.
Sollte es eine schwierige oder kontroverse Situation sein, sollte zur Entscheidungsfindung eine Ethikberatung z. B. eines klinischen oder ambulanten Ethikkomitees erfolgen.
Unter Berücksichtigung der Wünsche, der Werte und Ziele des Patienten sollen **realistische Therapieziele festgelegt** werden:

1. Lebenszeitverlängerung
2. Verbesserung/Erhalt der Lebensqualität/Symptomlinderung
3. Ermöglichen eines Sterbens in Würde
4. Wichtig ist, dass bei einem nicht heilbaren Krebsleiden die „Heilung" kein realistisches Therapieziel darstellt, also auch keine falschen Hoffnungen geweckt werden sollten.

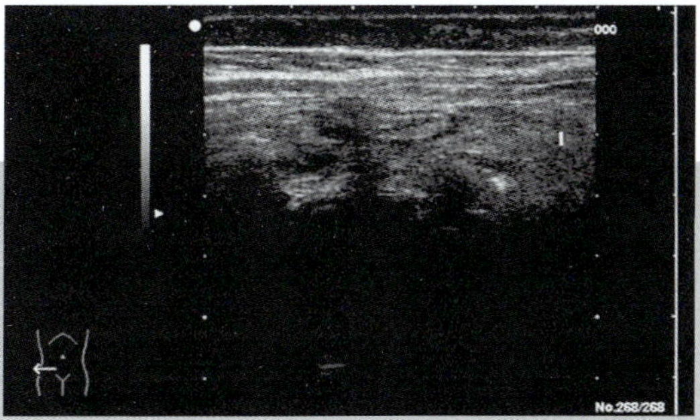

[T581]

6

Übelkeit und rechtsseitige Unterbauchschmerzen

Anamnese

In der Notaufnahme stellt sich die 23-jährige Frau B. wegen zunehmender abdomineller, zeitweise krampfartiger Schmerzen vor. Diese hätten am Vorabend nach Genuss einer Pizza mit leichter Übelkeit im Oberbauch begonnen und sich im Laufe des Tages in die rechte Unterbauchregion verlagert. Am Morgen habe die Patientin einmal erbrochen. Insgesamt fühle sie sich schlapp und habe keinen Appetit. Stuhlgang und Miktion seien unauffällig. Keine Voroperationen.

Untersuchungsbefunde

Die Patientin liegt mit angezogenen Beinen auf der Untersuchungsliege, AZ deutlich reduziert, schlanker EZ. RR 110/60 mmHg, Puls 88/min, Körpertemperatur beträgt 37,2 °C axillär und 38,1 °C rektal.
Körperliche Untersuchung: Abdomen: über dem rechten Unterbauch deutlicher Druckschmerz mit reflektorischem Gegenspannen, im linken Unterbauch Loslasssschmerz sowie Klopfschmerz über dem rechten Unterbauch. Die digital-rektale Untersuchung ist schmerzhaft.
Apparative Befunde ➤ Bild [T581].

1. Wie lautet Ihre Verdachtsdiagnose und durch welche Untersuchungen erhärten Sie diese?

2. Welche Differenzialdiagnosen ziehen Sie in Erwägung?

3. Welche Verlaufsformen der Erkrankung kennen Sie?

4. Welche therapeutischen Schritte leiten Sie ein?

5. Mit welchen Komplikationen ist zu rechnen?

Fall 6 Übelkeit und rechtsseitige Unterbauchschmerzen

1. Verdachtsdiagnose und Diagnostik

Bei Schmerzen im rechten Unterbauch ist vorrangig an eine **akute Appendizitis** zu denken, die die häufigste Ursache eines akuten Abdomens darstellt. Oft beginnen die Beschwerden in der Oberbauchregion oder periumbilikal und verlagern sich im Verlauf in den rechten Unterbauch. Typische klinische Appendizitis-Zeichen und Druckschmerzpunkte bei der körperlichen Untersuchung sind:

- Druckschmerz über dem **McBurney-Punkt:** Mittelpunkt einer Linie zwischen Nabel und Spina iliaca anterior superior rechts
- Druckschmerz über dem **Lanz-Punkt:** Übergang rechtes zu mittlerem Drittel einer Linie zwischen beiden Spinae iliacae anteriores superiores
- **Psoaszeichen:** bei Anheben des rechten Beins gegen Widerstand Schmerzen im rechten Unterbauch
- **Blumberg-Zeichen:** kontralateraler Loslassschmerz bei Palpation im linken Unterbauch
- **Rovsing-Zeichen:** Schmerzen in der Appendixregion beim retrograden Ausstreichen des Kolonrahmens
- **Douglas-Schmerz** bei der rektalen-digitalen Untersuchung nach rechts
- **Erschütterungsschmerz** beim Gehen oder Springen auf dem rechten Bein
- **Temperaturdifferenz axillär zu rektal** von 0,5–1 °C (normal 0,5 °C)

Bei der **Sonografie** wird nach freier intraabdomineller Flüssigkeit, insbesondere im Douglas-Raum (Excavatio rectouterina) als Hinweis auf eine fortgeschrittene Appendizitis gesucht. Die Appendix vermiformis ist im Normalfall sonografisch schwer darzustellen. Bei einer Appendizitis mit Wandverdickung des Wurmfortsatzes kann dieser, wie auf dem Bild zu erkennen oder als sog. **Kokarde** im Querschnitt zu sehen sein (➤ Abb. 6.1). Ergänzend und zum Ausschluss anderer Differenzialdiagnosen werden ein kleines Blutbild, CRP, Kreatinin, GOT, GPT, Bilirubin, Elektrolyte, der Urinstatus und bei der Frau zum Ausschluss einer (extrauterinen) Schwangerschaft β-HCG sowie ein Urinstatus bestimmt.

MERKE

- Die Diagnose einer akuten Appendizitis wird in der Regel durch das klinische Bild gestellt.
- Zu beachten sind Lagevarianten der Appendix: Bei retrozökaler Lage oder bei Schwangeren kann das Punctum maximum der Beschwerden auch im rechten Oberbauch lokalisiert sein.

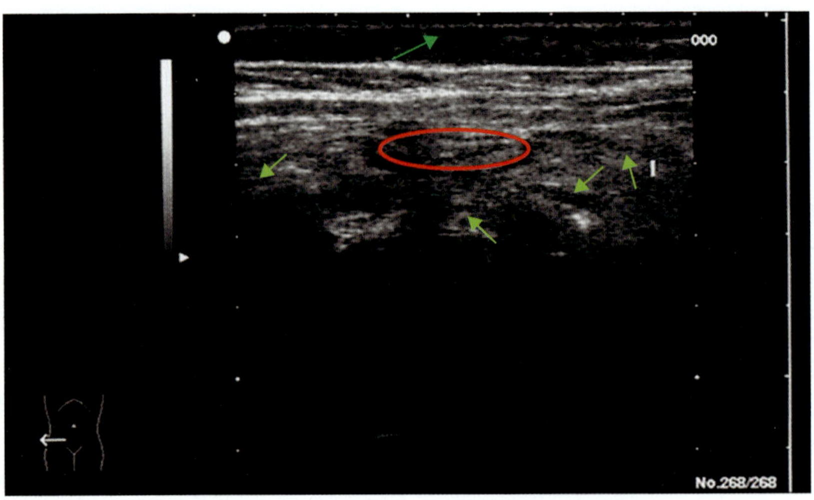

Abb. 6.1 Appendix mit Wandverdickung bei Entzündung als sogenannte Kokarde (rot umrandet, grüne Pfeile: „normales" Darmlumen, blauer Pfeil Bauchdecke) [T581]

- Oft findet sich im Gegensatz zum ausgeprägten klinischen Befund nur eine **mäßige Leukozytose** (11.000–14.000/μl), insbesondere bei alten Patienten.
- Eine im Ultraschall sichtbare Appendix vermiformis oder sog. Kokarde im rechten Unterbauch sind dringend verdächtig auf eine akute Appendizitis.

2. Differenzialdiagnosen

Durch ihre Nachbarschaft zu anderen Organen im Bauchraum sowie durch ihre möglichen Lagevarianten und Verlaufsformen kann eine akute Appendizitis einer Vielzahl an anderen Krankheitsbildern sehr ähnlich sein:

- Gastroenterologisch: Gastroenteritis, Divertikulitis, Morbus Crohn, Meckel-Divertikel, Cholezystitis, Cholezystolithiasis, Lymphadenitis mesenterialis, Tumoren
- Urologisch: Harnwegsinfektion, Urolithiasis
- Gynäkologisch: Adnexitis, Extrauteringravidität, symptomatische Ovarialzysten, Tubentorsion

Einige dieser Diagnosen können durch Anamnese (z. B. Diarrhöen bei Gastroenteritis und Morbus Crohn), Sonografiebefunde (Cholezystitis und Cholezystolithiasis) oder Labordiagnostik (Harnwegsinfektionen, Extrauteringravidität) abgeklärt werden, andere sind möglicherweise erst intraoperativ definitiv auszuschließen (z. B. Meckel-Divertikel, Ovarialzysten, Tumoren, Lymphadenitis mesenterialis).

MERKE

Kinder klagen im Rahmen eines Infekts der oberen Luftwege häufig über Schmerzen im Unterbauch mit Betonung rechts, da die Appendix in diesem Alter noch viel lymphatisch aktives Gewebe besitzt und mitreagieren kann.

3. Verlaufsformen

Ursache einer akuten Appendizitis ist oft ein Sekretstau durch Verschluss des Appendixlumens, nicht selten durch einen Kotstein oder eine enterogene bakterielle Infektion. Je nach Schweregrad der Entzündung lassen sich folgende Verlaufsformen unterscheiden:

- **Katarrhalisch:** leichteste Verlaufsform, meist negativer Labor- und Sonografiebefund, häufig rezidivierend
- **Phlegmonös bis eitrig-fibrinös:** diffuse entzündliche Infiltration und Verdickung der Appendix, ggf. mit Fibrinbelägen
- **Gangränös (nekrotisierend):** zunehmende Wandnekrose mit Übergreifen der Entzündung auf die Umgebung
- **Abszedierend:** Ausbildung eines **perithyphlitischen,** parakolisch gelegenen Abszesses
- **Perforierte Appendizitis:** gedeckter oder freier Durchbruch der Appendixwand mit lokaler oder diffuser Peritonitis

Zunehmend wird eingeteilt in:

- **Unkomplizierte Appendizitis:** Inflammation ohne Vorliegen einer Phlegmone, Gangrän, freier purulenter Flüssigkeit oder eines Abszesses
- **Komplizierte Appendizitis:** gangränöse Appendizitis, periappendikuläre Phlegmone mit oder ohne Perforation und/oder Nachweis eines perityphilitischen Abszesses

MERKE

Ein beschwerdearmes Intervall im Verlauf kann durch eine Perforation bedingt sein!

4. Therapie

Grundsätzlich wird zunehmend bei unkomplizierter Appendizitis, aber auch bei akuter komplizierter Appendizitis eine konservative antibiotische Therapie (mit/ohne interventionelle Drainageanlage) beschrieben. In Deutschland wird jedoch vorwiegend die sofortige Appendektomie durchgeführt. Die erste deutsche AWMF-Leitlinie zur Appendizitis vom Dezember 2021 diskutiert die konservative Therapie. Zum Beispiel führt sie auf, dass eine unkomplizierte Appendizitis bei Erwachsenen primär antibiotisch behandelt werden kann und nennt die differenzierten Limitationen. Die Effektivität der sofortigen chirurgischen Therapie bliebe jedoch höher (www.awmf.org/leitlinien/detail/ll/088-011.html).

Die **Appendektomie** kann konventionell offen über einen sog. **Wechselschnitt** im rechten Unterbauch oder

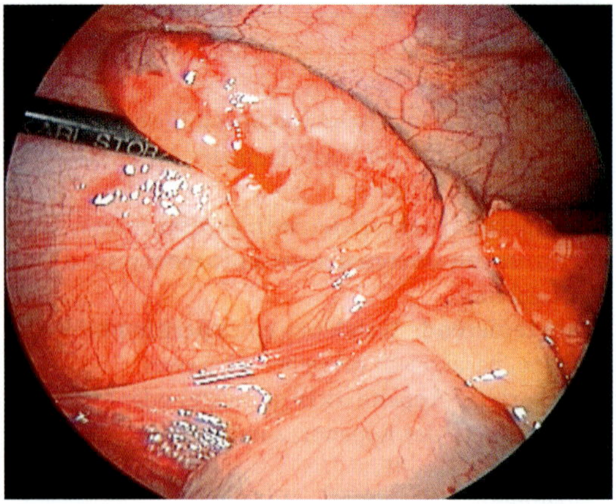

Abb. 6.2 Fibrinös-eitrige Appendizitis in der Laparoskopie [T581]

laparoskopisch (am häufigsten) erfolgen (➤ Abb. 6.2). Der Vorteil der Laparoskopie liegt in der Möglichkeit, die gesamte Bauchhöhle einschließlich des inneren Genitales, insbesondere bei Frauen, beurteilen und bei unklaren Befunden andere intraabdominelle Ursachen ausschließen zu können.

Nachdem die Appendix vom Zökalpol abgesetzt wurde, ist bei der Operation abhängig vom intraoperativen Befund und Ausmaß der Appendizitis eine Spülung der Bauchhöhle und Drainageneinlage erforderlich. Bei einer Peritonitis oder einem intraabdominellen Abszess, der durch eine Drainage entlastet wird, ist postoperativ eine weitere Antibiotikatherapie obligat.

Bei **leichtem Beschwerdebild** mit geringem klinischen und fehlendem Sonografiebefund sowie normwertigen Laborparametern kann zunächst ein **konservativer Therapieversuch** mit kurzzeitiger Nahrungskarenz und Infusionstherapie (z. B. Ringer-Lösung) unter engmaschigen Befund- und Laborkontrollen unternommen werden. Bei zunehmenden, persistierenden oder rezidivierenden Beschwerden ist dann ebenfalls die Indikation zur Operation gegeben.

5. Komplikationen

Mit fortschreitender Entzündung steigt auch das Komplikationsrisiko:

- **Wundheilungsstörung** oder **Bauchdeckenabszess**
- **Intraabdomineller Abszess:** Postoperativ kann es im weiteren Verlauf zu einem Sekretverhalt im OP-Gebiet oder im Douglas-Raum mit Ausbildung eines Abszesses kommen. Vor allem beim **Douglas-Abszess** klagen die Patienten nach einem beschwerdefreien Intervall über Durchfälle und ein allgemeines Krankheitsgefühl.
- **Stumpfinsuffizienz/Zökalfistel:** Bei fortgeschrittener Appendizitis mit Beteiligung des Zökalpols kann im seltenen Fall eine Leckage an der Abtragungsstelle am Zökum bzw. am Appendixstumpf auftreten.
- **Verwachsungen und mechanischer Ileus:** Sowohl in der postoperativen Phase als auch als Spätfolge können in Korrelation zum Ausmaß der Appendizitis Verwachsungen, die Briden, auftreten, die auch noch nach Jahren zu einem Ileus führen können (Bridenileus).

MERKE

Stellt sich ein Patient nach einer Appendektomie mit erneuten Beschwerden oder sogar noch mit Diarrhöen vor, muss durch Sonografie und/oder CT ein intraabdomineller Verhalt ausgeschlossen werden!

ZUSAMMENFASSUNG

- Eine akute Appendizitis kann sich zu Beginn in Oberbauch- oder periumbilikalen Beschwerden äußern und ist die häufigste Ursache des akuten Abdomens.
- Lagevarianten sind insbesondere bei Schwangeren zu beachten.
- Die akute Appendizitis ist in der Regel eine klinische Diagnose.
- Es wird eine unkomplizierte und eine komplizierte Form unterschieden.
- Therapie der Wahl ist die Appendektomie, konventionell oder laparoskopisch, mit Ausnahme der leichten katarrhalischen Verlaufsform, die sich spontan zurückbilden kann.
- Mögliche Komplikationen sind Wundheilungsstörungen, intraabdominelle Abszesse und als Spätfolge in 1–3 % ein Bridenileus.

7

Sturz auf den Kopf

Anamnese

Der 38-jährige Maler und Lackierer Herr P. ist bei der Arbeit von der Leiter gestürzt. Laut Aussage der Auftraggeberin sei er mit dem Kopf auf dem Boden aufgekommen und wäre anschließend kurz bewusstlos gewesen. Als er wieder zu sich gekommen sei, wäre er abwesend gewesen und hätte erbrechen müssen. Daher hätten ihn die Auftraggeber gleich in die chirurgische Ambulanz gebracht. Der in Zeit und Ort desorientierte, schläfrige Patient gibt an, dass ihm seltsam im Kopf sei. Er könne sich an keinen Sturz erinnern.

Untersuchungsbefunde

Der 38-Jährige atmet flach mit einer AF von 20/min, der Puls liegt bei 98/min, der RR bei 100/65 mmHg. **Körperliche Untersuchung:** Der Aufforderung, die Augen zu öffnen und die Arme zu bewegen, kommt der Patient nicht nach. Nur einen Schmerzreiz wehrt er gezielt ab und öffnet kurz die Augen. Die Pupillen reagieren seitengleich. Am Schädel befindet sich rechts temporal eine etwa 3 × 3 cm große Prellmarke, aber keine offenen Wunden oder knöchernen Stufenbildungen. Lungen: allseits belüftet. Abdomen: weich. Extremitäten: unauffällig.

1. Wie lautet Ihre Verdachtsdiagnose? Was wissen Sie zu Häufigkeit und Ätiologie?

2. Erläutern Sie bitte die Glasgow Coma Scale und ordnen Sie dem Patienten einen Glasgow Coma Score zu!

3. Nennen Sie fünf Befunde in Anamnese oder Klinik, die auf eine spezifische Kopfschmerzursache (Entzündung, Blutung etc.) hinweisen!

4. Welche Hirndruckzeichen kennen Sie?

5. Welche diagnostische Bildgebung veranlassen Sie dringlich und wegen welcher Komplikationen?

6. Wie gehen Sie therapeutisch vor?

7. Wie gehen Sie damit um, wenn der Patient regelmäßig Antikoagulanzien einnimmt?

1. Verdachtsdiagnose

Beim Patienten liegt ein **Schädel-Hirn-Trauma (SHT)** vor. Definitionsgemäß handelt es sich beim SHT um eine Gewalteinwirkung auf den Kopf und das Gehirn mit mindestens kurzzeitiger neurologischer Symptomatik mit oder ohne Hirnverletzung. Ohne neurologische Symptomatik spricht man von einer **Schädelprellung.**

Die **Inzidenz** wird mit etwa **330 : 100.000** für Deutschland angegeben. Dabei sind etwas mehr Männer als Frauen betroffen. Das Schädel-Hirn-Trauma ist bei den unter 45-Jährigen die Haupttodesursache. Auch bei Kindern unter 15 Jahren ist es eine der häufigen Todesursachen.

Als **Klinik** finden sich je nach Ausmaß der Hirnbeteiligung z. B. Kopfschmerz, Übelkeit/Erbrechen, Müdigkeit bis hin zur Bewusstlosigkeit, Schwindel, Schwerhörigkeit, Doppelbilder, Amnesie, Orientierungs-, Sprach- und Koordinationsstörungen, motorische und neurologische Ausfälle, Streck- und Beugekrämpfe, aber auch vegetative Symptome.

- **Direkt offenes SHT:** Die Verletzung erstreckt sich durch die Kopfschwarte und die Schädelkalotte (Schädelknochen) und eröffnet die Dura → Austritt von Hirngewebe, Liquor und Blut aus dem Schädel möglich.
- **Indirekt offenes SHT:** Austritt von Blut oder Liquor aus den Ohren, der Nase oder dem Mund bei Schädelbasisfrakturen mit Duraeröffnung.

MERKE

Als **Ursache** für ein SHT führt mit etwa 50 % der **Sturz,** während **Verkehrsunfälle** nur etwa 25 % ausmachen.

2. Glasgow Coma Scale

Früher wurde das Schädel-Hirn-Trauma (SHT) anhand pathologischer Grundlagen eingeteilt in:

- **Commotio cerebri** (Gehirnerschütterung): keine morphologischen Schäden
- **Contusio cerebri** (Hirnprellung)
- **Compressio cerebri** (Hirnquetschung)

Als Maß des Schweregrads galt außerdem die Dauer der Bewusstlosigkeit.

Klinisch durchgesetzt hat sich international die **Glasgow Coma Scale** (➤ Tab. 7.1). Diese ist als Beurteilung von Bewusstlosen bzw. bewusstseinseingeschränkten Patienten entwickelt worden. Anhand der drei Kategorien – Augenöffnen, motorische Reaktion und sprachliche Reaktion – wird die jeweils bestmögliche Grundfunktion mithilfe eines Punktesystems eruiert. Die schlechteste Punktzahl je Kategorie ist 1, die beste 4, 5 bzw. 6, sodass zusammengezählt ein Glasgow Coma Score (GCS) von 3–15 vergeben werden kann. Liegt eine Gewalteinwirkung auf den Schädel und das Gehirn vor, kann anhand des GCS eine Einteilung in leichtes, mittelschweres und schweres SHT erfolgen (➤ Tab. 7.2).

Tab. 7.1 Glasgow Coma Scale [F210-010]

Kategorie	Beste Reaktion	Punkte
Augenöffnen	Spontan	4
	Nach Aufforderung	3
	Auf Schmerzreiz	2
	Gar nicht	1
Sprache	Patient orientiert	5
	Patient verwirrt	4
	Einzelne Wörter	3
	Einzelne Laute	2
	Keine	1
Motorik	Nach Aufforderung	6
	Gezielte Abwehr	5
	Ungezielte Abwehr	4
	Beugebewegungen	3
	Streckbewegungen	2
	Keine	1

Tab. 7.2 Schweregrad eines Schädel-Hirn-Traumas (SHT) nach der Glasgow Coma Scale [F210-010]

Schweregrad des SHT	GCS	Häufigkeit
Leichtes SHT	13–15	≈ 91 %
Mittelschweres SHT	9–12	≈ 4 %
Schweres SHT	3–8	≈ 5 %

Da bei **Kindern unter 3 Jahren** die verbale Kommunikation noch eingeschränkt ist, wurde in einer **pädiatrischen Glasgow Coma Scale** dieser Bereich angepasst. Daraus ergibt sich für diese Kategorie die Abstufung normales Plappern (5), tröstbares Schreien (4), nicht tröstbares Schreien (3), unverständliche Laute/Stöhnen (2) und keine Laute (1). Mit dieser Abwandlung ist der GCS auch auf Kleinkinder anwendbar.
Der im Beispiel erwähnte Patient Herr P. hat mit einem **GCS von 11** ein mittelschweres SHT.

MERKE
Der niedrigste GCS ist 3.

3. Weitere Befunde bei Kopfschmerzen

Es gibt, neben einem Trauma, auch andere spezifische Ursachen von Kopfschmerz: **Plötzlicher Vernichtungskopfschmerz** deutet auf eine Subarachnoidalblutung hin. **Nackensteife** auf eine Reizung der Meningen, entweder durch Blutung oder Entzündung. **Fieber** ist ein Hinweis auf virale oder bakterielle Entzündungen und **neurologische Defizite** auf intrakranielle Blutungen. Wem es möglich ist, der kann noch eine **Stauungspapille** vom hoffentlich benachbarten Augenarzt als Hinweis auf erhöhten Hirndruck untersuchen lassen (diese zuverlässig selbst zu befunden, ist schwierig).

4. Hirndruckzeichen

Eine leichte Zunahme des Hirndrucks führt zu **Kopfschmerzen,** gefolgt **von Übelkeit und Erbrechen,** evtl. mit Sehstörungen. **Bewusstseinseinschränkung** mit Benommenheit bis zu Bewusstseinsverlust bis Koma mit erweiterter Pupille weisen auf einen stark erhöhten Hirndruck hin.

5. Bildgebende Diagnostik

Es muss bei der initialen Vorstellung umgehend eine **native Computertomografie des Schädels** (CCT ohne Kontrastmittel) veranlasst werden, um einen raumfordernden Prozess wie eine intrakranielle Blutung oder ein Hirnödem auszuschließen. In der nativen CT stellt sich eine **frische Blutung hyperdens** (also hell) dar. Man unterscheidet bei den traumatischen intrakraniellen Blutungen die epidurale, die subdurale, die intrazerebrale oder auch Kontusionsblutung sowie die akute Subarachnoidalblutung (➤ Fall 15).
Eine **Zunahme des Hirndrucks** kann in der CT aufgrund einer **verstrichenen Gyrierung** oder einer **Mittellinienverschiebung** diagnostiziert werden. Im fortgeschrittenen Stadium kann sich eine **obere (auch transtentorielle) Einklemmung** zeigen, bei der es zum Einengen der Strukturen wie dem N. oculomotorius (→ Pupillenerweiterung!) im Tentoriumschlitz kommt. Die **untere Einklemmung** im Bereich des Foramen magnum (Hinterhauptlochs) mit Schädigung der Medulla oblongata droht bei weiterem Druckanstieg.
In einem nachrangigen Schritt werden im **Knochenfenster Schädelfrakturen** beurteilt. Neben Frakturen der Kalotte müssen gezielt der Gesichtsschädel, die Schädelbasis, aber auch der kraniozervikale Übergang auf Frakturen und Läsionen abgesucht werden.
Eine initial unauffällige **CT-Untersuchung** muss nach 4–8 h und bei klinischem Verdacht auch früher **wiederholt** werden, da sich intrakranielle Blutungen und vor allem Hirnödeme auch erst verzögert entwickeln können. Besonders gefährdet sind Patienten mit Blutgerinnungsstörungen oder, bei denen aufgrund von vorher bestehender Hirnatrophie, wie z. B. Senioren oder Alkoholiker, ein erhöhter Hirndruck erst spät auffällt. Ebenso müssen die Befunde ggf. im Verlauf mittels CT oder MRT kontrolliert werden.
In der nativen CT des Patienten (➤ Abb. 7.1) zeigen sich eine frische Epiduralblutung (EDB, typischerweise linsenförmig) rechts sowie links eine der EDB (Coup) gegenüberliegende (Contrecoup) sowie frontal eine kleinere Kontusionsblutung.

MERKE
- Frische intrakranielle Blutungen stellen sich in der nativen CCT hyperdens (hell) dar.
- Eine unauffällige initiale CCT muss nach 4–8 h sowie bei entsprechender Klinik auch früher wiederholt werden.

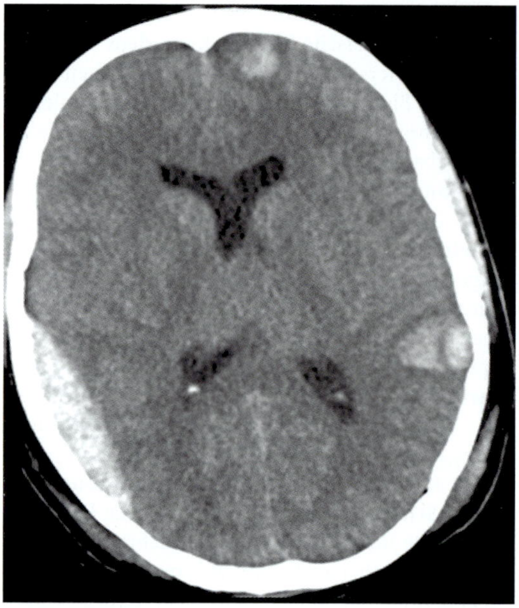

Abb. 7.1 Frische Epiduralblutung und Kontusionsblutungen [T579]

6. Therapeutisches Vorgehen

Patienten ohne Gerinnungsstörung mit einem **GCS von 15** können, sofern sie nicht erbrochen haben, nicht unter Amnesie leiden und auch **keine weiteren Symptome** eines SHT zeigen, nach gründlicher Untersuchung und mit Hinweis darauf, dass sie bei Symptomen sofort wieder in die Klinik kommen müssen, ggf. nach Hause entlassen werden.

In den letzten Jahren an Bedeutung zunehmend sind die leichten SHTs, die z. B. in der Freizeit beim Fußballspielen passieren. Angesichts von Erkenntnissen (u. a. auch des Autors), dass auch diese vermeintlich milden SHTs bei häufigen Wiederholungen zu schweren Schäden (kognitive Defizite) führen können, wird die zügige Wiederaufnahme (z. B. von Fußball) immer skeptischer gesehen.

Ein **GCS unter 15** erfordert eine stationäre, ein **GCS unter 9** sowie bei Hirndruckzeichen und Intubationspflichtigkeit sogar eine engmaschige intensivtherapeutische Überwachung. Die Vitalfunktionen müssen stabilisiert werden.

Eine **Epiduralblutung** sollte entlastet werden, wenn sie zu Symptomen führt.

Bei **Hirndruckzeichen** kann je nach Ausmaß eine medikamentöse Hirndrucksenkung (Mannit, TRIS, NaCl 10 %) unter Hirndruckmessung und -kontrolle vorgenommen werden oder sogar eine (neuro-)chirurgische Therapie (Bohrlochtrepanation, Kraniektomie) notwendig werden.

Frakturen werden, sofern sie den Patienten nicht akut gefährden, erst bei stabilisiertem SHT versorgt.

7. Einnahme von Antikoagulanzien

Wenn der Patient Antikoagulanzien einnimmt, sollten pausiert werden, falls eine Blutung sichtbar ist, um Nachblutungen zu vermeiden. Alle anderen Entscheidungen diesbezüglich (Dauer, Antagonisierung etc.) müssen individuell getroffen werden. Die Risikoreduktion pro Tag bei Vorhofflimmern durch Vollantikoagulation ist z. B. sehr gering gegenüber einem Nachblutungsrisiko bei bestimmten Blutungen. Aber ist gibt auch umgekehrte Fälle (z. B. mechanische Herzklappe oder frischer Stent) bei der die Antikoagulation eher wieder begonnen werden sollte.

ZUSAMMENFASSUNG

- Beim Schädel-Hirn-Trauma (SHT) handelt es sich um eine Gewalteinwirkung auf Kopf und Gehirn mit mindestens kurzzeitiger neurologischer Symptomatik.
- In etwa 50 % der Fälle ist das SHT Folge eines Sturzes, nur in 25 % ist ein Verkehrsunfall ursächlich. Das SHT hat eine Inzidenz von ca. 330 : 100.000. Es ist die Haupttodesursache der unter 45-Jährigen.
- Anhand der Glasgow Coma Scale kann das SHT in die Schweregrade leicht (GCS 13–15), mittelschwer (GCS 9–12) und schwer (GCS 3–8) eingeteilt werden.
- Initial ist die native (= ohne Kontrastmittel) CCT die Diagnostik der Wahl, um eine intrakranielle Blutung und eine Hirndrucksteigerung auszuschließen.
- Abhängig vom Schweregrad müssen Patienten mit SHT stationär oder intensivtherapeutisch engmaschig überwacht werden.

WAS WÄRE, WENN ...

... Sie in einem Krankenhaus mit neurochirurgischer Abteilung arbeiten wurden, Sie den Neurochirurgen anrufen und Ihnen am Telefon gesagt wird, es geht gerade nicht, der Arzt steht im OP?

Zur Mitbeurteilung dieses Patienten sollte keine Zeit verloren gehen. Der Arzt muss den Fall mit Ihnen sofort besprechen. Wenn keine Behandlungsmöglichkeit in den nächsten Stunden besteht, muss der Patient verlegt werden.

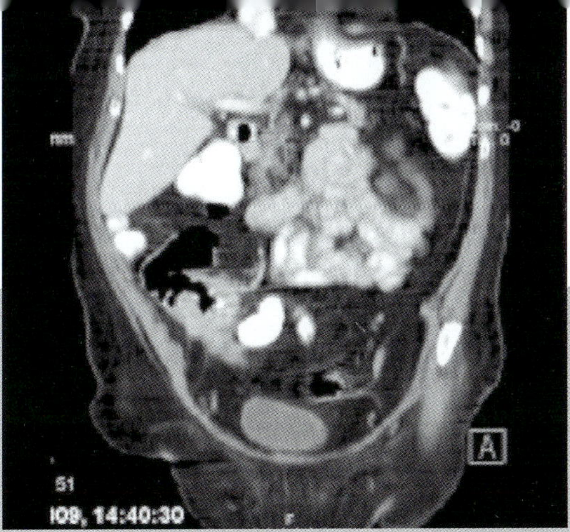

[T580]

8

Tastbare Resistenz im rechten Unterbauch

Anamnese

Die 52-jährige Frau D. wird von ihrem Hausarzt zugewiesen, nachdem bei der jährlichen Routineuntersuchung eine tastbare Resistenz im rechten Unterbauch aufgefallen ist. Auch sei ein in diesem Rahmen durchgeführter Hämoccult®-Test positiv gewesen. Daraufhin habe der Hausarzt ein CT (➤ Bild [T580]) veranlasst. Die Patientin berichtet außerdem über ein gelegentlich auftretendes Völlegefühl und Ziehen im rechten Unterbauch. Sie neige seit Jahren zu Durchfällen, die Miktion sei unauffällig. Vor etwa 7 Jahren sei über eine Bauchspiegelung eine Eierstockzyste links entfernt worden. Medikamente nehme sie nicht ein.

Untersuchungsbefunde

52-jährige Patientin in normalem AZ und EZ.
Körperliche Untersuchung: Abdomen: Im rechten Unterbauch nicht druckschmerzhafte Resistenz tastbar, die nur bedingt verschieblich und von relativ derber Konsistenz ist. Auch in den übrigen Quadranten ist kein Druckschmerz auszulösen. Die Darmgeräusche sind regelrecht. Die digital rektale Untersuchung sowie der Herz-Lungen-Befund bei der Auskultation bleiben ohne Auffälligkeiten.

1. Welche Verdachtsdiagnosen ziehen Sie in Erwägung und welcher Befund ist in der CT des Abdomens auffällig?

2. Welche diagnostischen Maßnahmen sind angezeigt?

3. Nennen Sie mögliche Risikofaktoren und welche Einteilung der Erkrankung kennen Sie?

4. Welche Therapie ist angezeigt?

5. Welche Nachsorgemaßnahmen sind erforderlich?

1. Verdachtsdiagnose

Eine tastbare Resistenz bzw. Raumforderung abdominell ist bis zum Beweis des Gegenteils primär dringend verdächtig auf einen malignen Prozess. In der bereits durch den Hausarzt veranlassten CT des Abdomens ist eine unscharf begrenzte Wandverdickung am Zökum, teils mit streifigen Ausläufern auffällig. Sowohl der Untersuchungs- als auch der CT-Befund in Verbindung mit einem positiven Test auf okkultes Blut im Stuhl (Fecal Occult Blood Test, FOBT) lassen vorrangig an ein **Kolonkarzinom** denken.

Zu den **Differenzialdiagnosen** tastbarer Raumforderungen gehören:

- Bei Frauen auch Prozesse im Bereich der Adnexen (z. B. maligne Ovarialtumoren, Ovarialzysten oder -kystome)
- Entzündliche Konglomerattumoren (z. B. bei Morbus Crohn, bei Tuboovarialabszessen oder bei einer gedeckt perforierten Appendizitis)
- Seltener sind Weichteilsarkome (z. B. Fibro- oder Liposarkom retroperitoneal) oder Metastasen von anderen malignen Primärtumoren

Im rechten Hemikolon lokalisierte Karzinome fallen oft erst im fortgeschrittenen Stadium auf, da eine Stenose aufgrund des dort noch sehr flüssigen Stuhls erst sehr spät symptomatisch wird. Befindet sich der Tumor im linken Hemikolon oder Sigma, bemerken die Patienten eher eine Änderung der Stuhlgewohnheiten, wie Obstipation allein oder im Wechsel mit Durchfällen **(paradoxe Diarrhöen).** Weitere Symptome für ein Kolonkarzinom können peranale Blutabgänge, Gewichtsverlust und Tenesmen sein.

2. Diagnostik

Zur Abklärung eines Kolonkarzinoms sind folgende Untersuchungen indiziert:

- **Abdomensonografie:** Beurteilung der parenchymatösen Organe, insbesondere der Leber mit der Frage nach fokalen, metastasenverdächtigen Veränderungen; Ausschluss von Kompressionserscheinungen durch den Tumor (z. B. Harnleiterobstruktion mit konsekutiver Nierenbeckenstauung)

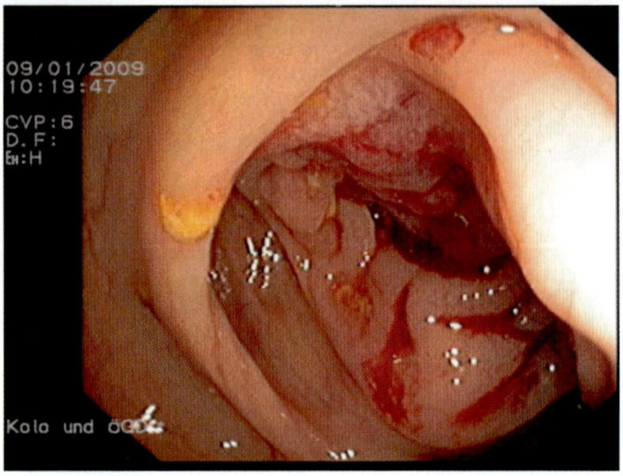

Abb. 8.1 Koloskopie mit einem das Lumen verlegenden Tumor [T583]

- **Koloskopie (Goldstandard, höchste Spezifität und Selektivität):** flexible Endoskopie des gesamten Dickdarms und Entnahme von mehreren Probebiopsien zur histologischen Differenzierung (➤ Abb. 8.1). In der Vorsorge kann durch die Abtragung von Adenomen die Entstehung von Karzinomen verhindert werden (Unterbrechung der Adenom-Karzinomsequenz).
- **MR- oder CT-Kolonografie:** bei inkompletter Koloskopie (z. B. Adhäsionen) und fortbestehender Indikation zur kompletten Kolonbeurteilung und außerdem bei Verdacht auf ein organüberschreitendes Wachstum oder eine Metastasierung
- **Röntgen-Thorax:** zum Screening nach pulmonalen Rundherden
- **Tumormarker CEA:** Erhöhung insbesondere bei kolorektalen Karzinomen bei etwa 30 % zum Zeitpunkt der Erstdiagnose, jedoch schließt ein normaler CEA-Wert ein Malignom nicht aus.

MERKE

Es sollte immer eine Beurteilung des gesamten Dickdarms angestrebt werden, da in 3–5 % der Fälle Doppelkarzinome (synchrone Karzinome) vorliegen.

3. Risikofaktoren und Einteilung

Das Kolonkarzinom ist in Industrieländern bei Frauen der zweit- und bei Männern der dritthäufigste bösartige Tumor, wobei die Inzidenz ab dem 40. Lebensjahr deutlich ansteigt. Für die Entwicklung eines Kolonkarzinoms gelten folgende Faktoren als prädisponierend:

- **Adenom-Karzinom-Sequenz:** Entartung von benignen Adenomen mit Entwicklung eines Karzinoms im Adenom
- **Präkanzerosen** wie familiäre adenomatöse Polyposis (FAP) und Peutz-Jeghers-Syndrom
- **Hereditäres nichtpolypöses kolorektales Karzinom (HNPCC)** in der Familie
- **Chronisch entzündliche Darmerkrankungen:** vorwiegend bei der Colitis ulcerosa
- **Fettreiche und ballaststoffarme Ernährung**

In 85–90 % handelt es sich beim Kolonkarzinom histologisch um **Adenokarzinome** mit unterschiedlichem Differenzierungsgrad, selten sind Karzinoide oder Lymphome. In mehr als der Hälfte der Fälle ist der Tumor im Rektosigmoid lokalisiert, wobei Tumoren, die unterhalb von 16 cm ab Anokutangrenze liegen, als **Rektumkarzinom** definiert werden. In etwa 20 % findet sich ein Karzinom im rechten Hemikolon.

Das Kolonkarzinom **metastasiert** sowohl lymphogen als auch hämatogen:

- Die **lymphogene Metastasierung** erfolgt entsprechend der Lymphabflussgebiete entlang der Arterien aus der A. mesenterica superior bzw. inferior, die den betroffenen Darmabschnitt versorgen.
- Bei der **hämatogenen Streuung** ist primär über den portal-venösen Abstrom die Leber betroffen. Am zweithäufigsten sind Lungenfiliae. In etwa einem Drittel liegt zudem eine Peritonealkarzinose vor, später kann es zu Skelett- oder Hirnmetastasen kommen.

Die frühere Einteilung der Kolonkarzinome nach **Dukes** ist aufgrund einer besseren Differenzierung durch die für die meisten Malignome geltende **TNM-Klassifikation,** bei der Tumorinfiltrationstiefe, Lymphknotenbefall und eine Fernmetastasierung Berücksichtigung finden, und entsprechender **Stadieneinteilung nach UICC** verlassen worden. Die für das Kolonkarzinom geltende TNM- und UICC-Einteilung zeigt ➤ Tab. 8.1.

Tab. 8.1 TNM- und UICC-Einteilung für das Kolonkarzinom [G924-001]

Tx	Primärtumor kann nicht beurteilt werden	**UICC-Stadium:** **0:** Tis, N0 M0**I:** T1, T2, N0 M0**II:** T3, T4, N0 M0**III:** jedes T, N1, N2 M0**IV:** jedes T, jedes N, M1
Tis	Carcinoma in situ	
T1	Tumor infiltriert Submukosa	
T2	Tumor infiltriert Muscularis propria	
T3	Tumor infiltriert bis in die Subserosa oder in nichtperitonealisiertes perikolisches Gewebe	
T4	Tumor infiltriert in andere Organe oder perforiert das viszerale Peritoneum	
N0	Keine regionären LK-Metastasen	
N1	Metastasen in 1–3 regionären LK	
N2	Metastasen in 4 oder mehr regionären LK	
M0	Keine Fernmetastasen	
M1	Fernmetastasen	

4. Therapie

Grundsätzlich sollte jedes Kolonkarzinom entfernt werden, um auch bei bereits vorliegender Fernmetastasierung tumorbedingten Komplikationen wie Ileus oder Blutungen vorzubeugen. Bei einer onkologischen Resektion sind ausreichende Sicherheitsabstände und die Mitnahme der regionären Lymphabstromgebiete unter Berücksichtigung der Gefäßversorgung der einzelnen Kolonabschnitte sowie eine schonende OP-Technik mit Vermeidung von größeren Manipulationen am Tumor selbst (sog. „Non-touch"-Technik) einzuhalten.

Das OP-Verfahren richtet sich nach der Lokalisation des Tumors:

- **Hemikolektomie rechts:** Resektion des terminalen Ileums, Zökum und Colon ascendens einschließlich rechte Flexur; bei Tumor im Zökum oder Colon ascendens
- **Transversumresektion:** Resektion des Colon transversum einschließlich beider Flexuren; bei Tumoren im Colon transversum

- **Hemikolektomie links:** Resektion von linker Flexur und Colon descendens und Sigma; bei Tumorsitz im Colon descendens
- **Sigmaresektion:** Resektion von Sigma und rektosigmoidalem Übergang; indiziert beim Sigmakarzinom
- **Erweiterte Kolonresektion/subtotale Kolektomie:** bei Sitz des Tumors im Bereich der Kolonflexuren bzw. bei Doppelkarzinomen oder ausgedehnten Befunden

Ergibt die histopathologische Untersuchung des OP-Präparats das Vorliegen einer lymphatischen Metastasierung entsprechend einem UICC-Stadium III (ggf. Stadium II), so wird eine **adjuvante Chemotherapie** frühzeitig nach der OP empfohlen. Hierfür soll im Stadium III eine Oxaliplatin-haltige Therapie (die Kombination mit 5-FU und Folinsäure zeigte sich in Studien vorteilhaft) eingesetzt werden. Bei **Kontraindikationen** gegen ein Oxaliplatin-haltiges Regime bzw. bei einer Indikation im Stadium II soll eine Monotherapie mit Fluoropyrimidinen (orale Therapie ist vorzuziehen) verwendet werden.

Besteht ein fortgeschrittenes Tumorstadium, sodass eine Entfernung nicht mehr möglich ist, können als Palliativmaßnahme zur Vermeidung eines Ileusgeschehens die Anlage von **Bypassanastomosen** zur Umgehung des Tumors, z. B. zwischen Dünn- und Dickdarm (Seit-zu-Seit-Ileotransversostomie) oder die **Anlage eines Stomas** oralwärts des Tumors nötig sein.

5. Nachsorge

Da Rezidive eines Kolonkarzinoms zu etwa 70 % binnen der nächsten 2 Jahre auftreten, sind den Patienten nach Abschluss der primären Tumortherapie regelmäßige Nachsorgeuntersuchungen zu empfehlen. In den ersten 2 Jahren sollten in 6-monatigen Abständen, danach jährlich eine körperliche Untersuchung, eine CEA-Bestimmung und eine Abdomensonografie erfolgen. In den ersten 2 Jahren ist zusätzlich halbjährlich eine Sigmoidoskopie (Rektoskopie) empfohlen. Eine Koloskopie sollte nach den ersten 6 Monaten durchgeführt werden, falls präoperativ keine komplette Beurteilung des Dickdarms möglich war, dann 1 Jahr nach der OP und bei unauffälligem Befund erst wieder 5 Jahre nach OP. Jährlich soll im Verlauf der ersten 5 Jahre ein Röntgen-Thorax veranlasst werden.

ZUSAMMENFASSUNG

- Das Kolonkarzinom ist eines der häufigsten Malignome.
- Paradoxe Diarrhöen, Blutabgänge, tastbare Resistenzen, Gewichtsverlust und Tenesmen bis hin zum Ileus sind mögliche Symptome.
- Das Kolonkarzinom kann sowohl lymphogen als auch hämatogen, bevorzugt in die Leber, metastasieren.
- Bei der Resektion eines Kolonkarzinoms sind ausreichende Sicherheitsabstände, die Mitentfernung der regionären Lymphabstromgebiete sowie eine schonende OP-Technik zu berücksichtigen.

WAS WÄRE, WENN …

… die Patientin Sie fragt, ob ihre 30-jährige Tochter auch eine Kapsel-Koloskopie zur Vorsorge machen lassen könne, weil die „richtige" Koloskopie so unangenehm sei?

Die Kapselkoloskopie ist nach aktueller Studienlage im Rahmen der AWMF S3-Leitlinie Kolorektales Karzinom (Überarbeitung mit Stand 07/2025 überfällig) nicht für die Darmkrebs-Vorsorge/-Früherkennung in der asymptomatischen Bevölkerung empfohlen, (auch wenn für die zweite Kapselgeneration [PCC2] allerdings nur in kleinen Kohorten mit vorselektionierten Patienten die Sensitivitäten für Polypen größer 6 mm von 84–89 % gezeigt wurden). Die Europäische Gesellschaft für Gastroenterologische Endoskopie (ESGE) beschrieb in ihrer Leitlinie von 2012, dass die Kapsel-Koloskopie des Dickdarms sehr sicher und effektiv, jedoch auch im Vergleich zur konventionellen Koloskopie kostspieliger als Screening-Methode für ein großes Kollektiv sei. Allerdings sei sie eine gute Alternative für Patienten mit erhöhtem Risiko für Blutungen, Darmverletzungen oder andere Kontraindikationen für die interventionelle Koloskopie. Es wird auch immer wieder diskutiert, ob die Akzeptanz für ein breiteres Screening größer wäre mit der minimalinvasiven Art der Koloskopie, weshalb auch zunehmend Zentren die Kapsel-Koloskopie anbieten. Ein Nachteil bleibt, dass es sich um reine Bildgebung handelt und somit bei auffälligen Befunden keine Biopsien entnommen werden können.

9

Vorübergehende Armschwäche

Anamnese

Auf Drängen ihrer Familie sucht die 74-jährige Witwe Frau H. ihren Hausarzt auf. Dieser überweist die Patientin umgehend in die Chirurgische Klinik. Die Rentnerin leide in den letzten Monaten öfter unter Schwindel, aber am Vortag sei der Patientin so komisch im Kopf gewesen. Etwa eine Stunde lang glaubte sie, ihr rechter Arm gehorche ihr nicht. Sie hatte Probleme dabei, mit der rechten Hand nach etwas zu greifen oder aber ihre Gabel beim Essen zum Mund zu führen. Das sei mittlerweile aber wieder deutlich besser. Frau H. fühle sich allerdings sehr wackelig, sodass sie zum Beispiel beim Anziehen plötzlich umkippe. Der Hausarzt habe gesagt, dass er an ihrem Hals linksseitig beunruhigende Geräusche höre und mit ihrem Gesichtsfeld etwas nicht stimme, weshalb sich die Witwe nun in Ihre Obhut begeben solle.

Untersuchungsbefunde

74-jährige Patientin in gutem AZ und EZ, zu Person, Ort und Zeit voll orientiert. Puls 78/min, RR 155/95 mmHg, KG 72 kg bei 167 cm.

Körperliche Untersuchung: Lungen und Herz: unauffällig. Pulse: schwach, A. dorsalis pedis links sowie A. tibialis posterior rechts nicht palpabel, hochfrequentes Strömungsgeräusch über der A. carotis communis links und niederfrequentes Strömungsgeräusch inguinal beidseits sowie im Adduktorenkanal rechts. Keine peripheren Läsionen.

1. Wie lautet Ihre Verdachtsdiagnose?

2. Welche klinischen Stadien können dem Krankheitsbild zugeordnet werden?

3. Wie sichern Sie diagnostisch Ihre Verdachtsdiagnose?

4. Nennen Sie bitte mögliche Ursachen der Erkrankung im Bereich der Halsregion!

5. Nennen Sie bitte verschiedene Verfahren (operativ und interventionell) als Therapieoption für die Patientin!

6. Was müssen Sie wahrscheinlich bei der Patientin dokumentieren?

1. Verdachtsdiagnose

Die Anamnese der Patientin weist auf eine **zerebrovaskuläre Insuffizienz** hin. Dieser Überbegriff beschreibt eine Störung der Hirndurchblutung durch Gefäßläsionen, wie Stenosen oder Verschlüsse im Bereich der hirnzuführenden extrazerebralen oder intrazerebralen Gefäße. Die Patientin gibt einen rechtsseitigen motorischen Ausfall an, der nur vorübergehend am Vortag bestand. Diesen Vorfall nennt man **transitorische ischämische Attacke (TIA).** Es kommt aufgrund von Durchblutungsstörungen zugehöriger Hirnregionen zu neurologischen Ausfällen, die sich innerhalb von 24 h wieder zurückbilden.
In der Zusammenschau mit dem Hinweis, dass über der linken Halsseite ein Strömungsgeräusch auskultierbar ist, lässt sich weiterhin als Ursache eine **Stenose der linken A. carotis** vermuten. Die Gesichtsfeldeinschränkungen sowie die Fallneigung können neben internistischen oder neurologischen Ursachen auch für kleinere Schlaganfälle sprechen. Die **Inzidenz** der **TIA** liegt in Deutschland bei etwa 66 : 100.000, während ein **Schlaganfall** bei 100 : 100.000 Einwohnern jährlich vorkommt. Für etwa 20 % der ischämischen Schlaganfälle können vermutlich Prozesse extrakranieller Gefäße verantwortlich gemacht werden.

MERKE
Die TIA gilt als Vorbote des Schlaganfalls, da bei etwa 30 % der Schlaganfälle eine TIA vorangegangen ist. Bei ursächlicher Karotisstenose sollte der Patient eine Therapie möglichst rasch (z. B. innerhalb von 2 Wochen) erhalten.

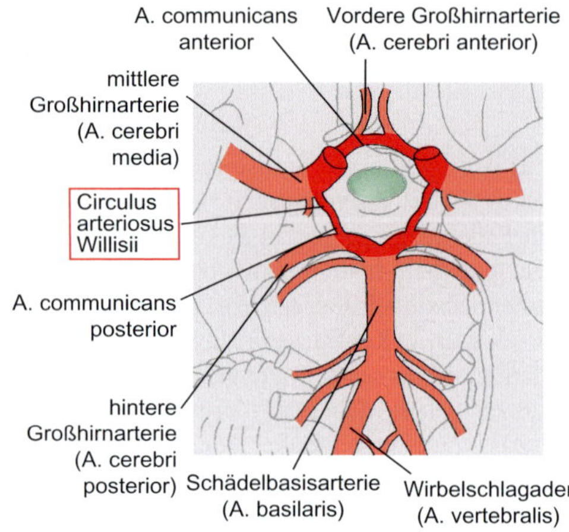

Abb. 9.1 Circulus arteriosus Willisii [S700-L301]

2. Klinische Stadien

Gefäßprozesse, die von der A. carotis ausgehen, können Symptome im Bereich des Großhirns und der Augen nach sich ziehen. Aufgrund der **Kollateralbildung über den Circulus arteriosus Willisii** (➤ Abb. 9.1) kann ein verminderter Blutfluss z. B. aufgrund einer einseitigen Karotisstenose in weiten Teilen ausgeglichen werden. Bei **höhergradigen Stenosen** und/oder sich aus dem Stenosegebiet lösende **Thromben** kann es zu reversiblen oder auch bleibenden ischämischen Ereignissen im Gehirn kommen. Dazu zählen häufig die **Amaurosis fugax** (flüchtige Erblindung) oder andere **okkuläre Symptome,** wie Schleiersehen oder Flimmern, sowie Ausfälle im Bereich **Motorik** und **Sensibilität.**
Die zerebrovaskuläre Insuffizienz aufgrund einer Karotisinsuffizienz wird nach den NASCET-Kriterien eingeteilt (➤ Tab. 9.1).

MERKE
Augensymptome sind normalerweise ipsilateral, während motorische Symptome kontralateral auftreten (Kreuzung der Pyramidenbahn)!

3. Diagnostik

An erster Stelle steht wie immer die **Anamnese.** Es sollte explizit nach Symptomen einer **TIA** (auch in den letzten Monaten) gefragt werden. Symptome, die sich bereits gebessert haben, rücken im Krankheitsbewusstsein und somit auch bei den Antworten während der Anamnese für den Patienten in den Hintergrund.

Tab. 9.1 Stenosegrad (NASCET-Definition) [%] [F704-006]

Stenosegrad (NASCET-Definition) [%]		10	20–40	50	60	70	80	90	Verschluss
Stenosegrad alt (ECST-Definition) [%]		**45**	**50–60**	**70**	**75**	**80**	**90**	**95**	**Verschluss**
Hauptkriterien	1. B-Bild	+++	+						
	2. Farb-Doppler-Bild	+	+++	+	+	+	+	+	+++
	3. Systolische Spitzengeschwindigkeit im Stenosemaximum [cm/s] ca.			200	250	300	350–400	100–500	
	4. Systolische Spitzengeschwindigkeit poststenotisch [cm/s]					> 50	< 50	< 30	
	5. Kollateralen und Vorstufen (Periorbitalarterien/ACA)					(+)	++	+++	+++
Zusatzkriterien	6. Diastolische Stömungsverlangsamung prästenotisch (ACC)					(+)	++	+++	+++
	7. Strömungsstörungen poststenotisch			+	+	++	+++	(+)	
	8. Enddiastolische Strömungsgeschwindigkeit im Stenosemaximum [cm/s]			Bis 100	Bis 100	Über 100	Über 100		
	9. Konfetti-Zeichen				(+)	++	++		
	10. Stenoseindex ACI/ACC			≥ 2	≥ 2	≥ 4	≥ 4		

Anmerkungen: ACA = A. cerebri anterior; ACC = A. carotis communis; ACI =A. carotis interna; Stenosegrad nach NASCET [%]: die Zahlenangaben betreffen jeweils einen 10 %-Bereich (± 5 %).
Ad 2.: Nachweis der geringgradigen Stenose (lokal Alias-Effekt) in Abgrenzung zur nichtstenosierenden Plaque, Darstellung der Strömungsrichtung bei mittel- und hochgradigen Stenosen sowie Nachweis des Gefäßverschlusses
Ad 3.: Kriterien gelten für Stenosen mit einer Länge von 1–2 cm und nur eingeschränkt Mehrgefäßprozessen
Ad 4.: Messung weit distal, außerhalb der Zone mit Jetstrom und Strömungsstörungen
Ad 5.: Evtl. ist nur eine der Kollateralverbindungen betroffen: Wenn allein extrakraniell untersucht wird, ist die Wertigkeit der Befunde geringer.
Ad 9.: Konfetti-Zeichen ist nur erkennbar bei niedrig eingestellter Pulsrepitionsfrequenz (PRF).

Die **Auskultation der A. carotis** mit dem Stethoskop, wie sie auch der Hausarzt bei der Patientin vorgenommen hatte, sollte nicht mehr angewendet werden.
Mittels **Duplex-Sonografie,** v. a. in ihrer zweidimensionalen, farbkodierten Anwendung (Farbdoppler), kann eine Stenose der A. carotis, der Karotisgabel bis hin in die distalen Teile der A. carotis interna dargestellt und der **Stenosegrad** eruiert werden (➤ Abb. 9.2). Die Beurteilung des Blutflusses der A. cerebri media, wie sie bei „temporalem Knochenfenster" in der transkraniellen Sonografie möglich sein sollte, kann einen Rückschluss auf die Durchblutungssituation des Circulus arteriosus Willisii zulassen. Vor einer Intervention sollte dies von zwei unabhängigen qualifizierten Untersuchern durchgeführt werden.
Auch die **Magnetresonanzangiografie** (MRA) oder die kontrastmittelunterstützte CT (CT-Angiografie) kann durchgeführt werden.

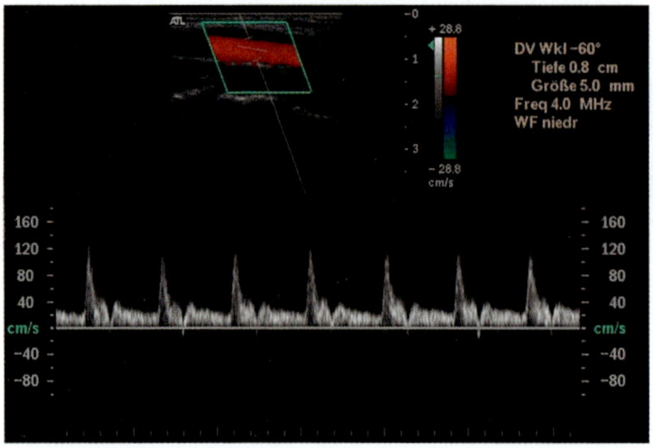

Abb. 9.2 Duplexsonografie [R236]

MERKE

- Standard zur Diagnose einer Karotisstenose ist der Farbduplex.
- Goldstandard zur Diagnose einer Karotisstenose ist zwar die DSA, aber sie sollte nicht routinemäßig erfolgen, sondern nur dann, wenn mit Duplex oder MRA/CTA keine eindeutige Aussage möglich ist und eine therapeutische Konsequenz resultiert.

4. Ursachen

Bei der Patientin Frau H. findet sich eine filiforme Stenose der A. carotis interna links. In mehr als 90 % liegt einer Karotisstenose als degenerative Grunderkrankung die **Arteriosklerose** zugrunde. Als **Risikofaktoren** für die Arteriosklerose und für die Karotisstenose gelten unter anderem das Alter (Altersgipfel im 60.–70. Lebensjahr), männliches Geschlecht, Rauchen, arterielle Hypertonie, Hypercholesterinämie, Hypertriglyzeridämie, Übergewicht, Diabetes mellitus sowie Bewegungsmangel.
Ein **akuter Verschluss** der A. carotis basiert auf einer **arteriellen Thrombose** aus höhergradigen Abgangsstenosen oder auf einer **arteriellen Embolie,** wie sie z. B. bei chronischem Vorhofflimmern durch sich lösende Thromben vorkommen kann. Seltener sind paradoxe venöse Embolien bei persistierendem Foramen ovale (physiologischer Shunt im Vorhofseptum des Herzens während der Fetalperiode, der sich postnatal verschließen sollte) oder Traumata Ursache für akute Arterienverschlüsse.

5. Therapie

Alle Patienten mit einer Stenose > 50 % sollten sowohl ein Statin als auch Aspirin einnehmen.
Grundsätzlich kann zwischen der chirurgischen **CEA** (Carotid Endarterectomy, auch **TEA;** ➤ Abb. 9.3a) und der interventionellen **Angioplastie** (➤ Abb. 9.3b) unterschieden werden. Die interventionelle Angioplastie ist dem operativen Vorgehen gleichzustellen. Wichtig ist, dass die durchführenden Zentren eine entsprechend niedrige Komplikationsrate aufweisen können.
Grundlage ist die **offene CEA (TEA).** Dazu wird eine Inzision am Vorderrand des M. sternocleidomastoideus gesetzt. Standard ist eine **offene Ausschälung.** Unterschiedliche Methoden für den anschließenden Karotisverschluss sind v. a.:

- Direkte Naht (Primärverschluss)
- Patch-Verschluss
- Eversionsendarteriektomie (v. a. bei Knickstenosen)

Besteht eine > 50 % Stenose im Bereich der A. carotis interna, so beträgt das Risiko für einen ischämischen Schlaganfall 1 % pro Jahr. Daher besteht eine OP-Indikation bei asymptomatischen Stenosen (Stadium I) über 60 %, nur wenn weitere Risikofaktoren für das Auftreten eines Schlaganfalls vorliegen (z. B. schon stattgehabter Schlaganfall).

6. Dokumentation

Die meisten Bundesländer in Deutschland haben mittlerweile verpflichtende Schlaganfallregister. Hier ist der Fall anhand der vorgegebenen Fragen einzutragen (mindestens die NIH Stroke Scale).

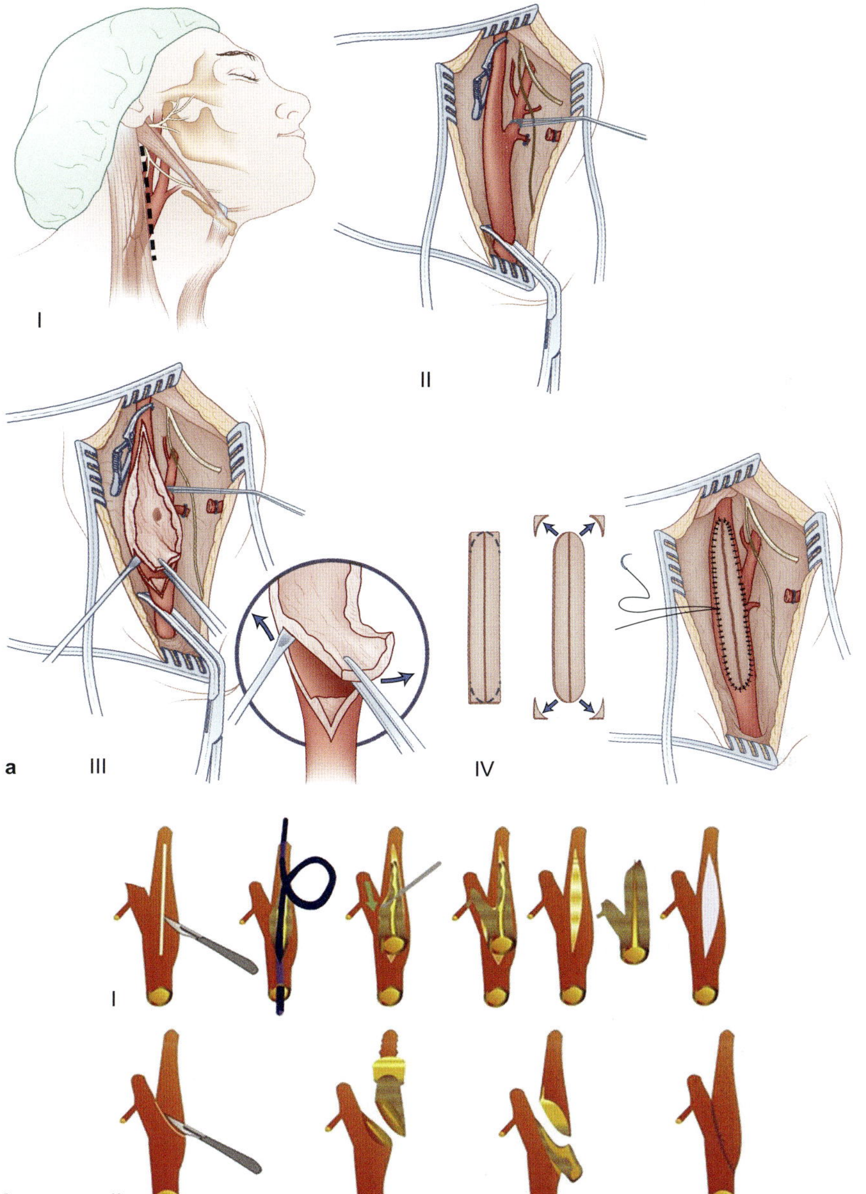

Abb. 9.3 a) Ablauf einer Carotis-TEA. b) Ablauf einer Angioplastie. [a: G1502, b: F1019-002]

ZUSAMMENFASSUNG

- Die TIA gilt als Vorbote des Schlaganfalls.
- In mehr als 90 % liegt der Karotisstenose eine Arteriosklerose zugrunde.
- Diagnostischer Methode der Wahl ist der Farbduplex.
- Operativer Standard ist die CEA mit offener Ausschälung.
- Die OP-Indikation ist abhängig von dem Stadium sowie dem perioperativen Risiko.

10

Akute Schmerzen im Oberbauch

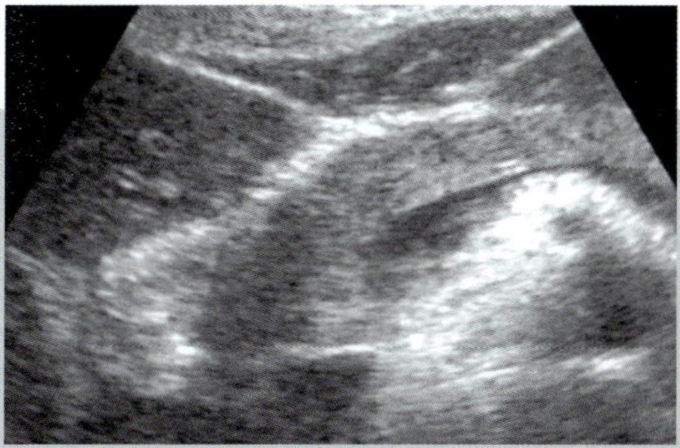

[T581]

Anamnese

Herr A., 51 Jahre alt, wird vom Notarzt wegen stärkster Bauchschmerzen in die Notaufnahme gebracht. Die Schmerzen im Oberbauch hätten plötzlich eingesetzt und würden in den Rücken ziehen. Zudem habe Herr A. zweimal erbrochen. Stuhlgang und Miktion seien unauffällig. Im Alter von 20 Jahren sei er am Blinddarm operiert worden. Medikamente nimmt er regelmäßig nicht ein, jedoch ist ein vermehrter Alkoholkonsum bekannt.

Untersuchungsbefunde

Patient kaltschweißig. Reduzierter AZ, EZ. RR 100/60 mmHg, Puls 100/min, Temperatur 37,8 °C. **Körperliche Untersuchung:** Haut: graues blasses Hautkolorit. Abdomen: prall-elastisch und leicht aufgetrieben, keine Peritonitiszeichen, deutlicher Druckschmerz im Epigastrium, Narbenverhältnisse nach Appendektomie unauffällig, Darmgeräusche über allen Quadranten deutlich reduziert. Herz und Lunge: Auskultationsbefunde regelrecht. Digital rektale Untersuchung: keine Auffälligkeiten bei leerer Ampulle. **Abdomensonografie:** ➤ Bild [T581].

Laborbefunde

Leukozyten 15.700/µl, Hb 12,8 g/dl, GPT 35 U/l, γ-GT 114 U/l, GOT 47 U/l, Bilirubin 1,1 mg/dl, Amylase 776 U/l, Lipase 1203 U/l, CRP 16,1 mg/dl, Na 142 mmol/l, K 4,0 mmol/l, Kalzium 2,1 mmol/l, Quick 72 %, PTT 34 s.

1. Befunden Sie die Sonografie. An welche Verdachts- und Differenzialdiagnosen denken Sie?

2. Nennen Sie Ursachen und Verlaufsformen der Krankheit.

3. Welche Untersuchungen veranlassen Sie?

4. Welche therapeutischen Maßnahmen sind angezeigt?

5. Mit welchen Komplikationen und Spätfolgen ist zu rechnen? Warum? Wie werden diese behandelt?

1. Verdachts- und Differenzialdiagnosen

Bei Herrn A. zeigt sich in der Sonografie neben einem verdichteten Leberparenchym und einer leicht vergrößerten Gallenblase ohne Konkremente der Pankreaskopf deutlich aufgetrieben und unscharf begrenzt. Das Parenchym ist echoarm und inhomogen, wie es für eine **ödematöse Pankreatitis** typisch ist.

Im Labor finden sich zudem eine Leukozytose, erhöhte Transaminasen und CRP sowie **erhöhte Pankreasenzyme.** Des Weiteren bestehen eine Hypokalzämie sowie ein erniedrigter Quickwert. Anamnestisch ist ein Alkoholabusus bekannt. Hinzu kommen als führende Symptome bei Herrn A. die akut einsetzenden Oberbauchbeschwerden, die in den Rücken ausstrahlen (= gürtelförmig, sollte das Signalwort für die akute Pankreatitis sein, wird jedoch von den Prüfenden oft bewusst vermieden, damit es für Sie nicht zu einfach ist), das Erbrechen und das prall-elastische Abdomen ohne Peritonismus (sog. **Gummibauch**) mit Druckschmerz im Epigastrium.

Diese Kombination spricht in erster Linie für eine vermutlich ethyltoxisch bedingte **akute Pankreatitis**. Zusätzlich besteht eine Einschränkung der Leberfunktion, die sich in den erhöhten Transaminasen und dem erniedrigten Quickwert widerspiegelt.

Differenzialdiagnostisch ist aufgrund der Schmerzlokalisation auch an ein Ulcus duodeni oder ventriculi, ggf. mit Penetration in das Pankreas (Erhöhung der Pankreasenzyme) zu denken. Außerdem können akute Oberbauchschmerzen auch immer im Rahmen eines Hinterwandinfarkts auftreten.

2. Ursachen und Verlaufsformen

Bei der Pankreatitis wird zwischen einer akuten und einer chronischen Form unterschieden. Die **akute Pankreatitis** kann klinisch als **ödematöse Pankreatitis** oder schwerer als **nekrotisierende Pankreatitis** auftreten.

Als Ursachen einer akuten Pankreatitis kommen infrage:

- **Toxisch:** Alkohol, Medikamente (z. B. Diuretika, ACE-Hemmer)
- **Mechanisch/traumatisch:** Abflussbehinderung an der Papille (z. B. durch Tumoren oder Konkremente → **biliäre Pankreatitis**); nach Manipulationen an der Papille z. B. im Rahmen einer ERCP; nach stumpfem Bauchtrauma
- **Metabolisch:** bei Hyperkalzämie (bei Hyperparathyreoidismus), Hyperlipoproteinämie
- **Infektiös:** durch Mumps-, Coxsackie- oder Adenoviren

Die **chronische Pankreatitis** ist durch rezidivierende, teils anfallsartige Oberbauchschmerzen gekennzeichnet und führt zum fibrotischen Umbau des Organs mit zunehmendem Funktionsverlust und ggf. zu dadurch bedingten osmotischen Diarrhöen bei unzureichender enzymatischer Spaltung der Nahrung.

Als Lernhilfe kann das Akronym **„I GET SMASHED"** für häufige und weniger häufige Ursachen herangezogen werden:

I = Idiopathisch, G = Gallenstein, E = Ethanol, T = Trauma/Tumor, S = Steroide, M = Medikamente, Mumps, A = Autoimmun, S = Skorpiongift, H = Hyperkalzämie/Hypertriglyzeridämie, E = ERCP und D = Divisum.

MERKE

Alkohol und Gallengangsteine sind die beiden häufigsten Ursachen einer akuten Pankreatitis. Allerdings lassen sich etwa 50 % der Fälle ätiologisch nicht klären (= idiopathische Pankreatitis).

3. Diagnostik

Die Symptomatik bei akuter Pankreatitis kann mit gürtelförmigem Oberbauchschmerz und Erbrechen typisch, jedoch auch diffus sein. Die Diagnose sollte in der Zusammenschau von Symptomatik, Anamnese und Labor gestellt werden. Durch bildgebende Verfahren wird die Diagnose erhärtet, die Ursache kann ggf. erkannt und das Ausmaß der Pankreatitis beurteilt werden:

- **Sonografie:** Hinweise auf Gallensteine, Stauungszeichen, freie Flüssigkeit. Bei Darmgasüberlagerung und adipösen Patienten kann die Beurteilung der Pankreasregion sehr eingeschränkt oder unmöglich sein.
- **Kontrastmittel-CT:** Methode der Wahl; Hypo- und/oder Hyperdensitäten des Pankreas als Zeichen der Entzündung; ggf. Nachweis von Nekrosestraßen oder Abszedierungen

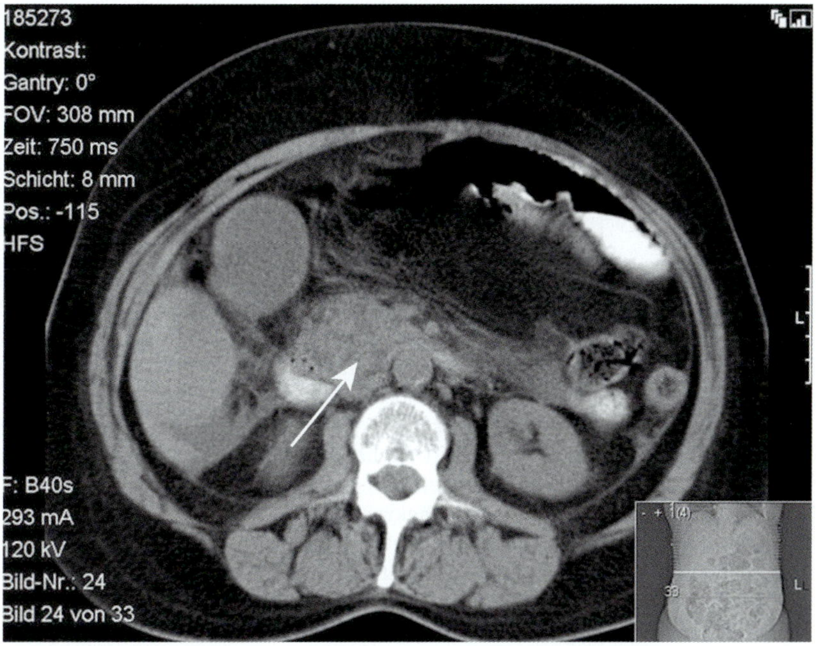

Abb. 10.1 CT-Abdomen mit deutlich aufgetriebenem Pankreaskopf bei Pankreatitis (Pfeil) [T580]

In der Computertomografie von Herrn A. (➤ Abb. 10.1) stellt sich das Pankreasparenchym in der Kopfregion verbreitert, inhomogen und unscharf begrenzt dar. Diese Befundkonstellation entspricht einer **akuten Pankreatitis im Pankreaskopf.**

MERKE

Die Höhe von Lipase und Amylase korreliert nicht zwingend mit der Schwere der Entzündung.

4. Therapie

Der Schweregrad der akuten Pankreatitis kann entweder gemäß der revidierten Atlanta Klassifikation (RAC: mild, moderat, schwer) oder der Determinanten-basierten Klassifikation (DBC: mild, moderat, schwer, kritisch) in Abhängigkeit von Organversagen und Komplikationen eingestuft werden (siehe AWMF Leitlinie Pankreatitis 2021).

Bei der Aufnahme weist der Patient die Zeichen einer beginnenden Schocksymptomatik (Kaltschweißigkeit, Tachykardie, grau-blasses Hautkolorit) auf und bietet somit schon einen mittleren bis schweren Klassifikationsgrad. Bei ebenfalls bestehendem Fieber ist daher bereits vor der erforderlichen Diagnostik über großlumige venöse Zugänge ausreichend Volumen zu substituieren. Ist die schwere akute Pankreatitis gesichert, sind folgende Maßnahmen indiziert:

- Intensivmedizinische Überwachung mit entsprechendem „Monitoring" (ZVK-Anlage; Anlage eines Blasenkatheters zur Überwachung einer ausreichenden Diurese; ggf. arterielle Druckmessung)
- Weitere kontrollierte Volumentherapie unter Kontrolle der Rückbildung von Organversagen sowie der SIRS-Kriterien
- Bei schwerer oder prognostiziert schwerer Pankreatitis parenterale und frühzeitig enterale Ernährung mit Sondenkost über eine nasogastrale oder nasojejunale Sonde
- Ausreichende Analgesie mit Opioiden, ggf. Anlage eines Periduralkatheters
- Auch wenn eine Pankreatitis eine primär sterile Entzündung der Bauchspeicheldrüse darstellt, wird

bei erhöhten Entzündungszeichen eine Antibiotikatherapie begonnen (bis zum Vorliegen eines Antibiogramms kalkuliert Carbapenem).
- Bei **biliärer Pankreatitis** Beseitigen der Abflussbehinderung im Bereich der Papille durch ERCP und endoskopischer Papillotomie sowie Konkrementbergung und im Weiteren Cholezystektomie bei Cholezystolithiasis

5. Mögliche Komplikationen und Spätfolgen

Bei schwerer Verlaufsform einer akuten Pankreatitis treten mit zunehmender Entzündung Tachypnoe, Tachykardie und Zeichen des Volumenmangelschocks bis hin zum **SIRS** (= systemic inflammatory response syndrome) mit Multiorganversagen (MOV) auf. Ursache ist die zunehmende **Autodigestion** (= „Selbstverdauung") des Organs mit Ausbildung von **Parenchymnekrosen,** die auch auf das peripankreatitische Fettgewebe übergreifen können. Dies führt wiederum durch Ausschüttung von Toxinen und vasoaktiven Substanzen zum SIRS.
Diese Komplikationen werden wie folgt behandelt:
- **Infektion der Gewebsnekrosen mit Ausbildung eines septischen Krankheitsverlaufs:** ggf. operative Ausräumung der Nekrosen **(Nekrosektomie)** notwendig sowie im Anschluss daran kontinuierliche **Spülbehandlung** über bei der Laparotomie eingelegte Spülkatheter oder sog. **programmierte Lavagen** der Bauchhöhle bei offenem bzw. temporär verschlossenem Abdomen
- **Abszedierung der Nekrosen:** Entlastung durch CT-gesteuerte oder operativ eingebrachte Drainagen
- **Arrosionsblutungen** durch Übergreifen der Entzündung auf benachbarte Gefäßstrukturen wie V. oder A. mesenterica superior, V. lienalis; häufig mit einer hohen Letalität verbunden; wenn möglich, Übernähung des Gefäßes oder intraabdominelle Tamponade der Blutung mit Bauchtüchern
- **Pseudozysten:** entstehen durch den Organumbau in Nekrosearealen bzw. durch Sekretretention; Entlastung der Pseudozysten je nach Lokalisation und Zugänglichkeit durch endoskopisch transgastral eingebrachte **Drainagen** oder chirurgisch operativ durch Verbindung mit einer nach Y-Roux ausgeschalteten Dünndarmschlinge **(Zysto-Jejunostomie).**

Abhängig von Schwere und Ausmaß zieht eine Pankreatitis auch einen **Verlust der exokrinen und endokrinen Organfunktionen** nach sich. Die ungenügende enzymatische Aufspaltung der Nahrungsstoffe bei fehlenden Pankreasenzymen führt zur **Maldigestion** („Fehlverdauung") mit osmotischen Diarrhöen **(Fettstühle)** und Übelkeit. Ist die endokrine Pankreasfunktion beeinträchtigt, tritt durch die fehlende Insulinproduktion ein **Diabetes mellitus** auf. Entsprechend sind zu den Mahlzeiten Pankreasfermente (z. B. Kreon®-Kapseln) und Insulin zu substituieren.

MERKE

Trotz Ergreifens sämtlicher intensivmedizinischer und chirurgischer Maßnahmen besitzt eine schwere bzw. foudroyant verlaufende Pankreatitis eine Letalität bis über 20 %.

ZUSAMMENFASSUNG

- Starke, oft „gürtelförmige" Oberbauchschmerzen sowie ein sog. „Gummibauch" sind Leitsymptome einer akuten Pankreatitis.
- Mögliche Ursachen sind Alkoholabusus, Gallenwegskonkremente, Medikamente, Virusinfektionen und Traumata.
- Die Erhöhung der Pankreasenzyme Lipase und Amylase korreliert nicht direkt mit dem Ausmaß der Entzündung.
- Es wird eine ödematöse Verlaufsform von einer schweren nekrotisierenden Form mit hoher Letalität unterschieden.
- Mögliche Komplikationen der nekrotisierenden Pankreatitis sind Sepsis, Abszedierungen, Pseudozysten sowie eine Insuffizienz der exokrinen und endokrinen Funktion.

11

Belastungsabhängige Dyspnoe, Angina pectoris und Synkope

Anamnese

Die 77-jährige Frau P. wird stationär auf die herzchirurgische Normalstation aufgenommen. In den letzten Monaten leide sie zunehmend unter Atemnot bei körperlich leichter Belastung. Ihr sei häufig schwindelig und sie habe das Gefühl, als „rase" ihr Herz. Als Frau P. vor 2 Wochen nach dem Einkaufen erst kurz bewusstlos geworden sei und anschließend einen Druck auf der Brust verspürt habe, sei sie ins Kreiskrankenhaus eingeliefert worden. Die Kardiologen hätten dann ein Problem an einer Herzklappe festgestellt. Sie rauche nicht und habe keinen Diabetes mellitus. Medikamente nehme sie gegen ihre schlechten Blutfette, den zu hohen Blutdruck, Tabletten für das Herz sowie ASS.

Untersuchungsbefunde

Die Patientin zeigt sich in reduziertem AZ bei adipösem EZ. HF 110/min, RR 130/95 mmHg, Temperatur 36,7 °C, AF 18/min.

Körperliche Untersuchung: Herz rhythmisch, tieffrequentes, spindelförmiges Systolikum mit p. m. im 2. ICR parasternal rechts mit Fortleitung in die Karotiden. Lunge: vesikuläres Atemgeräusch basal abgeschwächt, keine RG. Gefäßstatus: periphere Pulse gut palpabel, Allen-Test beidseits 8 s, keine Strömungsgeräusche, Varikosis Grad III nach Marshall beidseits, malleoläre Ödeme beidseits, Jugularvenenstauung. Abdomen: regelrechte Darmgeräusche über allen Quadranten, weich, ohne Resistenzen.

1. Wie lautet Ihre Verdachtsdiagnose? Was wissen Sie über Ätiologie und Pathogenese?

2. Welche Diagnostik führen Sie durch, um Ihre Verdachtsdiagnose zu untermauern?

3. Wie beurteilen Sie den Schweregrad dieser Erkrankung, um eine Therapieindikation zu stellen?

4. Welche herzchirurgischen Therapiemöglichkeiten bestehen bei dieser Erkrankung?

5. Welche Arten von Herzklappenprothesen gibt es und worin bestehen die Unterschiede für ihre Indikation und Nachsorge?

6. Beschreiben Sie bitte die Funktionsweise der Herz-Lungen-Maschine!

1. Verdachtsdiagnose, Ätiologie und Pathogenese

Der **Auskultationsbefund** (Systolikum im 2. ICR parasternal rechts mit Ausstrahlung in die Karotiden) sowie die von der Patientin beschriebene **Symptomentrias** (Dyspnoe, Angina und Synkope) sprechen für eine **Aortenklappenstenose.**

Anhand der Lokalisation der Einengung unterscheidet man:

- **Valvuläre Aortenklappenstenose** (> 75 %). Die Stenose findet in der Veränderung der Klappe selbst ihren Ursprung.
- **Subvalvuläre Aortenklappenstenose** (etwa 15 %): Einengung unterhalb der Aortenklappe (hypertrophische obstruktive Kardiomyopathie, HOCM)
- **Supravalvuläre Aortenklappenstenose** (< 5 %): Ausflussobstruktion oberhalb der Aortenklappe (Hypoplasie der Aorta ascendens, Sanduhreinengung)

Ursachen der Aortenklappenstenose sind:

- Angeborene Aortenklappenstenose
- Entwicklung auf der Grundlage einer angeborenen Klappenfehlbildung (z. B. einer bikuspiden Aortenklappe)
- **Erworbene** Aortenklappenstenose:
  - **Arteriosklerotisch bedingt,** v. a. bei Patienten > 65 Jahren
  - **Nach rheumatischer Endokarditis** durch A-Streptokokken-Infektion (Post-Streptokokken-Antigen-Antikörper-Komplexe)
  - Seltener **bakterielle Infektionen**

Durch das Bestreben des linken Ventrikels, gegen den Widerstand der verengten Aortenklappe das Herzzeitvolumen in den Systemkreislauf zu pumpen, kommt es zur Druckbelastung des linken Ventrikels mit kompensatorischer **linksventrikulärer Hypertrophie** (Herzmuskelverdickung), relativer Koronarinsuffizienz, erhöhten enddiastolischen Füllungsdrücken des linken Ventrikels und im fortgeschrittenen Stadium zur **Herzinsuffizienz.**

MERKE

Symptomentrias einer Aortenklappenstenose ist: belastungsabhängige Dyspnoe, Angina pectoris, Synkope.

2. Diagnostik

Bereits die **Anamnese** mit Symptombeschreibung und die **Auskultation** des Herzens geben einen deutlichen Hinweis auf eine Aortenklappenstenose. Darüber hinaus erfolgt die apparative Diagnostik mittels:

- **Echokardiografie:** Kernstück der kardiologischen und auch kardiochirurgischen Diagnostik als transthorakale (TTE) und transösophageale (TEE) Echokardiografie. Sie liefert wertvolle Informationen zu Morphologie und Hämodynamik des Herzens (linksventrikuläre Hypertrophie, eingeschränkte Kontraktilität) und der Herzklappen (Sklerose/„Verkalkungen"), Berechnung der Klappenöffnungsfläche, Messung des Druckgradienten über einer Klappe, Darstellung des Blutflusses durch eine Klappe mittels Farbdoppler (Stenose, Insuffizienz).
- **EKG:** Zeichen einer linksventrikulären Hypertrophie (Sokolow-Index, T-Strecken-Negativierung in V_4 bis V_6)
- **Herzkatheteruntersuchung:** Diese sollte ergänzend bei Patienten ab etwa 40 Jahren durchgeführt werden und bei starker linksventrikulärer Beeinträchtigung evtl. auch mit Rechtsherzkatheter.
- **Röntgen-Thorax** in zwei Ebenen: bei OP-Indikation zur Beurteilung von Herzgröße, poststenotischer Aortenveränderung und Lungenstauung
- **Ggf. CT** nach speziellem Protokoll zur Planung einer kathetergestützten Klappenimplantation (u. a. Messung des Calcium Scores)

3. Schweregrade

Aortenklappenstenosen werden in Abhängigkeit von der **Klappenöffnungsfläche** (KÖF) sowie dem maximalen bzw. mittleren **Druckgradienten** in die Schweregrade leicht, mittel und schwer eingeteilt (➤ Tab. 11.1).

4. Therapie

Unabhängig vom Schweregrad sollte bei jeder Herzklappenerkrankung und auch nach Klappenersatz **bei (operativen) Eingriffen,** bei denen es zu vorübergehenden Bakteriämien kommen kann, v. a. Zahnbehandlungen,

Tab. 11.1 Schweregradeinteilung einer Aortenklappenstenose

Schweregrad	KÖF	Maximaler/mittlerer Druckgradient
Leicht	> 1,5 cm^2	< 20 mmHg
Mittel	1,0–1,5 cm^2	20–40 mmHg
Schwer	< 1,0 cm^2	≥ 40 mmHg

Uro- oder Gastrointestinaltrakt, infizierte Herde wie Abszesse etc., zur **Endokarditisprophylaxe** ein Antibiotikum (Amoxicillin, alternativ Clindamycin oder Vancomycin) gegeben werden.
Die Operationsindikation hängt von Schweregrad und Symptomatik ab:

- **Leicht- bis mittelgradige Aortenklappenstenose:** Sie bleibt aufgrund der Kompensationsmechanismen des Herzens i. d. R. asymptomatisch, sodass eine **körperliche Schonung** genügt. Bei gleichzeitig bestehender koronarer Herzerkrankung mit Indikation zur Bypass-OP sollte eine Operationserweiterung um einen Aortenklappenersatz erwogen werden.
- **Schwergradige Aortenklappenstenose** oder **geringergradige symptomatische Stenose** (z. B. mit Angina pectoris, Herzinsuffizienz, Synkopen): Operationsindikation zum **Aortenklappenersatz** (AKE)

Die Aortenklappe kann operativ über eine Sternotomie (auch minimalinvasiver über eine partielle Sternotomie) ersetzt werden. Nach Inbetriebnahme der Herz-Lungen-Maschine wird teilweise in milder systemischer Hypothermie (ca. 34 °C) die abgeklemmte Aorta oberhalb der Aortenklappe eröffnet. Die arteriosklerotisch veränderte Aortenklappe wird vorsichtig mit den Kalkablagerungen abgetragen. Anschließend wird die Größe der Aortenklappenprothese ausgemessen, um eine geeignete Prothese einzunähen (➤ Abb. 11.1).
Für Hochrisikopatienten, für die eine offene Operation mit Herz-Lungen-Maschine (HLM) ein zu hohes Risiko darstellt, und die in der Regel über 74 Jahre alt sind, steht alternativ die **Transkatheter-Aortenklappenimplantation** (transcatheter aortic valve implantation, TAVI) zur Verfügung. Die Europäische Leitlinie zum Management von Herzklappenerkrankungen (ESC/EACTS 2021) empfiehlt, dass eine TAVI in einem Zentrum durchgeführt werden sollte, in der sowohl eine kardiologische als auch eine herzchirurgische Abteilung mit gemeinsamer, strukturierter Kollaboration vorhanden sind (Heart Team). Die Patienten sollten über einen Europäischen Score (EuroSCORE II) evaluiert werden, ob sie für die offene Operation oder die TAVI geeignet sind. Man unterscheidet zwei Arten der TAVI: einen **transfemoraler Klappenersatz,** bei dem von kardiologischer Seite über die Femoralarterie eine Klappenprothese eingebracht wird, und einen **transapikaler Aortenklappenersatz,** bei dem sowohl Herzchirurgen als auch Kardiologen beteiligt sind. Bei dem zuletzt genannten **Hybridverfahren** wird kardiochirurgisch im 4./5. ICR links lateral eine kleine quere Thorakotomie mit Präparation bis zur Herzspitze vorgenommen. Interventionell kardiologisch wird dann mittels eines speziellen Katheterverfahrens über die Herzspitze (transapikal) die Aortenklappe in die richtige Position gebracht und entfaltet.

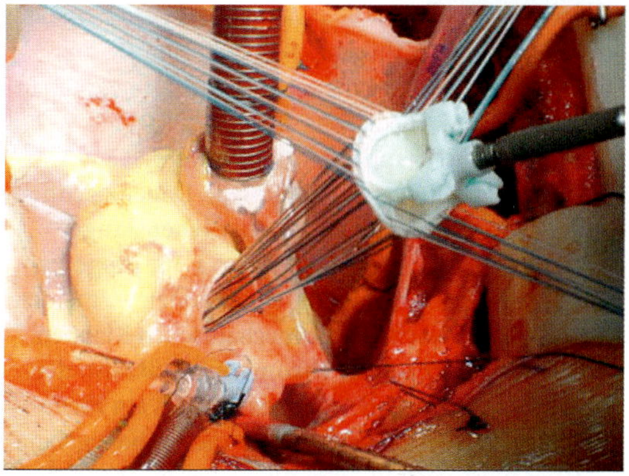

Abb. 11.1 Intraoperatives Einnähen einer biologischen Klappenprothese in Aortenklappenposition [T581]

MERKE

Nach prothetischem Aortenklappenersatz soll bei Hochrisikoeingriffen eine antibiotische Endokarditisprophylaxe erwogen werden. Bei zahnärztlichen Eingriffen ist eine Antibiotikagabe bei Manipulation der Gingiva oder der periapikalen Zahnregion oder der Perforation der oralen Mukosa empfohlen.

5. Herzklappenprothesen

Es können grundsätzlich zwei Arten der Herzklappenprothesen unterschieden werden:

- **Mechanische Klappenprothesen** werden aus Metall oder Pyrolit Carbon hergestellt. Daher zeichnen sie sich durch eine hohe, teilweise **lebenslange Haltbarkeit** aus. Sie eignen sich v. a. für **junge Patienten,** bei denen man Re-Operationen vermeiden möchte. Der **Nachteil** der mechanischen Klappen besteht in einer **hohen Thrombogenität,** also der gesteigerten Thrombozytenaggregation am Fremdmaterial mit Thrombenbildung und Emboliegefahr. Daher muss nach Implantation einer mechanischen Herzklappe eine **lebenslange Antikoagulation** (i. d. R. mit Phenprocoumon = Marcumar® nach INR-Kontrolle) erfolgen. Eine **Kontraindikation** besteht für Frauen im gebärfähigen Alter, schlechter Compliance des Patienten bezüglich einer zuverlässigen Antikoagulation sowie bei erhöhter Sturzgefahr z. B. im höheren Alter oder bei Epilepsie wegen der Blutungsgefahr unter Antikoagulation.
- **Biologische Klappenprothesen** sind z. B. aus **Rinderperikard** gestaltete Klappen, **Schweineaortenklappen** sowie **Homografts** (menschliche Spenderaortenklappen). Homografts benötigen keine und andere biologische Klappen höchstens in den ersten postoperativen Monaten eine Antikoagulation, da sie eine **geringe Thrombogenität** aufweisen. Damit können sie auch bei Patienten, bei denen eine lebenslange Antikoagulation kontraindiziert ist (z. B. ältere Patienten, gebärfähige Frauen), implantiert werden. **Nachteil** der biologischen Klappen ist eine deutlich **geringere Haltbarkeit** (10–15 Jahre) im Vergleich zu mechanischen Prothesen.

6. Herz-Lungen-Maschine

Vereinfacht gesagt, ersetzt die HLM die Funktion des kardioplegen Herzens (mit kaliumhaltiger Lösung stillgelegtes Herz) und der Lungen. Dazu wird das heparinisierte Blut i. d. R. aus dem rechten Vorhof in die HLM abgesaugt und von dort über eine meist in der Aorta liegende Kanüle in den Körperkreislauf zurückgegeben. Der **Oxygenator** sättigt das Blut mit Sauerstoff, entzieht ihm Kohlendioxid, filtert es und fügt die Narkosegase bei. Über einen **Kardiotomiesauger** wird das intraoperativ abgesaugte Blut ebenfalls dem Oxygenator der HLM zugespeist. Mittels **Wärmeaustauscher** kann die systemische Körpertemperatur über die Bluttemperatur beeinflusst werden. Der **Kardiotechniker** kontrolliert die Vitalfunktionen, steuert in Absprache mit den Anästhesisten und Herzchirurgen das Herzzeitvolumen, die Herzfüllung, die Drücke, die Antikoagulation, die Körpertemperatur etc. Soll die extrakorporale Zirkulation beendet werden, muss der Organismus wieder erwärmt und eine angepasste **Reperfusionszeit** (Wiederdurchblutung des Herzens unter Entlastung mit der HLM) eingehalten werden. Das Heparin wird vor Thoraxverschluss 1 : 1 mit **Protamin** antagonisiert.

ZUSAMMENFASSUNG

- Als Symptomentrias der Aortenklappenstenose gilt: belastungsabhängige Dyspnoe, Angina pectoris, Synkope.
- Diagnose und Operationsindikation basieren v. a. auf Anamnese, Auskultation, Echokardiografie, EKG und Herzkatheteruntersuchung (ab 40 Jahre).
- Abhängig von der KÖF und dem Gradienten über der Klappe werden Stenosen in die Schweregrade leicht, mittel und schwer eingeteilt.
- Die schwere Aortenklappenstenose wird herzchirurgisch offen oder in besonderen Fällen transapikal ggf. transfemoral als TAVI mittels Klappenprothese ersetzt.
- Nach prothetischem Aortenklappenersatz soll bei Hochrisikoeingriffen eine antibiotische Endokarditisprophylaxe erwogen werden.
- Man unterscheidet mechanische Klappenprothesen (lange Haltbarkeit, aber lebenslange Antikoagulation) von biologischen (geringere Haltbarkeit, aber keine lebenslange Antikoagulation).
- Die Herz-Lungen-Maschine ermöglicht herzchirurgische Operationen in Kardioplegie (Herzstillstand).

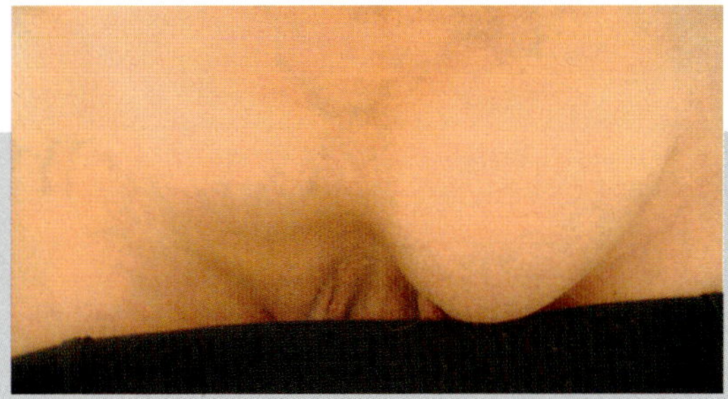

[T581]

12

Schwellung linke Leiste

Anamnese

Der 42-jährige Herr L. stellt sich am Wochenende wegen einer Schwellung im Bereich der linken Leiste vor. Diese sei nach einer heftigen Hustenattacke aufgetreten und schmerze nun. Eine kleine Beule in der linken Leiste sei ihm schon vor einiger Zeit einmal aufgefallen, da sie jedoch keine Beschwerden bereitet habe, habe er sie nicht weiter beachtet. Er sei starker Raucher (etwa 30 Zigaretten/Tag) und habe deshalb einen chronischen Raucherhusten. An weiteren Erkrankungen leide er nicht. Vor 2 Jahren sei er am linken Knie am Meniskus operiert worden.

Untersuchungsbefunde

Körperliche Untersuchung: ➤ Bild [T581]. Bei der Palpation im Liegen werden zunächst leichte Schmerzen angegeben. Während der Untersuchung lässt sich die Schwellung nun ohne größere Mühe „wegdrücken". Im Stehen zeigt sich wiederum die Vorwölbung links inguinal, aber zusätzlich ist auch eine kleinere „Beule" rechts festzustellen, die ebenfalls reponibel ist. Das äußere Genitale weist keine Auffälligkeiten auf, auch sind beide Hoden seitengleich und nicht druckempfindlich. Abdominell können keine Druckschmerzen ausgelöst werden, die Darmgeräusche sind regelrecht.

1. Welche Diagnose können Sie anhand des klinischen Befunds stellen und an welche Differenzialdiagnosen denken Sie?

2. Erläutern Sie Pathogenese, Ätiologie und Einteilung des Befunds.

3. Welche ergänzenden Untersuchungen sollten veranlasst werden?

4. Wie lautet Ihre Therapieempfehlung und welche Verfahren kennen Sie?

5. Über welche OP-Komplikationen ist der Patient aufzuklären?

6. Welche Verhaltensmaßregeln geben Sie dem Patienten mit nach Hause?

1. Verdachtsdiagnose und Differenzialdiagnosen

Im Bereich der linken Leiste ist eine etwa mandarinengroße Schwellung knapp oberhalb des Skrotalansatzes sichtbar. Da sie sich bei der Untersuchung im Liegen komplett reponieren lässt, ist die Diagnose einer **Leistenhernie** am wahrscheinlichsten.

Schwellungen in der Leistengegend können beim Erwachsenen folgende Ursachen haben:

- Bauchwandhernien (Leisten- oder Schenkelhernie)
- Lymphknotenvergrößerung entzündlich oder neoplastisch
- Varixknoten der V. saphena magna
- Aneurysma der A. femoralis
- Weichteiltumor z. B. Lipom
- Lymphozele
- Variko- oder Hydrozele beim Mann

Sonstige mögliche Ursachen von Leistenschmerzen sind:

- LWS-Syndrom
- Ansatztendinose der Adduktorenmuskulatur
- Symphysitis

MERKE

Es sind immer beide Leistenregionen zu untersuchen, da häufig eine asymptomatische Hernie der Gegenseite vorliegt.

2. Ätiologie, Einteilung und Pathogenese

Der **Leistenkanal** verläuft durch die Bauchwand von innen lateral kranial nach außen medial kaudal und wird kaudal vom Leistenband begrenzt. Beim **Mann** zieht durch den Leistenkanal der Samenstrang mit dem Ductus deferens und den Testikulargefäßen, bei der **Frau** das Lig. teres uteri.

Beim Erwachsenen werden **zwei Formen der Leistenhernie** unterschieden (➤ Abb. 12.1):

- **Indirekte Leistenhernie:** Eintritt in den Leistenkanal am Anulus inguinalis profundus lateral der epigastrischen Gefäße; kann angeboren (fehlender Verschluss des Processus vaginalis nach dem Descensus testis) oder erworben sein (➤ Abb. 12.2).

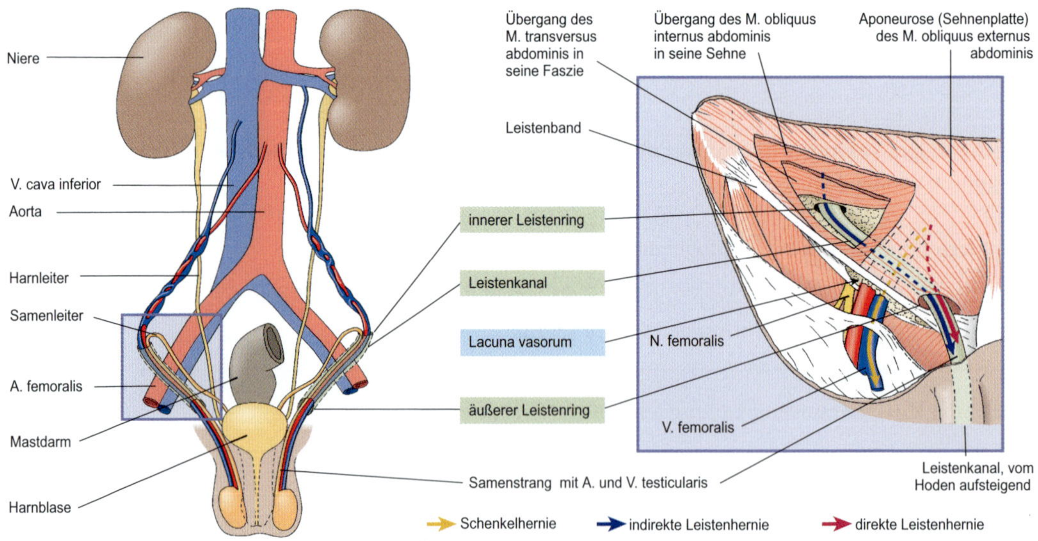

Abb. 12.1 Schematische Darstellung des Leistenkanals beim Mann mit den verschiedenen Hernienarten (siehe rechte Abbildung, gelber Pfeil: Schenkelhernie, blauer Pfeil: indirekte Leistenhernie, roter Pfeil: direkte Leistenhernie) [L190]

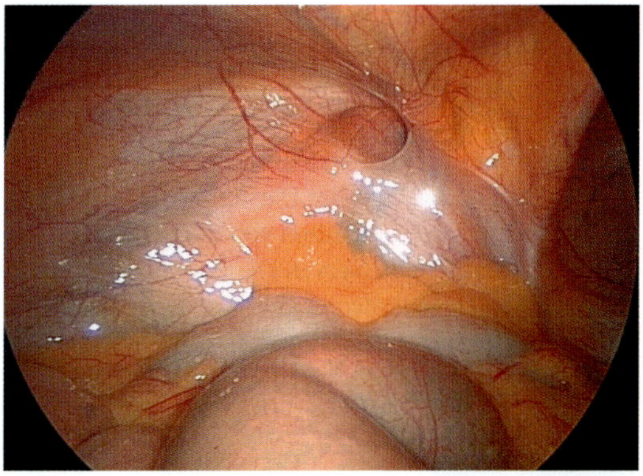

Abb. 12.2 Indirekte Leistenhernie links (laparoskopischer Befund) [T581]

- **Direkte Leistenhernie:** Durchtritt medial der epigastrischen Gefäße am muskelarmen **Hesselbach-Dreieck;** diese Form ist immer erworben.

Der äußere Austrittspunkt ist bei beiden Formen der Anulus inguinalis superficialis (äußerer Leistenring). Prädisponierende Faktoren für die Ausbildung von Hernien sind:

- **Erhöhter intraabdomineller Druck,** z. B. bei Aszites, chronischem Husten (Raucher und Asthmatiker), Gravidität oder großen intraabdominellen Raumforderungen
- **Bindegewebsschwäche:** angeboren, durch Langzeiteinnahme von Kortison oder bei Immunsuppression
- Starke **körperliche Belastung**

In der **Kinderchirurgie** zählt die Leistenhernie als häufigste chirurgische Erkrankung mit einer Inzidenz von 30 % bei Früh- und 0,8–5 % bei Reifgeborenen durch fehlende Obliteration (Verschluss) des Processus vaginalis. Bei Kindern sind 99 % der Leistenhernien kongenital, indirekt und nur 1 % erworben, direkt. Die Differenzialdiagnosen beim Kind sind Hydrozele, Hodenhochstand, Lymphknoten, akutes Skrotum.

3. Ergänzende Untersuchungen

Ist der klinische Untersuchungsbefund bei fehlender sichtbarer Schwellung nicht eindeutig, liefert der **positive Hustenanprall** einen Hinweis. Dazu führt der Untersucher bei der Untersuchung im Stehen den Kleinfinger in Höhe des Skrotalansatzes entlang des Samenstrangs am äußeren Leistenring in den Leistenkanal ein und lässt den Patienten husten.

Bei weiterer Unklarheit sollte im Hinblick auf die genannten Differenzialdiagnosen eine **Sonografie** der Leistenregion beidseits einschließlich der Beurteilung der Leistengefäße erfolgen.

In seltenen Fällen kann eine **Magnetresonanztomografie** der Beckenregion bei unspezifischen Leistenbeschwerden zur weiteren Abklärung sinnvoll sein.

4. Therapie

Bei allen Bauchwandhernien ist die Gefahr der Einklemmung **(Inkarzeration)** einer Darmschlinge gegeben. Bei nicht rechtzeitiger (über 4–6 h) oder frustraner Reposition der Einklemmung besteht die Gefahr eines Ileus, einer Darmischämie und -gangrän sowie einer Peritonitis. Daher ist in der Regel bei jeder nachgewiesenen Hernie die Operation zu empfehlen. Eine Ausnahme wäre ein erhebliches OP-Risiko des Patienten aufgrund anderer Begleiterkrankungen.

Ziel des Eingriffs:

- Verschluss der Bruchpforte
- Verstärkung der Leistenregion, insbesondere der Leistenkanalhinterwand, zur RezidivVermeidung. Dies kann durch eine Doppelung der Gewebeschichten mittels spezieller Nahttechniken oder durch Implantation von Kunststoffnetzen erfolgen.

Der Eingriff kann offen konventionell oder minimalinvasiv erfolgen. Häufig angewandte **OP-Verfahren:**

- **OP nach Shouldice:** konventionelles Verfahren mit Doppelung der Transversalisfaszie
- **OP nach Lichtenstein:** konventionelles Verfahren mit Implantation eines Kunststoffnetzes auf die Transversalisfaszie
- **OP nach Rutkow:** Verschluss der Bruchlücke durch einen Kunststoff-Plug
- **Minimalinvasive Verfahren in TEP- und TAPP-Technik:** über eine Bauchwandspiegelung (**t**otal-**ex**traperitoneale Netzimplantation, **TEP**) oder Bauchhöhlenspiegelung (**t**rans**a**bdominelle **p**rä**p**eritoneale

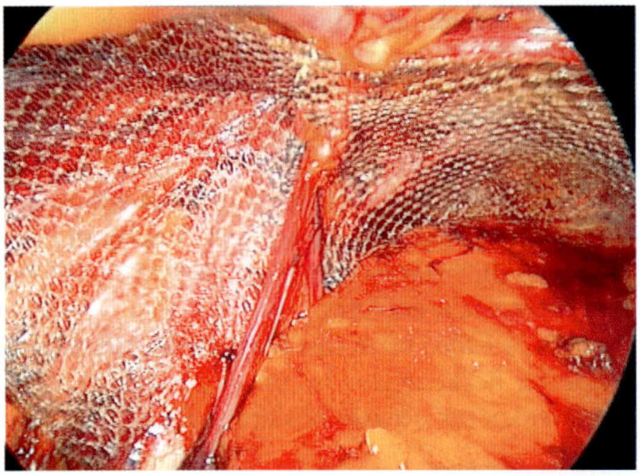

Abb. 12.3 Minimalinvasiver Bruchlückenverschluss einer Leistenhernie durch Netzeinlage präperitoneal [T581]

Netzimplantation, **TAPP**) wird jeweils zwischen Peritoneum und Bauchwand zum Verschluss der Lücke ein Kunststoffnetz endoskopisch eingebracht (➤ Abb. 12.3). Vorteil der minimalinvasiven Techniken ist die Möglichkeit der Kombination mit einer diagnostischen Laparoskopie bei unklaren Befunden sowie der Versorgung beider Seiten in einem Eingriff bei Vorliegen einer Leistenhernie beidseits.

5. Komplikationen

Neben den allgemeinen OP-Komplikationen, wie Hämatom und Wundheilungsstörung, ist der Patient bei einer Leistenhernienoperation über folgende spezifische Komplikationen aufzuklären:

- **Ischämische Orchitis:** kann zur Hodenatrophie und ggf. Infertilität führen. Wird die Bruchlücke am inneren Leistenring zu eng verschlossen, kann es zur Kompromittierung des Samenstrangs und den darin verlaufenden Vasa testicularia und somit zur Durchblutungsstörung des Hodens kommen.
- **Rezidivhernie:** tritt je nach OP-Methode und Erfahrung des Operateurs in 2–10 % der Fälle auf.
- Bei Verwendung von Kunststoffnetzen kann es zu einem **Fremdkörpergefühl** oder in seltenen Fällen zur **Dislokation** und **Arrosion** benachbarter Organe kommen (Blasen- oder Darmfisteln).
- Durch Läsion oder Irritation von in der Leistenregion verlaufenden Nerven (N. ilioinguinalis oder R. genitalis n. genitofemoralis) können teils sehr quälende **chronische Schmerzsyndrome** auftreten, die meistens in den ersten 6 Monaten reversibel sind.

6. Verhaltensempfehlungen

Zunächst wird eine körperliche Schonung für 8–10 Tage empfohlen. Je nach gewähltem OP-Verfahren und intraoperativem Befund kann nach 2–6 Wochen eine zunehmende körperliche Beanspruchung erlaubt werden, wobei bei den minimalinvasiven Techniken eine raschere Wiederaufnahme der alltäglichen Belastung möglich ist.

ZUSAMMENFASSUNG

- Die häufigste Ursache einer Schwellung in der Leistenregion ist eine Leistenhernie.
- Gefahr eines Leistenbruchs ist die Inkarzeration mit möglichem Ileus, Darmgangrän und Peritonitis.
- Operationsziele sind der Verschluss der Bruchpforte sowie die Verstärkung der geschwächten Leistenregion ggf. durch Implantation eines Kunststoffnetzes, wobei auch minimalinvasive, endoskopische Techniken angewandt werden.
- Typische mögliche Komplikationen sind die ischämische Orchitis und Hodenatrophie sowie die Rezidivleistenhernie.

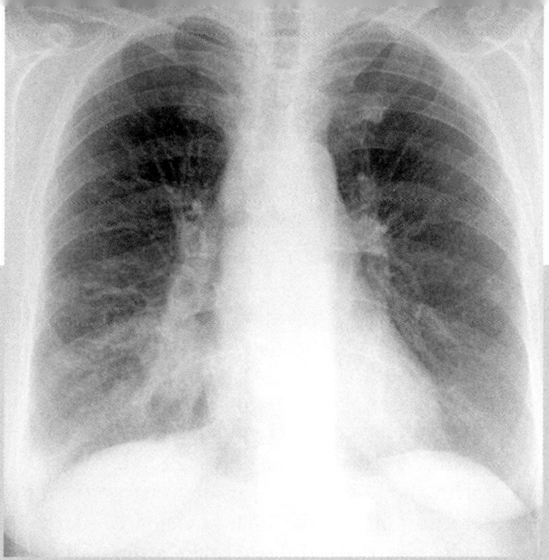

[T579]

13

Chronischer Husten und blutiges Sputum

Anamnese

Die 69-jährige Frau K. wird von ihrem Hausarzt zur weiteren Abklärung ihres hartnäckigen Hustens zu Ihnen in die Thoraxchirurgie überwiesen. Eine Röntgenaufnahme habe sie Ihnen auch mitgebracht (➤ Bild [T579]). Die Patientin berichtet, sie rauche seit fast 40 Jahren Zigaretten. Anfangs seien es nur 10 bis 20 Stück am Tag gewesen, aber seit ihrer Frühpensionierung vor 13 Jahren komme sie auf zwei Schachteln täglich. Frau K. leide schon längere Zeit unter Raucherhusten, der jedoch in den letzten Wochen an Intensität zugenommen habe. Vor 3 Wochen sei ihr Sputum erstmals blutig gewesen, weshalb sie ihren Hausarzt aufgesucht habe. Im letzten halben Jahr habe die schlanke Patientin ungewollt 12 kg abgenommen.

Untersuchungsbefunde

69-jährige Patientin in normalem AZ und reduziertem EZ (54 kg, 170 cm). RR 130/85 mmHg, Puls 80/min.

Körperliche Untersuchung: Fassthorax. Lungen: sonorer bis hypersonorer Klopfschall, leises vesikuläres Atemgeräusch mit verlängertem Exspirium. Herz und Abdomen unauffällig. Mäßige Beinödeme. Keine vergrößerten Lymphknoten palpabel.

1. Befunden Sie bitte das Röntgenbild! Wie lautet Ihre Verdachtsdiagnose? Was wissen Sie zu Epidemiologie und Ätiologie?

2. Welche weiterführende Diagnostik veranlassen Sie, um Ihre Verdachtsdiagnose zu untermauern?

3. Wie kann diese Erkrankung histologisch eingeteilt werden?

4. Beschreiben Sie bitte das Therapieschema und die Prognose!

5. Welche operativen Möglichkeiten bestehen bei dieser Erkrankung?

6. Wie klären Sie die Patientin in diesem speziellen Fall auf? Beschreiben Sie auch, wie Sie die Aufklärung vorbereiten.

1. Verdachtsdiagnose

Die hier geschilderte Klinik im Zusammenspiel mit dem Röntgenbild, auf dem ein großer Rundherd im Unterfeld der rechten Lunge gezeigt wird, ist hochgradig verdächtig auf ein **Bronchialkarzinom (Lungenkarzinom, ➤ Abb. 13.1)**. Bei der Erstdiagnose eines Bronchialkarzinoms ist **Husten** das häufigste Symptom. Hinzu kommt häufig blutiges Sputum (**Hämoptyse** bei Blutmenge < 50 ml, **Hämoptoe** > 50 ml), was die Patienten besorgt zum Arzt führt.

Weitere **klinische Symptome,** v. a. bei bereits fortgeschrittener Erkrankung, sind:

- **Dyspnoe:** z. B. durch Verlegung der Luftwege, Pneumonie, Pleuraerguss
- **Thoraxschmerzen**
- **Heiserkeit** bei Infiltration des N. recurrens
- **Horner-Syndrom** mit Miosis, Ptosis und Enophthalmus bei Infiltration des Grenzstrangs
- **Armlähmungen** bei Läsion des Plexus brachialis
- **Paraneoplastische Symptome:** in 10–20 %, beispielsweise Hyperkalzämie, Syndrom der inadäquaten ADH-Sekretion (SIADH, durch ektopische ADH-Sekretion), Cushing-Syndrom (ACTH-ähnliche Sekretion), Hypertrophie des Bindegewebes an den Endphalangen (Trommelschlägelfinger) und hypertrophe Osteoarthropathie

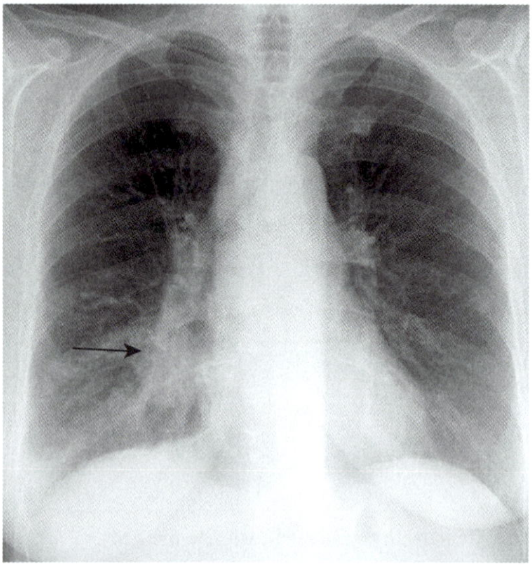

Abb. 13.1 Röntgen-Thorax bei Bronchialkarzinom [T579]

Das hochmaligne Bronchialkarzinom ist weltweit für Männer und mittlerweile auch in vielen Ländern für Frauen die **häufigste Todesursache aufgrund eines malignen Tumors.**

Als wichtigster **Risikofaktor** für die Entstehung des Bronchialkarzinoms wird das inhalative **Zigarettenrauchen** (bis zu 30-fach erhöhtes Risiko) verantwortlich gemacht. Bei einer Raucheranamnese von 47 py (28 Jahre 0,75 Schachteln/Tag = 21 Schachteln und 13 Jahre 2 Schachteln/Tag = 26 Schachteln, 21 + 26 = 47) zeigt die Patientin bei der körperlichen Untersuchung Hinweise auf eine COPD (chronisch obstruktive Lungenerkrankung). Als weitere Risikofaktoren gelten Asbest, Abgase, Arsen, Radon, Tuberkulosenarben und genetische Faktoren.

MERKE

Bei Rauchern mit andauerndem Husten ohne Infektzeichen oder auch bei sich änderndem Hustencharakter des COPD-Patienten muss ein Bronchialkarzinom ausgeschlossen werden.

2. Weiterführende Diagnostik

- **Röntgen-Thoraxaufnahme in zwei Ebenen:** wird bereits bei der ersten Vorstellung des Patienten aufgrund von chronischem Husten empfohlen und kann Hinweise auf Lungenherde, deren Lage und begleitende Pleuraergüsse sowie mediastinale Veränderungen liefern.
- **Spiral-Computertomografie** (CT) Thorax (inkl. Oberbauchregion bis inkl. Nebennieren): ermöglicht eine präzisere Aussage zu Tumorausdehnung, Lagebeziehung zu anderen Strukturen, deren Infiltration, zum Lymphknotenbefall und zum restlichen Lungenparenchym. ➤ Abb. 13.2 zeigt das CT der Patientin im Weichteilfenster. Es sind ein großer **weichteildichter, zentral liegender Rundherd** im rechten Unterlappen mit Ummauerung mehrerer

Pulmonalvenen sowie ein Pleuraherd an der rechten Thoraxwand zu erkennen. Zusätzlich ist in Bezug auf das notwendige **Staging** eine CT zum Auffinden von Metastasen in den Oberbauchorganen, im Knochen und bei klinischen Symptomen wie Kopfschmerzen oder Schwindel des Gehirns angezeigt.

- **Positronen-Emissionstomografie (PET):** sehr sensitive Darstellung von Fernmetastasen durch FDG-(^{18}F-Fluordesoxyglukose-)Anreicherung, ggf. auch CT-gekoppelt. Als kostengünstigere Diagnostik hinsichtlich Fernmetastasen mit relativ geringer Strahlenexposition kommt die **Szintigrafie** häufig zum Einsatz.
- **Magnetresonanztomografie:** Indikation zur Abklärung einer Herz-, Nerven- oder Gefäßbeteiligung; ggf. nach speziellem Protokoll auch als Alternative zum CT Thorax als Staging-Diagnostik
- **Sonografie:** Kontrolle v. a. der Oberbauchorgane sowie eines bestehenden Pleuraergusses im Verlauf. Daneben kann über den Ösophagus eine **Endosonografie** zur Beurteilung und ggf. Feinnadelbiopsie von mediastinalen Lymphknoten erfolgen.
- **Bronchoskopie:** Entscheidend für die Therapiewahl ist neben der Bestimmung der TNM-Klassifikation auch die histopathologische Charakterisierung, daher Entnahme von **Biopsien** und/oder **Lavage** aus peripheren Anteilen zur Tumorzellgewinnung obligat.

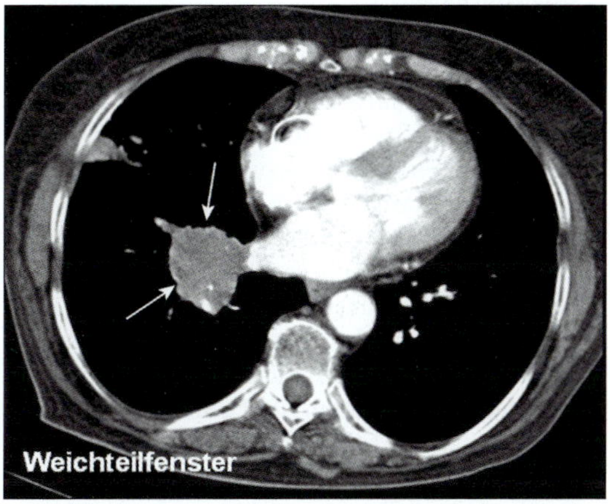

Abb. 13.2 CT eines zentralen Bronchialkarzinoms [T579]

Die Tumormarker CEA, NSE oder CYFRA 2-21 werden wegen der eingeschränkten Spezifität und Sensitivität in der Primärdiagnostik und Rezidivdiagnostik nicht routinemäßig empfohlen.

Seit 2010 mit Aktualisierung 2019 gilt für das Lungenkarzinom eine exakte TNM-Klassifikation („tumor, node, and metastasis") als Staging in Kombination der *International Association for the Study of Lung Cancer* (IASLC) und der *International Union Against Cancer* (UICC). Hierbei werden im Vergleich zu früher die Stadien T1 und T2 sowie M1 genauer unterteilt.

3. Histologische Einteilung

Das Bronchialkarzinom kann aus histologischer Sicht in zwei Gruppen unterteilt werden (➤ Tab. 13.1):

- **Kleinzelliges Bronchialkarzinom** (SCLC = small cell lung cancer): Zur Vereinfachung unterteilt man das SCLC in:
  - Limited disease: TNM-Stadium I–III, etwa 25–35 %
  - Extensive disease: TNM-Stadium IV, 60–70 %
- **Nicht kleinzelliges Bronchialkarzinom** (NSCLC = non-small cell lung cancer); zum NSCLC gehören das **Plattenepithelkarzinom,** das **Adenokarzinom** mit der seltenen Form Alveolarzellkarzinom sowie das **großzellige Karzinom.**
- **Neuroendokrine Tumoren** (typisches Karzinoid, atypisches Karzinoid, kleinzelliges Karzinom und großzelliges neuroendokrines Karzinom) können sowohl zu den aggressiven kleinzelligen als auch nicht kleinzelligen Bronchialkarzinomen zählen und sollen histologisch mittels der Immunhistochemie bestätigt werden.
- Es kommt bei jedem dritten Tumor zum gleichzeitigen Vorkommen von histologisch unterschiedlichen Zellen.

In Bezug auf **Lage und Ausbreitung** unterteilt man die Bronchialkarzinome in **zentrales** (v. a. SCLC und Plattenepithelkarzinom), **peripheres** (Sonderform Pancoast-Tumor an Pleurakuppel) und **diffus wachsendes** (z. B. Alveolarzellkarzinom).

Die **Metastasierung** des Bronchialkarzinoms erfolgt v. a. in Leber, Knochen (Wirbelsäule), Gehirn, Nebennierenrinde sowie regionäre LK.

Tab. 13.1 Histologische Unterteilung des Bronchialkarzinoms

Histologie		Häufigkeit	Lage	Besonderheiten
SCLC (oat-cell carcinoma)		17 % bei Frauen, 15 % bei Männern	Zentral	Sehr frühe Metastasierung, bereits in 80 % bei Diagnosestellung metastasiert, paraneoplastische Symptome
NSCLC ≈ 75 %	Plattenepithelkarzinom	15 % bei Frauen, 27 % bei Männern	Zentral und peripher	Frühe Metastasierung in LK, Bronchusverschlüsse mit Atelektasen, evtl. Entwicklung aus chronischer Bronchitis
	Adenokarzinom	48 % bei Frauen, 40 % bei Männern	Peripher	Frühe Metastasierung, Entwicklung v. a. aus Tuberkulosenarben, seltene Form: Alveolarzellkarzinom
	Großzelliges Karzinom	5 % bei Frauen, 6 % bei Männern	Peripher	Frühe Metastasierung
NSCLC oder SCLC	Neuroendokrine Tumoren		Breites Spektrum	Indolente Karzinoide (NSCLC) aber auch aggressive kleinzellige Lungenkarzinome

4. Therapieschema

Das therapeutische Vorgehen bei Vorliegen eines Bronchialkarzinoms ist zum einen von der histologischen Typisierung, zum anderen vom Staging abhängig und somit sehr komplex. Jeder Tumor-Patient sollte einem interdisziplinären Tumor-Board vorgestellt werden, um die Therapieoptionen zu diskutieren. Nachfolgend soll nur ein grober Überblick über die Therapie gegeben werden mit Fokus, wann ein operatives Vorgehen indiziert ist.

- Das **SCLC** ist häufig bereits bei der Diagnosestellung metastasiert, sodass eine operative Therapie meist nur im Falle von „very limited disease" (begrenzt auf die Lunge, nur ca. 5 %) empfohlen und sonst nicht mehr indiziert ist. Bei einer Tumorverdopplungszeit von nur 50 Tagen hat es eine schlechte Früherkennungsprognose. Dafür zeigt sich aber ein **gutes Ansprechen auf Chemotherapeutika,** sodass bei allen Patienten mit SCLC eine **Kombinations-Systemtherapie** durchgeführt werden soll:
  - **Limited disease:** bimodale Therapie aus Chemotherapie (z. B. 4–6 Zyklen Cisplatin/Etoposid) plus Radiotherapie (50–60 Gy)
  - Häufigere **extensive disease:** unimodale Therapie nur aus intensivierter Chemotherapie (z. B. 6 Zyklen Cisplatin/Etoposid und Carboplatin/Etoposid)
  - Bei **operativem Vorgehen** (very limited disease) muss eine **adjuvante Chemotherapie** z. B. 4 Zyklen Cisplatin/Etoposid angeschlossen werden; eine neoadjuvante Chemotherapie vor der Operation ist ebenso möglich.

  Möglichkeit einer optimalen Therapie ist die Verlängerung der mittlere Überlebenszeit bei Fernmetastasierung auf 8–12 Monate und bei begrenzter Erkrankung auf 14–20 Monate, während bei Vorliegen einer Fernmetastasierung ein Langzeitüberleben über 5 Jahre mit < 1 % angegeben wird.
- Die **NSCLC** erweisen sich langsamer im Wachstum, können daher primär bei geringer Metastasierung **chirurgisch** angegangen werden. Das primäre Therapieziel ist die radikale Resektion mit einem ausreichend freien Resektionsrand und eine systematische Lymphknotendissektion. NSCLC sprechen deutlich schlechter auf die Chemotherapie an. Eine neoadjuvante Induktionstherapie zum möglichen **„Down-Staging"** durch Tumorverkleinerung bei NSCLC zeigte für Stadium I keinen Vorteil und sollte für

Stadium II interdisziplinär unter Berücksichtigung von PD-L1-Expression (PD-L1 = Programmed Death-Ligand 1, ein Marker für die Wirksamkeit von Immuncheckpoint-Inhibitoren), Risiken R1/R2-Resektion, Komorbiditäten, Compliance Einschätzung und Patientenwunsch diskutiert werden. Als präoperative Induktionstherapie im Stadium II mit resektablen Tumoren, PD-L1-Expression ≥ 1 % (ohne EGFR- und ALK-Alteration, also ohne genetische Veränderungen im epidermal growth factor receptor bzw. in der anaplastic lymphoma kinase) sollte eine kombinierte Immunochemotherapie angeboten werden (Checkpoint-Inhibitor-Therapie, z. B. Platindoublette + Nivolumab). Die adjuvante Chemotherapie nach der OP sollte interdisziplinär und in individueller Abwägung des Stadiums, des OP-Ergebnisses, der PD-L1-Expression und ggf. der neoadjuvanten Therapie entschieden werden. Als Chemotherapie kommen z. B. cisplatinbasierte Kombinationschemotherapien, Tyrosinkinase- und Checkpoint-Inhibitor-Therapien zum Einsatz. Eine postoperative Radiotherapie bzw. Chemoradiotherapie ist aktuell im Stadium I oder II nicht empfohlen.

Oft bleibt bei beiden Formen nur eine **palliative Therapie** aus Operation, Chemo- und/oder Strahlentherapie, Bisphosphonaten bei Knochenmetastasen, suffizienter Analgesie usw. Es gibt eine S3-Leitlinie Palliativmedizin für Patienten mit nicht heilbaren Krebserkrankungen (Version 2.2, 09/2020, siehe ➤ Fall 05). Auch beim Bronchialkarzinom ist eine frühe und routinemäßige Integration der Palliativversorgung empfohlen.

Die **Prognose** des Bronchialkarzinoms ist ungünstig. Insgesamt wird das relative **Fünf-Jahres-Überleben** in Deutschland für **Frauen mit 22 % und für Männer mit 17 %** angegeben (Zentrum für Krebsregisterdaten, Stand 2021, Auswertung der Jahre 2017/2018). Im Frühstadium ist es deutlich besser (bis zu 60 %), wobei ein Bronchialkarzinom wegen fehlender Symptome nur selten im Frühstadium diagnostiziert werden kann.

MERKE

- SCLC: systemische Chemotherapie plus Radiotherapie bei limited disease
- NSCLC: primär operative Therapie, evtl. neoadjuvante Chemotherapie („Down-Staging").

5. Operative Möglichkeiten

Etwa ⅔ aller Bronchialkarzinompatienten sind bei der Therapieplanung bereits nicht mehr operabel. Grund sind die Ausdehnung und Metastasierung des Bronchialkarzinoms sowie der Allgemeinzustand und die präoperative Lungenfunktion des Patienten. Ein Teil der Patienten, bei denen eine operative Therapie begonnen wird, imponieren dann intraoperativ als nicht operabel. Bei den wenigen Patienten, die thoraxchirurgisch operiert werden können, unterscheidet man folgende Operationen:

- **Pneumektomie:** Entfernung einer kompletten Lunge auf der betroffenen Seite
- **Lobektomie:** Entfernung eines Lungenlappens
- **Segmentresektion:** Entfernung eines anatomischen Lungensegmentes; nur bei respiratorischer Einschränkung
- **Manschettenresektion:** Entfernung von Karzinom tragenden Bronchusabschnitten mit anschließender Anastomosierung
- **Brustwandteilresektion:** Entfernung von infiltrierten Brustwand- und ggf. auch von Rippenanteilen. Die regionären LK werden i. d. R. ebenfalls entfernt

6. Spezielle Aufklärung bei schlechter Prognose

Die S3-Leitlinie Lungenkarzinom von 2024 bietet unter Einbeziehung der S3-Leitlinie **Palliativmedizin** für Patienten mit nicht heilbaren Krebserkrankungen (Version 2.2, 2020) wertvolle Hinweise, wie eine Patientenaufklärung im Allgemeinen aber v. a. auch unter der speziellen Situation des Lungenkarzinoms erfolgen sollte. Diese Gespräche stellen auch für erfahrene Ärzte eine professionelle und persönliche Herausforderung dar, sodass Sie sich hier als junger Kollege Unterstützung und Supervision holen sollten. Ein Training entsprechender Gespräche ist ebenfalls zu empfehlen. Fragen Sie nach entsprechenden Fortbildungsangeboten Ihrer Klinik.

Wichtig ist, dass die Aufklärung primär durch den behandelnden Arzt erfolgen soll – und zwar, sobald die Diagnose Lungenkarzinom gesichert ist. Fragen Sie die Patientin, ob der Partner, Angehörige oder Dritte einbezogen werden sollen. Denken Sie immer daran, den Aufklärungsprozess auch nachvollziehbar zu dokumentieren. Sie sollten die Patientin und ggf. die Angehörigen fragen, mit welchem Wissen, mit welchen Vorstellungen, Hoffnungen und Befürchtungen sie in das Aufklärungsgespräch geht bzw. gehen. Ebenso wichtig ist, dass alle Informationen schrittweise vermittelt werden. Stellen Sie immer wieder sicher, was die Patientin auf welche Art und Weise verstanden hat. Nutzen Sie die patientenzentrierte Kommunikation (siehe ➤ Fall 16), wobei Sie die Patientin immer wieder ermuntern, Ihnen Fragen zu stellen. Neben der Aufklärung der Therapieoptionen sollte auch immer über die Prognose und die damit verbundene Lebensqualität gesprochen werden. Bitte holen Sie auch frühzeitig die Palliativmediziner mit ins Boot, um den Bedarf entsprechender Palliativversorgung zu eruieren und anzubieten.

Zur Vorbereitung eines solchen Aufklärungsgesprächs können Sie das in der Leitlinie Bronchialkarzinom empfohlene **SPIKES-Modell** nach Buckmann und Baile anwenden:

1. **Setting:** Schaffen Sie einen geeigneten Rahmen für das Gespräch in ungestörter Umgebung ohne Unterbrechungen.
2. **Perception:** Ermitteln Sie den Kenntnisstand der Patientin und berücksichtigen Sie auch, dass die Wahrnehmung eine andere sein kann, obwohl sie vielleicht dieselben Worte wie Sie selbst verwendet.
3. **Invitation:** Eruieren Sie, welchen Informationsbedarf die Patientin gerade hat, damit Sie das Maß des schrittweisen Aufklärungsprozesses anpassen können und die Patientin nicht überfordern.
4. **Knowledge:** Übermitteln Sie anschließend die geeigneten Informationen in kurzen, klaren Sätzen ohne Beschönigungen. Passen Sie dabei Ihre Worte der Patientensprache an. Geben Sie der Patientin die Möglichkeit und ermuntern Sie sie dazu, Verständnisfragen zu stellen.
5. **Exploration of Emotions:** Nehmen Sie die Emotionen der Patientin wahr, sprechen Sie diese an und reagieren Sie empathisch und unterstützend.
6. **Strategy and Summary:** Planen Sie unter Einbeziehung der Patientin (partizipative Entscheidungsfindung) die weiteren Schritte und fassen Sie am Ende alles noch mal verständlich zusammen.

ZUSAMMENFASSUNG

- Das Bronchialkarzinom ist eine der häufigsten Todesursachen aufgrund eines malignen Tumors mit einem relativen Fünf-Jahres-Überleben von 22 % für Frauen und 17 % für Männer.
- Verantwortlich gemacht werden in erster Linie das Zigarettenrauchen, aber auch Asbest, Abgase, Arsen, Radon, Tuberkulosenarben und genetische Faktoren.
- Klinik: v. a. Husten, später auch z. B. Hämoptyse/Hämoptoe, Dyspnoe, Thoraxschmerzen, Heiserkeit, Horner-Syndrom, Armlähmungen, paraneoplastische Symptome.
- Diagnostik: Röntgen-Thorax in zwei Ebenen, CT, PET bzw. Szintigrafie, (Endo-)Sonografie und v. a. Bronchoskopie zur histologischen Bestimmung
- Histologische Unterteilung: SCLC und NSCLC (Plattenepithel-, Adeno-, großzelliges Karzinom, neuroendokrine Tumoren)
- Die Therapie ist abhängig von Histologie und Stadium:
  - SCLC: systemische Chemotherapie plus Radiotherapie bei limited disease
  - NSCLC = primär operative Therapie mittels Lungen(teil-)Resektion, evtl. neoadjuvante Chemotherapie zum „Down-Staging" bzw. adjuvante (Immuno) Chemotherapie, PD-L1 Expression bestimmen.
- Eine frühe und routinemäßige Integration der Palliativversorgung ist empfohlen.

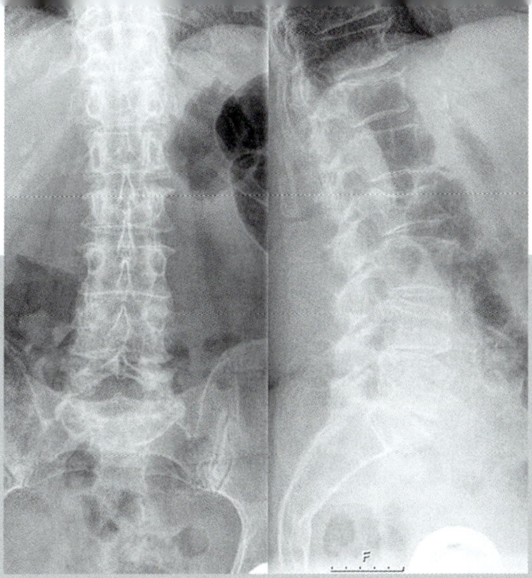

[T580]

14 Rückenschmerzen nach Sturz vor drei Wochen

Anamnese

Die 74-jährige, alleinstehende Frau B. wird vom Hausarzt wegen zunehmender, immobilisierender Rückenschmerzen stationär eingewiesen. Vor drei Wochen sei sie zu Hause gestürzt. Nachdem die anfangs bestehenden Schmerzen sich zunächst gebessert hätten, seien diese in den letzten Tagen zunehmend stärker geworden, sodass sie nur noch mit großer Mühe aufstehen könne. Eine bereits am Unfalltag durch den Hausarzt veranlasste Röntgenuntersuchung der LWS in zwei Ebenen sei ohne Anhalt für eine Fraktur geblieben. Vor etwa 20 Jahren sei aufgrund eines Zervixkarzinoms eine gynäkologische Totaloperation erfolgt. Ebenfalls nach einem Sturz war vor 12 Jahren wegen einer Schenkelhalsfraktur und Coxarthrose eine Hüft-TEP links implantiert worden.

Untersuchungsbefunde

74-jährige Patientin in altersentsprechendem AZ und EZ. Schmerzbedingt kann sie sich nicht aus eigener Kraft von der Transport- auf die Untersuchungsliege bewegen. RR 150/95 mmHg, Puls 88/min.

Körperliche Untersuchung: Herz und Lungen: unauffällig. Rücken: keine äußeren Verletzungen. Deutlicher Druckschmerz beidseits paravertebral lumbal, zudem diffuser Klopfschmerz über der gesamten LWS und unteren BWS. Extremitäten: an beiden Beinen keine Sensibilitäts- oder Motorikstörungen, Patellar- und Achillessehnenreflexe beidseits vorhanden. Reizlose Narbenverhältnisse an der linken Hüfte.

Sie lassen eine Kontrollröntgenaufnahme der LWS anfertigen (Bild [T580]).

1. Welche Verdachtsdiagnose stellen Sie? Welche Differenzialdiagnosen kommen infrage?

2. Befunden Sie das Bild. Welche weiteren Untersuchungen sind zu veranlassen?

3. Nennen Sie mögliche Ursachen und eine Einteilung des Krankheitsbilds.

4. Welche therapeutischen Möglichkeiten kennen Sie?

5. Welche Spätfolgen können eintreten?

1. Verdachtsdiagnosen

Die von Frau B. angegebenen, zunehmenden Rückenschmerzen stehen vermutlich im Zusammenhang mit dem vorausgegangenen Sturzereignis. Anhand der Schmerzlokalisation ist eine Verletzung im Bereich der LWS anzunehmen. Bei unauffälligem Röntgenbefund am Unfalltag wäre zunächst eine **LWS-Prellung** anzunehmen. Jedoch ist es laut anamnestischen Angaben nach anfänglicher Besserung der Schmerzen jetzt zu einer deutlichen Beschwerdezunahme gekommen. Unter Berücksichtigung des Alters der Patientin und der zurückliegenden Schenkelhalsfraktur links ist daher primär eine **Wirbelkörperfraktur im Bereich der LWS durch Osteoporose** zu vermuten.

Differenzialdiagnostisch wären auch maligne Wirbelsäulenveränderungen denkbar, wie z. B. das **multiple Myelom** oder **Knochenmetastasen** bei bekanntem Malignom in der Anamnese.

2. Diagnostik

- **Röntgen/CT:** Obwohl bereits am Unfalltag konventionelle Röntgenaufnahmen von BWS und LWS angefertigt worden waren, sollten diese aufgrund der Schmerzprogredienz mit dem Verdacht auf eine Wirbelfraktur wiederholt werden oder durch CT-Aufnahmen ergänzt werden, da eine Fraktur durch Resorptionsvorgänge in der Frakturzone oder durch zunehmende Sinterung bei Osteoporose im konventionellen Bild erst mit zeitlicher Verzögerung nachgewiesen sein kann. Bestimmte CT-Techniken, wie die qCT (quantitative Computertomografie), können darüber hinaus auch die Knochendichte sehr gut messen.
- **Magnetresonanztomografie (MRT):** Liegen keine zeitnah angefertigten Vergleichsaufnahmen zur Differenzierung zwischen frischer und alter Fraktur vor, ist eine spinale MRT indiziert. Hier ist bei frischer Fraktur eine Signalanhebung im betroffenen Wirbelkörper zu sehen. Außerdem lassen sich die Hinterkante des Wirbelkörpers sowie der Spinalkanal beurteilen.

Auf den Kontrollaufnahmen der LWS in zwei Ebenen (Bild) sehen Sie **Höhenminderungen** des 2. und 4. LWK, eine sog. **Keilwirbelbildung** des LWK 4 sowie eine Fischwirbelbildung des LWK 2. Insofern ist von Sinterungsfrakturen des 2. und 4. LWK auszugehen. Zudem fällt ein deutlich verminderter Mineralsalzgehalt der Knochenstrukturen auf, der auf eine Osteoporose schließen lässt. Schließlich weisen osteophytäre Ausziehungen an den Wirbelkörperkanten auf degenerative Veränderungen hin.

MERKE
Auch bei initial unauffälligem Röntgenbefund muss die Röntgenuntersuchung bei anhaltenden Beschwerden wiederholt werden.

3. Einteilung und Ursachen

Für die Wahl der geeigneten Therapie ist zunächst die **Stabilität einer Wirbelkörperfraktur** zu beurteilen. Hierzu wurden diese früher nach dem **Drei-Säulen-Modell nach Denis** eingeteilt:

- Vordere Säule: vordere ⅔ des Wirbelkörpers und der Bandscheibe
- Mittlere Säule: Wirbelkörperhinterkante, hinteres Längsband und dorsaler Anteil der Bandscheibe
- Hintere Säule: Wirbelbogen, Intervertebralgelenke und hinterer Bandapparat

Bei zwei destruierten Säulen war eine OP-Indikation gegeben. Heute verwendet man die Einteilung der **traumatischen Wirbelfrakturen nach der AO-Klassifikation** (➤ Tab. 14.1).

Beim alten Menschen ist die **Osteoporose** der häufigste prädisponierende Faktor, bei einem Sturz eine Fraktur zu erleiden. Folgende Formen der Osteoporose werden unterschieden:

- **Primäre Osteoporose:**
  - Juvenile Form: selten; idiopathisch; betrifft Kinder zwischen 8. und 14. Lebensjahr.
  - Idiopathische Form: erhöhte Osteoklastenfunktion, sie tritt im frühen Erwachsenenalter auf.
  - Postmenopausale Osteoporose: bei Frauen zwischen dem 50. und 75. Lebensjahr durch Östrogenmangel. Der Knochenabbau überwiegt (= Typ-I-Osteoporose).
  - Involutionsosteoporose: auch Alters- oder Typ-II-Osteoporose; ab dem 70. Lebensjahr mit verminderter Knochenneubildung

Tab. 14.1 AO-Klassifikation für Wirbelfrakturen

Typ A	Kompressionsfrakturen	Zunahme der Instabilität und neurologischer Ausfälle ↓
Typ B	Distraktionsverletzungen	
Typ C	Rotationsverletzungen	

- **Sekundäre Osteoporose:**
  - Tumorbedingt: Plasmozytom, Metastasen
  - Durch Mangel- oder Fehlernährung, z. B. phosphathaltige Getränke wie Cola
  - Endokrin: Cushing-Krankheit, Hyperparathyreoidismus
  - Medikamentös: Kortikoide, Heparin
  - Sonderform: lokale Osteoporose bei sympathischer Reflexdystrophie nach Ruhigstellung bei Frakturen (Inaktivitätsatrophie)

Osteoporotische Frakturen (➤ Abb. 14.1) werden gesondert klassifiziert und damit auch beurteilt hinsichtlich der Notwendigkeit einer operativen/interventionellen Behandlung: sog. **OF-Klassifikation.**
Ab OF 3 besteht unter Berücksichtigung weiterer Kofaktoren wie Allgemeinzustand oder neurologische Defizite eine relative OP-Indikation.

MERKE

- Die traumatischen Wirbelkörperfrakturen werden nach AO-Klassifikation und die osteoporotischen nach OF-Klassifikation unterteilt.
- Die Osteoporose ist eine metabolische Erkrankung des Knochengewebes, die mit einer negativen Knochenbilanz und einem damit verbundenen erhöhten Frakturrisiko einhergeht.

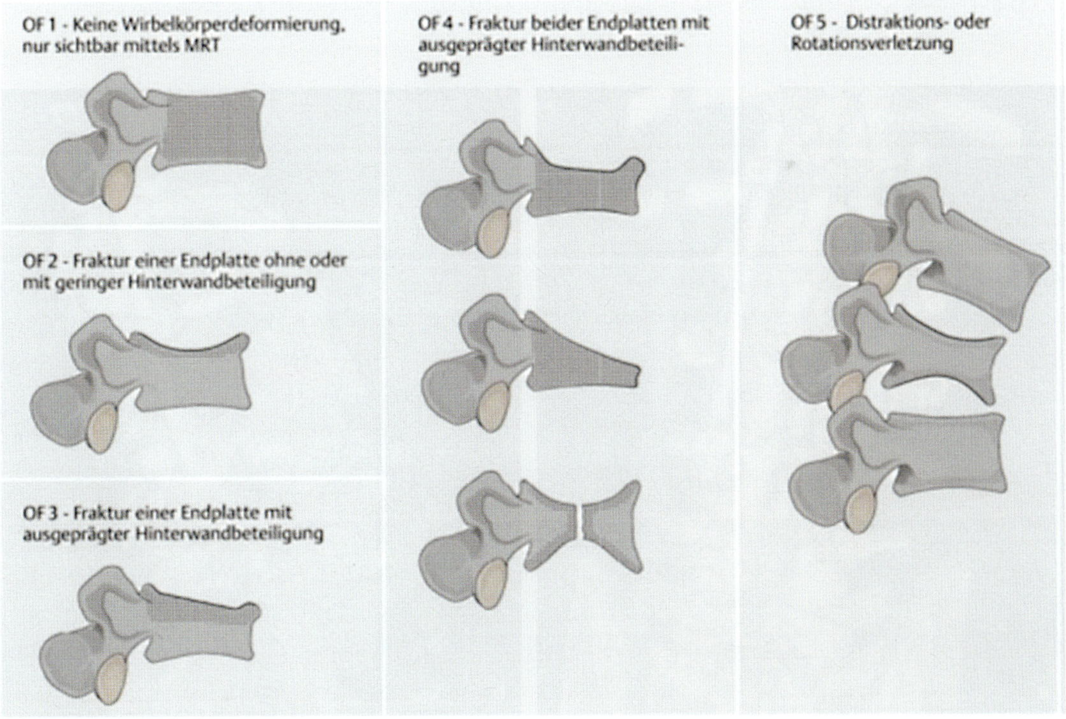

Abb. 14.1 Osteoporotische WK-Fraktur [M1112]

4. Therapie

Bei Typ-A-Wirbelkörperfrakturen ist eine **konservative Therapie** möglich. Diese umfasst eine schmerzadaptierte Mobilisation unter ausreichender Analgesie (NSAID, ggf. in Kombination mit Opioiden) und Physiotherapie, evtl. Versorgung mit einem Drei-Punkte-Korsett.

Bei folgenden Befunden ist eine **operative Therapie** bei Typ-A-Frakturen indiziert:

- Konservativ nicht beherrschbare Schmerzsymptomatik
- Einengung des Spinalkanals mit neurologischen Ausfällen

Mögliche Verfahren zur **operativen Stabilisierung:**

- **Fixateur interne:** v. a. bei jüngeren Patienten. Oberhalb und unterhalb des betroffenen Wirbels wird das Segment über transpedikulär eingebrachte und über einen Stab miteinander verbundene Schrauben stabilisiert; ggf. in Kombination mit zusätzlich ventral eingebrachtem Knochenspan oder Metallkörbchen (➤ Abb. 14.2). So kann die Fraktur ausheilen.
- **Verfahren, die lediglich Zement in den frakturierten Wirbelkörper einbringen:** v. a. ältere Patienten ohne neurologische Ausfälle:
  - **Vertebroplastie:** Über durch die Bogenwurzeln in den Wirbelkörper eingebrachte Hohlnadeln wird unter Druck Knochenzement eingespritzt und somit ein weiteres Sintern verhindert.
  - **Kyphoplastie:** Wie bei der Vertebroplastie werden Hohlnadeln in den Wirbelkörper eingeführt. Mithilfe eines über die Nadeln eingebrachten Ballonsystems wird der Wirbel aufgerichtet und anschließend mit Knochenzement aufgefüllt.

Im Fall von Frau B. mit einer osteoporosebedingten Kompressions- bzw. Sinterungsfraktur des 2. und 4. LWK mit deutlicher Schmerzsymptomatik ohne neurologische Ausfälle ist daher eine Stabilisierung mittels Kyphoplastie anwendbar (➤ Abb. 14.3).

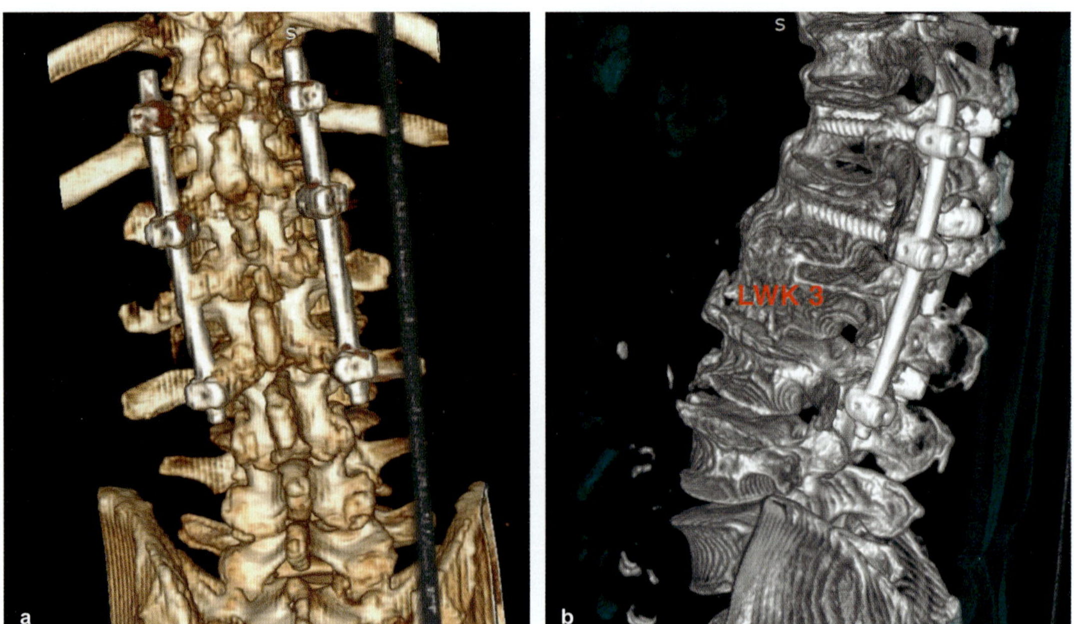

Abb. 14.2 Fixateur interne [M1112]

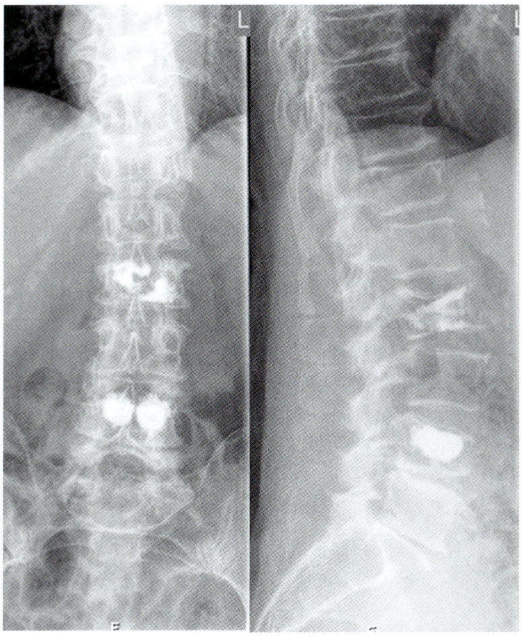

Abb. 14.3 Kyphoplastie von LWK 2 und LWK 4. [T580]

Durch die Stabilisierung der frakturierten Wirbelkörper durch den Knochenzement wird unmittelbar nach dem Eingriff eine **rasche Schmerzfreiheit** und damit mögliche Mobilisation erreicht, sodass den durch Immobilisation bedingten Komplikationen einer Fraktur, wie Pneumonie, Embolien und Thrombose, vorgebeugt wird. Mögliche Komplikationen dieser Verfahren sind Austritt von Knochenzement in den Spinalkanal mit neurologischen Ausfällen sowie embolische Ereignisse. Bei osteoporosebedingten Frakturen muss neben der Frakturbehandlung auch eine **Therapie der Osteoporose** eingeleitet werden, um das weitere Frakturrisiko zu minimieren. Dazu ist zunächst die Messung der Knochendichte mittels DEXA (=**D**ual Energy **X**-Ray **A**bsorptiometry) oder qCT (siehe oben) notwendig. Anhand der ermittelten Werte wird eine Therapie eingeleitet. Dazu gehören neben der Bewegung und Ernährung auch die medikamentöse Therapie zur Verbesserung der Knochenbilanz. Dabei spielt die **Vitamin-D-** und **Kalziumsubstitution** eine große Rolle sowie die Gabe von z. B. **Bisphosphonaten** (z. B. Alendronat 70 mg/Woche) oder Denosomab, ein humaner monoklonaler Antikörper, der im Knochenstoffwechsel die Effekte von Osteoprotegerin (OPG) imitiert und damit die Osteoklasten hemmt.

5. Mögliche Spätfolgen

Nicht behandelte bzw. zunehmende Sinterungsfrakturen der Wirbelkörper führen zur Persistenz der **Keil-** oder **Fischwirbelbildung** und damit in deren Folge zu einer **zunehmenden Deformierung der Wirbelsäule mit zunehmenden Bewegungseinschränkungen und Schmerzen.**

ZUSAMMENFASSUNG

- Wirbelfrakturen werden anhand ihrer Stabilität und nach dem Unfallmechanismus eingeteilt.
- Häufigster prädisponierender Faktor für eine Fraktur beim alten Menschen ist die Osteoporose.
- Die Osteoporose ist eine Erkrankung des Knochenstoffwechsels mit negativer Knochenbilanz.
- Als minimalinvasive Verfahren zur Stabilisierung einer osteoporotischen Wirbelkörperfraktur ohne neurologische Ausfälle stehen Vertebroplastie und Kyphoplastie zur Verfügung.
- Neben der Frakturbehandlung sollte beim älteren Patienten eine Osteoporosetherapie eingeleitet werden.

WAS WÄRE, WENN …

… die Patientin eine schwere Herzinsuffizienz hätte und durch eine Medikation aus stärkeren Analgetika wieder ca. 50 m laufen könnte?

Grundsätzlich sind Faktoren, die den allgemeinen Gesundheitszustand betreffen, in die Entscheidung, ob interventionell/operativ therapiert wird, mit einzubeziehen. Negativ sind vor allem ein ASA > III, Demenz, BMI < 20, Unselbstständigkeit und Gerinnungshemmung. Außerdem ist das Ziel der deutlichen Schmerzreduktion hier mit konservativen Maßnahmen erreicht. In diesem Fall würde man also nicht operieren und weiter abwarten, bis die Fraktur von sich aus heilt.

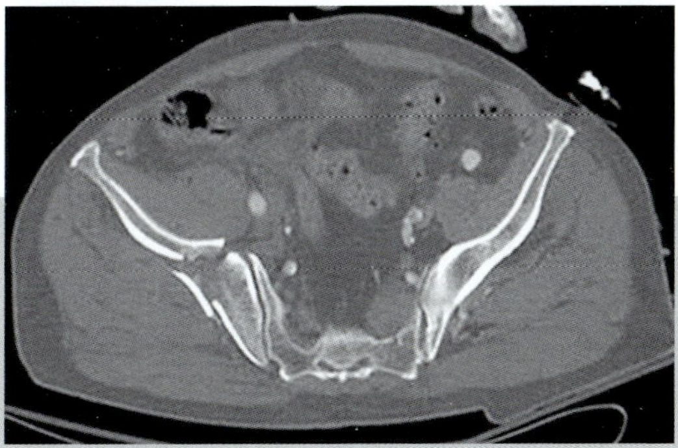

[T579]

15

Bewusstlosigkeit und multiple Frakturen

Anamnese

Sie werden angefunkt, weil für Ihr Universitätsklinikum ein Polytrauma angemeldet wurde. Sie finden sich mit Ihren Kollegen im Schockraum ein. Es ist ein 46-jähriger Mann angekündigt, der bei nasser Fahrbahn mit dem Pkw von der Landstraße abgekommen und an einem Baum verunglückt ist. Der Beifahrer sei bereits am Unfallort gestorben. Das Unfallopfer sei bei einem GCS von 7 intubiert worden, tachykard und hypoton. Es wären eine offene Kopfverletzung, eine Armfehlstellung rechts sowie ein instabiles Becken aufgefallen. Kaum ist der Patient im Schockraum eingetroffen, beginnt Ihr eingespieltes, interdisziplinäres Team mit dem Polytrauma-Management.

Untersuchungsbefunde

46-jähriger, bewusstloser, intubierter Patient mit Zervikalstütze und Vakuumschiene am rechten Arm. Der Monitor zeigt eine Sinustachykardie mit 140/min, RR 90/60 mmHg, AF 15/min und eine Sauerstoffsättigung von 90 %.

Der Anästhesist bestätigt eine korrekte Tubuslage und eine suffiziente Atmung, während Kollegen weitere venöse Zugänge legen und die Radiologin mit der fokussierten Sonografie beginnt. Es wird eine Schockraum-CT des Beckens (➤ Bild [T579]) veranlasst.

1. Bitte definieren Sie den Begriff Polytrauma!

2. Nennen Sie bitte Kriterien, die eine Schockraumaufnahme bei Verdacht auf Polytrauma rechtfertigen!

3. Skizzieren Sie bitte das Vorgehen im Schockraum unter Berücksichtigung des Advanced Trauma Life Support (ATLS)!

4. Welche Verletzungen und Komplikationen vermuten Sie bei dem Patienten?

5. Welche intrakraniellen Blutungen können unterschieden werden?

6. Welche Verletzung bezüglich der Therapie hat Vorrang?

1. Polytrauma

Ein Polytrauma besteht bei gleichzeitig entstandenen Verletzungen mehrerer Körperabschnitte oder Organe, wobei mindestens eine Verletzung oder die Kombination mehrerer Verletzungen lebensbedrohlich ist.

2. Schockraumaufnahme

Die Aufnahme über den Schockraum ist geprägt vom **Verletzungsmuster** (siehe Definition Polytrauma), den **Störungen der Vitalfunktionen** sowie dem **Unfallhergang.** Bei einem Patienten lässt sich ein Polytrauma mit Indikation der Schockraumbehandlung vermuten bei:

- Hochrasanztrauma (Pkw, Motorrad) mit einer Geschwindigkeitsänderung von > 30 km/h
- Tod eines weiteren Fahrzeuginsassens
- Herausschleudern des Patienten aus dem Fahrzeug
- Fußgänger oder Fahrradfahrer bei Verkehrsunfall
- Explosionstrauma
- Trauma durch Einklemmen oder Verschütten
- Sturz aus mindestens 3 m Höhe

3. Schockraumvorgehen

Das **Schockraumteam** ist interdisziplinär und sollte aus mindestens drei Ärzten bestehen **(2 Chirurgen, 1 Anästhesist).** In jedem Schockraum gelten klar definierte und trainierte Handlungsabläufe und Aufgaben der einzelnen Teammitglieder. Wichtiger Bestandteil ist die **schriftliche Protokollierung** des Patientenzustands und der durchgeführten diagnostischen und therapeutischen Schritte mit Zeitangabe. Der Ablauf kann z. B. nach dem **Advanced Trauma Life Support (ATLS)** erfolgen.

Zu Beginn übergibt der Notarzt/das Rettungspersonal den Patienten an das Schockraumteam und berichtet über Auffindesituation, Zustand des Patienten sowie – soweit bekannt – Vorerkrankungen und Vormedikamente. Das Rettungspersonal sollte anschließend für eventuelle Fragen zur Verfügung bleiben.

- **Primary Survey:**
  - Die **Erstbeurteilung** und die Stabilisierung der **Vitalfunktionen** („resuscitation") folgt in der Reihenfolge der sog. **ABCDE-Regel: Airway** (Sicherung der Atemwege; bei Intubierten Tubuskontrolle), **Breathing** (ggf. Beatmung durchführen), **Circulation** (Kreislaufstabilisierung, kardiogene Reanimation, Perikardentlastung, Blutungskontrolle, Infusionstherapie), **Disability** (grob neurologische Untersuchung), **Environment** (Entkleidung, weitere chirurgische Untersuchung, Aufwärmen). Anschließend muss eine kontinuierliche Kontrolle der ABCDE-Parameter unter Monitoring und Evaluation erfolgen.
  - Zeitgleich mit der Untersuchung wird von allgemeinchirurgischer oder internistischer Seite eine **standardisierte Sonografie** (Focused Assessment with Sonography for Trauma, FAST) durchgeführt, um **freie Flüssigkeit** im Abdomen (Morrison-Pouch = perihepatisch, Koller-Pouch = perisplenisch, Douglas-Pouch = Becken), einen **Pleuraerguss** bzw. **Hämatothorax** sowie eine **Herzbeuteltamponade** frühzeitig festzustellen.
    Abhängig von den Symptomen und Befunden erfolgen **Notfalleingriffe,** wie die Notfallintubation, die Koniotomie, die Thoraxdrainage, Notfallthorakotomie und die Blutungskontrolle.
    Sollte eine Bildgebung mittels CT notwendig sein, sollte dies in unmittelbarer Nähe zur Verfügung stehen. Dabei wird eine **Mehrschicht-Spiral-Computertomografie** (MSCT) durchgeführt, die in kürzester Zeit eine umfassende Diagnostik als Grundlage der weiteren Therapie bietet.
    Dazu zählen das **native Schädel-CT** (CCT) zur Diagnostik frischer intrakranieller Blutungen, sowie **nach i. v. Kontrastmittelgabe** die **CT von Thorax, Abdomen, Becken** und **Extremitäten,** um in diesem Bereich Verletzungen wie Rupturen, Blutungen, Frakturen etc. zu identifizieren. Die MSCT ermöglicht auch eine Bewertung der Verletzungen, um die **Reihenfolge** der weiteren Therapieschritte z. B. nach der AIS-Systematik (s. o.) festzulegen.
    In einigen, weniger schweren Fällen genügt auch das Röntgen des Achsskeletts, um Frakturen der Wirbelsäule und des Beckens auszuschließen.
- **Secondary Survey:** Der zweite Behandlungsabschnitt beinhaltet eine zweite, ausführliche

Untersuchung mit Evaluation der **ABCDE-Regel** und der bisherigen Therapie. Eine **Kontroll-CT des Schädels** sollte – bei auffälliger Klinik – nach ca. 60 min wiederholt werden.

- **Definitive Care:** Wenn keine Notfalleingriffe mehr indiziert und die Vitalfunktionen nicht mehr wesentlich gestört sind, kann eine definitive **Versorgung** der Verletzungen **im OP** oder auf der **Intensivstation** erfolgen.

4. Vermutete Verletzungen

Bei dem Patienten können bereits früh eine offene Kopfverletzung, ein instabiles Becken, eine Fehlstellung des rechten Arms, ein GCS von 7 und eine wesentliche Beeinträchtigung der Vitalfunktionen (Hypotonie, Tachykardie, reduzierte Sauerstoffsättigung) festgestellt werden.

Das Bild zeigt als Grund des instabilen Beckens eine **Beckenringfraktur.** Frakturen des Beckens können einen hämodynamisch relevanten **Blutverlust** verursachen und müssen bereits **präklinisch** mittels Beckengurt, Vakuummatratze oder Tuchumschlingung **stabilisiert** werden. Im Schockraum muss dann in Abhängigkeit von den Vitalfunktionen eine notfallmäßige Stabilisierung mittels **Beckenzwinge** oder **Fixateur externe** erreicht werden.

Die offene Kopfverletzung lässt eine **traumatische intrakranielle Blutung** vermuten, die sich im **nativen CCT** hyperdens ggf. mit Mittellinienverlagerung und weiteren Hirndruckzeichen darstellt.

Der **Armfehlstellung** liegt wahrscheinlich eine Fraktur zugrunde.

Bei Hochgeschwindigkeitstraumata sind auch Verletzungen wie Leber- und Milzruptur, Herzbeuteltamponade und Aortendissektion häufig (wichtige primäre Diagnostik: Sonografie).

5. Intrakranielle Blutungen

Intrakranielle Blutungen, die häufig im Rahmen von Polytraumata vorkommen, können nach ihrer Lokalisation in Epiduralblutung (EDB), Subduralblutung (SDB), Subarachnoidalblutung (SAB) und intrazerebrale Blutung (ICB) unterteilt werden (➤ Abb. 15.1). Diesen intrakraniellen Blutungsformen werden in ➤ Tab. 15.1 ihre Lokalisation, die Blutungsquelle und ihre Bildmorphologie im nativen CCT zugeordnet. Zur Einteilung der Schädel-Hirn-Traumata siehe auch ➤ Fall 7.

6. Priorisierung der Verletzungen

Ausschlaggebend ist, inwiefern die Verletzung vital gefährdend ist. Kam es durch die Beckenverletzung zusätzlich zu einer unstillbaren Blutung ins kleine Becken, wäre die Stillung der Blutung die zunächst dringlichere OP. Im Anschluss kann die intrakranielle Blutung durch die Kollegen der Neurochirurgie entlastet werden.

Tab. 15.1 Traumatische intrakranielle Blutungen

Blutungsform	Lokalisation	Blutungsquelle	Bildmorphologie im Nativ-CCT (ohne KM)
Epiduralblutung	Zwischen Kalotte und Dura mater, meist temporal gelegen	A. meningea media, einer ihrer Äste oder Blutung aus Kalottenfraktur	Bikonvexe oder linsenförmige hyperdense RF
Subduralblutung	Unter der Dura mater, raumfordernd auf dem Gehirn	Brückenvenen oder kortikale Arterien	Sichel- oder halbmondförmige hyperdense RF
Traumatische Subarachnoidalblutung (SAB)	Im Subarachnoidalraum, dem Gehirn filmartig eng aufliegend	Ruptur von kleinen venösen Gefäßen	Hyperdense Linien entlang der Sulci und Gyri
Intrazerebrale Kontusionsblutung (ICB)	Intrazerebral	Direkte Schädigung des Hirnparenchyms („blauer Fleck" des Gehirns)	Polymorph im Parenchym gelegene hyperdense Areale oder RF

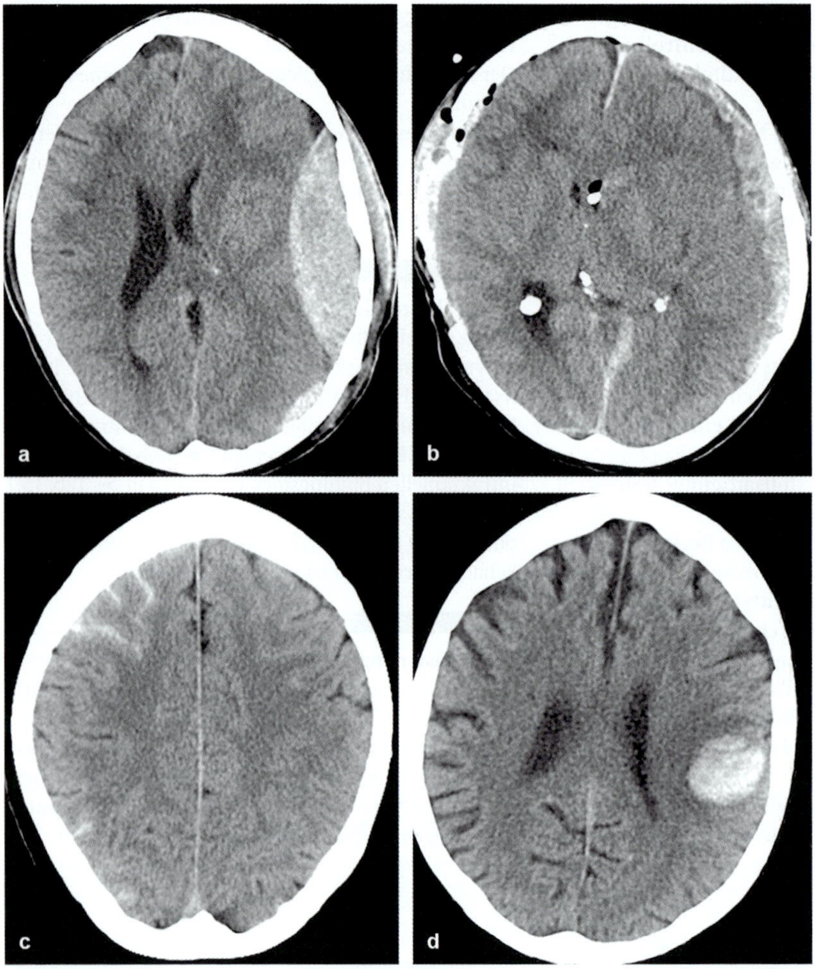

Abb. 15.1 Intrakranielle Blutungen. a) Epiduralblutung (EDB); b) Subduralblutung (SDB); c) traumatische Subarachnoidalblutung (SAB); d) intrazerebrale Blutung (ICB) [T579]

ZUSAMMENFASSUNG

- Ein Polytrauma besteht bei gleichzeitiger Verletzung mehrerer Körperabschnitte oder -organe, wobei mindestens eine Verletzung oder die Kombination mehrerer Verletzungen lebensbedrohlich ist.
- Das interdisziplinäre Schockraumteam handelt nach definiertem und trainiertem Stufenplan z. B. nach dem ATLS: Primary Survey (ABCDE-Regel, FAST, MSCT, Notfallinterventionen), Secondary Survey (gründliche Untersuchung, Evaluation, Kontroll-CCT), Definitive Care (endgültige Versorgung im OP oder auf der Intensivstation).

16

Erbrechen, Druckgefühl im Oberbauch und Appetitlosigkeit

Anamnese

Herr W., 65 Jahre, stellt sich wegen seit mehreren Tagen zunehmendem Erbrechen in der Notaufnahme vor. Er berichtet, seit Längerem nur wenig essen zu können, da ihm der Appetit fehle. Deshalb habe er auch in den letzten 2 Monaten 6 Kilogramm an Gewicht abgenommen und fühle sich schlapp. Im Oberbauch habe er ein Druckgefühl, das seit 2–3 Wochen dauerhaft sei. Insgesamt führe er seinen Zustand darauf zurück, dass er seine Ehefrau vor einem halben Jahr verloren habe.

Untersuchungsbefunde

65-jähriger Patient in reduziertem AZ und EZ (74 kg bei 1,85 m). RR 120/70 mmHg, Puls 84/min.
Körperliche Untersuchung: Haut und Schleimhäute sind blass. Abdomen: im Epigastrium Druckschmerz auslösbar, ansonsten unauffällig. Herz und Lunge: unauffällig. Pulsstatus Beine: Sämtliche Pulse an beiden Beinen tastbar. Digitale rektale Untersuchung: leicht vergrößerte Prostata mit glatter Oberfläche. In der Ampulle ist wenig sehr dunkler, fast schwarzer Stuhl vorhanden.

1. An welche Verdachts- und Differenzialdiagnosen denken Sie?

2. Welche weiteren Maßnahmen zur Erhärtung Ihrer Verdachtsdiagnose veranlassen Sie?

3. Nennen Sie mögliche Risikofaktoren und eine Einteilung des Krankheitsbilds.

4. Welche Therapie ist angezeigt?

5. Welche Empfehlungen zur Nachbehandlung sind wichtig?

Fall 16 Erbrechen, Druckgefühl im Oberbauch und Appetitlosigkeit

1. Verdachts- und Differenzialdiagnosen

Auffällig bei den anamnestischen Angaben und der körperlichen Untersuchung sind das Druckgefühl und der Druckschmerz im Epigastrium, die Gewichtsabnahme und Abgeschlagenheit sowie Appetitlosigkeit. Zusätzlich fand sich bei der digitalen rektalen Untersuchung dunkler bis schwarzer Stuhl **(Teerstuhl),** die Haut und Schleimhäute sind blass als mögliche Zeichen einer **Anämie.** Diese Befundkonstellation kann zwar durch ein Ulkusleiden oder eine Gastritis bedingt sein, aufgrund der starken Gewichtsabnahme ist jedoch eher an einen malignen Prozess zu denken, insbesondere an ein **Magenkarzinom.** Dies beginnt häufig mit zunächst **uncharakteristischen Beschwerden,** wie frühem Sättigungsgefühl, Druck im Oberbauch oder Abneigung gegen Fleisch. Später treten Gewichtsverlust, Erbrechen oder Blutungszeichen wie Teerstuhl, Anämie oder eine Hämatemesis hinzu.

MERKE

Anhaltende uncharakteristische Oberbauchbeschwerden oder ein therapieresistentes Ulkusleiden sind verdächtig auf ein Magenkarzinom und sollten immer endoskopisch abgeklärt werden.

2. Diagnostik

Bei Verdacht auf ein Magenkarzinom ist als erster diagnostischer Schritt eine **Ösophago-Gastro-Duodenoskopie** (ÖGD) mit Entnahme von **Probebiopsien** aus suspekten und nicht befallenden Schleimhautarealen sowie tumorösen Veränderungen notwendig. In ➤ Abb. 16.1 ist bei der Gastroskopie im Magenantrum ein ausgedehnter Tumor mit Aufhebung des Schleimhautreliefs und einer erheblichen Einengung des Magenausgangs zu sehen. Standard ist die hochauflösende Videoendoskopie; zur Verbesserung der Detektionsrate und Therapieplanung sollten Magnifikation (digitale Zoom-Technik) und computergestützte Chromoendoskopie eingesetzt werden (AWMF S3-Leitlinie Diagnostik und Therapie der Adenokarzinome des Magens und ösophagogastralen Übergangs 2025, https://register.awmf.org/assets/guidelines/032-009OLl_S3_Magenkarzinom_Diagnostik_Therapie_Adenokarzinome_oesophagogastraler_Uebergang_2025-05.pdf).

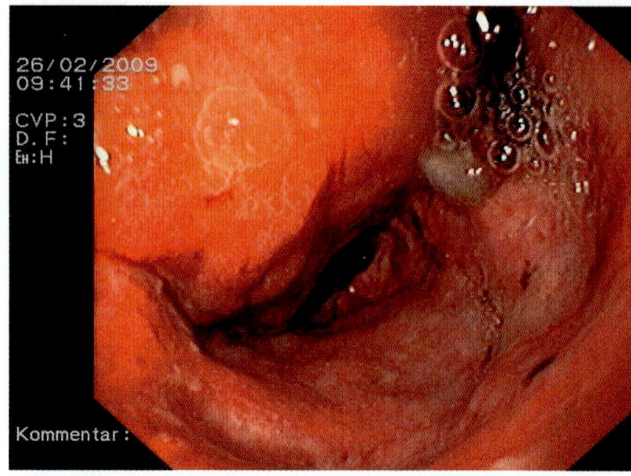

Abb. 16.1 Gastroskopie [T583]

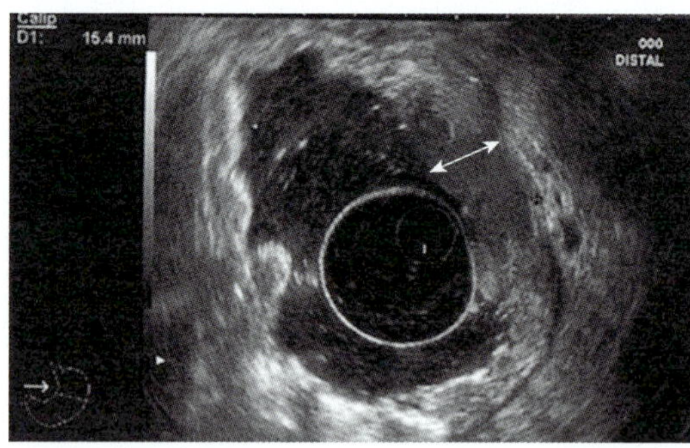

Abb. 16.2 Endosonografie des Magens mit tumorbedingter Wandverdickung (Doppelpfeil) [T581]

Wird durch die histologische Untersuchung der entnommenen Probebiopsie der makroskopische Verdacht auf ein Magenkarzinom bestätigt, sind zum **Staging** weitere Untersuchungen erforderlich:

- **Endosonografie des Magens:** Beurteilung der Tumorinfiltration in die Magenwand und ggf. in benachbarte Organe, z. B. Pankreas (➤ Abb. 16.2)
- **Abdomensonografie:** Hinweise auf Fernmetastasen oder Aszites
- **CT Thorax und CT Abdomen inklusiv Becken:** zur Beurteilung der Tumorausdehnung bei fort-

geschrittenen Befunden und zum Ausschluss von thorakalen Metastasen; alternativ MRT bei Kontraindikationen für CT
- **Laparoskopie:** stellt einen weiteren, wichtigen diagnostischen Schritt vor der perioperativen Therapie dar, hilft das Tumorausmaß im Hinblick auf eine Operabilität abzuschätzen und kann bei V. a. eine Peritonealkarzinose zur weiteren Therapieplanung dienen.
- **Tumormarker:** Nicht zur Primärdiagnostik geeignet, allerdings können im Rahmen von Studien verschiedene Marker oder zur Verlaufskontrolle CEA, CA 19-9 und CA 72-4 bestimmt werden.

3. Risikofaktoren und Einteilung

Risikofaktoren (Präkanzerosen) für die Entstehung eines Magenkarzinoms sind:
- Chronisches Ulkus und *Helicobacter-pylori*-Infektion (wesentlicher Risikofaktor)
- Chronische atrophische Gastritis
- Gastroduodenaler Reflux nach Voroperationen am Magen (OP nach Billroth) und vermutlich auch gastroösophageale Refluxkrankheit (GERD)
- Intestinale Metaplasie und hyperplasiogene Polypen des Magens
- Morbus Ménétrier („Riesenfaltenmagen" mit Schleimhauthypertrophie im Korpus)
- Noxen wie Nikotin, Nitrosamine, Aflatoxine und Alkohol, sowie Ernährungsfaktoren wie eine hohe Zufuhr von Salz konservierten Lebensmitteln, von verarbeitetem Fleisch und ein geringer Verzehr von Obst
- Noxen wie Nikotin, Nitrosamine, Aflatoxine, Alkohol
- Alter (mittleres Erkrankungsalter 72 Jahre) und familiäre Belastung (selten hereditäres diffuses Magenkarzinom (HDGC), eine autosomal-dominante Erkrankung)

Histologisch unterscheidet man beim Magenkarzinom:
- **Adenokarzinom** (> 70 %). Dieses kann in weitere Subtypen wie tubuläres, papilläres oder muzinöses Karzinom sowie in das schleimbildende **Siegelringkarzinom** (10 %) unterteilt werden.
- **Undifferenzierte Tumoren** (20 %)
- Seltener sind **Lymphome** und gastrointestinale Stromatumoren **(GIST).**

Die Adenokarzinome am Magen lassen sich histologisch nach der **Laurén-Einteilung** drei Erscheinungsformen zuordnen:
- **Intestinaler Typ** (ca. 50 %): polypoide Wachstumsform, eher lokal begrenzt, daher bessere Prognose
- **Diffuser Typ** (ca. 40 %): infiltratives, diffuses Ausbreitungsmuster mit schlechter Prognose
- **Mischtyp** (ca. 10 %)

Nach der neueren Einteilung der Cancer Genom Atlas (TCGA) Klassifikation gibt es basierend auf Untersuchungen des Genoms, Transkription, Epigenoms und Proteoms vier molekulare Subtypen:
- **Chromosomal instabil**
- **Epstein-Barr-Virus-assoziiert**
- **Mikrosatelliten-instabil**
- **Genomisch stabil**

Das Magenkarzinom breitet sich auf folgenden Wegen aus:
- **Per continuitatem** in die Nachbarorgane (z. B. das Pankreas), bei Durchbruch durch die Serosa kommt es zur Peritonealkarzinose und **Abtropfmetastasen** z. B. an den Ovarien (sog. **Krukenberg-Tumoren**).
- **Lymphogen:** Metastasierung in die regionären LK, die beim Magen in Kompartimente eingeteilt werden:
  - Kompartiment I: die LK an der großen und kleinen Kurvatur
  - Kompartiment II: die LK am Truncus coeliacus, am Pankreasoberrand entlang der A. hepatica communis und dem Milzhilus
  - Kompartiment III: die LK im Lig. hepatoduodenale, retropankreatische LK, an der Mesenterialwurzel und an der A. colica media sowie paraaortal. Dort befallene LK gelten bereits als Fernmetastasen.
- **Hämatogen:** über den venösen Abstrom in das Pfortadersystem zunächst in die Leber sowie sekundär in Lunge und Pleura, seltener in Knochen und Nebennieren.

Das Staging erfolgt nach der **TNM-Klassifikation** und **UICC-Stadien** (➤ Tab. 16.1).

Tab. 16.1 TNM- und UICC-Einteilung des Magenkarzinoms [G924-001]

T0	Kein Anhalt für Primärtumor	**UICC-Stadien** **0:** Tis N0 M0 **IA:** T1a/b, N0, M0 **IB:** T1, N1, M0 oder T2, N0, M0 **IIA:** T1, N2, M0 oder T2, N1, M0 oder T3, N0, M0 **IIB:** T1, N3, M0 oder T2, N2, M0 oder T3, N1, M0 ODER T4A, N0, M0 **IIIA:** T2, N3, M0 oder T3, N2, M0 oder T4A, N1, M0 **IIIB:** T3, N3, M0 oder T4a, N2, M0 oder T4b, N0/1, M0 **IIIC:** T4a, N3, M0 oder T4b, N2/3, M0 **IV:** jedes T, jedes N, M1
Tis	Carcinoma in situ (intraepithelialer Tumor ohne Einbruch in Lamina propria mucosae	
T1	Tumor infiltriert Lamina propria oder Muscularis mucosae (T1a) bzw. Submukosa (T1b)	
T2	Tumor infiltriert Muscularis propria	
T3	Tumor infiltriert Subserosa	
T4	Tumor perforiert Serosa (viszerales Peritoneum) oder infiltriert benachbarte Strukturen	
N0	Kein LK-Befall	
N1, N2, N3	Befall von 1–2, 3–6, > 6 regionalen LK (N3a 7–15 LK, N3b > 15 LK)	
M0	Keine Fernmetastasen	
M1	Fernmetastasen	

MERKE

Eine Sonderform des Magenkarzinoms ist das Frühkarzinom („early cancer"). Dieses ist in seiner Infiltrationstiefe auf die Mukosa und Submukosa beschränkt, darf jedoch aufgrund seiner flächenhaften Ausbreitung und Möglichkeit der lymphogenen Metastasierung nicht mit einem Carcinoma in situ gleichgesetzt werden, das noch eine intakte Basalmembran besitzt.

4. Therapie

Die Therapie sollte auf der Grundlage der Behandlungsempfehlung eines interdisziplinären Tumor-Boards für den Patienten erarbeitet werden. Insgesamt ist es empfohlen, Patienten in aktuelle klinische Studien einzuschließen. Nachfolgend soll ein grober Überblick über Therapiemöglichkeiten und v. a. die operative Therapie gegeben werden.

Chirurgische Therapie

Die einzige Möglichkeit zur **kurativen Behandlung stellt die chirurgische Resektion dar** und ist somit die Standardtherapie für alle potenziell resektablen Magenkarzinome (AWMF S3-Leitlinie Diagnostik und Therapie der Adenokarzinome des Magens und ösophagogastralen Übergangs 2025).

Auf die Mukosa begrenzte Karzinome (T1a N0 M0), können **eventuell endoskopisch** komplett reseziert (R0) werden. Daher soll bei Diagnostik ohne Nachweis von Fernmetastasen bei gegebener OP-Fähigkeit des Patienten eine operative Therapie angestrebt werden. Für die Wahl des OP-Verfahrens bzw. das erforderliche Resektionsausmaß sind der Sitz des Tumors (Kardia – Korpus – Antrum) sowie seine histologische Differenzierung (intestinaler – diffuser Typ nach Laurén) entscheidend. Bei kurativer Zielsetzung erfolgt bei den vorgenannten Eingriffen zusätzlich die **systematische Lymphadenektomie der Kompartimente I und II.**

Tumorfreie Resektionsränder sind anzustreben, indem ein proximaler Sicherheitsabstand am Magen von 5 cm (intestinaler Typ nach Laurén) bzw. 8 cm (diffuser Typ nach Laurén) eingeplant werden. Kann der Sicherheitsabstand nicht eingehalten werden, soll ein pathologischer Schnellschnitt erfolgen.

Mögliche chirurgische Eingriffe sind:

- **Gastrektomie ggf. in Kombination mit Splenektomie:** komplette Entfernung des Magens bei großen Tumoren und bei Karzinomen vom diffusem Typ nach Laurén
- **Erweiterte Gastrektomie mit distaler Ösophagusresektion:** bei Kardia- oder Funduskarzinom
- **Subtotale, 4/5-Magenresektion:** bei Tumorsitz im Antrum und gleichzeitig intestinalem Typ nach

Laurén möglich, wenn ausreichender Sicherheitsabstand zum Tumor nach oralwärts eingehalten werden kann

Nach Resektion bzw. Entfernung des Magens wird zur Rekonstruktion weltweit die ausgeschaltete ROUX-Schlinge bevorzugt verwendet (Ausgeschalten der Passage und Wiederherstellen durch eine hochgezogene Jejunumschlinge zum Ösophagus bzw. Magenrest). Alternativ kann nach einer Gastrektomie ein Jejunumsegment zwischen Speiseröhre und Duodenum interponiert werden (Pouchbildung).

Bei **Fernmetastasierung** und symptomatischer, tumorbedingter **Magenausgangsstenose** ist auch unter palliativer Intention eine **subtotale Magenresektion** gerechtfertigt. Eine weitere Möglichkeit wäre die Anlage einer **Gastro-Enterostomie** (GE) zur Umgehung der Stenose. Andere Palliativmaßnahmen wären Versorgung des Patienten mit einer Ernährungssonde (z. B. PEG) oder **Stentimplantationen** sowie lokale **Lasertherapie** zum Erhalt der Magen-Darm-Passage.

Bei asymptomatischen, nicht blutenden Patienten sollte in der Palliativsituation keine chirurgische Resektion des Primärtumors erfolgen (AWMF Leitlinie Magenkarzinom 2025).

Systemische Therapie

Während früher eine Indikation zur **Chemotherapie** oft nur im Rahmen einer palliativen Behandlung bestanden hat, gibt es durch Studien wie der **MAGIC-Studie** (Cunningham et al. N Eng J Med 2006) und FLOT-4-Studie (Al-Batran et al. Lancet Oncol 2016) mittlerweile in der AWMF Leitlinie Magenkarzinom von 2025 die Empfehlung, dass bei Patientinnen und Patienten mit lokalisierten Adenokarzinomen des Magens oder des gastroösophagealen Übergangs mit Kategorie **cT2 N0** eine **perioperative Chemotherapie** (Beginn vor der Operation und Fortsetzen nach der Operation) durchgeführt werden **kann,** bei lokalisierten Magenkarzinomen der Kategorie ≥ **cT3 und/oder N+** durchgeführt werden **soll.** Hingegen **soll** bei **nichtfernmetastasierten** Adenokarzinomen des gastroösophagealen Übergangs der Kategorie **cT3 und resektablen cT4** eine **neoadjuvante Radiochemotherapie gefolgt von adjuvanter Immuntherapie** bei Nachweis vitaler Tumorzellen im Resektat **oder eine perioperativen Chemotherapie** durchgeführt werden.

Weitere Studienergebnisse könnten zukünftig die Therapiemöglichkeiten noch ergänzen, z. B. zeigte eine Kombinationstherapie von Chemo- und Immuntherapie in einer pivotalen Studie vielversprechende Ergebnisse (CheckMate 649, Janjigian et al. Lancet 2021). Aktuell gibt es außerhalb von klinischen Studien noch keine Empfehlung für die Therapie mit Antikörpern und „small molecules" (AWMF Leitlinie Stand 2025).

5. Nachbehandlung

Neben den unmittelbar postoperativ möglichen Komplikationen, wie Anastomoseninsuffizienz, Nachblutung oder intraabdominelle Abszedierung, ist bei der Nachbetreuung der Patienten auf folgende Aspekte zu achten:

- Regelmäßige, lebenslange **Substitution von Vitamin B_{12}:** durch Fehlen des zur Vitamin-B_{12}-Resorption notwendigen Intrinsic-Faktors, der in der Magenschleimhaut gebildet wird, kann eine makrozytäre Anämie auftreten.
- **Malabsorption** und **Malnutrition:** durch Zufuhr von zu geringen Mengen an Nahrung aufgrund eines schnellen Sättigungsgefühls bzw. bei einer beschleunigten Passage der Nahrung wegen der fehlenden Pylorusfunktion oder der fehlenden enzymatischen Spaltung bei ausbleibender Stimulation der Pankreasenzymsekretion. → Intensive **Ernährungsberatung,** Aufteilung der Speisen in viele kleine Mahlzeiten sowie **Substitution von Pankreasfermenten.** Nach subtotaler und totaler Gastrektomie sollte der Eisenstoffwechsel ebenfalls regelmäßig kontrolliert werden.
- Auftreten von **Dumping-Syndromen:**
  - **Frühdumping:** Kreislaufdepression aufgrund einer Sturzentleerung der hyperosmolaren Nahrung in den Dünndarm mit Volumenverschiebung in den Darm
  - **Spätdumping:** überschießende Insulinausschüttung nach dem Essen mit nachfolgender **Hypoglykämie**
- **Tumornachsorgeuntersuchungen** zur frühzeitigen Detektion eines intra- oder extraluminalen Rezidivs

- Insgesamt ist die **Prognose bei Magenkarzinom ungünstig,** da eine 5-Jahres-Überlebensrate von nur 30 % für Männer und 33 % für Frauen angegeben wird. Häufig sind Lokalrezidive, lymphogene Mikrometastasen oder organische Fernmetastasen. Reden Sie mit den Patienten über die Prognose und Unterstützung mittels Palliativversorgung (siehe auch ➤ Fall 05 und ➤ Fall 13).

ZUSAMMENFASSUNG

- Das Magenkarzinom bietet anfangs oft nur unspezifische Oberbauchbeschwerden.
- Nach Laurén wird histologisch ein intestinaler von einem diffusen Typ des Adenokarzinoms des Magens unterschieden.
- Die einzige kurative Therapie stellt die operative Resektion dar.
- Je nach Tumorsitz und Ausdehnung erfolgt bei fehlender Fernmetastasierung eine Gastrektomie oder subtotale Magenresektion mit systematischer Lymphadenektomie.
- Als Palliativmaßnahmen kommen Chemotherapie, Stentimplantationen, Anlagen von PEG oder GE sowie lokale Lasertherapien zum Einsatz.
- Die Prognose ist ungünstig mit einer 5-Jahres-Überlebensrate von nur 30 % für Männer und 33 % für Frauen, daher frühzeitig Palliativversorgung evaluieren.

WAS WÄRE, WENN ...

... der Patient ein Palliativpatient wäre: Wie gelingt Ihnen eine gute Kommunikation mit ihm?

Gerade die Kommunikation mit einem Patienten, der eine unheilbare Krebserkrankung hat, stellt Ärzte und Ärztinnen vor eine professionelle, aber auch persönliche Herausforderung. Der Grundsatz sollte sein, dass es sich um eine **patientenzentrierte Kommunikation** handelt durch:

- Vermittlung von Vertrauen und Sicherheit auf der Basis von Aufrichtigkeit, Empathie und Wertschätzung
- Einbeziehung der Werte, Ressourcen, Bedürfnisse, Beschwerden, Sorgen und Ängsten des Patienten und Erhalten von Selbstbestimmung und realistischer (!) Hoffnung
- Vermittlung aller Informationen (orientiert an seinen aktuellen Wünschen und Präferenzen), um ein umfassendes Verständnis der Situation und eine informierte Entscheidung möglich zu machen
- Berücksichtigung der unterschiedlichen kulturellen und religiösen Wertvorstellungen
- Angebote von nonverbalen und technischen Möglichkeiten zur Kommunikationsverbesserung bei eingeschränkter Kommunikationsfähigkeit
- Schulung durch geeignete Fortbildungsmaßnahmen und Super-/Intervision

Wichtig ist, dass Sie sich für derart schwierige Gespräche in Ihrem Klinik- bzw. Praxisalltag wirklich Zeit nehmen. **Eruieren Sie, wieweit der Patient über seine Situation informiert werden möchte.** Manchmal benötigt es mehrere Schritte, bis die Patienten tatsächlich alle Informationen verkraften können. Seien Sie ehrlich, ohne zu verletzen oder ohne mehr Informationen zu vermitteln, als der Patient zu diesem Zeitpunkt möchte. Geben Sie keine irreführenden oder falschen Informationen, um die Hoffnung positiv zu beeinflussen. **Schlagen Sie realistische Ziele vor.** Hören Sie aktiv zu und nehmen Sie die Emotionen des Patienten, aber auch Ihre eigenen wahr. Nehmen Sie sich vor, Ihre eigenen Emotionen später ggf. in der **Supervision** anzuschauen, damit Sie diese im Patientengespräch nicht beeinflussen. Erfragen Sie gezielt die individuelle Belastung, Problemlage und Nöte des Patienten. Ermutigen Sie ihn zur aktiven Beteiligung am Entscheidungsprozess (partizipative Entscheidungsfindung).

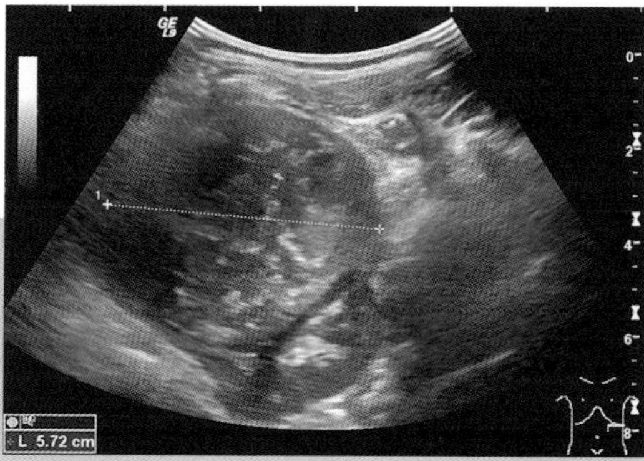

[T603]

17 Vorschulkind mit palpablem Abdominaltumor

Anamnese

Der 5-jährige Felix kommt mit seinen Eltern und der kleinen Schwester zur stationären Aufnahme in die Kinderchirurgie. Nach Angabe der Mutter seien sie zur Vorsorgeuntersuchung U9 bei ihrer Kinderärztin, die Felix schon seit seiner 4. Lebenswoche kenne, gewesen. Beschwerden oder Infektionen bestünden in der letzten Zeit keine. Felix entwickle sich sprachlich, kognitiv und motorisch sehr gut. Bei der Untersuchung des Abdomens sei jedoch ein Tumor im Bauch tastbar gewesen, sodass die Kinderärztin eine Abdomensonografie durchgeführt habe (➤ Bild [T603]). Die Mutter ist darüber aufgeklärt, dass es sich vermutlich um den häufigsten bösartigen Nierentumor im Kindesalter handeln würde und ist sehr beunruhigt.

Untersuchungsbefunde

5-jähriges Kind in altersentsprechendem AZ und EZ (KG 21 kg, Größe 118 cm), Puls 94/min, Körpertemperatur 37,9 °C.

Körperliche Untersuchung: Lungen: vesikuläres Atemgeräusch, keine RG, seitengleich belüftet. Herz: rhythmisch, keine vitientypischen Herzgeräusche. Abdomen: aufgetrieben, weich, keine Abwehrspannung, ausgedehnter Tumor im linken Mittelbauch palpabel.

1. Befunden Sie bitte das Sonografiebild. Wie lauten Ihre Verdachtsdiagnose und deren Differenzialdiagnosen?

2. Erläutern Sie bitte Epidemiologie, Klinik und Pathogenese Ihrer Verdachtsdiagnose!

3. Welche Diagnostik leiten Sie ein, um Ihre Verdachtsdiagnose zu untermauern?

4. Welche Therapie wird bei diesem Nierentumor durchgeführt?

5. Wie lautet die Prognose für diesen kindlichen Nierentumor?

6. Antworten Sie bitte der Familie auf die Frage, ob auch die kleine Schwester betroffen sein könnte!

Fall 17 Vorschulkind mit palpablem Abdominaltumor

1. Verdachtsdiagnose

Auf dem Sonografiebild sehen Sie eine gut abgrenzbare, echoinhomogene Raumforderung mit einem Durchmesser von > 5 cm, die von der linken Niere ausgeht. Bildmorphologisch vermuten Sie ein **Nephroblastom,** auch **Wilms-Tumor** genannt, den mit etwa 6 % aller malignen Tumoren in dieser Altersgruppe häufigsten malignen Nierentumor.

Als **Differenzialdiagnosen** des Nephroblastoms bei Kindern kommen infrage:

- **Das Neuroblastom** stellt die wichtigste Differenzialdiagnose dar. Dieses hat vor allem im Kleinkindalter in der **Nebenniere** seinen Ursprung. Mit zunehmendem Alter finden sich Neuroblastome vom **Grenzstrang** oder anderem **Sympathikusgewebe** ausgehend (ggf. Diagnostik hinsichtlich Katecholaminmetaboliten im Serum und Urin zur Abgrenzung vom Neuroblastom).
- Da bei etwa 40 % der Kinder mit Wilms-Tumor eine **Nephroblastomatose** nachgewiesen werden kann (kindliche Autopsieserien zum Vergleich zeigten eine Häufigkeit von nur 0,6 % bei Kindern ohne Wilms-Tumor) kann diese als **Vorstufe des Nephroblastoms** angesehen werden.
- Darüber hinaus müssen differenzialdiagnostisch in Betracht gezogen werden: Nierenrindenkarzinom, Teratom, Lymphom der Niere, Nierenabszess, xanthogranulomatöse Pyelonephritis, Nierenzysten, zystisches Nephrom, Rhabdoidtumor, Hamartom, Hämatom, Angiomyolipom und Nierenadenom.

MERKE

Klinisch bleiben Nephroblastome lange symptomlos. Erste Zeichen sind ein zunehmender Bauchumfang und ein palpierbarer Abdominaltumor (**Cave!** Tumorruptur).

2. Epidemiologie, Pathogenese und Klinik

Das Nephroblastom wird aufgrund des deutschen Chirurgen Dr. Max Wilms, der diesen Nierentumor 1899 das erste Mal beschrieb, auch als **Wilms-Tumor** bezeichnet. Es tritt mit einem Altersgipfel im 2. und 3. Lebensjahr auf. Von den in Deutschland pro Jahr etwa 100 neu erkrankten Kindern sind 80 % unter 5 Jahre. In etwa 5 % der Fälle manifestiert sich die Erkrankung **bilateral.** Selten kann auch ein Nephroblastom beim Erwachsenen vorkommen.

Klinisch bleiben die Wilms-Tumoren **lange unauffällig.** Eher selten finden sich Symptome wie Bauchschmerzen, Übelkeit, Erbrechen, Hypertonie und bei Einbruch ins Nierenbecken ggf. eine Hämaturie. Daher wird das Nephroblastom in etwa 10 % der Fälle im Rahmen einer Vorsorgeuntersuchung entdeckt. Im Vordergrund steht **inspektorisch ein gebläht wirkendes Abdomen** und **palpatorisch ein Abdominaltumor.** Bei Verdacht auf einen Wilms-Tumor muss die **Palpation** allerdings **sehr vorsichtig** durchgeführt werden, da eine **Tumorruptur** die Therapie und Prognose entscheidend negativ beeinflussen würde!

Seinen **Entstehungsursprung** hat das Nephroblastom vermutlich in **Resten nephrogenen Embryonalgewebes.** Es besteht histologisch in der Zusammensetzung variabel aus blastemischen, mesenchymalen und epithelialen Anteilen, weshalb es als **Mischgewebe** bezeichnet wird. Später mengen sich zu dem soliden Gewebe auch Nekrosen und Blutungen.

Das Nephroblastom wächst **expansiv** zuerst nur durch Verdrängung unter Wahrung seiner meist **glatt begrenzten Pseudokapsel.** Wird diese durchbrochen, kommt es zur **Infiltration** des umgebenen Gewebes, selten auch zu Tumorzapfen (Tumorthromben) in der V. cava inferior und im rechten Vorhof des Herzens. Es **metastasiert** früh in die **Lunge** (etwa 80 %), seltener in die **Leber** (20 %) sowie beim prognostisch ungünstigeren Klarzelltyp auch in den Knochen und das ZNS.

3. Bildgebende Diagnostik

Da nur aufgrund der Bildgebung, also ohne pathologische Sicherung, eine neoadjuvante Chemotherapie begonnen wird, sollte wegen der Gefahr der Fehldiagnose ein **radiologisches Referenzzentrum** in die Beurteilung miteinbezogen werden (AWMF Leitlinie Nephroblastom (Wilms-Tumor), Stand September 2025 in Überarbeitung).

- Bei Verdacht auf ein Nephroblastom (Wilms-Tumor) ist die **Abdomensonografie** die Diagnostik der Wahl. Der meist von der Niere ausgehende Tumor stellt sich sonografisch meist als gut **abgrenzbare echoinhomogene Raumforderung** dar. Ggf. können auch Tumorzapfen als Thromben in der V. cava inferior mittels Sonografie gefunden werden.

- Zur weiteren Verifizierung sollte eine **MRT** (➤ Abb. 17.1) oder eine **CT des Abdomens** sowohl **nativ** als auch **mit KM** veranlasst werden.
- Erste Hinweise auf eine Metastasierung in die Lunge bietet das konventionelle **Röntgen des Thorax in zwei Ebenen,** dem sich zum Nachweis eine CT anschließen sollte.
- Ist keine eindeutige Abgrenzung zum Neuroblastom möglich, muss eine **MIBG-Szintigrafie** (Metajodbenzylguanidin-Szintigrafie) durchgeführt werden. Zeigt die pathologisch-histologische Beurteilung postoperativ das hochmaligne **Klarzellsarkom** oder einen **Rhabdoidtumor** (MRTK), soll ein **Ganzkörper-MRT** mit i. v. KM-Gabe (bei Rhabdoidtumor

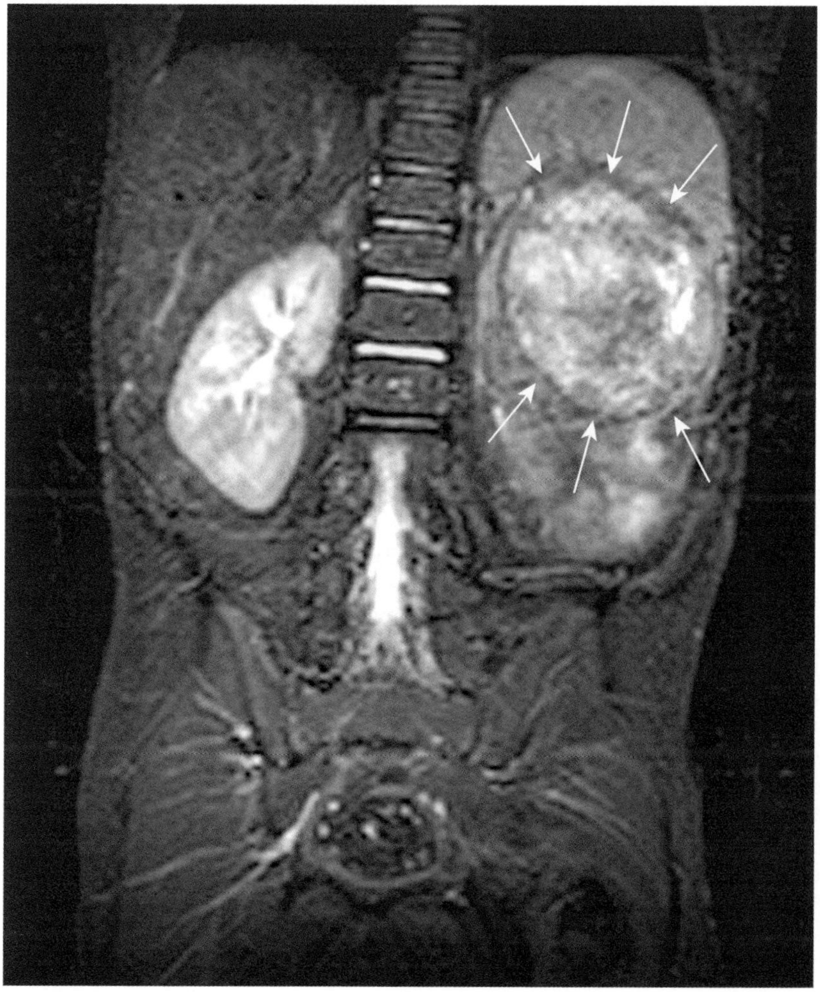

Abb. 17.1 Nephroblastom links in der MRT [T579]

inklusive Darstellung des gesamten Spinalkanals in sag. Darstellung) durchgeführt werden. Besonderes Augenmerk soll dabei auf Hirn- und Skelett-Metastasen (ggf. Skelettszintigrafie) gelegt werden.

4. Therapie

Die Therapie eines Nephroblastoms (Wilms-Tumor) erfolgt in Europa i. d. R. nach dem **SIOP/GPOH-Studienprotokoll.**

- Außer bei Säuglingen < 6 Monaten und bei Erwachsenen (ab ca. 16 Jahren) hat sich eine **neoadjuvante (präoperative) Chemotherapie** mit Actinomycin D und Vincristin sowie bei Fernmetastasen zusätzlich mit Adriamycin für 4 bzw. bei Fernmetastasen für 6 Wochen durchgesetzt. Anschließend sind eine **chirurgische Tumorentfernung und Lymphknotenresektion** indiziert. Dabei wird meist der Tumor mit der kompletten Niere, dem Harnleiter bis zur Blase und ggf. Tumorthromben in der V. cava inferior en bloc operativ entfernt. Bei bilateralem Tumor soll individuell vorgegangen werden, wobei nierenerhaltende Operationen im Vordergrund stehen.
- **Intraoperativ** erfolgt die **Einteilung** in fünf Stadien (➤ Tab. 17.1).
- Anhand der pathologisch-histologischen Beurteilung des Tumors erfolgt die **Klassifikation der Malignität** in geringradig, intermediär sowie hochgradig.

Tab. 17.1 Chirurgische (intraoperative) Stadieneinteilung bei Nephroblastom (Wilms-Tumor)

Stadium	Intraoperativer Befund
I	Tumor auf die Niere beschränkt, eine vollständige Entfernung liegt vor
II	Tumor überschreitet die Nierengrenzen, eine vollständige Entfernung liegt vor, kein Lymphknotenbefall
III	Tumor überschreitet die Nierengrenzen, keine vollständige Entfernung möglich, Befall regionaler Lymphknoten
IV	Fernmetastasen (v. a. Lunge, Leber)
V	Bilaterales Nephroblastom

- Abhängig von der Stadieneinteilung und dem Malignitätsgrad erfolgt die **adjuvante (postoperative) Chemotherapie.**
- Ab dem **Stadium III** und bei **hochgradiger Malignität** schon im **Stadium II** muss das Tumorbett **postoperativ bestrahlt** werden (Radiotherapie im Bereich der Flanke mit 14,4–25,2 Gy, Gesamtdosis in Abhängigkeit von der Histologie).
- Findet sich nur eine **Nephroblastomase,** die aber als Vorstufe des Nephroblastoms angesehen werden kann, sollte eine Chemotherapie mit Actinomycin D und Vincristin erwogen werden.

MERKE

Behandlung des Nephroblastoms (Wilms-Tumor) bei Kindern zwischen 6 Monaten und 16 Jahren: neoadjuvante Chemotherapie → operative Tumorentfernung → intraoperative Stadieneinteilung → adjuvante Chemotherapie und ab Stadium III bzw. bei Stadium II mit hoher Malignität Radiotherapie.

5. Prognose

Das kindliche Nephroblastom (Wilms-Tumor) gilt als **prognostisch gut.** Nach der internationalen Gesellschaft für onkologische Pädiatrie (SIOP) sind sie in **81 % der Fälle heilbar.** Je kleiner das Stadium und je geringer der Malignitätsgrad, desto besser ist die Prognose. Etwa 90 % aller kleinen Patienten mit dem geringgradig malignen Stadium I überleben die ersten 5 Jahre ereignisfrei. Primäre Lungenmetastasen, die nach der neoadjuvanten Chemotherapie nicht mehr nachweisbar sind, scheinen die Prognose nicht negativ zu beeinflussen.

Bilaterale Tumoren sowie Verläufe mit **Metastasen** außerhalb der Lunge wie **Gehirn und Leber** sind **prognostisch ungünstiger.** Das MRTK hat mit Heilraten deutlich unter 50 % eine besonders schlechte Prognose. In den seltenen Fällen, in denen ein Nephroblastom bei Erwachsenen diagnostiziert wird, liegt meist bereits ein höheres Stadium vor. Dadurch erscheint die Prognose bei Erwachsenen schlechter.

6. Genetische Komponente

Eine wichtige Rolle bei der Entwicklung des Nephroblastoms (Wilms-Tumor) scheinen **Suppressorgene** (v. a. WT1 auf dem Chromosom 11p13, aber auch auf anderen Chromosomen, z. B. 16, 17, 19, 21) zu spielen. Außerdem besteht eine **Assoziation** mit verschiedenen **Fehlbildungen und Syndromen.** Dazu gehören:

- WAGR-Syndrom: Nephroblastom (Wilms-Tumor), Aniridie, genitale Fehlbildung, Retardierung
- Morbus Recklinghausen: Neurofibrome, Café-au-Lait-Flecken
- Denys-Drash-Syndrom (DDS)
- Nicht syndromassoziierte angeborene Fehlbildungen im Urogenitalbereich

Tatsächlich findet sich aber nur in **1 % der Fälle eine familiäre Häufung,** die sich dann v. a. in **bilateralen Nephroblastomen** äußert.

ZUSAMMENFASSUNG

- Das Nephroblastom (Syn.: Wilms-Tumor) ist der häufigste maligne Nierentumor im Kindesalter mit einem Altersgipfel im 2. bis 3. Lebensjahr und etwa 100 neu erkrankten Kindern pro Jahr in Deutschland.
- Bei Erwachsenen ist das Nephroblastom sehr selten.
- Da Nephroblastome lange symptomlos bleiben, sind meist die ersten Zeichen ein zunehmender Bauchumfang und ein palpierbarer Abdominaltumor.
- Die Primärdiagnostik erfolgt mittels Abdomensonografie, der sich eine Schnittbildgebung (v. a. MRT) sowie ein Röntgen-Thorax anschließen sollten. Ein radiologisches Referenzzentrum sollte einbezogen werden.
- Das Therapieprotokoll sieht bei Kindern zwischen 6 Monaten und 16 Jahren die neoadjuvante Chemotherapie, operative Tumor- und Lymphknotenentfernung, adjuvante Chemotherapie und ggf. Radiotherapie vor.
- Die Prognose des Nephroblastoms ist gut. Abhängig von Stadium und Malignitätsgrad ist eine Gesamtheilung von 81 % beschrieben.

18

Schmerzen linker Unterbauch

Anamnese

In der Notaufnahme stellt sich die 59-jährige Frau T. mit in den letzten 2 Tagen zunehmenden Schmerzen im linken Unterbauch vor. Seither fühle sie sich schlapp, habe leichten Durchfall und keinen Appetit; heute sei auch noch Fieber hinzugekommen. Vor etwa 6 Monaten seien ähnliche Beschwerden aufgetreten, jedoch nicht in dieser Intensität. Die Miktion sei unauffällig. Bekannt sind eine arterielle Hypertonie und ein nicht insulinpflichtiger Diabetes mellitus. Wegen Uterusmyomen sei vor 12 Jahren eine Hysterektomie und wegen Gallensteinen vor 3 Jahren eine Cholezystektomie erfolgt.

Untersuchungsbefunde

59-jährige adipöse Patientin (74 kg bei 1,60 m) mit leicht reduziertem AZ. Temperatur 38,7 °C aurikulär; RR 155/90 mmHg, Puls 96/min.

Körperliche Untersuchung: deutlicher Druckschmerz im linken Unterbauch mit lokalem Peritonismus. Fraglich ist eine Resistenz tastbar, in den übrigen Quadranten keine Druckdolenz. Die Darmgeräusche sind reduziert, jedoch nicht hochgestellt. Reizlose Narbenverhältnisse nach den genannten Voroperationen. In der digital-rektalen Untersuchung findet sich etwas flüssiger, dunkler Stuhl, kein Tumor tastbar.

Laborbefunde

Leukozyten 19.400/µl, CRP 21,2 mg/dl, übrige Laborwerte im Normbereich.

1. Wie lautet Ihre Verdachtsdiagnose? Was wissen Sie zur Pathogenese? Nennen Sie mögliche Differenzialdiagnosen.

2. Nennen Sie mögliche Komplikationen des Krankheitsbildes.

3. Welche weiteren Untersuchungen sind erforderlich?

4. Welche Therapie ist je nach Stadium indiziert?

5. Welche OP-Verfahren kennen Sie?

1. Verdachts- und Differenzialdiagnosen

Druckschmerz im linken Unterbauch, ggf. mit tastbarer Resistenz, in Verbindung mit Fieber und erhöhten Entzündungsparametern sprechen in erster Linie für eine **Divertikulitis.**

Neben **Risikofaktoren** (wie ballaststoffarme Ernährung, Rauchen, Alkohol, Adipositas) spielen v. a. das **Alter** und auch eine **genetische Prädisposition** (wie das Vorhandensein eines Marfan-Syndroms, Ehlers-Danlos-Syndroms, Williams-Beuren-Syndroms und Coffin-Lowry-Syndroms sowie einer polyzystischen Nierenerkrankung) eine entscheidende Rolle in der Entstehung der Divertikulose bzw. der Divertikelkrankheit. Hierbei kommt es entlang intramuraler Blutgefäße (Vasa recta) in muskelschwachen Lücken der Kolonwand zu Ausstülpungen der Mukosa und Submukosa. Man spricht von inkompletten, intramuralen Kolondivertikeln, wenn die **sog. Pseudodivertikel** bis in die Muskelschicht hineinreichen. Hingegen liegen komplette, extramurale Kolondivertikel vor, wenn alle Wandschichten bis zur serosalen Darmoberfläche durchwandert werden. In **westlichen Ländern** ist überwiegend das **linksseitige Kolon** betroffen, während man bei der asiatischen Bevölkerung Kolondivertikel vorzugsweise im rechtsseitigen Kolon findet. Das gehäufte Auftreten von Kolondivertikeln im **Sigma** sei aufgrund der zahlreichen Vasa recta, der hohen intraluminalen Drücke und der sich prellbockartig vor dem Rektum brechenden peristaltischen Wellen zu erklären.

Die **Divertikulitis** ist eine entzündliche Veränderung von Kolondivertikeln. Begünstigt wird dies dadurch, dass durch die Herniation die mitgeführten Blutgefäße komprimiert werden, die prolabierte Schleimhaut lokal minderversorgt ist und ein verengter Divertikelhals zur längeren Retention von keimbelastetem Stuhl im Divertikellumen führt. Greift die Entzündung auf die Umgebung über, spricht man von einer **Peridivertikulitis,** die zur Ausbildung eines **entzündlichen Pseudotumors** führen kann.

Differenzialdiagnosen bei der geschilderten Befundkonstellation sind:

- Malignom (Koinzidenz mit einer Divertikulitis in 2–7 %)
- Chronisch entzündliche Darmerkrankung (Morbus Crohn, Colitis ulcerosa)
- Unspezifische Kolitis, z. B. ischämische Kolitis, pseudomembranöse Kolitis
- Tuboovarialabszess
- Mesenterialinfarkt

Bei mehr als der Hälfte der über 70-Jährigen besteht eine Divertikulose, die wiederum in 70 % der Fälle asymptomatisch bleibt und somit keinen Krankheitswert besitzt. In 10–25 % tritt eine Divertikulitis auf, die in einem Viertel der Fälle kompliziert verläuft.

MERKE

Eine Divertikulitis wird auch als „Linksappendizitis" bezeichnet, da sie klinische Zeichen wie eine Appendizitis bietet, jedoch in westlichen Ländern v. a. mit Lokalisation im linken Unterbauch auftritt.

2. Mögliche Komplikationen

Zu unterscheiden sind bei der Divertikulitis eine **einfache** und **komplizierte Verlaufsform.** Während bei der einfachen Form das Ausmaß der entzündlichen Veränderungen auf die Darmwand und das angrenzende Mesokolon beschränkt ist, können bei der komplizierten Divertikulitis folgende Komplikationen auftreten:

- Abszess bei gedeckter Perforation
- Freie Perforation mit Peritonitis
- Fistelbildungen (Scheiden-, Blasen- oder Dünndarmfisteln)
- Ausbildung einer Stenose
- Divertikelblutungen

3. Diagnostik

Die **Anamnese** soll die Frage nach **Medikamenten** mit schädigendem Potenzial (u. a. NSAR, Immunsuppressiva) und **Tabakkonsum** enthalten. Calprotectin im Stuhl kann bei einer Divertikelkrankheit diskret erhöht sein, sollte aber nach den Leitlinien (Stand: September 2025) nicht routinemäßig als Differenzialdiagnostik eingesetzt werden. Nach der **Basisuntersuchung** von Patienten mit V. a. einer Divertikulitis (Auskultation

– immer als Erstes, Palpation und Perkussion des Abdomens, rektale Untersuchung, Temperaturmessung sowie Bestimmung der Leukozyten, des CRP und eine Urinanalyse) soll die qualifizierte abdominelle **Sonografie** als aussagefähiges Schnittbildverfahren in der Primär- und Verlaufsdiagnostik der akuten Divertikulitis eingesetzt werden (Hinweise auf eine Wandverdickung oder Abszedierung). Häufig wird eine konventionelle **Röntgenaufnahme des Abdomens in Linksseitenlage** veranlasst.
Konnte hierbei freie Luft, die eine umgehende Notfall-Laparotomie bei dringendem Verdacht auf eine freie Perforation bedingen würde, ausgeschlossen werden, so wird zur weiteren Beurteilung der Divertikulitis gegenwärtig meist ein **Triple-Kontrast-CT** (KM-Gabe oral, rektal und i. v., ➤ Abb. 18.1) des Abdomens in der portalvenösen Phase durchgeführt. Im vorliegenden Fall kommt bei einer ausgeprägten Divertikulitis des Sigmas eine deutliche Wandverdickung und als Ausdruck der Peridivertikulitis eine entzündliche, streifige Imbibierung (kennzeichnet das Eindringen von Flüssigkeit) des angrenzenden Fettgewebes zur Darstellung. Studien haben gezeigt, dass sowohl auf die intravenöse wie auch die orale bzw. rektale Kontrastierung verzichten werden kann, da die Verwendung moderner Mehrzeilen-CTs gleiche diagnostische Ergebnisse wie die reguläre Triple-Kontrast-CT erbringen kann.
Laut AWMF-Leitlinie (Stand September 2025) soll der Kolonkontrast-Einlauf nicht mehr zur Diagnose der Divertikulitis eingesetzt werden. Im akuten Entzündungsschub ist eine **Koloskopie** mit einer **hohen Perforationsgefahr** behaftet, daher ist diese erst bei Abklingen der Divertikulitis bzw. im freien Intervall indiziert (➤ Abb. 18.2).

MERKE

Im akuten Entzündungsschub ist eine Koloskopie wegen hoher Perforationsgefahr kontraindiziert!

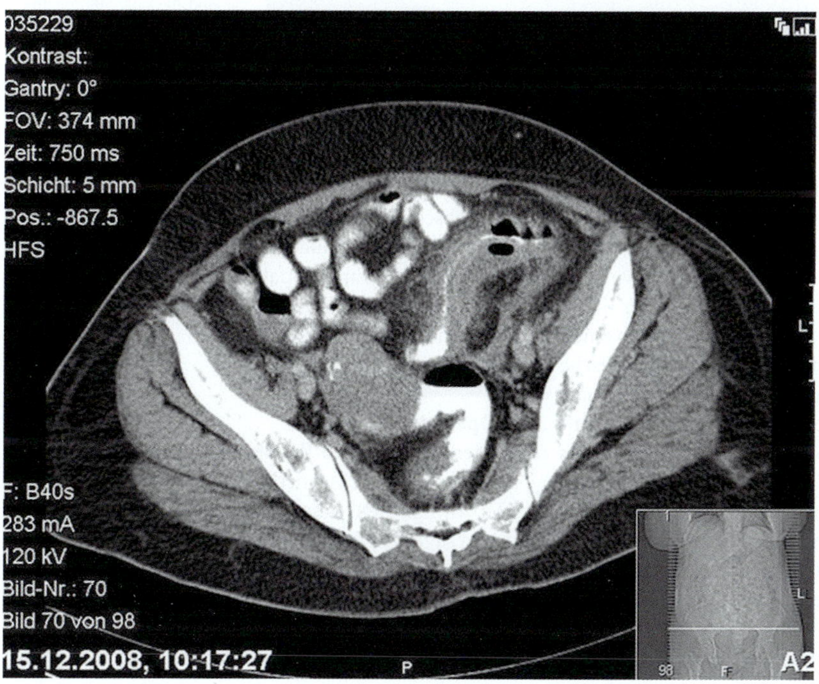

Abb. 18.1 CT-Abdomen: Beschreiben Sie den Befund! (➤ Abb. 18.3) [T580]

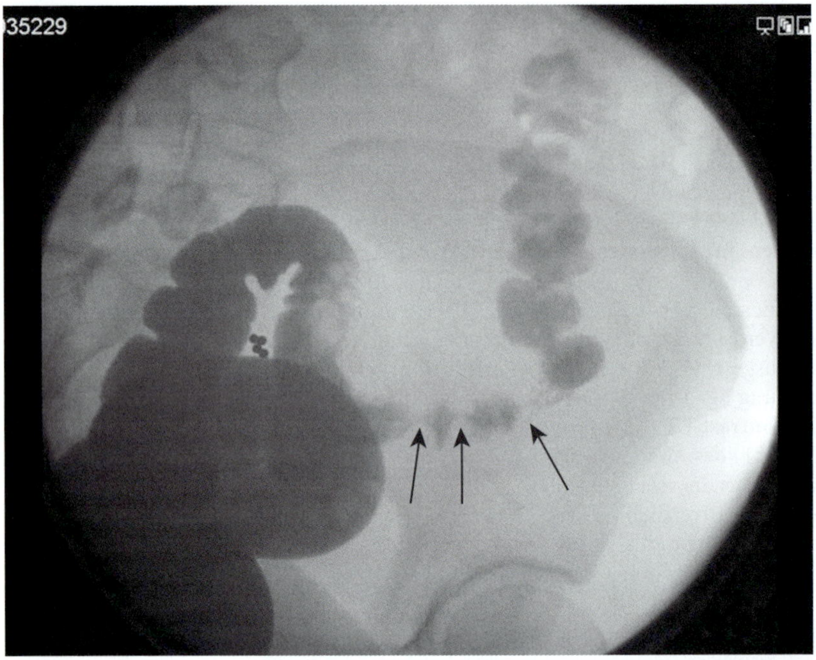

Abb. 18.2 Kolon-Kontrasteinlauf mit langstreckiger Stenose im Sigma [T580]

4. Stadiengerechte Therapie

Die Therapie richtet sich nach dem Ausmaß der Divertikulitis, die nach der Classification of Diverticular Disease (CDD) eingeteilt werden sollte (➤ Tab. 18.1). Ist im Rahmen der Diagnostik eine freie Perforation oder eine diffuse Peritonitis ausgeschlossen worden, wird bei Patienten mit akuter, unkomplizierter linksseitiger Divertikulitis mit Risikoindikatoren für einen komplizierten Verlauf (arterielle Hypertonie, chronische Nierenerkrankungen, Immunsuppression, allergische Disposition) zunächst eine **Antibiotikatherapie** eingeleitet (z. B. Cefuroxim oder Ciprofloxacin, jeweils mit Metronidazol, Ampicillin/Sulbaktam, Piperacillin/Tazobaktam sowie Moxifloxacin). Ein in der CT nachgewiesener Abszess sollte möglichst über eine CT- oder sonografiegesteuert angelegte Drainage entlastet werden. Handelt es sich um den **ersten Divertikulitisschub** ohne Komplikation, kann nach Abklingen der Akutsymptomatik und Rückgang der Entzündungsparameter weiter **konservativ** mit schrittweisem Kostaufbau und weiterer ballaststoffreicher Ernährung vorgegangen werden.

Bei **rezidivierenden** Entzündungsschüben oder **komplizierenden** Verläufen soll eine **Resektion** des betroffenen Kolonabschnitts erwogen werden. Zur Therapieentscheidung dient hierbei auch die **CDD-Stadieneinteilung** (➤ Tab. 18.1). Eine Notfalloperation ist angezeigt bei Patienten mit freier Perforation und Peritonitis bei akut komplizierter Divertikulitis.

5. Operationsverfahren

Bei der chirurgischen Therapie der Divertikulitis ist zwischen frühelektiven (innerhalb 48 h), elektiven (mehr als 72 h), dringlichen (innerhalb 24 h) und Notfalleingriffen (unverzüglich) zu differenzieren:

- **Laparoskopische Sigmaresektion** (der offenen Resektion vorzuziehen, sofern nicht triftige Gründe dagegensprechen): In minimalinvasiver, laparoskopischer Technik wird das divertikeltragende Sigma

Tab. 18.1 Classification of Diverticular Disease (CDD) [F602-014]

Typ	Ausmaß	Therapie
Typ 0	**Asymptomatische Divertikulose**	Zufallsbefund, keine Therapie
Typ 1	**Unkomplizierte Divertikelkrankheit/Divertikulitis**	
Typ 1a	Divertikulitis/Divertikelkrankheit ohne phlegmonöse Umgebungsreaktion	Konservative Therapie, ggf. antibiotische Therapie; bei Versagen der konservativen Therapie frühelektive Operation bzw. bei erhöhtem Rezidivrisiko elektive Operation
Typ 1b	Divertikulitis mit phlegmonöser Umgebungsreaktion	
Typ 2	**Komplizierte Divertikulitis**	
Typ 2a	Mikroabszess	Konservative Therapie, CT-/sonografiegesteuerte Abszesspunktion bzw. -drainage; ggf. elektive Operation o. Notfall-OP bei Sepsis/akutem Abdomen
Typ 2b	Makroabszess	
Typ 2c	Freie Perforation (Typ 2c1: eitrige Peritonitis, Typ 2c2: fäkale Peritonitis)	Chirurgische Notfall-OP
Typ 3	**Chronische Divertikelkrankheit**	
Typ 3a	Persistierende/rezidivierende Symptome, die auf eine Divertikulose bezogen werden (SUDD)	Ggf. Mesalazin oral
Typ 3b	Rezidivierende Divertikulitis ohne Komplikationen	Ggf. elektive OP
Typ 3c	Rezidivierende Divertikulitis mit Komplikationen	Elektive OP, ggf. Notfall-OP notwendig
Typ 4	**Divertikelblutung**	AWMF-Leitlinie Gastrointestinale Blutungen

entfernt und die Darmkontinuität mittels End-zu-End-Anastomose wiederhergestellt.

- **Konventionelle, offene Sigmaresektion:** Der Zugang zur Bauchhöhle erfolgt über eine mediane Längslaparotomie, z. B. wenn ein laparoskopisches Vorgehen technisch nicht möglich ist (z. B. bei Voroperationen, ausgeprägter Befund) oder im Notfall.
- **Diskontinuitätsresektion des Sigmas nach Hartmann:** Hierbei wird das Sigma reseziert, das orale Descendensende jedoch als endständiges Kolostoma ausgeleitet und das Rektum blind verschlossen. Indikation bei perforierter Divertikulitis mit Peritonitis, wenn eine primäre Anastomose zu riskant erscheint. Die Passagerekonstruktion erfolgt erst nach Rehabilitation des Patienten 3–6 Monate postoperativ (zweizeitiges Vorgehen). Die Hartmann-Operation wird v. a. bei septischen und instabilen Patienten mit einer erschwerten Mobilisation der linken Flexur durchgeführt. Den Standardeingriff bei der perforierten Sigmadivertikulitis stellt die Sigmaresektion mit primärer Kontinuitätsherstellung mit Anastomose und Vorschaltung eines Ileostomas dar (siehe AWMF Leitlinie Divertikulitis mit Stand Septmber 2025).
- Neue OP-Techniken wie Single-Port, NOS- und NOTES-Techniken sind bei Sigmaresektion wegen Divertikelkrankheit beschrieben, müssen aber in klinischen Studien im Vergleich mit laparoskopischen Techniken noch weiter belegt werden.

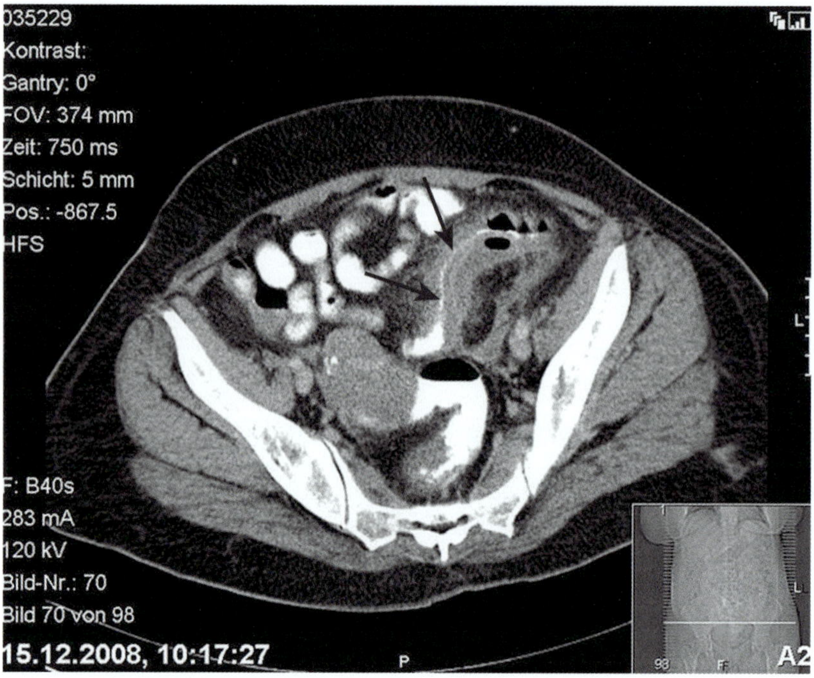

Abb. 18.3 CT-Abdomen mit deutlicher Wandverdickung des Sigmas [T580]

ZUSAMMENFASSUNG

- Leitsymptome der Divertikulitis sind Schmerzen im linken Unterbauch, erhöhte Entzündungsparameter und ggf. eine tastbare Resistenz („Linksappendizitis"). Sie ist meist im Sigma lokalisiert.
- Zu unterscheiden sind eine einfache von der komplizierten Verlaufsform mit gedeckter oder freier Perforation, Stenose, Abszess- oder Fistelbildung.
- Bei unkomplizierter Verlaufsform ist primär eine konservative Therapie einschließlich Antibiotikagabe bei zusätzlichen Risikoindikatoren für einen komplizierten Verlauf angezeigt.
- Bei komplizierter Divertikulitis ist die Sigmaresektion, laparoskopisch oder über eine Laparotomie indiziert.

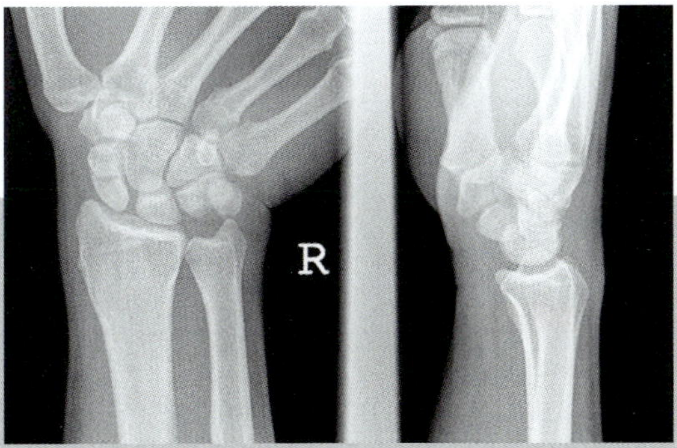

[T579]

19 Schmerzen im Handgelenk nach Sturz

Anamnese

In Ihrer handchirurgischen Ambulanz stellt sich der 29-jährige Herr V. vor. Er berichtet, dass er auf der gestrigen Blade Night von einem anderen Skater geschnitten worden und auf die Hände gestürzt sei. Seitdem schmerze sein rechtes Handgelenk. Er habe Handgelenksschützer getragen.

Untersuchungsbefunde

Körperliche Untersuchung: Bei guter peripherer Durchblutung und Sensibilität ist die Beweglichkeit im rechten Handgelenk im Seitenvergleich eingeschränkt und schmerzhaft. Äußerliche Verletzungen sind nicht zu erkennen. Radialseitig besteht rechts eine diskrete Schwellung bei dezent verstrichener und druckschmerzhafter Tabatière. Am Daumen sowie Zeigefinger der betroffenen Hand lässt sich ein Stauchungsschmerz auslösen.

Röntgen ➤ Bild [T579].

1. Befunden Sie bitte das Röntgenbild! Welche Verdachtsdiagnose stellen Sie? Was sind die Differenzialdiagnosen?

2. Welche primäre bildgebende Diagnostik veranlassen Sie?

3. Welche sekundäre bildgebende Diagnostik demaskiert eine okkulte Fraktur sowie eine Beteiligung des Bandapparats?

4. Welche therapeutischen Möglichkeiten bestehen?

5. Welche gefürchtete Komplikation kann auftreten?

1. Verdachtsdiagnose

Die Röntgenaufnahme des Handgelenks in zwei Ebenen lässt eine zarte Frakturlinie im Os scaphoideum (Kahnbein) vermuten. Dazu passen der Unfallmechanismus, der **Druckschmerz** und die **Schwellung** über der **Tabatière.**

Bei der Tabatière (aus dem Französischen „Schnupftabakdose", da sie zum Schnupftabakportionieren benutzt werden kann) handelt es sich um die kleine dreieckige Grube dorsoradial an der proximalen Hand, die beim Abspreizen des Daumens sichtbar wird. Der knöcherne Boden dieser Tabatière (lat. Foveola radialis), wird vom Os scaphoideum (Kahnbein) gebildet. Liegt eine Skaphoidfraktur vor, so ist diese Stelle druckschmerzhaft.

Sportverletzungen an der Hand sind relativ häufig. Die **Skaphoidfraktur** stellt mit einem Anteil von 60–80 % die **häufigste Fraktur** im Bereich der **Handwurzelknochen** dar. Es sind bei einem **Altersgipfel** von 20–30 Jahren vorwiegend **Männer** betroffen (M : F = 6 : 1). In der Regel geht der Skaphoidfraktur ein **Sport-Trauma** voraus, wie es z. B. beim Inline-Skaten, Snowboarden und Fußballspielen vorkommt.

Differenzialdiagnostisch kommen bei Frakturen des Handgelenks solche des distalen Radius, der Handwurzelknochen (Carpalia) und der Mittelhandknochen (Metacarpalia) infrage. Daneben können auch die **Weichgewebe** verletzt werden (➤ Tab. 19.1).

MERKE

Skaphoidfrakturen betreffen am häufigsten junge Männer, die sich beim Sport verletzen.

Tab. 19.1 Häufige Sportverletzungen der Hand

Knochen	Fraktur/Luxation	Distale Radiusfraktur, Skaphoidfraktur, karpale Frakturen, metakarpale Frakturen, perilunäre Luxation
Weichteile	Knorpel	TFCC-Läsion
	Bandruptur/-zerrung	SL-Bandruptur, „Skidaumen" (ulnare Seitenbandruptur)

SL-Band = skapholunäres Band, TFCC-Läsion = triangulärer fibrokartlaginärer Komplex

2. Primäre Diagnostik

Auf der Röntgenaufnahme des Handgelenks in zwei Ebenen kann eine frische Skaphoidfraktur oft übersehen werden. Man spricht dann von einer **okkulten Fraktur** (lat. occultus = verborgen, verdeckt).

Eine bessere Darstellbarkeit bei Verdacht auf eine Skaphoidfraktur kann primär im konventionellen Röntgen ein **Kahnbeinquartett** (auch Kahnbeinserie) bieten. Dabei handelt es sich um die Aufnahme des Handgelenks in den vier Ebenen a. p., streng seitlich, 45° Supination und 45° Pronation.

Frische Frakturen können aber auch in dieser Spezialaufnahme okkult sein. Ist die Fraktur bereits 1–2 Wochen alt, demaskiert sich i. d. R. die Frakturlinie aufgrund von Sklerosierung.

MERKE

Primäre Röntgendiagnostik bei Skaphoidfraktur: Kahnbeinquartettaufnahme!

3. Sekundäre Diagnostik

Ist bereits primär in der Röntgenaufnahme eine dislozierte Fraktur zu finden und klinisch kein Anhalt für eine Beteiligung des Bandapparats gegeben, wird operiert, ohne eine weitere Diagnostik zu bemühen.

Schwieriger ist die Abwägung bei okkulter oder scheinbar nicht dislozierter Fraktur. Soll eine im konventionellen Röntgen scheinbar nicht dislozierte Skaphoidfraktur konservativ behandelt werden, sollte zuerst mittels CT eine Dislokation sicher ausgeschlossen werden (schräge sagittale Rekonstruktion durch das Skaphoid). Bei **okkulter Fraktur** kann die CT aber auch durch die MRT ergänzt werden.

- Die (Dünnschicht-)**CT** ist meist besser verfügbar und gibt einen guten Aufschluss über die knöchernen Verhältnisse des Skaphoids (Trümmerzone, Dislokation).
- Einige Kliniken empfehlen im Initialstadium einer okkulten Skaphoidfraktur die **MRT.** In der **STIR-Sequenz** (Short Tau Inversion Recovery), einer flüssigkeitssensitiven Sequenz, kann bei knöcherner

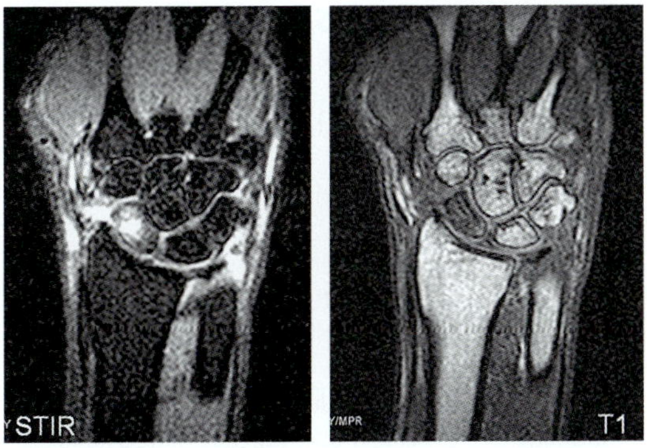

Abb. 19.1 MRT Skaphoidfraktur, STIR-Sequenz und T1-Sequenz [T579]

Läsion früh ein **Knochenmarködem** erkannt werden. Dieses stellt sich in der STIR-Sequenz **hyperintens,** also signalintensiv (= hell) dar. Im direkten Vergleich zeigt sich das Knochenmarködem in der T1-gewichteten Sequenz hypointens, also signalarm (= dunkel, ➤ Abb. 19.1). Die Kritik an der MRT ist, dass sie zu sensitiv sei, sodass z. B. auch ein Bone Bruise (Mikrofrakturen des spongiösen Knochens mit Einblutungen und Ödemen, die i. d. R. keiner Therapie bedürfen) die Signalanhebung im Skaphoid verursachen und für eine Fraktur gehalten werden könnte. Auch könne oft keine ausreichende Aussage über eine bestehende Dislokation oder Trümmerzone gemacht werden. Die MRT bietet aber die beste Möglichkeit, die **Weichteile** und in diesem Zusammenhang v. a. den **skapholunären Bandapparat** zu beurteilen.

4. Therapie

Da die Hand ein in seiner Funktion sehr komplexes und in Alltag und Beruf wichtiges Körperteil ist, ist eine optimale Frakturheilung unabdingbar. Daher muss **bis zur radiologisch gesicherten Durchbauung** der Fraktur eine bestmögliche **Ruhigstellung** (Retention) gewährleistet sein. Die Wahl der Therapie hängt ab von:

- Frakturstabilität
- Lokalisation der Fraktur und somit Vaskularisation des Skaphoids
- Compliance des Patienten, einen mehrwöchigen Gips bzw. Cast zu akzeptieren.

Tab. 19.2 Retentionszeiten konservativer Skaphoidfrakturversorgung nach Frakturlage (Richtwerte)

Frakturlage	Retentionsdauer
Tuberkulumfraktur	3 Wochen
Distales Drittel	4–6 Wochen
Querfraktur im mittleren Drittel	6–8 Wochen
Proximales Drittel bei guter Vaskularisation	Bis zu 10 Wochen

Die **konservative Therapie** einer Skaphoidfraktur ist bei **nicht oder wenig dislozierten Frakturen des distalen oder mittleren Drittels** bei guter Compliance des Patienten möglich. Dabei gilt, dass die Frakturheilung desto gefährdeter ist, je proximaler sich die Fraktur befindet, da das Skaphoid vaskulär von distal nach proximal versorgt wird. Soll eine nicht dislozierte proximale Skaphoidfraktur konservativ behandelt werden, muss mittels MRT eine gute Vaskularisation nachgewiesen sein. Die konservative Therapie besteht im Anlegen eines Unterarmgipses oder -cast mit Daumengrundgelenk-Einschluss für 6–10 Wochen (➤ Tab. 19.2). Im Anschluss wird eine Röntgenkontrolle durchgeführt. Bei unzureichender Durchbauung der Fraktur wird die Behandlung im Gips verlängert, ggf. wird eine CT ergänzt. Nach erfolgter Durchbauung und Gipsabnahme erfolgt eine Physio- bzw. Ergotherapie je nach funktionellem Defizit. Eine Belastung sollte frühestens nach erneuten 4 Wochen erfolgen.

Die **operative Therapie** erfolgt durch **kanülierte Doppelgewindeschraube** nach Herbert. Sie kommt **bei dislozierter oder proximaler Skaphoidfraktur** zum Einsatz. Da die operativ versorgte Fraktur bereits nach der Wundheilung übungsstabil ist, wird sie auch unabhängig von der Stabilität zur Verkürzung der Retentionszeit vor allem bei jungen, aktiven Menschen eingesetzt.

5. Komplikation

Die am meisten gefürchtete Komplikation in Bezug auf die Skaphoidfraktur ist die **Pseudarthrose,** die oft zu schmerzbedingten Bewegungseinschränkungen im

Handgelenk führen kann. Sie entsteht in erster Linie durch nicht erkannte Frakturen und damit unterbliebener Therapie. Die Folge ist eine fibröse Verbindung zwischen den Fraktursegmenten und Bildung eines „falschen Gelenks".

Eine Pseudarthrose sollte grundsätzlich stabilisiert werden, auch wenn sie wenig Beschwerden verursacht. Dabei wird das Narbengewebe entfernt und die Fraktur wie bei einer frischen Fraktur verschraubt.

ZUSAMMENFASSUNG

- Die Skaphoidfraktur ist die häufigste Fraktur der Handwurzelknochen.
- Altersgipfel 20–30 Jahre; M : F = 6 : 1; v. a. Sporttrauma
- Klinik: Schmerzen im Handgelenk nach Sturz, druckschmerzhafte Tabatière
- Diagnostik: primär Röntgenaufnahme des Handgelenks als Kahnbeinquartett, sekundär CT (Dislokation, Trümmerzone) und/oder MRT (Knochenmarködem, Weichteile)
- Therapie: konservativ im Unterarmgips mit Daumengrundgelenk-Einschluss oder operativ mittels kanülierter Doppelgewinde-Schraube
- Komplikation: Pseudarthrose

20

Suizidversuch mit Haushaltsreiniger

Anamnese

Vom Notarzt wird der 27-jährige Herr K. in die Notaufnahme eingeliefert, nachdem er in suizidaler Absicht eine Flasche chlorhaltigen Haushaltsreiniger ausgetrunken hat. Die getrunkene Menge ist nicht bekannt, die leere Flasche wurde vom Notarzt mitgebracht. Der Patient klagt über Schmerzen im Rachen und im Brustkorb sowie über Schluckbeschwerden. Der Patient gibt an, dass er sich schon lange depressiv fühle, aber deswegen keine Therapie machen wollte. Er lebe allein und arbeite als Sachbearbeiter bei einer Krankenkasse.

Untersuchungsbefunde

Körperliche Untersuchung: Der Patient wirkt unruhig, eine Dyspnoe liegt nicht vor. Puls 112/min und RR 110/70 mmHg. Rachenraum deutlich gerötet und leicht ödematös verändert, obere Luftwege noch ausreichend frei. Abdomen: weich und nicht druckdolent. Auskultation von Lunge und Abdomen unauffällig.

Auskunft der Hersteller-Hotline: Reinigerlösung enthält Natriumcarbonat 4–6 % und Natriumhypochlorit 1–4 % und ist deutlich alkalisch. Sie reagiert mit Säuren unter Freisetzung von Chlorgas. Das Produkt ist gemäß EG-Richtlinie augen- und hautreizend eingestuft.

1. Welche Folgen kann die Aufnahme des Haushaltsreinigers haben? Wie werden derartige Schäden eingeteilt?

2. Welche Erstmaßnahmen veranlassen Sie aus chirurgischer Sicht?

3. Wie ist Ihr weiteres Vorgehen, mit welchen Komplikationen müssen Sie rechnen?

4. Welche chirurgische Nachbehandlung ist erforderlich und über welche möglichen Spätfolgen sollte der Patient aufgeklärt werden?

5. Wie gehen Sie mit dem Suizidpatienten auf der chirurgischen (Intensiv-)Station um?

1. Folgen

Herr K. hat in suizidaler Absicht einen alkalischen (basischen) Haushaltsreiniger getrunken, was zu einer **Verätzung am Ösophagus** mit Ausbildung einer **nekrotisierenden Ösophagitis** führen kann.

- **Säuren** verursachen eine **Koagulationsnekrose** der oberflächlichen Ösophaguswand und rufen meist weniger Schäden hervor, da sie bei Aufnahme starke Schmerzen und Erbrechen auslösen. Die aufgenommene Menge ist somit meist geringer.
- Nach Ingestion von **Laugen** (wie in diesem Fall) bilden sich dagegen **Kolliquationsnekrosen,** die rasch die gesamte Ösophaguswand betreffen und im Weiteren zu einer lebensbedrohlichen **Perforation** und **Mediastinitis** führen können.

Abhängig vom Ausmaß der Wandveränderungen werden folgende Stadien unterschieden:

- **Grad I:** oberflächliche Schädigung der Mukosa mit Ödem und Rötung, ggf. vereinzelte Schleimhautdefekte; heilt in der Regel folgenlos aus.
- **Grad II:** starke Schädigung von Mukosa und Submukosa mit Bildung von Ulzerationen; Abheilung führt zu Narbenbildungen und evtl. Stenosen oder Strikturen.
- **Grad III:** Nekrose aller Wandschichten mit tiefen Ulzerationen und hoher Perforationsgefahr

2. Erstmaßnahmen

Um die aufgenommene Menge der toxischen Substanz zu verdünnen, wird der Patient angehalten, möglichst **viel Wasser** (ohne CO_2) zu **trinken.** Außerdem wird ein venöser Zugang zur **Flüssigkeitssubstitution** (kristalloide Lösung, bei Kreislaufinstabilität ggf. Kolloide) gelegt. Weitere Maßnahmen sind:

- Ausreichende **Analgesie** (Opioide)
- **Glukokortikoide,** zunächst als Bolus z. B. Prednisolon 250 mg i. v. wegen der Schleimhautschwellung und der drohenden Verlegung der Atemwege durch ein toxisches Glottisödem
- **Röntgenaufnahmen** von Thorax und Abdomen mit der Fragestellung nach freier Luft oder Zeichen eines Mediastinalemphysems als Hinweise auf eine bereits eingetretene Perforation

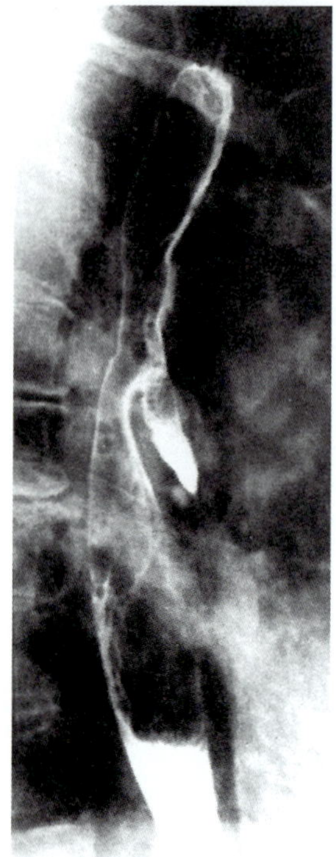

Abb. 20.1 Ösophagusperforation mit Kontrastmittelaustritt [R234]

- Anschließend sollte eine **Röntgendarstellung des Ösophagus** mit **wasserlöslichem Kontrastmittel** entweder in konventioneller Technik oder als **Thorax-CT** erfolgen. Kann hierbei eine Perforation (➤ Abb. 20.1) ausgeschlossen werden, ist zur Beurteilung des Schweregrads der Verätzung eine **Endoskopie** angezeigt.
- Ergänzend wird eine **i. v. Antibiotikatherapie,** z. B. mit einem Cephalosporin der 3. Generation in Kombination mit Metronidazol, zur Vorbeugung einer Begleitmediastinitis eingeleitet.

Nachdem die Röntgendiagnostik bei Herrn K. keine Hinweise auf eine Perforation ergeben hat, erfolgt noch am Aufnahmetag eine **Ösophagogastroskopie.** Hierbei können bei insgesamt deutlich gerötetem Ösophagus vereinzelte oberflächliche Ulzerationen bis zum unteren Ösophagusdrittel gesehen werden. Die Magenschleimhaut erscheint so weit unauffällig. Somit liegt eine **Verätzung Grad I** vor.

MERKE

Erbrechen zu provozieren, ist ebenso wie eine Magenspülung wegen der möglichen Zweitpassage der toxischen Substanz und der Perforationsgefahr kontraindiziert.

3. Weiteres Vorgehen und mögliche Komplikationen

Nach zunächst parenteraler Ernährung kann Herr K. bei rückläufiger Schmerzsymptomatik und Rückgang der Schleimhautveränderungen in der Kontrollendoskopie zunächst flüssige Kost aufnehmen. Anschließend kann der weitere Kostaufbau unter Fortführen der Kortison- und Antibiotikatherapie erfolgen.

Bei höhergradigen Verätzungen der Speiseröhre ist in hohem Maße mit der Ausbildung von Stenosen zu rechnen. Etwa 80 % der **Stenosen** oder **Strikturen** entstehen in den ersten 8 Wochen. Ist bei der Kontrollendoskopie bereits eine Stenosierungstendenz zu verzeichnen, sollte daher frühzeitig mit einer **Bougierungsbehandlung** begonnen werden (bereits ab der ersten Woche alle zwei bis vier Tage).

Liegt eine Verätzung des Ösophagus mit Perforation und Mediastinitis oder Peritonitis oder aber auch ein zunehmend septischer Krankheitsverlauf vor, ist notfallmäßig die **Ösophagektomie** mit Ausleitung des zervikalen Ösophagusstumpfes am Hals als Speichelfistel, Anlage einer **Kathetergastrostomie** oder einer **Katheterjejunostomie** zur enteralen Ernährung notwendig. Nach Ausheilen der Mediastinitis und Stabilisierung des Patienten erfolgt zweizeitig die **Passagerekonstruktion** durch **Koloninterposition.**

4. Nachbehandlung und Spätfolgen

Erstgradige Ösophagusverätzungen wie bei Herrn K. heilen in der Regel folgenlos aus, eine Nachbehandlung ist daher nicht erforderlich.

Da höhergradige Verätzungen in zunehmendem Maße mit Stenosen oder Strikturen ausheilen, ist eine **langzeitige Bougierungsbehandlung** meist durch den Patienten selbst durchzuführen. Führt dies nicht zum Erfolg und klagt der Patient weiterhin über **Dysphagien** bzw. Erbrechen, ist eine **Ösophagusresektion** mit Ersatz meist durch ein **Koloninterponat** indiziert. Im Gegensatz zum Speiseröhrenersatz beim Karzinom durch Bildung eines Magenschlauches ist bei fortgeschrittenen Verätzungen oft auch der Magen betroffen und somit für die Rekonstruktion nicht geeignet.

Trotz erfolgreicher Bougierungsbehandlung sollten bei den betroffenen Patienten regelmäßig auch noch nach Jahren Kontrollendoskopien erfolgen, da es in 10–15 % der Fälle zu einer **malignen Entartung** der Strikturen bzw. Narbenstränge kommen kann.

5. Umgang mit Suizidpatienten

Bei ca. **80–90 % aller Suizidhandlungen handelt es sich um Intoxikationen** (meist Tablettenintoxikation), die häufig (intensiv-)stationär aufgenommen werden müssen. Oft distanzieren sich die Patienten zwar schnell von weiterer Suizidabsicht, jedoch ist die Rezidivquote relativ hoch. Deshalb sollte unbedingt eine psychiatrisch-psychotherapeutische Exploration erfolgen, eine zumindest vorläufige Diagnose gestellt werden und weitere Versorgungsangebote besprochen werden. Beziehen Sie hierfür direkt **konsiliarisch tätige Psychiaterinnen oder Psychiater** mit in die Behandlung ein. Unter Ärzten und Pflegepersonal zeigen sich häufig Unsicherheiten und Ängste im Umgang mit Suizidpatienten, wie Umfragen ergaben. Oft würden auch weniger Mitgefühl und Wohlwollen gezeigt als gegenüber anderen Patienten. Es wird genannt, dass Suizidpatienten viel Zeit und Geduld erwarten würden, sich oft provozierend verhalten und zu auffälligen Reaktionen neigen würden. Dies würde wiederum zur Überforderung von ärztlichem und pflegerischem Personal führen (siehe Dt Ärztebl 2000; 97: A 3027–3029).

Sie können um **Supervision** durch den psychiatrischen Konsiliararzt bitten. Optimal wäre ein **Kriseninterventionsteam** auf der Station, bei dem mit dem Psychiater eine offene Kommunikation und Hilfestellung mit allen betreuenden Personen des Suizidpatienten erfolgen kann.

ZUSAMMENFASSUNG

- Die Ingestion von Laugen oder Säuren kann zu einer schweren nekrotisierenden Ösophagitis führen.
- Erstmaßnahmen sind die Gabe von großen Mengen an Wasser zur Verdünnung, die i.v.-Gabe von Kortison und Antibiotika sowie eine ausreichende Analgesie und ggf. eine Schockbehandlung. Emetika sind ebenso wie eine Magenspülung kontraindiziert.
- Nach Ausschluss einer Perforation durch Kontrastmitteldarstellung ist die Endoskopie zur Beurteilung des Schweregrads und Planung des weiteren Vorgehens entscheidend.
- Bei Perforation oder schwerem Verlauf mit Sepsis ist notfallmäßig die Ösophagektomie mit zweizeitiger Rekonstruktion erforderlich.
- Bei Ausbildung von Stenosen oder Strikturen kann eine langzeitige Bougierungsbehandlung oder eine Ösophagusresektion notwendig werden.
- Beziehen Sie konsiliarisch tätige Psychiaterinnen und Psychiater in die Behandlung ein und bitten Sie ihn auch um Unterstützung des Stationsteams.

21

Kleinkind mit Bauchkrämpfen

Anamnese

Am Nachmittag wird die 15 Monate alte Lara von ihrer Oma in die kinderchirurgische Ambulanz gebracht. Das Mädchen weint und krümmt sich auf dem Arm der Oma. Lara habe die letzten Tage immer mal wieder erbrochen, sodass sie wegen des Verdachts auf eine Magen-Darm-Infektion nicht in die Kinderkrippe gehen konnte. Fieber habe das Kleinkind nicht gehabt. Heute habe Lara wiederholt unter plötzlichen, krampfartigen Bauchschmerzen mit Erbrechen gelitten, denen jeweils ein schmerzfreies Intervall folgte. Die Oma habe auch noch Blut im Stuhl der kleinen Lara entdeckt, das sie auf Ihr Nachfragen als eher dunkelrot und geleeartig beschreibt.

Untersuchungsbefunde

Körperliche Untersuchung: Sie untersuchen das weinende Mädchen auf dem Arm der Oma. Haut: blass-ikterisch bei reduziertem Hautturgor. Abdomen: keine Abwehrspannung. In den kurzen Atempausen tasten Sie im weichen Abdomen auf der rechten Seite eine druckschmerzhafte Walze. Rektale Untersuchung: Bei der Inspektion der Analregion erkennen Sie dunkelblutigen, geleeartigen Stuhl an der Rosette, sodass Sie auf eine digitale rektale Untersuchung verzichten.

1. Wie lauten Ihre Verdachtsdiagnose und deren Differenzialdiagnosen? Was wissen Sie über Ursachen und Häufigkeit?

2. Wie gehen Sie diagnostisch vor, um Ihre Verdachtsdiagnose zu untermauern?

3. Wie kann therapeutisch vorgegangen werden?

4. Was antworten Sie der Oma und den Eltern auf die Frage, ob sich diese Erkrankung wiederholen kann?

5. Welche Risikofaktoren begünstigen das Auftreten dieser Erkrankung bei Erwachsenen?

6. Nennen Sie bitte mindestens sieben Erkrankungen im Bereich der Kinderchirurgie!

1. Verdachtsdiagnose/Differenzialdiagnosen

Das **klinische Bild** ist charakterisiert durch:

- Kleinkind
- Kolikartige Bauchschmerzen gefolgt von einem symptomfreien Intervall
- Walzenförmiger Tumor v. a. im rechten Mittel-/Unterbauch
- Erbrechen und schleimig-blutige Stühle möglich

Aufgrund der Klinik stellen Sie die Verdachtsdiagnose einer **Invagination (Intussuszeption).** Bei der Invagination stülpt sich ein oraler (proximaler) Darmabschnitt in den weiter aboral (distal) liegenden Darmabschnitt. In der Regel handelt es sich um eine **ileokolische** bzw. **ileozökale** Invagination.

Mit einer Wahrscheinlichkeit von etwa 0,2 % aller lebend geborenen Kinder ist die Invagination eine häufige Ursache für eine **Ileussymptomatik** beim Kind. Mehr als ⅔ der kleinen Patienten sind **jünger als 2 Jahre.** Jungen sind mit einem Verhältnis von 3 : 2 häufiger betroffen als Mädchen.

Die **Ursache** der Invagination im Kindesalter ist **meist ungeklärt** (idiopathisch). Ein Zusammenhang mit der **Ernährungsumstellung** oder mit vorangegangener **Enteritis** und darauffolgender lymphatischer Hyperplasie wird diskutiert. Bei **älteren Kindern** kommen Grunderkrankungen wie Mukoviszidose, Purpura Schoenlein-Henoch, Polypen, Tumoren und Meckel-Divertikel als Ursache infrage.

Differenzialdiagnostisch müssen Sie auch andere Ursachen eines Ileus in Betracht ziehen. Dazu zählen das Verschlucken eines Fremdkörpers, Hernien, der Volvulus, der Mekoniumileus, Tumoren, Darmfehlbildungen, die nekrotisierende Enterokolitis (NEC) sowie eine Darmparalyse bei Gastroenteritis.

2. Diagnostik

- **Labor** mit Blutbild, Entzündungsparametern (um frühzeitig eine Peritonitis oder Sepsis zu erfassen), Elektrolyten (Kinder dehydrieren leicht) und Gerinnungsparameter
- **Sonografie:** Stellt man den walzenförmigen Tumor im Querschnitt ein, imponiert die Invagination aufgrund der ineinander verschachtelten Darmabschnitte mit deren Lumen und Wände als **„Schießscheibe“** (Target, ➤ Abb. 21.1). Radiologisch bezeichnet man dies als Kokarde. Der Längsschnitt durch den Invaginationstumor erinnert an eine Niere, weshalb man früher vom **Pseudokidney-Zeichen** gesprochen hat.

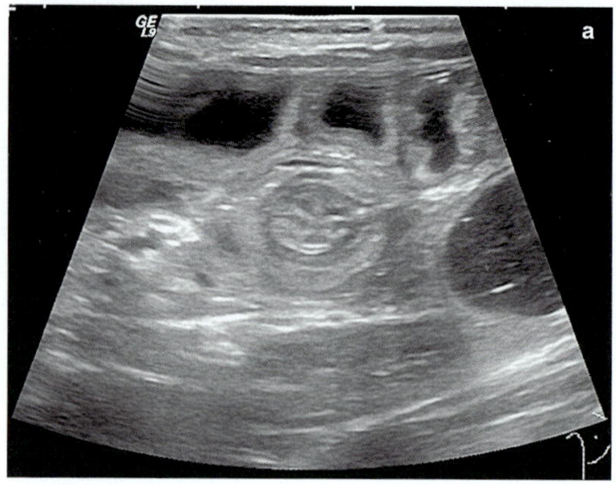

Abb. 21.1 Kokarde oder Target im sonografischen Querschnitt einer Invagination [T603]

- **Kolon-Kontrasteinlauf** mit **wasserlöslichem** (wegen der Perforationsgefahr und somit Peritonitisgefahr bei Bariumsulfat) Kontrastmittel nur bei unklarem Sonografiebefund oder im Zusammenhang mit der Therapie (unten)
- **Röntgenleeraufnahme** des Abdomens initial vor Kontrasteinlauf bei Verdacht auf eine Perforation

3. Therapie

Da Kinder schnell dehydrieren, sollte bereits früh eine **Flüssigkeits- und Elektrolytsubstitution** über einen venösen Zugang erfolgen.

Grundsätzlich steht bei unkomplizierten Invaginationen die **Desinvagination** unter Sonografie- und/oder Röntgenkontrolle **in OP-Bereitschaft** zur Verfügung:

- **Hydrostatische Reposition:** Über einen rektal eingeführten Katheter wird aufgrund der Schwerkraft ein wasserlösliches Kontrastmittel (teilweise auch Luft) unter Verwendung einer max. 100 cm Wassersäule eingebracht. Der **Invaginatskopf** stellt sich vom Kontrastmittel **c-förmig oder krebsscherenartig** umspült dar. Ist die Reposition erfolgreich, füllen sich die oral (proximal) gelegenen Darmabschnitte mit Kontrastmittel. Dabei darf durch die Bauchdecke keine Manipulation geschehen, da die Gefahr einer Darmverletzung oder Perforation zu groß ist. Bei schwerwiegenden Darmschädigungen (Hinweis z. B. mehrmaliger Blutstuhl) sowie bei Perforation und/oder Peritonitis ist die hydrostatische Reposition kontraindiziert.

- **Operativ** wird behandelt bei bestehender Symptomatik > 24 h, bei Perforationsverdacht, bei bekannter ursächlicher Raumforderung/Fehlbildung, bei rezidivierenden Invaginationen, bei erfolglosem konservativem Desinvaginationsversuch (siehe Leitlinie Invagination Stand September 2025):
  - Offen chirurgisch mittels **Laparotomie:** operatives Eröffnen der Bauchhöhle z. B. quere, rechtsseitige Oberbauchlaparotomie oder Wechselschnitt. Dazu wird zum Lösen der Invagination der sog. **Hutchinson-Handgriff** angewandt. Das orale Darminvaginat wird vorsichtig aus dem aboralen Darmabschnitt herausgedrückt.
  - **Laparoskopisch:** Eine gute Option insbesondere bei ileoilealer Invagination und bei guter Erfahrung des Chirurgen, ggf. ist ein Umsteigen auf ein offenes chirurgisches Vorgehen erforderlich.
  - Ist ein Lösen des Invaginationstumors nicht möglich oder sind Teile des Darms irreversibel geschädigt, müssen die entsprechenden Darmabschnitte **operativ reseziert** (entfernt) werden.

MERKE
Die invaginierten Darmabschnitte dürfen wegen der Perforationsgefahr nicht einfach auseinandergezogen werden, sondern werden mittels Hutchinson-Handgriff gelöst.

4. Rezidivneigung

Bei Kindern sind **Rezidive** mit 3,7–15 % bei sonografischer Desinvagination und mit 0–4 % bei Operation beschrieben (siehe Leitlinie Invagination Stand September 2025). Als Rezidivprophylaxe wird bei der operativen Desinvagination das distale Ileum an das Zökum geheftet **(Pexie).**

5. Risikofaktoren

Bei **Erwachsenen** kann es – wenn auch seltener – ebenfalls zur Darminvagination kommen. Im Gegensatz zum Kleinkind können beim Erwachsenen i. d. R. Ursachen für eine vorausgegangene Darmwandschädigung ausgemacht werden. Zu den **Leading Points** gehören:

- Meckel-Divertikel
- Darmpolypen
- Tumoren
- Darmwandhämatome
- Verdickungen der Peyer-Plaques
- Briden
- Entzündungen

Vor allem im höheren Alter kann es zur inneren Einstülpung des Rektums **(rektale Intussuszeption)** kommen. Diese kann zu einer Obstruktion mit obstruktiver Defäkationsstörung (ODS, Stuhlentleerungsstörung) führen.

MERKE
Ursache für eine Invagination beim Erwachsenen: **Leading Points** (v. a. Meckel-Divertikel, Polypen, Tumoren).

6. Kinderchirurgie

Eine Auswahl von Erkrankungen im Kindesalter, die chirurgisch behandelt werden, ist in der ➤ Tab. 21.1 zusammengestellt.

Tab. 21.1 Chirurgische Erkrankungen im Kindesalter (Auswahl)

Neugeborene	Säuglinge	Kleinkinder	Maligne Tumoren	Urogenitale Fehlbildungen
• Spina bifida • Hydrozephalus • Ductus Botalli apertus • Zwerchfelldefekt • Ösophagus-, Duodenal-, Rektum-, Analatresie • Omphalozele • Mekoniumileus • Nekrotisierende Enterokolitis	• Hämangiom • Lymphangiom • Pylorusstenose • Kardiainsuffizienz • Gallengangsatresie • Ileus • Morbus Hirschsprung, Invagination • Leistenhernie • Hodentorsion • Hydrocele testis	• Halszyste, Halsfistel • Brustwandfehlbildungen • Ösophagusverätzungen • Appendizitis • Choledochuszyste • Osteomyelitis • Knochenfrakturen	• Neuroblastom • Osteosarkom • Ewing-Sarkom • Teratom • Keimzelltumor • Wilms-Tumor • Hepatoblastom • Rhabdomyosarkom	• Maldescensus testis • Phimose • Varikozele • Hypo-, Epispadie • Blasen-, Kloakenekstrophie • Adrenogenitales Syndrom • Ureterfehlbildungen

ZUSAMMENFASSUNG

- Die Invagination (Intussuszeption) ist eine Einstülpung des Darms, meist eines oralen Darmabschnitts, in den aboralen.
- Alter: ⅔ bei Kindern unter 2 Jahren; Inzidenz: 2 von 1.000 Kindern, bei Erwachsenen selten; Geschlechtsverteilung Jungen : Mädchen = 3 : 2; Rezidive je nach Therapieart in 0–15 %
- Klinik: Kleinkind, kolikartige Bauchschmerzen, zwischenzeitig symptomfreie Intervalle, walzenförmiger Tumor v. a. im rechten Mittel-/Unterbauch, evtl. zusätzlich Erbrechen, evtl. im Spätstadium schleimig-blutige Stühle
- Die Ursache für eine Invagination ist bei Kleinkindern meist unbekannt (idiopathisch), bei Erwachsenen **Leading Points** (v. a. Meckel-Divertikel, Polypen, Tumoren).
- Die Therapie besteht in der Desinvagination: interventioneller Kolon-Kontrasteinlauf mit hydrostatischer Reposition oder operativ mit dem Hutchinson-Handgriff bzw. durch Darmresektion.
- Binden Sie Eltern in die Entscheidungsfindung mit ein, geben Sie ihnen Aufgaben und haben Sie bitte Verständnis für ihre eventuelle Überforderung in kritischen Situationen.

22

Schwellung linkes Knie nach Verdrehtrauma

Anamnese

Die 35-jährige Frau B. stellt sich wegen Schmerzen und einer persistierenden Schwellung des linken Kniegelenks in der chirurgischen Ambulanz vor. Sie habe sich bei einem Sturz im Skiurlaub vor 10 Tagen das linke Knie verdreht. Dabei habe sie einen starken stechenden Schmerz im Knie verspürt, der sich zunächst nach Kühlen gebessert habe. Die Schwellung habe jetzt jedoch eher zugenommen und sie klagt über ein Unsicherheitsgefühl im linken Kniegelenk. Auch sei sie bereits mehrmals beim normalen Gehen im Knie weggeknickt. Frühere Verletzungen bestünden nicht. Sie sei aktive Freizeitsportlerin (Reiten, Tennis, Skifahren). Bis auf die „Pille" nehme sie keinerlei Medikamente ein. Auch sei sie bisher nie operiert worden.

Untersuchungsbefunde

35-jährige Patientin in gutem EZ und sportlichem AZ.

Körperliche Untersuchung: Konturen des linken Kniegelenks verstrichen, weitere äußere Verletzungszeichen sind nicht zu erheben. Sie ertasten einen leichten Kniegelenkerguss sowie einen deutlichen Druckschmerz medial in Höhe des inneren Gelenkspalts. Es besteht eine schmerzbedingte Bewegungseinschränkung sowohl passiv als auch aktiv mit einem Streckdefizit von 10° und einer Beugehemmung ab 90°. Bei der Stabilitätsprüfung der Seitenbänder ist medial eine leicht vermehrte Aufklappbarkeit vorhanden. Soweit schmerzbedingt und durch die Schwellung beurteilbar, scheint ein vorderes Schubladenphänomen auslösbar zu sein. Die weitere körperliche Untersuchung bleibt ohne Auffälligkeiten.

1. Welche klinischen Untersuchungstests für das Kniegelenk kennen Sie?

2. Wie lautet Ihre Verdachtsdiagnose?

3. Welche Erstmaßnahmen und Untersuchungen veranlassen Sie?

4. Wie lautet Ihre Therapieempfehlung? Wie wird dabei vorgegangen?

5. Wie sieht Ihr Nachbehandlungskonzept aus?

1. Klinische Untersuchungstests

Bei Verletzungen des Kniegelenks können Läsionen von Menisken oder Kapsel-Band-Strukturen auftreten (➤ Abb. 22.1). Hinweise hierzu liefern folgende klinische Funktions- und Stabilitätsprüfungen:

- **Steinmann-I-Zeichen:** Bei gebeugtem Kniegelenk führt bei Läsion des Außenmeniskus die Innenrotation des Unterschenkels sowie bei Innenmeniskusschäden die Außenrotation zu Schmerzen.
- **Steinmann-II-Zeichen:** Wandern des Schmerzpunkts am Kniegelenkspalt bei Beugung
- **Payr-Zeichen:** Schmerzen am inneren Gelenkspalt im Schneidersitz bei Innenmeniskusläsion
- **Apley-Zeichen:** in Bauchlage Schmerzen bei Rotation und Kompression in 90°-Beugestellung am Gelenkspalt bei Meniskusschaden
- **Vermehrte seitliche Aufklappbarkeit** durch Valgus- oder Varusstress bei Verletzung des Innen- oder Außenbands
- **Schubladentest:** In 90°-Beugestellung kann der Tibiakopf bei Ruptur des vorderen Kreuzbands nach ventral subluxiert werden (entsprechend Subluxation nach dorsal bei Ruptur des hinteren Kreuzbands).
- **Lachman-Test:** In 20°- bis 30°-Beugestellung wird die Verschieblichkeit des Femurs gegenüber dem Tibiakopf getestet.
- **Pivot-shift-Test:** fühlbares Schnappen, wenn das gestreckte Kniegelenk unter Valgusstress und Innenrotation des Unterschenkels gebeugt wird

! **Wichtig bei allen Stabilitätstests ist die Überprüfung im Seitenvergleich!**

2. Verdachtsdiagnose

Bei der klinischen Untersuchung von Frau B. ließ sich ein Kniegelenkerguss als Ausdruck eines Kniebinnenschadens nach einem Trauma feststellen. Sie berichtete zudem über ein Instabilitätsgefühl und Einknicken im Kniegelenk **(Giving-way-Symptomatik).** Außerdem waren eine vermehrte seitliche Aufklappbarkeit medial und ein vorderes Schubladenphänomen nachzuweisen, sodass der Verdacht auf eine **Ruptur des vorderen Kreuzbands,** evtl. kombiniert mit einer **Verletzung des Innenbands,** besteht. Auch der Unfallmechanismus (tief flektiertes, innenrotiertes Knie) beim Skifahren lässt an eine Kreuzbandverletzung denken.

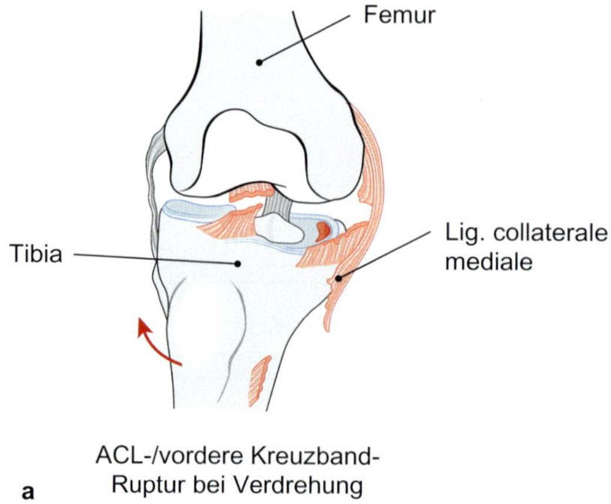

Abb. 22.1 Vordere Kreuzbandruptur [a: S701-L126, b: R333]

3. Erstmaßnahmen und Diagnostik

Zum Ausschluss einer Knochenläsion oder eines knöchernen Bandausrisses sollten **Röntgenaufnahmen des Kniegelenks** in zwei Ebenen sowie eine tangentiale Patellaaufnahme erfolgen. Bei Nachweis eines Kniegelenkergusses („tanzende Patella" bei Druck auf die Kniescheibe) kann zur Schmerzreduktion und zum Ausschluss eines Hämarthros eine **Gelenkpunktion** indiziert sein. Zuvor muss eine schriftliche Aufklärung erfolgen. Zu berücksichtigen ist hierbei das Infektionsrisiko.

MERKE

Eine Gelenkpunktion muss immer mit schriftlicher Aufklärung unter streng sterilen Kautelen durchgeführt werden.

Zur Analgesie werden **nichtsteroidale Antiphlogistika (NSAID),** wie Diclofenac oder Ibuprofen, bei positiver Ulkusanamnese unter Magenschutz verordnet. Zudem sollte das betroffene Knie hochgelagert und gekühlt werden. Mithilfe von Unterarmgehstützen kann das betroffene Bein entlastet werden. Liegen Risikofaktoren wie Adipositas, starke Immobilität oder (wie in diesem Fall) Einnahme von Ovulationshemmern vor, ist zusätzlich eine **Thromboseprophylaxe** mit einem niedermolekularen Heparin angezeigt.
Aufgrund der Verdachtsdiagnose einer Läsion des vorderen Kreuzbands ist im weiteren Verlauf eine **Magnetresonanztomografie (MRT) des Kniegelenks** indiziert (➤ Abb. 22.2). Hierbei können sämtliche Bandstrukturen und die Menisken beurteilt werden. Knochenläsionen wie das sog. **„Bone Bruise"** (= subchondrale ossäre Kontusion durch Stauchungsverletzungen), die der konventionellen radiologischen Diagnostik entgehen, sind hierbei ebenfalls sichtbar.
Bei Frau B. bestätigt sich in der MRT die vermutete Ruptur des vorderen Kreuzbands (➤ Abb. 22.3). Zudem finden sich ein Riss am Innenmeniskusvorderhorn und eine Signalanhebung am Innenband passend zu einer Innenbandzerrung.

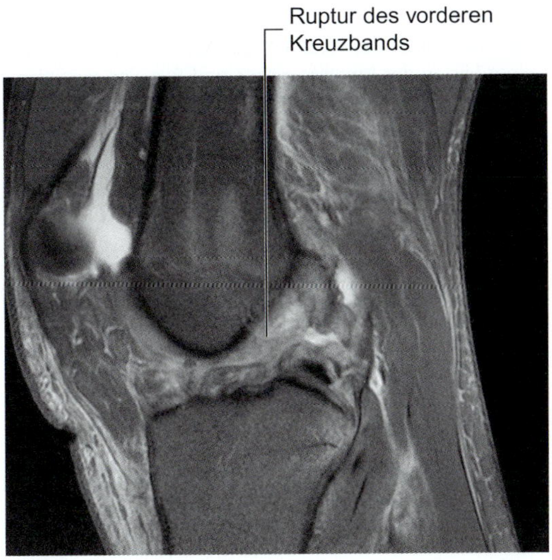

Abb. 22.2 Sagittales MRT: Ruptur des vorderen Kreuzbands [E402-005]

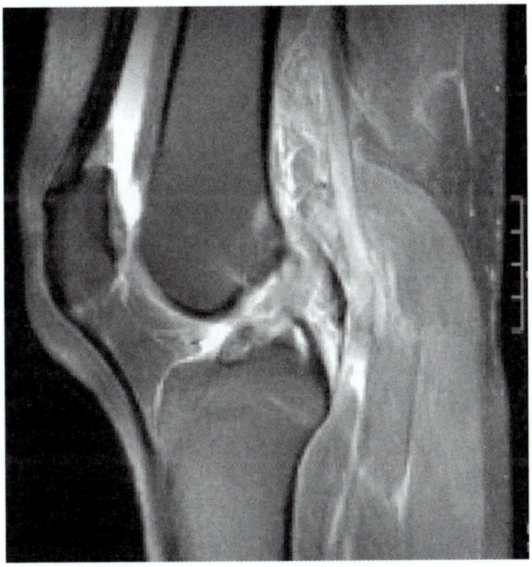

Abb. 22.3 MRT mit Riss des vorderen Kreuzbands [T579]

MERKE

Bei einer Ruptur des vorderen Kreuzbands kombiniert mit einer Läsion des Innenmeniskus und Riss des medialen Seitenbandes spricht man von einer Unhappy Triad.

4. Therapie

Das vordere Kreuzband dient zur Gelenkstabilisierung und verhindert eine Subluxation des Tibiakopfes nach ventral sowie eine übermäßige Außenrotation bei Beugung des Kniegelenks. Grundsätzlich sind operative und konservative Therapiemöglichkeiten denkbar. Wichtig sind im Vorfeld der Planung der Zeitpunkt der Verletzung, das Alter und der Aktivitätsanspruch des Patienten. Zwar kann ein isoliert rupturiertes vorderes Kreuzband muskulär kompensiert werden und auch heilen, bei Kombinationsverletzungen kommt es jedoch häufig zu einer **chronischen Instabilität** mit degenerativen Veränderungen und Ausbildung einer **Gonarthrose.** Bei jungen, aktiven Patienten ist die operative Therapie die häufigere Behandlungsmethode, um eine sichere Rückkehr zur Aktivität unter Minderung des Risikos von Folgeschäden zu ermöglichen.

Operative Therapie: Da primäre Nähte des Ligaments keine guten funktionellen Ergebnisse brachten, wird als Ersatz des vorderen Kreuzbands ein freies, mehrsträngiges Sehnentransplantat aus der Pes-anserinus-Gruppe (Semitendinosussehne oder Semitendinosus- und Gracilissehne) verwendet.

Hierbei wird das Transplantat über Bohrkanäle im Tibiakopf und Femurkondylus arthroskopisch assistiert entsprechend dem ursprünglichen Bandverlauf eingebracht. Über die Arthroskopie des Kniegelenks werden evtl. vorliegende Begleitverletzungen z. B. der Menisken oder Knorpelflächen mitversorgt.

Gegen einen Kreuzbandersatz können folgende Faktoren sprechen:

- Ältere Patienten mit evtl. schon bestehender Gonarthrose
- Patienten mit eingeschränkter Mobilität oder ohne Sportambitionen
- Fehlende oder nur minimale klinische Instabilität sowie allenfalls geringe Dehiszenz der Bandstümpfe in der MRT
- Allgemeine oder lokale OP-Kontraindikationen

Konservativ kann eine Kreuzbandruptur mittels Ruhigstellung durch eine Kniegelenkorthese behandelt werden. Während des Behandlungszeitraums sollte der Patient engmaschig kontrolliert werden, um bei Versagen der konservativen Therapie eine frühzeitige operative Therapie einleiten zu können und um schwerwiegende Folgeschäden zu verhindern.

5. Nachbehandlung

Postoperativ erfolgt zunächst eine Ruhigstellung des Beines in Streckstellung. Anschließend folgt abhängig vom OP-Verfahren eine frühzeitige Bewegungstherapie ggf. unter Teilbelastung. Meistens wird eine beugungslimitierte Kniegelenksorthese angepasst, die eine schrittweise Vergrößerung des Bewegungsumfangs erlaubt. Bereits ab der zweiten Woche nach der Operation kann mit einem – insbesondere die Quadrizepsmuskulatur – aufbauenden **Muskeltraining** begonnen werden.

Für die Zeit der Immobilisation gelten die üblichen Maßnahmen zur Thromboseprophylaxe. Kniebelastende Sportarten oder berufliche Aktivitäten sollten frühestens nach 6 Monaten wieder aufgenommen werden.

ZUSAMMENFASSUNG

- Ein Verdrehtrauma des Kniegelenks mit fixiertem Unterschenkel kann zu einer Läsion des vorderen Kreuzbands führen, die oft kombiniert mit Begleitverletzung der Menisken und der Seitenbänder vorliegt.
- Klinische Zeichen für eine vordere Kreuzbandruptur sind das Schubladenphänomen sowie ein positiver Lachman- und Pivot-shift-Test.
- Eine nicht behandelte Kreuzbandruptur kann zur chronischen Instabilität im Kniegelenk mit nachfolgender Gonarthrose führen.
- Der Kreuzbandersatz erfolgt arthroskopisch assistiert unter Verwendung der Semitendinosus- oder Patellarsehne.

WAS WÄRE, WENN ...

... es sich um einen 60-jährigen Patienten handeln würde, der beim Gang zur Toilette einen isolierten Kreuzbandriss erlitten hätte? Angenommen, der Patient käme am Folgetag zu Ihnen in die Praxis, was würden Sie mit ihm besprechen?

Nach Erhebung der Anamnese und Untersuchung des Gelenks wären Nebenerkrankungen, Aktivitätsanspruch und Vorschäden des Kniegelenkes zu eruieren. Zunächst können das Kniegelenk – abhängig von Schwellung und Schmerzen – ruhiggestellt und abschwellende Maßnahmen verordnet werden. Zusätzlich wären Analgetika und ggf. eine Verordnung von Unterarmgehstützen sowie eine Thromboseprophylaxe sinnvoll. Bezüglich des weiteren Prozederes wäre bei einem sportlichen Patienten dieses Alters mit hohem Aktivitätsanspruch und ohne relevante Kniegelenkarthrose eine operative Therapie denkbar. Andernfalls kann das Kniegelenk auch unter engmaschigen Kontrollen konservativ behandelt werden.

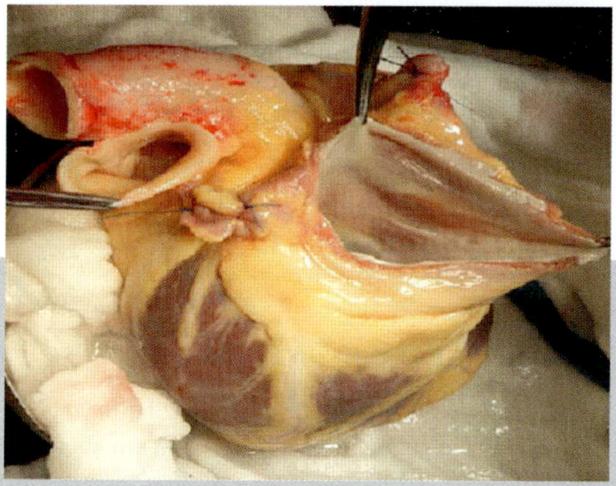

[T848]

23 Herztransplantation nach dilatativer Kardiomyopathie

Anamnese

Der 41-jährige Herr B. soll nach erfolgter Herztransplantation in der herzchirurgischen Klinik zur weiteren Betreuung in ein heimatnahes Kreiskrankenhaus übernommen werden. Bei dem Patienten wurde vor einem Jahr eine postinfektiöse dilatative Kardiomyopathie mit einer hochgradig eingeschränkten Pumpfunktion diagnostiziert. Bei klinischer Verschlechterung vor 8 Monaten erhielt Herr B. ein mechanisches Kreislaufunterstützungssystem (Kunstherz, assist device) als Überbrückung bis zur notwendigen Herztransplantation. Vor 3 Wochen konnte die orthotope Herztransplantation eines gesunden Spenderherzens (➤ Bild [T848]) vorgenommen werden.

Untersuchungsbefunde

Sie untersuchen den Patienten abschließend, bevor Sie den Verlegungsbrief vorbereiten.

Echokardiografie: kein Perikarderguss, keine relevanten Vitien, gute Pumpfunktion bei einer Ejektionsfraktion (EF) von 70 %, keine fokale Hypokinesie.

EKG: HF 78/min, Sinusrhythmus, Linkstyp, regelrechte R-Progression, R/S-Umschlag in V_4/V_5, keine Repolarisierungsstörung.

Röntgen-Thorax: Herzgröße in der Norm, kleiner Perikarderguss linksseitig, Dystelektasen im rechten Unterlappen, keine infiltrativen Verdichtungen, keine pulmonalvenöse Dekompensation.

1. Erklären Sie bitte den Unterschied zwischen einer autogenen, einer allogenen und einer Xenotransplantation!

2. Welche Voraussetzungen sind die Grundlage einer postmortalen Organspende?

3. Was versteht man unter der Histokompatibilität?

4. Welche Abstoßungsreaktionen nach Organtransplantation unterscheidet man?

5. Nennen Sie bitte die Prophylaxe bzw. Therapie der Organabstoßung!

1. Transplantationsformen

- **Allogene Transplantation:** Übertragung von Organen von einem Spender zu einem Empfänger gleicher Spezies
- **Autogene (autologe) Transplantation:** Das Spendergewebe (z. B. Voll- oder Spalthaut) stammt von dem Empfänger selbst.
- **Xenotransplantation:** Der Spender gehört einer anderen Spezies an (z. B. genetisch moduliertes Schwein).

Hinsichtlich der Lokalisation können Organe bzw. Gewebe **orthotop** (an eine örtlich übereinstimmende Stelle) oder **heterotop** (an anderer als anatomisch korrekter Stelle wie z. B. unter Belassen der Empfängerniere) transplantiert werden.

Wird ein Transplantat (Organ, Gewebe, Zellen) nur zur Unterstützung bei belassenem, teilfunktionierendem Organ implantiert (um z. B. der eigenen Leber die Möglichkeit zur Regeneration zu geben), wird dies als **auxiliäre Transplantation** bezeichnet.

2. Voraussetzungen einer postmortalen Transplantation

Seit 01.12.1997 ist das **deutsche Transplantationsgesetz** (TPG) in Kraft. Das TPG regelt für Deutschland die Spende, Entnahme, Vermittlung und Übertragung von Organen sowohl für Lebendspenden als auch für Organe, die nach dem Tode gespendet werden.

Für Deutschland sowie z. B. auch in den Niederlanden und in Großbritannien wurde rechtlich festgelegt, dass der Patient zu Lebzeiten einer Organspende zugestimmt haben muss oder die Angehörigen im Sinne des mutmaßlichen Willens des Verstorbenen entscheiden müssen. Zum 1. November 2012 wurde im TPG diese bisherige **erweiterte Zustimmungslösung** durch die **Entscheidungslösung** ersetzt. Als Grundlage für die Entscheidung zur Organ- und Gewebespende sollen Bundesbehörden im Rahmen ihrer Zuständigkeit und die Krankenkassen die Bundesbürger aufklären und informieren. So sollen z. B. die Erklärung zur Organ- und Gewebespende (Organspendeausweis) zusammen mit geeigneten Aufklärungsunterlagen bei der Ausgabe von Ausweisen bereitgehalten oder alle 2 Jahre von den Krankenkassen zugeschickt werden. Es kann aber niemand in Deutschland gezwungen werden, sich zu entscheiden. Mit Inkrafttreten des **Gesetzes zur Stärkung der Entscheidungsbereitschaft bei der Organspende** am 1. März 2022 ist ein bundesweites Online-Register beim Bundesinstitut für Arzneimittel und Medizinprodukte (BfArM) vorgesehen, in das spendenbereite Personen eingetragen werden. Außerdem wird noch häufiger über die Organspende aufgeklärt und auf das Register hingewiesen (z. B. bei den Ausweisstellen von Bund und Ländern aber auch in Arztpraxen). Darüber hinaus soll die Organ- und Gewebespende verstärkt in der ärztlichen Ausbildung vermittelt werden.

In den meisten europäischen Ländern gilt hingegen eine „Widerspruchsregelung", bei der der Patient zu Lebzeiten einer Organspende widersprechen muss, wenn er sie nicht wünscht.

Bevor eine **postmortale Organspende** umgesetzt werden kann, müssen folgende Bedingungen erfüllt sein:

- Gemäß des TPG müssen **zwei Fachärzte** mit entsprechend definierter Qualifikation voneinander unabhängig den **Hirntod** (irreversiblen Hirnfunktionsausfall) des Spenders feststellen. Diese Ärzte dürfen weder an der Entnahme noch an der Übertragung der Organe des Organspenders beteiligt sein noch der Weisung eines beteiligten Arztes unterstehen.
- Die **Einwilligung** des Spenders bzw. der Angehörigen zur Organspende muss vorliegen.
- Zum Schutz des Organempfängers müssen **Infektionskrankheiten** sowie **Tumorerkrankungen des Spenders ausgeschlossen** werden.

Die **Deutsche Stiftung Organtransplantation (DSO)**, die als unabhängige Organisation die Koordinierung von Organspenden in Deutschland übernimmt, informiert die internationale **Organvermittlungsstelle Eurotransplant** (ET, in Leiden/Niederlanden), die daraufhin die Vermittlung aufgrund von Kompatibilität, Dringlichkeit, Wartezeit und Erfolgsaussichten einleitet.

Die Übertragung der nach den Richtlinien der Bundesärztekammer, basierend auf den Regelungen des Transplantationsgesetzes und unter Wahrung der Würde des

Spenders, entnommenen sowie konservierten Organe darf nur in zugelassenen **Transplantationszentren** vorgenommen werden.

3. Histokompatibilität

Neben der Blutgruppe ist die Histokompatibilität ein wichtiger Faktor für die **Verträglichkeit** zwischen Spenderorgan und Empfänger. Sie ist desto besser, je größer die Übereinstimmung zwischen dem Spender und dem Empfänger bezogen auf die MHC-Moleküle (major histocompatibility complex bzw. Haupthistokompatibilitätskomplex) ist, die beim Menschen als HLA (humanes Leukozytenantigen) bezeichnet werden.

Vereinfacht kann man sagen: Werden fremde Antigene von Empfänger-T-Lymphozyten erkannt, wird eine Immunreaktion ausgelöst, die eine **Organabstoßung** zur Folge haben kann. Daher werden zur Auswahl eines geeigneten Empfängers die HLA-Merkmale von Spender und Empfänger verglichen und in den Allokationsalgorithmus einbezogen.

MERKE

Die Kompatibilitätstestung vor Transplantation besteht aus:

- HLA-Typisierung
- AB0-Blutgruppenbestimmung
- Cross-Match-Test (Kreuzprobe zwischen Spenderlymphozyten und Empfängerserum)

4. Abstoßungsreaktionen

Man unterscheidet nach Transplantationen hinsichtlich Genese und Zeitpunkt drei Formen der Organabstoßung: die hyperakute, die akute und die chronische (➤ Tab. 23.1).

5. Prophylaxe und Therapie der Organabstoßung

Sobald es sich bei Spender und Empfänger eines Organs um zwei **genetisch unterschiedliche** Individuen handelt (v. a. allogene Transplantation), kommt es zu **Immunreaktionen.** Diese können aufgrund der Kompatibilitätstestung mit möglichst hoher Übereinstimmung der Immunfaktoren von Spender und Empfänger verringert, aber nicht komplett vermieden werden.

Daher ist nach **allogener Organtransplantation** eine lebenslange medikamentöse Immunsuppression notwendig. Diese hängt vom Transplantationszentrum sowie vom transplantierten Organ ab: Eine transplantierte Leber erfordert eine eher geringere Immunsuppression, während Organe wie das Herz, die Lunge oder das Pankreas einer intensiveren Immunsuppression bedürfen.

- **Induktionstherapie:** In der Anfangsphase nach Transplantation ist die Abstoßungsgefahr besonders hoch. In dieser Zeit kommt als Induktionstherapie z. B. eine Kombination aus **hochdosierten Glukokortikoiden** und **monoklonalen Antikörpern** gegen den Interleukin-2-Rezeptor oder polyklona-

Tab. 23.1 Abstoßungsreaktionen nach Organtransplantationen

Abstoßungsart	Zeitpunkt	Genese	Prophylaxe
Hyperakut	Intraoperativ bis wenige Stunden nach Transplantation	Antikörper im Empfängerserum reagieren auf Spenderantigene mit Komplementaktivierung und Thrombosierung	Bei hohen Antikörpertitern vor Transplantation Plasmapherese, Behandlung mit Antikörpern gegen B-Zellen (Rituximab)
Akut	In den ersten 3 Monaten nach Transplantation, evtl. später	T-Zell-Antwort auf fremde HLA-Klasse-1- und HLA-Klasse-2-Moleküle; v. a. in immunsuppressiver Lücke z. B. bei insuffizienten Medikamentenspiegeln	Suffiziente Immunsuppression
Chronisch	Monate bis Jahre nach Transplantation	Nicht eindeutig geklärt, auch nicht immunologische Faktoren; Vorschäden des Organs? Risikofaktoren des Empfängers?	Reduktion von Begleiterkrankungen

len Antikörpern gegen T-Zellen und ggf. **Immunglobuline** infrage.

- **Erhaltungstherapie:** Bei der lebenslangen medikamentösen Immunsuppression zur Abstoßungsprophylaxe hat sich eine Kombination meist aus drei Immunsuppressiva bewährt. Grob kann man sich merken, dass diese Dreifachimmunsuppression i. d. R. einen **Calcineurininhibitor** (Cyclosporin A oder Tacrolimus), einen **Antimetaboliten** (Mycophenolat-Mofetil) oder einen TOR-Inhibitor (Rapamycin) und ein **Glukokortikoid** (teilweise nur über die ersten Monate nach Transplantation) umfasst.
- **Abstoßungstherapie:** Kommt es trotz Prophylaxe zu einer Organabstoßung, wird mit einer **Steroidstoßbehandlung** meist über 3–5 Tage und ggf. polyklonalen Antikörpern versucht, dieser entgegenzuwirken. Auch mit einem **Präparatewechsel** (z. B. von Ciclosporin A zu Tracrolimus) als Rescue-Therapie kann ein Eindämmen der Abstoßung probiert werden.

Um die Immunsuppression optimal anzupassen, werden die Plasmaspiegel der Immunsuppressiva gemessen. Durch die Kombination der Immunsuppressiva lassen sich teilweise die Dosen der einzelnen Komponenten und somit auch deren Nebenwirkungen reduzieren.

Ein gravierendes Problem ist die höhere Infektionsgefahr der **Empfänger** durch die Immunsuppression. Zu den **infektiösen Komplikationen,** die zur Reduktion der Immunsuppression führen können und somit grundsätzlich mit Transplantatverlust, aber auch letal enden können, gehören:

- **Bakterielle Infektionen** v. a. peri- und frühe postoperative Phase
- **Pilzinfektionen,** v. a. Aspergillus. Ebenfalls gefürchtet v. a. nach Herz- und Lungentransplantationen sind Infektionen mit dem Pilz **Pneumocystis jiroveci** (früher fälschlicherweise als *Pneumocystis carinii* bezeichnet). Hier kann eine Prophylaxe oder Therapie mit Echinocandin (z. B. Caspofungin) angezeigt sein.
- **Virusinfektionen:** v. a. Zytomegalievirus (CMV), aber auch Epstein-Barr-Virus (EBV), humanes Herpesvirus-6 (HHV-6). Insbesondere bei Herztransplantationen sind **CMV-Infekte** vermutlich ein wichtiger Prognosefaktor für den längerfristigen Transplantatverlust aufgrund von Vaskulopathien. Bei serologischem Nachweis und klinischem Verdacht auf eine CMV-Infektion sollte auch ohne Virusnachweis frühzeitig mit einem **Virustatikum** (z. B. Ganciclovir) therapiert werden. Auch bei einem CMV-IgG-positiven Spender und einem CMV-IgG-negativen Empfänger ist eine Prophylaxe empfohlen.

ZUSAMMENFASSUNG

- Organtransplantationen in Deutschland regelt das deutsche Transplantationsgesetz (TPG) und koordiniert die Deutsche Stiftung Organtransplantation (DSO), während Eurotransplant (ET, in Leiden/Niederlanden) die Transplantatvermittlung vornimmt.
- Bei der Organtransplantation handelt es sich i. d. R. um eine allogene Transplantation zwischen zwei genetisch unterschiedlichen Individuen.
- Als Immunreaktion kann es zu Abstoßungsreaktionen (hyperakute, akute oder chronische) kommen.
- Vor Transplantatvermittlung soll die Kompatibilitätstestung aus HLA-Typisierung (Nieren), AB0-Gruppenbestimmung und Cross-Match-Test durch möglichst hohe Übereinstimmung der Immunfaktoren von Spender und Empfänger die Immunreaktionen verringern.
- Zusätzlich ist eine lebenslange medikamentöse Immunsuppression (z. B. mit Tacrolimus, Mycophenolat-Mofetil und Glukokortikoiden) notwendig.
- Transplantatempfänger laufen aufgrund der Immunsuppression Gefahr, sich mit Bakterien, Pilzen oder Viren zu infizieren, die zu Transplantatverlust und Tod führen können.

24 Akutes Abdomen

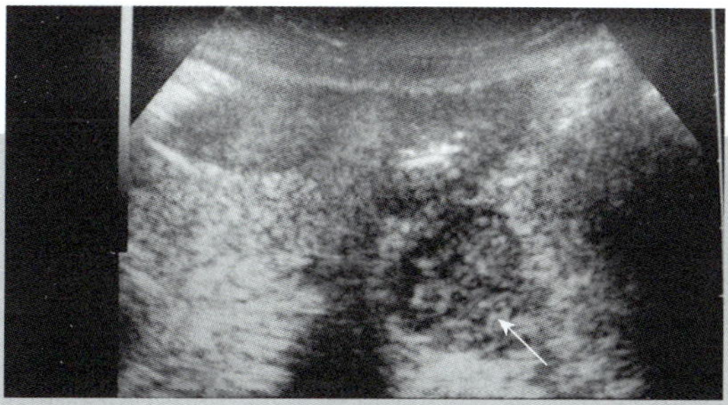

[T581]

Anamnese

Die 23-jährige Frau V. wird von ihrem Freund in die Notfallaufnahme gebracht, nachdem vor etwa 3 h plötzlich stärkste Schmerzen im Unterbauch aufgetreten sind. Ihr sei übel, einmal habe sie erbrochen. Stuhlgang und Wasserlassen seien bis zum Schmerzereignis völlig unauffällig gewesen. Eine mögliche Schwangerschaft verneint die Patientin. Sie sei noch nie operiert worden und nehme keinerlei Medikamente.

Untersuchungsbefunde

23-jährige Patientin in deutlich reduziertem AZ bei normalem EZ. RR 100/70 mmHg, Puls 96/min, Temperatur 37,3 °C aurikulär.

Körperliche Untersuchung: gespanntes, nicht geblähtes Abdomen mit starken Druck- und Klopfschmerzen diffus über der gesamten Unterbauchregion. Die Darmgeräusche sind nur spärlich vorhanden. Kein Klopfschmerz über den Nierenlagern. Bei der digital-rektalen Untersuchung ist ein Druckschmerz in Richtung Douglas-Raum auslösbar, kein tastbarer Tumor, kein Blut am Fingerling.

Abdomensonografie ➤ Bild [T581].

1. Welche Krankheitsbilder können ein akutes Abdomen verursachen?

2. Nennen Sie die Definition und Leitsymptome eines akuten Abdomens.

3. Welche Basisdiagnostik veranlassen Sie beim akuten Abdomen? Befunden Sie das Sonografiebild.

4. Welche therapeutischen Erstmaßnahmen sind angezeigt?

5. Wie entscheiden Sie das weitere Vorgehen?

1. Krankheitsbilder

Bei einem akuten Abdomen sind primär abdominelle Krankheitsbilder von „extraabdominellen" Erkrankungen zu unterscheiden, die mit der Symptomatik eines akuten Abdomens einhergehen können.

Die fünf wichtigsten **Ursachen** sind:

- Infektion
- Organperforation
- Darmverschluss
- Blutungen
- Akute Organischämie (Mesenterialischämie)

Topografisch können folgende Krankheitsbilder zugeordnet werden:

- **Rechter Oberbauch:** akute Cholezystitis, Gallenblasenperforation, Appendizitis (bei Schwangeren oder atypischer Lage der Appendix), Pankreatitis, Ulcus duodeni, ggf. mit Perforation, Leberabszess
- **Epigastrium:** Appendizitis im Frühstadium, Ulcus duodeni oder ventriculi (evtl. mit Penetration oder Perforation), akute Cholezystitis, Pankreatitis
- **Linker Oberbauch:** Pankreatitis, Ulcus ventriculi, Milzruptur
- **Rechter Unterbauch:** akute Appendizitis, Entzündung oder Perforation eines Meckel-Divertikels, Morbus Crohn, Adnexitis, inkarzerierte Hernie, Tubentorsion oder -ruptur, Extrauteringravidität
- **Linker Unterbauch:** Sigmadivertikulitis, Adnexitis, Tubentorsion oder -ruptur, Extrauteringravidität
- **Diffuse Schmerzsymptomatik:** Mesenterialischämie, Ruptur eines Aortenaneurysmas, Ileus, toxische Kolitis sowie diffuse Peritonitis

Extraabdominelle Ursachen einer akuten abdominellen Symptomatik können sein:

- **Kardiovaskulär:** akuter Hinterwandinfarkt, Perikarditis, Aortendissektion
- **Neurologisch:** akuter Bandscheibenprolaps, Psychosen
- **Urologisch:** Harnverhalt, Hodentorsion, Harnleitersteine, Pyelonephritis
- **Traumatisch:** Wirbel- oder Beckenfraktur
- **Metabolisch:** diabetisches Koma, Urämie
- **Toxisch** bedingt

2. Definition und Leitsymptome

Da auch eine Vielzahl an Erkrankungen, die keiner chirurgischen Therapie bedürfen, das Bild eines akuten Abdomens bieten können, ist als erster wichtiger Schritt zur Einschätzung der Symptomatik die Erfassung der Leitsymptome eines akuten Abdomens notwendig. Hierzu zählen:

- **Schmerzen:** Wichtig ist eine genaue Analyse von Schmerzcharakter, Schmerzbeginn und -lokalisation, Intensität und Änderungen im Verlauf. Zu erfragen sind:
  - **Schmerzcharakter:** viszeraler Schmerz (kolik- oder krampfartig, teils dumpf und schlecht lokalisierbar) und somatischer, parietaler Schmerz (scharf, brennend, gut lokalisierbar und kontinuierlich)
  - **Schmerzausstrahlung bzw. -projektion** nach peripher in die Head- oder MacKenzie-Zonen (z. B. Schmerzausstrahlung und -projektion aus der Zwerchfellregion in die entsprechende Schulterregion bei Milzverletzungen oder Erkrankungen des biliären Systems)
- **Erbrechen:** sowohl reflektorisch durch eine peritoneale Reizung als auch Ausdruck einer Passagebehinderung („Überlauferbrechen")
- **Schlechter Allgemeinzustand** (AZ) und ggf. **Schocksymptomatik:** Eine peritoneale Reizung vermittelt ein schweres Krankheitsgefühl. Dies wird durch eine zunehmende Schocksymptomatik mit Volumenmangel, z. B. bei Fieber, rezidivierendem Erbrechen oder auch bei Blutungen, sowie durch ein septisches Geschehen z. B. bei einer Peritonitis verstärkt.
- **Meteorismus, Stuhl- und Windverhalt sowie Änderung der Peristaltik:** Ein aufgetriebenes Abdomen ist Zeichen einer Passagestörung, die funktionell/paralytisch oder mechanisch bedingt sein kann. Änderungen in der Qualität der Darmgeräusche bei der Auskultation bzw. eine Reduktion oder Ausbleiben der Geräusche („Totenstille") kann ein Zeichen der Verschlechterung sein. Stuhl- und Windverhalt sind im Gegensatz dazu eher Spätsymptome.

MERKE

- Das akute Abdomen ist definiert als eine akut einsetzende bzw. sich rasch verschlimmernde Erkrankung innerhalb der Bauchhöhle, die vital bedrohend sein kann und meist einer raschen operativen Therapie bedarf.
- Beim akuten Abdomen ist ein Ileus trotz Stuhl- und Windabgang nicht auszuschließen.

3. Basisdiagnostik

Neben einer ausführlichen Anamnese ist eine sorgfältige **körperliche Untersuchung** sowie ggf. deren **Wiederholung im Verlauf** ausschlaggebend für die Einschätzung der Dringlichkeit bei einem akuten Abdomen. Hierbei ist auf Peritonitiszeichen wie Abwehrspannung („brettharter Bauch"), Druck-, Perkussions- und Loslassschmerzen sowie deren Lokalisation zu achten. Obligat sind die sorgfältige Auskultation jedes Quadranten sowie die digitale rektale Untersuchung.
Zur weiteren Abklärung erfolgen zusätzlich:

- **Röntgenaufnahmen:** Abdomen in Linksseitenlage sowie des Thorax. Frage nach freier Luft, Spiegelbildungen oder stehende Darmschlingen, Zeichen des Pleuraergusses oder Pneumonie.
- **Sonografie:** Beurteilung der parenchymatösen Organe und großen Gefäße (Aorta abdominalis), Nachweis von freier Flüssigkeit, Stauungszeichen an Leber oder Nieren, pathologische Veränderungen wie Kokardenphänomene, Darmwandveränderungen, Dilatation der Darmschlingen, Raumforderungen
- **Labordiagnostik:** kleines Blutbild, Elektrolyte, Blutzucker, Bilirubin, Transaminasen, Amylase, Lipase, Laktat (!), Kreatinin, Kreatinkinase (CK), CRP, Quick, PTT sowie Urinstatus, einschließlich immer β-HCG bei Frauen (auch, wenn sie eine mögliche Schwangerschaft verneinen), Blutgruppe und ggf. Kreuzprobe

Bei Frau V. haben Sie sonografisch eine unklare Struktur (Pfeil) dorsal der Harnblase erkannt. Unter Berücksichtigung der akuten Schmerzsymptomatik wurde die Indikation zur umgehenden Laparoskopie gestellt.

4. Erstmaßnahmen

Nahezu parallel zur Basisdiagnostik erfolgt je nach Zustand des Patienten umgehend die Basistherapie mit Legen eines großlumigen venösen Zugangs zur **Volumensubstitution** und **Schmerztherapie** sowie oft die Anlage einer **Magensonde** zur Entlastung des Magen-Darm-Trakts. Außerdem kann die Qualität des Magensekrets Hinweise auf das abdominelle Geschehen geben (z. B. bräunliches Dünndarmsekret bei mechanischem Ileus). Abhängig von den erhobenen Befunden und dem Zustand des Patienten ist zu entscheiden, ob umgehend eine Operation (z. B. bei lebensbedrohlicher Blutung) oder weitere Maßnahmen zur Stabilisierung des Patienten (ZVK, Blasenkatheter, evtl. Intubation) und zur diagnostischen Abklärung erforderlich sind.

5. Weiteres Vorgehen

Im Rahmen der erweiterten Diagnostik können ergänzend notwendig sein:

- CT-Abdomen
- Endoskopie
- Magen-Darm-Passage mit wasserlöslichem KM
- Seltener Angiografie

Krankheitsbilder mit **sofortiger bzw. dringlicher OP-Indikation** sind:

- Intraabdominelle Blutungen (rupturiertes Bauchaortenaneurysma, Organrupturen)
- Entzündliche Erkrankungen mit zunehmendem septischen Verlauf, Peritonitis
- Perforationen (Ulkus, Divertikulitis, penetrierendes Bauchtrauma)
- Mechanischer Ileus
- Akuter Gefäßverschluss und Mesenterialinfarkt
- Extrauteringravidität mit Tubenruptur

Der Zugang zur Bauchhöhle erfolgt in der Notfallsituation über eine **mediane Längslaparotomie.** Diese kann je nach intraabdominellem Befund nach kranial und kaudal erweitert werden und erlaubt eine ausreichende Exploration der Bauchhöhle. In ausgewählten Fällen kann auch eine zunächst **diagnostische Laparoskopie** (wie im vorliegenden Fall; ➤ Abb. 24.1) sinnvoll sein.

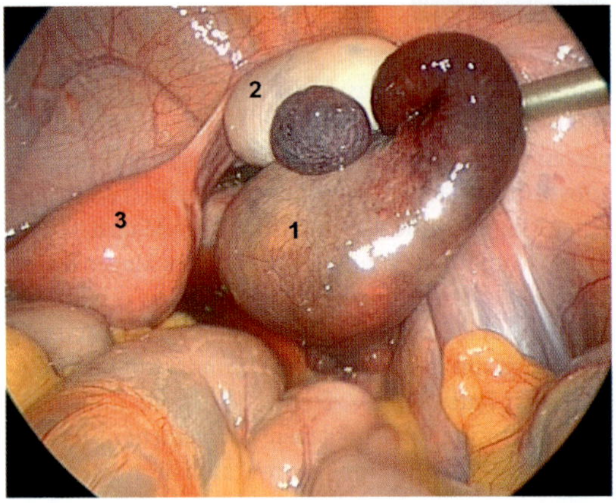

Abb. 24.1 Laparoskopie bei akutem Abdomen mit Nachweis einer Tubentorsion rechts (1: torquierte Tube; 2: rechtes Ovar; 3: Uterus) [T581]

Entsprechend der Ursache des akuten Abdomens kann weiter laparoskopisch vorgegangen oder auf eine Laparotomie konvertiert werden.
Bei Frau V. zeigte sich in der Notfall-Laparoskopie als Ursache eine **Tubentorsion** rechts, die der sonografisch dargestellten Struktur entsprach. Laparoskopisch konnte die Tube detorquiert werden und musste bei rascher Rückbildung ihrer lividen Verfärbung nicht entfernt werden.

MERKE

Besteht der Verdacht auf eine intraabdominelle Blutung oder ein ischämisches Geschehen, ist im Zweifelsfall statt einer weiterführenden Diagnostik die umgehende Laparotomie indiziert, da durch eine zeitliche Verzögerung diese Fälle mit einer höheren Letalität einhergehen.

ZUSAMMENFASSUNG

- Ursächlich für ein akutes Abdomen sind Infektion, Organperforation, Darmverschluss, Blutungen und die akute Organischämie.
- Leitsymptome sind Schmerzen, Erbrechen, reduzierter Allgemeinzustand und ggf. Schocksymptomatik sowie Meteorismus, Änderung der Peristaltik und evtl. Stuhl- und Windverhalt.
- „Extraabdominelle" Erkrankungen können mit der Symptomatik eines akuten Abdomens einhergehen, erfordern jedoch meist keine chirurgische Intervention.
- Im Zweifelsfall ist ein operatives Vorgehen indiziert, da durch Zeitverzögerungen die Letalität ansteigen kann.
- Denken Sie bei Frauen im gebärfähigen Alter immer auch an eine mögliche Extrauteringravidität, bestimmen Sie das Serum β-HCG und beziehen Sie rechtzeitig die gynäkologischen Kolleginnen und Kollegen mit ein.

WAS WÄRE, WENN ...

... ein erhöhtes β-HCG vorläge?

Bei allen Frauen im gebärfähigen Alter muss auf eine mögliche Schwangerschaft hin getestet werden. Der Schwangerschaftsnachweis ist im Serum mittels β-HCG (Humanes Choriongonadotropin) etwa ab dem 6.–9. Tag nach Befruchtung möglich. Dabei kommt es in der Frühschwangerschaft zum raschen Anstieg (zunächst Verdopplung alle 48 h, max. Konzentration etwa in der 10. SSW). Beim Bild des akuten Abdomens, wie im vorliegenden Fall, könnte entsprechend eine Extrauteringravidität bestehen, also eine Schwangerschaft, bei der es zu einer Einnistung der befruchteten Eizelle außerhalb des Uteruskavums gekommen ist.
Am häufigsten kommt es zur extrauterinen Einnistung in der Tube. Verwachsungen an den Eileitern z. B. durch vorausgegangene Operationen oder durch Infektionen wie z. B. Chlamydien können auch befruchtete Eizellen an der Passage hindern, sodass sie sich dort einnisten. Durch Aufweitung der Eileiter kann es erst zu unspezifischen Unterleibsschmerzen, jedoch auch zu intraabdominellen Blutungen mit peritonealer Reizung bis hin zur Ruptur kommen, die als akutes Abdomen im fortgeschrittenen Stadium zur Schocksymptomatik mit Notfallindikation führen kann.
Daher ist es wichtig, dass Sie bei Frauen im gebärfähigen Alter mit akutem Abdomen immer an die Möglichkeit einer Extrauteringravidität denken. Bei entsprechendem β-HCG-Nachweis beziehen Sie bitte notfallmäßig die Kolleginnen und Kollegen der Gynäkologie mit ein. Mittels vaginaler Sonografie kann die Lokalisation der Einnistung oft nachgewiesen werden. Meistens ist eine operative Entfernung notwendig, wobei versucht wird, tubenerhaltend zu operieren.

25

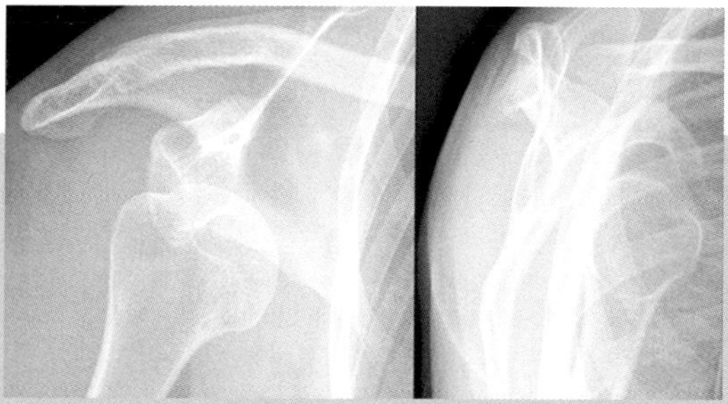

[T579]

Schulterschmerzen nach Sturz

Anamnese

Die 17-jährige Gymnasiastin Susanne ist beim Volleyballspielen auf ihren ausgestreckten und abduzierten rechten Arm gestürzt. Als sie in der Chirurgischen Ambulanz ankommt, hält sie mit der linken Hand ihren rechten Arm, der Ihnen gleich als außenrotiert und leicht abduziert auffällt. Susanne klagt über starke Schmerzen in der Schulter.

Untersuchungsbefunde

Körperliche Untersuchung: Das rechte Schultergelenk ist geschwollen. Eine aktive oder passive Bewegung im rechten Schultergelenk ist schmerzbedingt nicht möglich. Sie können unter dem rechten Akromion, das sich prominent darstellt, eine Mulde palpieren. Die Sensibilität an der Schulter ist regelrecht. Peripher sind die Durchblutung, die Motorik sowie die Sensibilität intakt.

Röntgen der Schulter ➤ Bild [T579].

1. Befunden Sie bitte das Röntgenbild! Welche Verdachtsdiagnose haben Sie? Wie wird diese eingeteilt?

2. Welche Diagnostik veranlassen Sie, um Ihre Verdachtsdiagnose zu untermauern?

3. Welche Komplikationen müssen Sie ausschließen?

4. Nennen Sie bitte verschiedene Therapiemöglichkeiten!

5. Wie müssen Sie posttherapeutisch vorgehen?

6. Antworten Sie bitte der Schülerin auf die Frage, ob so etwas wieder passieren kann!

1. Verdachtsdiagnose

Auf der Röntgenaufnahme imponiert eine leere Gelenkpfanne, es liegt somit eine Luxation des Glenohumeralgelenkes **(Schulterluxation)** vor. Bei der weitaus am häufigsten Luxation nach ventral ist der Humeruskopf kaudal des Proc. coracoideus zu sehen, bei der deutlich seltener vorkommenden dorsalen Luxation erscheint der Humerus im Röntgen wie eine Glühbirne. In diesem Fall liegt eine typische Schultergelenksluxation nach ventral vor.

Vor allem jüngere Patienten und Jugendliche sind von Schulterluxationen betroffen. Hier findet sich eine **Inzidenz von 20 %.**

Bei einer akuten Schultergelenkluxation bestehen starke **Schmerzen** mit federnder Fixierung des Arms in einer häufig für die Luxationsrichtung **typischen Stellung** (➤ Tab. 25.1) sowie eine **Schwellung** am Schultergelenk. Gegebenenfalls lässt sich unter dem Akromion eine Mulde als Zeichen einer leeren Gelenkpfanne palpieren. Nach der Orthopaedic Trauma Association lassen sich glenohumerale Luxationen in vordere, hintere und inferiore Luxationen unterteilen (➤ Tab. 25.1). Darüber hinaus existieren noch Einteilungen nach Ätiologie oder Morphologie bzw. nach Instabilität.

Bei der Schultergelenkluxation kommt es zum permanenten kompletten Kontaktverlust von Glenoid und Humeruskopf. Davon abzugrenzen ist die **Subluxation,** bei der der Kontaktverlust nur unter Belastung besteht.

Tab. 25.1 Die wichtigsten Schulterluxationen

Luxationsrichtung	Häufigkeit	Klinik	Unfallmechanismus
Vordere Luxation	≈ 95 %	Außenrotations- und Abduktionsstellung	Vor allem Sportunfälle, Sturz auf abduzierten Arm
Hintere Luxation	≈ 3 %	Innenrotations- und Adduktionsstellung	Stromunfall, Krampfanfälle
Untere Luxation	Selten	Abduktions-/Elevationsstellung	Hyperabduktionstrauma

MERKE

Bei etwa 95 % der Betroffenen liegt eine anteriore Schulterluxation vor.

2. Diagnostik

Erstdiagnostik bei Verdacht auf eine Schulterluxation ist die **Röntgenuntersuchung** des Schultergelenks **in zwei Ebenen:** true a.-p. und axial. Ist die axiale Aufnahme schmerzbedingt nicht durchführbar, so bietet die **transskapuläre** Aufnahme eine gute Alternative (Röntgenstrahl parallel zur Spina scapulae). Die True-a.-p.- Aufnahme wird in einem Winkel von 30° zur Röntgenplatte aufgenommen und bietet einen projektionsfreieren Blick ins Glenohumeralgelenk.

Neben der Luxationsrichtung wird auf **Begleitläsionen** geachtet (Impressionsfraktur/Hill-Sachs-Läsion, Abriss des Labrums/Bankart-Läsion). Liefert die Röntgenuntersuchung einen Hinweis auf eine knöcherne Läsion, so ist eine CT – aussagekräftiger als **Arthro-CT** – oder eine **MRT** in axialer und koronarer Ebene bzw. Rekonstruktion angeraten.

Posttherapeutisch muss ebenfalls eine Röntgenkontrolle in zwei Ebenen zum Nachweis und zur Dokumentation einer erfolgreichen Reposition erfolgen!

3. Komplikationen

- Läsionen des **N. axillaris**
- **Bankart-Läsion:** Abrissfraktur des vorderen unteren Glenoidrandes
- **Hill-Sachs-Läsion:** Impressionsfraktur des Humeruskopfes durch den vorderen Pfannenrand
- **Bandläsionen** bei 55 % der Fälle
- **Rotatorenmanschettenruptur:** wird mit zunehmendem Alter wahrscheinlicher, sodass bei den über 60-jährigen Betroffenen sogar in fast 80 % eine Ruptur vorliegt.
- Bei Kindern kann es bei Begleitläsion der Humerusepiphyse zu **Wachstumsstörungen** kommen.

4. Therapie

Unmittelbar nach der Diagnostik muss in **Analgosedierung** oder **Allgemeinnarkose** eine **Reposition** des luxierten Schultergelenks erfolgen. Eine notfallmäßige Reposition am Unfallort ohne Röntgendiagnostik sollte vermieden werden, da eine Fraktur nicht ausgeschlossen werden kann. Zudem sollte die Reposition nur von erfahrenen Helfern durchgeführt werden, um Repositionsschäden zu vermeiden.

Vor der Reposition sollte eine schriftliche Aufklärung der Patientin erfolgen. Dabei sollte auf eine mögliche Plexusläsion durch die Reposition hingewiesen werden. Bei unkomplizierten Schulterluxationen finden verschiedene Techniken nach Arlt, Hippokrates, Stimson (➤ Abb. 25.1), Kocher, Matsen und andere ihre Anwendung. Allen gleich ist eine sichere Anwendung einer Technik durch den Helfer. Ruckartige oder kraftvolle Repositionsversuche sollten vermieden werden! Bei der häufig angewendeten Technik nach Hippokrates wird der analgosedierte Patient im Bett oder auf der Trage auf dem Rücken gelagert. Ein langes Tuch oder Band wird unter dem Thorax gelegt. Während eine Hilfskraft an dem Tuch nach kranial zieht, platziert man einen Fuß in die Axilla des betroffenen Schultergelenkes als Hypomochlion. Unter vorsichtigem Zug wird nun an dem Arm gezogen, bis das Gelenk in der Pfanne reponiert ist. Im Anschluss wird der Arm in einem Schulteradduktionsverband ruhiggestellt. Zur Kontrolle der erfolgreichen Reposition wird ein Röntgenbild in zwei Ebenen angefertigt.

Ein **operatives Vorgehen** bei Erstluxationen ist selten und in folgenden Fällen indiziert:

- Wenn die Begleitläsionen eine Operation erfordern (z. B. Rotatorenmanschettenruptur bei älteren Patienten, Bankart-Läsion über ⅕ der kaudalen Glenoidfläche, instabile Humeruskopf-Mehrfragment-Fraktur)
- Bei einer nicht reponierbaren Schulterluxation aufgrund von Verhaken oder bei vaskulärem Schaden
- Bei jungen, sportlich aktiven Erwachsenen mit hohem Funktionsanspruch an das Schultergelenk kann unabhängig von den absoluten Operationsindikationen ein primär operatives Vorgehen bei Erstluxation gerechtfertigt werden.
- Bei Reluxationen, die zu einem instabilen Schultergelenk geführt haben, das sich ebenfalls nur operativ stabilisieren lässt.

Je nach Begleitverletzung, dem Stabilisierungsumfang sowie der Verfügbarkeit stehen ein operativ **offenes** und ein **arthroskopisches** Verfahren zur Verfügung. Die häufig begleitende Kapselerweiterung kann operativ mitversorgt werden.

MERKE

Therapie der Wahl bei unkomplizierter Erst-Schultergelenkluxation ist eine schnellstmögliche schonende geschlossene Reposition!

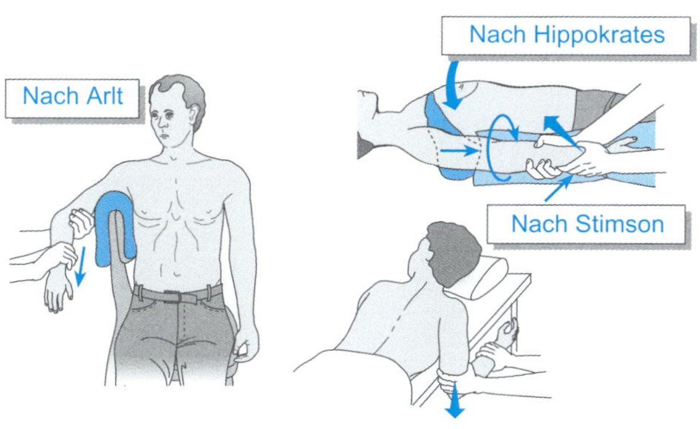

Abb. 25.1 Methodenbeispiele zur Schulterreposition [L106]

5. Posttherapeutisches Vorgehen

Bei einer Schulterluxation müssen immer **periphere Durchblutung, Motorik und Sensibilität vor und nach Reposition** untersucht und dokumentiert werden, um vorbestehende sowie iatrogen durch die Reposition entstandene Gefäß- und Nervenschäden auszuschließen. Im Anschluss an die Reposition ist eine Röntgenkontrolle indiziert.

Die reponierte Schulter wird für 1–2 Wochen oder schmerzadaptiert im **Gilchrist**- oder **Desault-Verband** ruhiggestellt. Eine **Sportkarenz** ist für 6–8 Wochen und bei Überkopfsportarten für 12 Wochen angezeigt. Vor allem die Abduktion und die Außenrotation sollten in den ersten 4–6 Wochen vermieden werden.

6. Rezidivwahrscheinlichkeit

Die Rezidivrate einer konservativ behandelten Schulterluxation ist bei unter 30-Jährigen mit 50 % hoch, bei Patienten ab 40 Jahren besteht das Risiko eines Rotatorenmanschettenschadens. Frühe sportliche Aktivität erhöht das Rezidivrisiko. Sportkarenz 6–8 Wochen.

ZUSAMMENFASSUNG

- Bei der Schulterluxation kommt es zum permanenten, kompletten Kontaktverlust vom Humeruskopf und seiner Gelenkpfanne.
- Die Inzidenz bei jungen Erwachsenen wird mit 20 % angegeben.
- Schultergelenkluxationen können unterteilt werden in vordere, hintere und untere Luxationen, wobei die vordere Luxation mit etwa 95 % die häufigste ist.
- Vor und nach Reposition ist eine Röntgenaufnahme des Schultergelenks in zwei Ebenen notwendig.
- Als Komplikationen sind v. a. die Bankart-Läsion, die Hill-Sachs-Läsion, bei Älteren die Rotatorenmanschettenruptur, Läsionen des N. axillaris und selten Wachstumsstörungen bei Kindern zu nennen.
- Unkomplizierte Erstluxationen werden primär geschlossen reponiert und im Gilchrist-Verband ruhiggestellt. Operativ kann offen oder arthroskopisch vorgegangen werden.

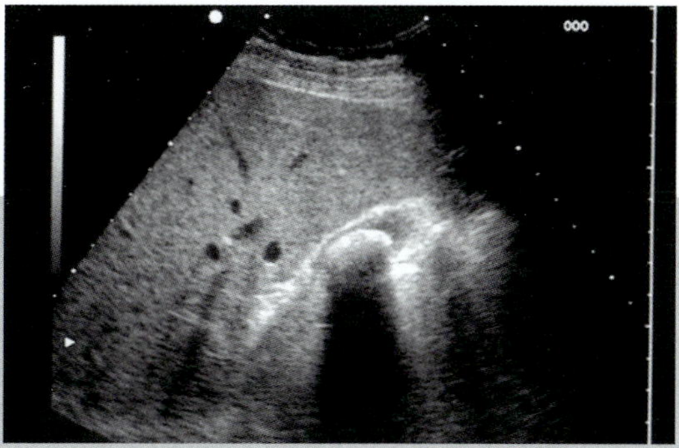

[T581]

26 Fieber, Oberbauchschmerzen rechts und Ikterus

Anamnese

Der 76-jährige Herr M. wird von seinem Hausarzt wegen seit 3 Tagen zunehmenden rechtsseitigen, teils krampfartigen Oberbauchschmerzen stationär eingewiesen. Er klagt über Übelkeit, Appetitlosigkeit und Ausstrahlung der Schmerzen in die rechte Schulter und den Rücken. Auf genaueres Nachfragen gibt er eine Hellfärbung des Stuhls sowie Dunkelfärbung des Urins an. An Vorerkrankungen sind bei ihm ein nicht insulinpflichtiger Diabetes mellitus und eine Adipositas bekannt.

Untersuchungsbefunde

76-jähriger Patient in gutem AZ und leicht adipösem EZ. Körpertemperatur axillär 38,2 °C.

Körperliche Untersuchung: Inspektion: leichte Gelbfärbung der Haut sowie der Skleren. Abdomen: unterhalb des rechten Rippenbogens bei Inspiration deutlicher Druckschmerz mit leichter Abwehrspannung, in den übrigen Quadranten Bauchdecke weich. Darmgeräusche insgesamt reduziert. Lunge und Herz: unauffällig. Digitale rektale Untersuchung: unauffällig.

Abdomensonografie ➤ Bild [T581].

Laborbefunde

Leukozyten 17.300/µl, Hb 14,2 mg/dl, CRP 15,5 mg/dl, GOT 66 U/l, GPT 49 U/l, γ-GT 285 U/l, AP 412 U/l, Bilirubin 3,92 mg/dl, Amylase 76 U/l, Lipase 61 U/l, Kreatinin 0,89 mg/dl, Na^+ 139 mmol/l, K^+ 3,94 mmol/l, Quick 84 %, PTT 36 s, BZ 228 mg/dl.

1. Wie lautet Ihre Verdachtsdiagnose? Beschreiben Sie den Sonografiebefund.

2. An welche Differenzialdiagnosen denken Sie?

3. Nennen Sie die Ätiologie und Risikofaktoren der Erkrankung!

4. Welche diagnostischen Maßnahmen sind erforderlich?

5. Welche therapeutischen Schritte leiten Sie ein? Wie gehen Sie genau vor?

6. Welche Komplikationen können auftreten?

1. Verdachtsdiagnose

Bereits bei der Inspektion des Patienten fiel die Gelbfärbung von Haut und Skleren **(Ikterus)** auf. Diese tritt auf, wenn das **Gesamtbilirubin über 2 mg/dl** ansteigt, wie es hier der Fall ist **(Cholestase),** wozu auch die erhöhten Werte der **γ-GT** und der **AP** passen.

Zusätzlich klagte der Patient über krampfartige Oberbauchschmerzen mit Ausstrahlung in die Schulterregion, was an eine **Cholezystolithiasis** denken lässt. Vergesellschaftet mit der Entfärbung des Stuhls als weiteres Cholestasezeichen, dem Druckschmerz im rechten Oberbauch bei Inspiration **(Murphy-Zeichen)** und der erhöhten Temperatur von 38,2 °C, der CRP-Erhöhung und der Leukozytose besteht insgesamt der Verdacht auf eine **akute Cholezystitis.**

In der Abdomensonografie zeigt sich bei Herrn M. ein großes schattengebendes Konkrement in der Gallenblase, deren Wand als Zeichen einer **Cholezystitis** verdickt ist. Auch fällt im Leberparenchym eine leichte Betonung der intrahepatischen Gallenwege als möglicher Hinweis auf eine Abflussbehinderung auf; bei einer **Choledocholithiasis** kann der Ductus choledochus erweitert sein (normal ≤ 7 mm).

Insgesamt besteht also der Verdacht auf eine **Cholezystitis bei Choledocho- und Cholezystolithiasis.**

2. Differenzialdiagnosen

Ursachen für einen **Ikterus** können sein:

- **Prähepatisch:** z. B. durch Hämolyse oder nach Massentransfusion
- **Hepatisch:** durch Konjugationsstörung des indirekten zu direktem Bilirubin (Morbus Meulengracht oder Crigler-Najjar-Syndrom), bei einer Exkretionsstörung z. B. bei Hepatitis, Leberzirrhose oder medikamentös bedingt
- **Posthepatisch:** Cholestase durch Abflussstörung in den extrahepatischen Gallenwegen bei Konkrementen, Strikturen, Tumoren oder einer Cholangitis

Liegt ein **schmerzloser Ikterus** mit tastbarer, nicht schmerzhafter Gallenblase **(Courvoisier-Zeichen)** vor, ist dies dringend auf einen **malignen Prozess** im Bereich des **Pankreaskopfes** bzw. der Papillenregion verdächtig.

Differenzialdiagnostisch ist bei der Kombination aus Ikterus, Übelkeit und Fieber auch an folgende Krankheitsbilder zu denken:

- **Pankreatitis:** Pankreasenzyme ↑ ↑, evtl. Alkoholanamnese
- **Akute Cholangitis:** Oberbauchschmerzen, rezidivierendes Fieber mit Schüttelfrost und Ikterus (= sog. Charcot-Trias)
- **Hepatitis:** Anamnese, Hepatitis-Serologie
- Seltener: Leberabszess oder -tumoren, Echinokokkuszysten

3. Ätiologie und Risikofaktoren

Häufigste Ursache für eine Cholelithiasis sind **Cholesterinsteine** (75–80 %), die durch einen erhöhten Anteil von Cholesterin in der Gallenflüssigkeit bedingt sind. Dabei spielt die Überschreitung des Cholesterin-Löslichkeitsprodukts bei gemindertem Anteil von Gallensäuren eine wichtige Rolle, was zunächst zur Bildung von **Cholesterinkristallen** führt. Zur Ausbildung eines Gallensteins kommt es bei ausreichend langem Verbleib der übersättigten Galle in der Gallenblase, sodass eine **Hypomotilität** der Gallenblase ätiologisch ebenfalls von Bedeutung ist.

Risikofaktoren für Cholesterinsteine sind v. a. die **„6 F“** (fat, fair, forty, female, family, fertile):

- Adipositas (fat)
- Ethnischen Gruppen, eher heller Hauttyp (fair)
- Alter > 40 Jahre (forty)
- Geschlecht: Frauen (female) 2- bis 3-mal häufiger als Männer betroffen, insbesondere vor der Menopause (fertile)
- Hereditäre Ursachen: gehäuftes Auftreten, z. B. familiär (family)
- Ernährung: cholesterinreiche Kost, längeres Fasten, parenterale Ernährung
- Gallensäureverlustsyndrome (z. B. nach Ileumresektion)

Dagegen stehen die selteneren **Pigmentsteine** (ca. 20–25 % der Fälle) in Zusammenhang mit chronischer Hämolyse (Ausfällung des übermäßig ausgeschiedenen Bilirubins), höherem Lebensalter und/oder Leberzirrhose.

MERKE

Im englischen Sprachgebrauch lassen sich die wichtigsten Risikofaktoren für Cholesterinsteine einfach durch-die **6-F-Regel** zusammenfassen: fat, female, forty, fertile (fruchtbar, also vor der Menopause), fair (hellhäutig), family.

4. Diagnostik

Als sehr aussagekräftige und einfache Untersuchungsmethode erfolgt die von Ihnen bereits durchgeführte systematische **Abdomensonografie.** Sie erlaubt rasch die Beurteilung der Gallenblase einschließlich ihrer Wandverhältnisse sowie ggf. den Nachweis von Konkrementen und kann Hinweise auf sonstige intraabdominelle Veränderungen liefern.

In der **Labordiagnostik** zeigt sich eine Abflussbehinderung der Gallenwege **(Cholestase)** durch eine Erhöhung der **Cholestaseparameter** Bilirubin, γ-GT und AP. Um eine zusätzliche Pankreatitis auszuschließen, sind Amylase und Lipase zu bestimmen.

In Ausnahmefällen ist bei eingeschränkter Beurteilbarkeit in der Sonografie oder nicht durchführbarer ERCP (z. B. nach Voroperation am Magen) ergänzend eine MRT mit selektiver Darstellung der Gallenwege **(MRCP)** erforderlich (➤ Abb. 26.1).

Die Leitlinie empfiehlt bei außergewöhnlichen klinischen Konstellationen der Cholelithiasis (z. B. familiärer Häufung, Auftreten im Kindes- und Jugendalter, intrahepatischen Steinen, rezidivierender Choledocholithiasis) weitere Untersuchungen zur Abklärung einer sekundären Form der Cholelithiasis wie

- hämolytische Anämien,
- Gallensäureverlustsyndrome,
- parasitäre und bakterielle Infektionen oder
- verschiedene genetisch bedingte Erkrankungen wie das Low-phospholipid associated cholelithiasis (LPAC)-Syndrom (ABCB4-Defizienz), Caroli-Syndrom, Gilbert-Meulengracht-Syndrom, Mukoviszidose und myotone Dystrophien.

5. Therapie

Bei akuter Cholezystitis mit Zeichen der **Sepsis, Cholangitis,** Abszess oder Perforation ist eine **Antibiotikatherapie** einzuleiten. Die Wahl fällt hierbei auf eine Therapie mit **Breitspektrumantibiotika,** die auch biliär ausgeschieden

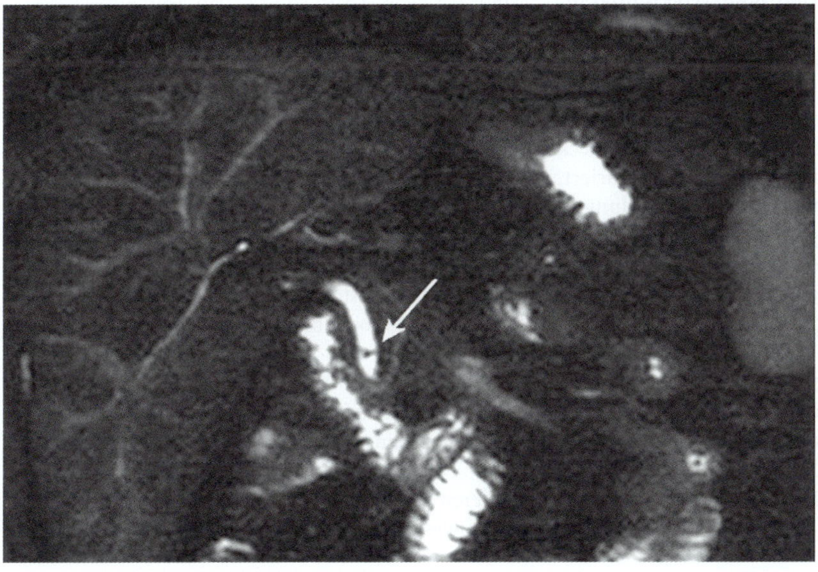

Abb. 26.1 MRCP mit Konkrement im Gallengang (Pfeil) [T579]

werden (z. B. kurze 3- bis 5-tägige Therapie mit Ampicillin + Sulbactam, Moxifloxacin und Kombinationstherapien von Fluorochinolonen der Gruppe 2/3 (Ciprofloxacin/Levofloxacin) bzw. Cephalosporinen der Gruppe 3a/4 (Ceftriaxon/Cefepim) in Kombination mit Metronidazol (Empfehlung Paul-Ehrlich-Gesellschaft).

Als nächster Schritt ist zur Abklärung und ggf. Beseitigung der Gallenwegsobstruktion eine **endoskopisch retrograde Cholangiografie** (ERC) angezeigt. Hierbei wird endoskopisch die Papilla Vateri sondiert und durch Kontrastmittelgabe die Gallenwege dargestellt. Dabei können im Ductus choledochus befindliche Konkremente, die sich als Kontrastmittelaussparungen in der Cholangiografie zeigen, nachgewiesen und in der Regel nach Erweiterung der Papille durch eine Papillotomie endoskopisch entfernt werden. Die ERC ist bei einer Cholestase daher sowohl aus diagnostischen wie auch therapeutischen Gründen indiziert. Die Papillotomie gewährleistet einen ausreichenden Abfluss der Galle in das Duodenum, ggf. kann endoskopisch ein Plastikstent in den Gallengang eingelegt werden.

Nachdem endoskopisch die Gallenwegsobstruktion beseitigt wurde und sich dies in einem Abfall der Cholestasewerte zeigt, ist als weiterer therapeutischer Schritt bei nachgewiesener Cholezystolithiasis die Entfernung der entzündeten Gallenblase **(Cholezystektomie)** indiziert. Die Cholezystektomie erfolgt heute in der Regel **laparoskopisch** (➤ Abb. 26.2), bei ausgedehnten Voroperationen im Oberbauch oder bei einer fortgeschrittenen Cholezystitis kann eine Laparotomie erforderlich werden. Bei der Operation werden im sog. Calot-Dreieck der Ductus cysticus und die A. cystica freipräpariert. Der Ductus cysticus wird vor seiner Einmündung in den Ductus choledochus abgesetzt und mittels Clip verschlossen. Ebenso wird die die Gallenblase versorgende A. cystica mit einem Clip versorgt und durchtrennt. Anschließend kann nach Freipräparation aus dem Leberbett die Gallenblase entfernt werden.

Ist präoperativ im Rahmen der ERC die Abflussbehinderung am Gallengang endoskopisch nicht zu entfernen, ist neben der Cholezystektomie eine **Gallengangsrevision** mit ggf. offen chirurgischer Entfernung der Gallenwegskonkremente über eine Eröffnung des Gallengangs erforderlich.

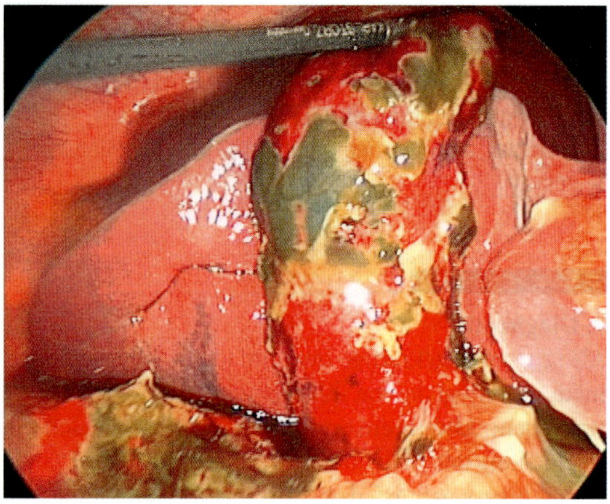

Abb. 26.2 Akute nekrotisierende Cholezystitis bei Laparoskopie [T581]

MERKE

Nach einer ERC kann es durch die Manipulation an der Papille zu einer iatrogenen Pankreatitis kommen.

6. Komplikationen

Durch das Krankheitsbild bedingte Komplikationen sind:

- **Biliäre Pankreatitis:** bei Obstruktion des Gallengangs durch ein präpapilläres Konkrement
- **Cholangitis:** durch Keimaszension aus dem Duodenum

Eingriffsspezifische Komplikationen sind:

- **Iatrogene Pankreatitis:** nach ERC (s. o.)
- **Choledochusverletzung:** intraoperativ Verschluss oder Durchtrennung des Ductus hepatocholedochus (ca. 0,1 %)
- **Gallefistel:** postoperativ bei Insuffizienz des Zystikusstumpfes oder bei Eröffnen eines akzessorischen Gallengangs

Die Reinterventionsrate aufgrund von Komplikationen beträgt ca. 2,6 % (siehe Leitlinie Diagnostik und Therapie von Gallensteinen, Stand September 2025 in Überarbeitung). Fördert eine intraoperativ eingelegte Drainage im weiteren Verlauf galliges Sekret oder steigen postoperativ die Cholestase- und Entzündungswerte, besteht der Verdacht auf eine **Choledochusverletzung** oder **Gallefistel.** Zur weiteren Abklärung ist dann eine ERC erforderlich.

- Eine **Zystikusstumpfinsuffizienz** oder Gallefistel bei eröffnetem akzessorischem Gallengang kann über eine endoskopische Stenteinlage in den Ductus choledochus behandelt werden.
- Eine nachgewiesene **Choledochusverletzung** macht in den meisten Fällen eine operative Revision notwendig.

Die Sterblichkeit im Krankenhaus beträgt ca. 0,9 %, wobei die Sterblichkeit bei geringem Risiko mit ca. 0,1 % bereits zeigt, dass es sich um einen verhältnismäßig risikoarmen Eingriff handelt (siehe Leitlinie Diagnostik und Therapie von Gallensteinen, Stand September 2025 in Überarbeitung).

ZUSAMMENFASSUNG

- Krampf- oder kolikartige Oberbauchschmerzen rechts mit Ausstrahlung in die Schulterregion lassen eine Cholezystolithiasis vermuten.
- Ein Ikterus mit Stuhlentfärbung und Dunkelfärbung des Urins weist auf eine Abflussbehinderung am biliären System hin.
- Bei Verdacht auf eine Choledocholithiasis sind eine ERC und endoskopische Konkrementbergung sowie eine Cholezystektomie indiziert.
- Mögliche Komplikationen sind Pankreatitis und Cholangitis sowie operationsbedingt eine iatrogene Pankreatitis, eine Choledochusverletzung oder eine persistierende Gallefistel.

27

Wadenschmerzen beim Gehen

Anamnese

Der 55-jährige Herr M. stellt sich in der Gefäßchirurgischen Ambulanz der Universitätsklinik vor. Er klagt über Schmerzen in der rechten Wade, die schon seit Längerem beim Laufen von wenigen Metern auftreten würden. In den letzten Wochen hätten die Schmerzen v. a. nachts zugenommen. Wenn Herr M. das rechte Bein aus dem Bett hängen lasse, werde es ein wenig besser. Morgens sei regelmäßig das rechte Bein dicker als das linke, sodass ihm sein Strumpf am rechten Fuß zu eng sei. Außerdem komme dem Patienten der rechte Fuß kälter vor als der linke. Herr M. versuche immer wieder, mit dem Rauchen aufzuhören. Seine Raucheranamnese ergibt 50 py.

Der 55-jährige Busfahrer nehme Medikamente gegen seinen hohen Blutdruck ein sowie welche, damit er weiter deftig essen dürfe. Unter „Zucker" leide er nicht.

Untersuchungsbefunde

55-jähriger Patient in gutem AZ und EZ (182 cm, 78 kg), RR 150/90 mmHg, Puls 72/min. Lungen, Herz und Abdomen unauffällig. Rechtes Bein im Vergleich zum linken blass und kalt, keine Hautläsionen. Pulse der A. dorsalis pedis rechts nicht tastbar und der A. tibialis posterior rechts schwach palpabel.

1. Wie lautet Ihre Verdachtsdiagnose? Welche Differenzialdiagnosen kommen infrage?

2. In welche Unterformen kann diese Erkrankung anhand der Lage unterteilt werden?

3. Welche klinischen Untersuchungen führen Sie durch?

4. Wie untermauern Sie Ihre Verdachtsdiagnose bildmorphologisch?

5. Welches ist die geläufigste Einteilung dieser Erkrankung?

6. Nennen Sie bitte Therapiemöglichkeiten.

1. Diagnose/Differenzialdiagnosen

Der Patient leidet an einer chronischen **peripheren arteriellen Verschlusskrankheit** (pAVK). **Leitsymptom** der pAVK ist die **Claudicatio intermittens,** die sich als Wadenschmerzen beim Gehen, die sich beim Stehenbleiben bessern („Schaufensterkrankheit"), definiert ist.
Ursachen sind:

- **Arteriosklerotische Wandveränderungen** bei etwa 95 %
- **Endangiitis obliterans** (Syn. primär entzündliche Arteriopathie, Morbus von Winiwarter-Buerger)
- Seltener: z. B. thrombosiertes arterielles Aneurysma, fibromuskuläre Dysplasie

Differenzialdiagnostisch kommen **akute Arterienverschlüsse** infrage, die einen gefäßchirurgischen **Notfall** darstellen:

- **Arterielle Thrombose** (etwa 30 %) auf der Grundlage einer chronischen AVK
- Embolie (etwa 60 %): akuter Verschluss des Gefäßes durch einen **arteriellen Thrombus,** wie er sich z. B. bei chronischem Vorhofflimmern findet

Daneben sind im Bereich des Beins auch venöse Schmerzursachen möglich. Generell ist das Bein allerdings bei venöser Ursache **überwärmt** und eher **rot-bläulich** verfärbt:

- Eine **venöse Insuffizienz** würde auch mit Schmerzen und Ödemen v. a. nach langem Stehen einhergehen. Diese würden sich aber beim Liegen über Nacht bessern und es wären eher beide Beine betroffen.
- Auch eine **Beinvenenthrombose** schmerzt und das betroffene Bein ist geschwollen.

MERKE

Leitsymptom der pAVK ist die Claudicatio intermittens (Schaufensterkrankheit).

2. Unterformen

Je nach **Lage der Gefäßstenose** bzw. des -verschlusses unterscheidet man bei der AVK:

- **Beckentyp:** infrarenaler Verschluss im aortoiliakalen Gefäßabschnitt
- **Oberschenkeltyp:** Verschluss der A. femoralis superficialis bzw. profunda
- **Unterschenkeltyp:** Verschluss im femoropoplitealen Stromgebiet

Da die Arteriosklerose eine Systemerkrankung ist, finden sich **häufig auf mehreren Etagen gleichzeitig** Stenosen (etwa 60 % kombinierter Becken-Oberschenkeltyp) und zusätzlich Gefäßverkalkungen in anderen Organen, wie dem Herz und dem Hirn.
Beim **reinen Beckentyp** kommt es zu ischialgieformen Schmerzen sowie Belastungsschmerzen in der Gesäßmuskulatur, was als **Claudicatio glutealis** bezeichnet wird.
Verschlüsse der **A. iliaca interna** können zu sexuellen Dysfunktionen beim Mann führen.
Ist die **Aortenbifurkation** betroffen, spricht man vom **Leriche-Syndrom.**
Aufgrund **der Minderdurchblutung** imponiert die **poststenotische Extremität** als **kalt und blass** im Vergleich zur Gegenseite. Später können neben dem Ruheschmerz v. a. in horizontaler Lage (nächtliche Schmerzzunahme) **Nekrosen** oder sogar eine **Gangrän** hinzukommen.

3. Klinische Untersuchungen

- **Inspektion:**
  - Hautfarbe: blass → arteriell, rot-bläulich → venös
  - Tophische Hautveränderungen: Nekrosen → arteriell, Ulzerationen → venös
  - Ödeme: morgens → arteriell, abends → venös
- **Palpation:** Pulse tastbar (v. a. A. radialis, A. ulnaris, A. femoralis, A. poplitea, A. tibialis posterior, A. dorsalis pedis)? **Cave!** Bei gefäßchirurgischen Pat. als Anfänger nicht zu viel an der A. carotis manipulieren, da sich Thromben lösen könnten. Rekapillarisierungszeit (am Zehennagel getestet) Druckschmerzpunkte bei tiefer Beinvenenthrombose (Meier-, Payr-, Homans-Zeichen), Gewebekonsistenz (Phlebitis), Gewebeturgor (epi- versus subfasziales Ödem).
- **Auskultation:** Stenosegeräusche (bei 70- bis 90-prozentigen Stenosen, darunter und darüber i. d. R. keine Geräusche auskultierbar)
- **Funktionsprüfungen:** Lagerungsprobe nach Ratschow (bei AVK verzögerte Auffüllphase des betroffenen Beins), Gehstreckentest (ab wie vielen Metern besteht die Claudicatio intermittens?)

- **Verschlussdruckmessung:** Auffinden der peripheren Beinpulse mit dem Dopplerstab (jeweils A. tibialis posterior, A. fibularis und A. dorsalis pedis) → Stauen mit der Blutdruckmanschette über den systolischen Blutdruck → langsames Ablassen der Druckmanschette → Bestimmen des Knöchel-Arm-Index (**Ankle-Brachial Index** [ABI], Referenz RR A. brachialis)

MERKE

Arterielle Verschlussdruckmessung bei Verdacht auf pAVK: Grenzwert für die Diagnose der pAVK überwiegend ABI < 0,9 (Sensitivität für das Vorliegen einer mindestens 50-prozentigen Gefäßstenose ca. 95 % in Ruhe, Spezifität fast 100 %), < 0,5 = kritische Ischämie. **Cave!** Bei Diabetikern können durch Mediasklerose falsch hohe ABI gemessen werden. → Zehendruckmessung (**Toe-Brachial Index** [TBI], pathologisch < 0,7).

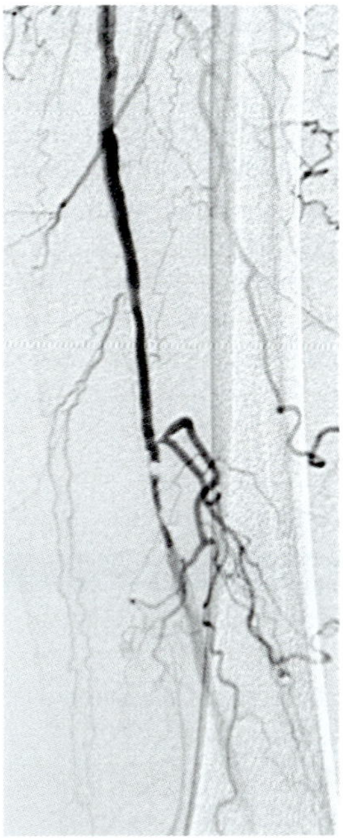

Abb. 27.1 Digitale Subtraktionsangiografie bei pAVK [T579]

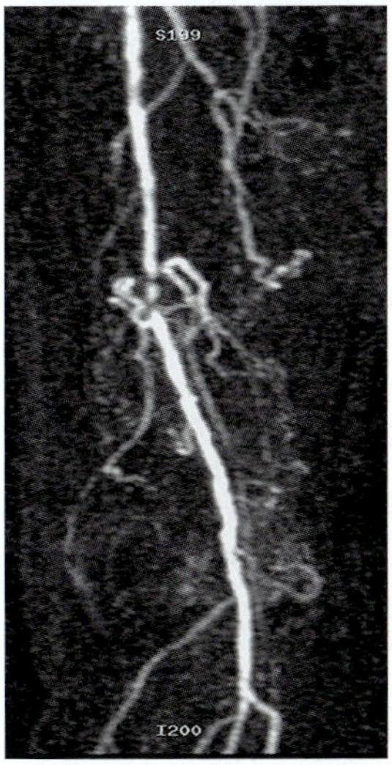

Abb. 27.2 MR-Angiografie bei pAVK [T579]

4. Bildgebende Diagnostik

Referenzverfahren der pAVK-Diagnostik ist weiterhin die Angiografie als **i. a. Katheter-DSA** (digitale Subtraktionsangiografie, ➤ Abb. 27.1) mit Zugang über die A. femoralis. Der **Vorteil** der i. a. DSA besteht in der Möglichkeit zur Kombination von Diagnostik und Intervention in gleicher Sitzung. Gerade die Evaluation von In-Stent-Stenosen ist mit der DSA erheblich präziser als mit allen anderen bildgebenden Verfahren. Als rein diagnostische Maßnahme wird die i. a. DSA jedoch aufgrund der hohen Sensitivität und Spezifität der nichtinvasiven Verfahren Duplexsonografie, Magnetresonanzangiografie (MRA, ➤ Abb. 27.2) und ggf. CT-Angiografie zunehmend abgelöst (siehe AWMF Leitlinie Diagnostik, Therapie und Nachsorge der peripheren arteriellen Verschlusskrankheit, Stand September 2025). Wichtig ist, dass der arterielle Abschnitt von der Aorta auf Höhe der Nierenabgänge über die Leiste, das Bein nach distal bis in die Fußarterien hin mittels Kontrastmittel (KM) dargestellt wird, um einen Zwei- oder Mehretagenverschluss nicht zu übersehen. Eine i. v. DSA ist grundsätzlich auch möglich. Allerdings ist der KM-Verbrauch höher und die Beurteilung der Arterien nur bis zur A. poplitea möglich.

5. Einteilung

Die ➤ Tab. 27.1 zeigt die Einteilung der pAVK nach **Fontaine-Ratschow.** Der Patient hat **nachts Schmerzen** im Bett, aber noch **keine Ulzerationen oder Nekrosen.** Daher liegt eine **pAVK Stadium III** nach Fontaine-Ratschow vor. Da sich die Durchblutung im Bein, beim Heraushängenlassen des betroffenen Beines erhöht, wird der Ruheschmerz in diesem Stadium oft besser. Allerdings wird gleichzeitig der venöse Rückstrom erschwert, wodurch die Patienten an diesem Bein über morgendliche Ödeme klagen.

Tab. 27.1 Einteilung der pAVK nach Fontaine-Ratschow

Stadium	Klinischer Befund
I	Keine klinischen Beschwerden trotz bestehender Stenose
IIa	Claudicatio intermittens nach einer Gehstrecke von > 200 m
IIb	Claudicatio intermittens nach einer Gehstrecke von < 200 m
III	Claudicatio intermittens in Ruhe bei horizontaler Lage der betroffenen Extremität
IV	Zusätzlich Ulzerationen und/oder Nekrose, ggf. Gangrän

6. Therapie

Da die chronische pAVK meistens Folge von arteriosklerotisch veränderten Arterien ist, sollte die **Reduktion der Risikofaktoren für Arteriosklerose** im Vordergrund stehen: Nikotinkarenz, Essensumstellung mit Fettreduktion, Bewegung, Gewichtsreduktion, Hypertonustherapie etc. Darüber hinaus wird abhängig von den klinischen Symptomen sowie von Lage und Ausmaß des Gefäßverschlusses ein konservatives und ggf. ein revaskularisierendes Vorgehen gewählt, das in einem interdisziplinären Team besprochen werden sollte (siehe AWMF Leitlinie pAVK, Stand September 2025).

- **Konservativ:** In den Stadien I und IIa und bei Verschluss der A. femoralis superficialis bis Stadium IIb ist die konservative Therapie vorrangig. Die Basis bildet ein **Gehtraining,** das zur Kollateralbildung beitragen soll – idealerweise in strukturierter Form (Structured Exercise Training, SET), einschließlich eines Best Medical Therapy (BMT). Vor allem bei Stenosen der A. femoralis superficialis kann bei guter Perfusion über die A. profunda femoris ein suffizientes Kollateralsystem erreicht werden. Begleitend können **vasoaktive Substanzen** (Pentoxifyllin, Naftidrofuryl, Buflomedil) und ggf. auch Prostaglandin E1 sowie zur Prophylaxe ASS 100 mg/d und Clopidogrel von Nutzen sein.
- **Interventionell:** Kurzstreckige Stenosen und Verschlüsse können vom Radiologen und vom Gefäßchirurgen mit der **perkutanen transfemoralen Angioplastie (PTA)** mit einem Ballon dilatiert werden. Stents werden im femoropoplitealen Bereich nur zurückhaltend eingesetzt. Die gefäßchirurgische Rekonstruktion erreicht i. d. R. eine bessere Hämodynamik in der betroffenen Arterie als die PTA.
- **Gefäßchirurgisch:** Ab dem Stadium IIb evtl. auch erst ab Stadium III ist eine gefäßchirurgische Therapie indiziert. Mittels Bypass wird der stenosierte oder verschlossene Abschnitt rekonstruiert. Als **peripherer Bypass-Graft** (Arterienersatz) werden, wenn möglich, körpereigene Venen (V. saphena magna, seltener V. saphena parva) wegen der Venenklappen in umgekehrter Richtung (Invers- oder Reversed-Technik) eingesetzt. Bei ausgeprägter Varikosis sowie nach Varizenstripping und als **Bypass in Aorten- oder aortoiliakaler Position** stehen auch **Kunststoffprothesen** zur Verfügung. Es finden je nach Lage des Verschlusses z. B. End-zu-End-Anastomosen, Cross-over-Bypässe (iliakal einseitig), Y-Prothesen (iliakal beidseits), femorokrurale oder -pedale (Unterschenkel) Bypässe oder die Profundaplastik (Profundaabgangsstenose) ihre Anwendung.

ZUSAMMENFASSUNG

- Man unterscheidet akute (Notfall!) von chronischen Arterienverschlüssen.
- Die Ursache der chronischen arteriellen Verschlusskrankheit (AVK) sind in etwa 95 % der Fälle arteriosklerotische Wandveränderungen und in etwa 4 % der Fälle eine Endangiitis obliterans.
- Leitsymptom ist die Claudicatio intermittens („Schaufensterkrankheit").
- Die Einteilung der pAVK erfolgt nach Fontaine-Ratschow in die Stadien I (keine Symptome), IIa (Schmerzen > 200 m) und IIb (Schmerzen < 200 m), III (Ruheschmerz) sowie IV (Nekrosen).
- Bei der Verschlussdruckmessung zeigt der Knöchel-Arm-Index von < 0,9 einen pathologischen Arterienprozess, von < 0,5 eine kritische Ischämie im Bein.
- Diagnostisches Referenzverfahren der pAVK ist die DSA.
- Die Therapie der Stadien I und IIa erfolgt konservativ mit Gehtraining. Kurzstreckige Stenosen können ggf. mittels PTA gestentet werden. Ab Stadium IIb erfolgt die Gefäßrekonstruktion mit Bypass.

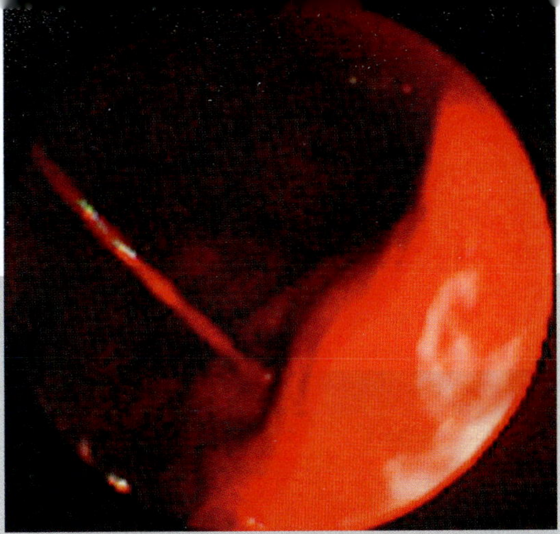

[T583]

28 Bluterbrechen

Anamnese

Als diensthabender Chirurg werden Sie in die Endoskopieabteilung der Klinik gerufen. Dort wird gerade Herr F., 60 Jahre, untersucht, der am Tag zuvor zur Abklärung einer Anämie in der Inneren Abteilung aufgenommen worden war. Am Morgen habe der Patient schwallartig hellrotes Blut erbrochen, woraufhin umgehend die Untersuchung erfolgt sei. Laut den Krankenunterlagen bestehe seit Längerem eine Dunkelfärbung des Stuhls. Weitere Erkrankungen oder eine regelmäßige Medikamenteneinnahme seien nicht bekannt.

Untersuchungsbefunde

Körperliche Untersuchung: Der Patient ist aufgrund der zur Untersuchung verabreichten Sedierung nur eingeschränkt ansprechbar und blass. RR 90/60 mmHg, Puls 112/min. Am Abdomen sind keine Narben zu erkennen. Soweit beurteilbar kein Peritonismus oder Druckschmerz.

Ösophagogastroduodenoskopie: ➤ Bild [T583].

Laborbefunde

Leukozyten 11.200/µl, Hb 6,1 mg/dl, Hkt 39 %, Thrombozyten 110.000/µl, Quick 71 %, PTT 43 s, Na^+ 140 mmol/l, K^+ 3,8 mmol/l, GOT 22 U/l, GPT 31 U/l, Bilirubin 0,88 mg/dl, Amylase 62 U/l, Lipase 58 U/l.

1. Wie lautet unter Berücksichtigung des Endoskopiebefunds Ihre Diagnose?

2. Wie wird das Krankheitsbild definiert? Nennen Sie mögliche Ursachen!

3. Welche diagnostischen Schritte sind indiziert?

4. Welche Therapiemaßnahmen sind notwendig?

1. Diagnose

Auf dem Endoskopiebild ist im rechten unteren Quadranten eine spritzende **arterielle Blutung** aus einem **Ulcus duodeni** zu sehen. Die Ulkusblutung wird je nach Aktivität nach **Forrest** eingeteilt (➤ Tab. 28.1).
Es liegt hier somit eine **Forrest-IA-Blutung** aus einem Duodenalulkus vor.

2. Einteilung und Ursachen

Bei Blutungen im gastrointestinalen Trakt (GIT) wird eine obere von einer unteren gastrointestinalen Blutung unterschieden, wobei das Treitz-Band, die Flexura duodenojejunalis, die Grenze bildet.
Bei der **oberen gastrointestinalen Blutung** kommen als mögliche Blutungsquellen infrage:

- **Peptische Ulzera** (≈ 40 %): meist Duodenalulkus, NSAID
- **Hämorrhagische, erosive Gastritis** (≈ 20 %): z. B. Stresserosionen nach Trauma, NSAID
- **Ösophagus-/Fundusvarizen** (≈ 15 %): bei portaler Hypertension, mit hoher Letalität verbunden (➤ Abb. 28.1)
- **Karzinome**
- **Mallory-Weiss-Syndrom** (≈ 5 %): Mukosaeinrisse am Übergang von Speiseröhre zur Kardia nach heftigem Erbrechen
- Selten: Exulceratio simplex Dieulafoy (angeborene arteriovenöse Malformation im Magenfundus), Hämobilie, aortoduodenale Fistel nach gefäßchirurgischer Voroperation

Tab. 28.1 Forrest-Klassifikation der Blutungsaktivität [F210-007]

Stadium Ia	Arterielle spritzende Blutung
Stadium Ib	Venöse Sickerblutung
Stadium IIa	Sichtbarer Gefäßstumpf ohne aktive Blutung
Stadium IIb	Zeichen der stattgehabten Blutung wie Koagel am Ulkusgrund
Stadium IIc	Hämatinbelegte Läsion
Stadium III	Ulkus ohne Zeichen einer Blutung, jedoch als Blutungsquelle wahrscheinlich

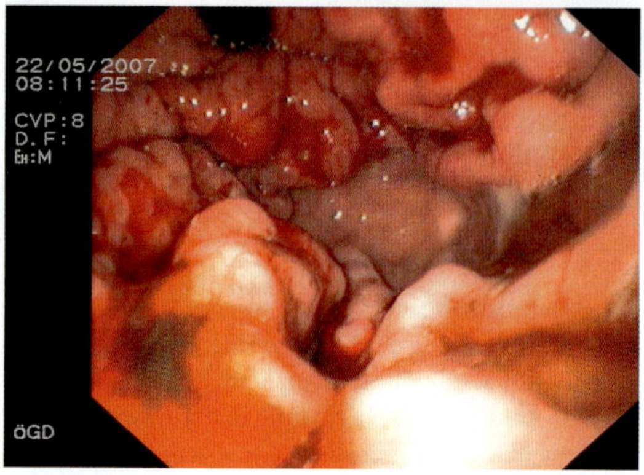

Abb. 28.1 Ausgeprägte Fundusvarizen bei bekannter Leberzirrhose [T583]

Untere gastrointestinale Blutungen können auftreten bei:

- Divertikeln im Dünn- oder Dickdarm
- Malignomen
- Hämorrhoiden
- Colitis ulcerosa
- Angiodysplasien
- Meckel-Divertikel

Die klinische Symptomatik der gastrointestinalen Blutung wird von der Lokalisation und der Blutungsaktivität bestimmt. Leitsymptome sind das Bluterbrechen **(Hämatemesis)**, das Absetzen von Teerstuhl **(Melaena)** oder der peranale Blutabgang **(Hämatochezie)**, ggf. in Verbindung mit den Zeichen der Anämie und des hämorrhagischen Schocks.

MERKE

- Etwa 85 % aller gastrointestinaler Blutungen sind im oberen Gastrointestinaltrakt lokalisiert.
- Bei der Hämatemesis (Bluterbrechen) ist eine genaue Inspektion des Nasen-Rachen-Raums erforderlich, um dort eine Blutungsquelle auszuschließen.
- Auch bei der Hämatochezie (Blutstuhl) ist die Blutung aus einem Ulcus duodeni oder ventriculi die häufigste Ursache.

3. Diagnostik

Ösophagogastroduodenoskopie (ÖGD): erste Maßnahme, nachdem der Patient bei Vorliegen einer Schocksymptomatik stabilisiert worden ist (s. u.), da die Blutungsursache wie bereits erwähnt meistens im oberen GIT liegt. Zur präendoskopischen Risikoeinschätzung bei vermuteter nichtvariköser oberer gastrointestinaler Blutung empfiehlt die Leitlinie Gastrointestinale Blutungen (in Überarbeitung, September 2025), den (modifizierten) Glasgow-Blatchford Score (GBS) zu bestimmen (➤ Tab. 28.2).

- **Koloskopie:** sofern in der ÖGD keine Blutungsquelle nachgewiesen werden konnte und nach Ausschluss einer anorektalen Blutungsquelle. Häufig sistieren jedoch gerade Blutungen im unteren GIT zeitweise spontan, sodass der Nachweis der Blutungsursache schwierig sein kann.
- Lässt der Zustand des Patienten ein weiteres diagnostisches Vorgehen zu, ist bei weiterhin unklarer Blutungslokalisation eine **Angiografie in DSA-Technik** (Mesenterikografie) anzustreben. Allerdings ist eine Blutungsaktivität von mindestens 0,5–1 ml/min erforderlich, um ein Extravasat bzw. ein Kontrastmitteldepot darstellen zu können.
- Sensitiver dagegen ist die **Blood-pool-Szintigrafie,** die nur eine Blutungsaktivität von 0,05–0,1 ml/min benötigt, allerdings nicht überall und notfallmäßig verfügbar ist. Hierbei werden dem Patienten autologe, mit ^{99m}Tc markierte Erythrozyten injiziert. Diese kumulieren am Ort der Blutung, sodass ggf. durch Spätaufnahmen auch intermittierende Blutungen lokalisiert werden können.
- Die intraoperative durchgeführte **Angiografie oder Technetium-Szintigrafie** sollten jedoch auf Einzelfälle beschränkt werden, um eine okkulte gastrointestinale Blutung zu lokalisieren.
- Die **Kapselendoskopie** des Dünndarms ist bei chronischer gastrointestinaler Blutung nach bidirektionaler endoskopischer Diagnostik (ÖGD und Ileokoloskopie) ohne Blutungsquellennachweis empfohlen (nicht bei bekannter hochgradiger Stenose des Gastrointestinaltrakts).

Tab. 28.2 Modifizierter Glasgow-Blatchford-Score (mGBS) zur Risikoabschätzung bei vermuteter nichtvariköser oberer gastrointestinaler Blutung (AWMF Leitlinie in Überarbeitung, Stand September 2025). Niedrigrisiko-Gruppe: 0–1 Punkt, maximale Punktzahl: 16 Punkte. [W1177-003]

Kriterium	Ausprägung	Punktzahl
Herzfrequenz	≥ 100/min	1
Systolischer RR	100–109 mmHg	1
	90–99 mmHg	2
	< 90 mmHg	3
Harnstoff (mg/dl)	≥ 18,2 und < 22,4 mg/dl	2
	≥ 22,4 und < 28 mg/dl	3
	≥ 28 u. < 70 mg/dl	4
	≥ 70 mg/dl	6
Hämoglobin (♂)	≥ 12 und < 13 g/dl	1
	≥ 10 und < 12 g/dl	3
	< 10 g/dl	6
Hämoglobin (♀)	≥ 10 und < 12 g/dl	3
	< 10 g/dl	6

4. Therapie

Bei **Schock** steht dessen Therapie im Vordergrund. Über großlumige Venenzugänge erfolgt die **Volumengabe** (kristalloide und kolloide Lösungen) und frühzeitig auch die Substitution von **Blutkonserven** (EK) und ggf. **Fresh Frozen Plasma (FFP).**

Im Rahmen der anschließenden ÖGD kann die Blutungsquelle **endoskopisch** durch Setzen von Metallclips (➤ Abb. 28.2), durch Unterspritzen mit Suprarenin oder Fibrin sowie durch Koagulation z. B. mittels Argon-Beamer zum Stillstand gebracht werden. Bei der Koloskopie ist meist keine genaue Blutungslokalisation, sondern oftmals nur eine Eingrenzung auf einen Darmabschnitt möglich.

Gelingt es nicht, die Blutung endoskopisch zu beherrschen, wie bei Herrn F., oder kommt es zur Rezidivblutung, ist in Abhängigkeit des Zustands des Patienten und der Anzahl der bereits benötigten Blutkonserven (4–6 EK) die Indikation zur **Notfall-OP** gegeben.

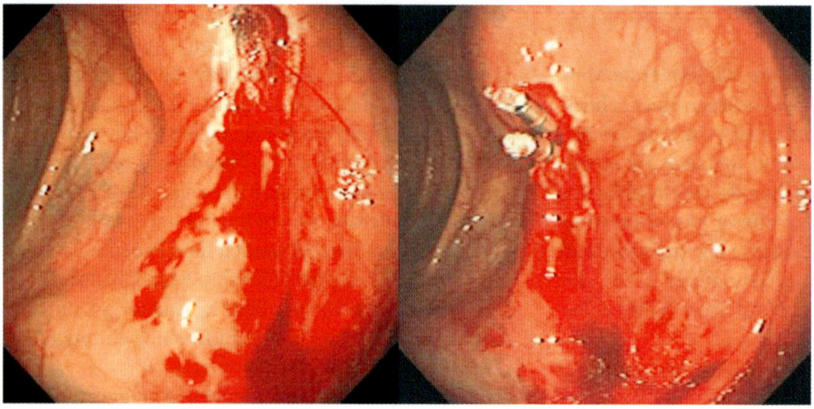

Abb. 28.2 Versorgung einer Forrest-Ia-Blutung mit Metallclips [T583]

- **Blutung eines Ulcus duodeni:** Bei Lokalisation des Ulkus an der Bulbushinterwand kommt es zur Arrosion der dort verlaufenden A. gastroduodenalis; es erfolgt die Umstechung und Übernähung des Ulkus über eine Duodenotomie und die extraluminale Unterbindung der Arterie am Oberrand des Duodenums.
- **Blutung eines Ulcus ventriculi:** Exzision und Übernähung
- **Divertikelblutung:** Je nach Lokalisation wird der entsprechende Darmabschnitt reseziert, z. B. Hemikolektomie rechts, Sigmaresektion oder Dünndarmsegmentresektion.
- **Tumorblutung:** Hier richtet sich das chirurgische Vorgehen nach Sitz und Dignität des Tumors.

Die früher bei nicht beherrschbaren Ösophagusvarizenblutungen angewandten Eingriffe, wie **Varizenumstechungen** oder die **Sperroperation am Ösophagus** mit Durchtrennung des Mukosaschlauchs zur Unterbrechung des Blutflusses, finden heute aufgrund der hohen Letalität und geringen Erfolgsrate kaum noch Anwendung. Zur Blutungsprophylaxe und Senkung des Pfortaderdrucks werden heute durch **transjugulär intrahepatisch eingebrachte Stents** portosystemische Shunts unter radiologischer Kontrolle angelegt (sog. **TIPS**).

Abhängig von der Blutungsursache ist neben der endoskopischen oder chirurgischen Therapie ggf. die medikamentöse Behandlung z. B. des Ulkusleidens durch Protonenpumpeninhibitoren (PPI)-Gabe (Bolus i. v., danach erstmal weiter i. v.) oder bei Nachweis einer *Helicobacter-pylori*-Infektion die Eradikationstherapie erforderlich.

MERKE

Auch wenn die akute Blutung eines Duodenalulkus an der Bulbushinterwand endoskopisch zum Stillstand gebracht werden konnte, ist aufgrund des hohen Risikos für Rezidivblutungen bei freiliegendem Gefäßstumpf oder sehr tiefem Ulkus die frühelektive Operation indiziert (≤ 24 h).

ZUSAMMENFASSUNG

- Die häufigsten gastrointestinalen Blutungen finden sich im oberen GIT.
- Die Einteilung der Blutungen erfolgt bei der Endoskopie nach der Forrest-Klassifikation.
- Zur Lokalisationsdiagnostik stehen Endoskopie, Angiografie und ggf. die Blood-pool-Szintigrafie zur Verfügung.
- Je nach Zustand des Patienten und Anzahl der bereits transfundierten EKs sowie bei endoskopisch nicht beherrschbarer Blutung ist die chirurgische Therapie indiziert.

29

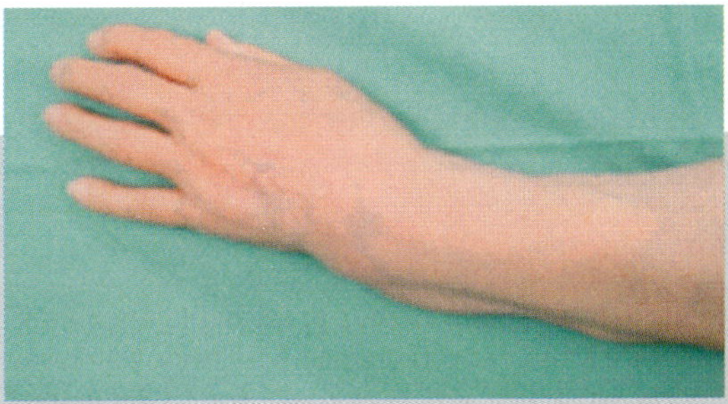

[T582]

Fehlstellung im Handgelenk

Anamnese

Die 66-jährige Frau U. wurde beim Fahrradfahren von einem Auto abgedrängt, geriet in die Straßenbahnschienen und stürzte. Sie fing sich mit der linken Hand auf der Straße ab. Passanten, die den Unfall beobachtet hatten, machten sich über die ausgeprägte Fehlstellung ihres linken Handgelenks Sorgen. Da Frau U. unter Schock zu stehen schien, brachten sie die Dame gleich zu Ihnen in die Chirurgische Ambulanz.

Untersuchungsbefunde

In Ort, Person und Zeit orientierte, ängstliche 66-Jährige in normalem EZ. Vitalfunktionen gut.

Körperliche Untersuchung: Pupillen: seitengleich, rund, prompte Reaktion auf Licht, Trommelfell beidseits ohne Liquorrhö oder Blut. Schädelknochen unauffällig. Kein Kompressionsschmerz von Thorax oder Becken, Wirbelsäule und Nierenlager nicht klopfschmerzhaft. Lungen allseits gut belüftet. Abdomen weich. Linke Hand mit Schwellung und Druckschmerz v. a. am distalen Radius sowie an der distalen Ulna, Bewegungseinschränkung und Bajonett-Stellung (➤ Bild [T582]), periphere Durchblutung, Motorik und Sensibilität intakt, sonstige Extremitäten frei beweglich ohne Druckschmerz.

1. Nennen Sie bitte die allgemeine Unterteilung von Frakturen nach ihrer Ursache!

2. Welche Frakturformen des Unterarms kennen Sie?

3. Welche Diagnostik veranlassen Sie, um Ihre Verdachtsdiagnose zu stützen?

4. Welche Therapieoptionen gibt es generell und welches Therapieverfahren würden Sie in diesem Fall wählen?

5. Über welche Komplikationen müssen Sie die Patientin aufklären?

6. Die sehr ängstliche Patientin lehnt eine operative Versorgung konsequent ab. Sie habe bisher schlechte Erfahrungen mit Operationen gemacht und möchte sich keinem riskanten Eingriff unterziehen. Wie könnten Sie die Patientin beruhigen? Welches Prozedere schlagen Sie vor?

1. Frakturunterteilung

Nach Ihrer **Ursache** können Frakturen allgemein in vier Gruppen unterteilt werden:

- **Traumatische Frakturen:** durch ein adäquates Trauma (einmalige direkte, indirekte oder kombinierte Gewalteinwirkung) entstandene Fraktur
- **Pathologische Frakturen:** ohne adäquates Trauma entstandene Fraktur aufgrund von bestehenden Knochenerkrankungen (z. B. Knochentumoren, -metastasen, Osteoporose)
- **Ermüdungsfraktur:** infolge von Mikrotraumata durch immer wiederkehrende Überbeanspruchung entstandene Fraktur (z. B. Marschfrakturen am Mittelfuß)
- **Refrakturen:** Frakturen an bereits ausgeheilten Frakturen, v. a. an Kortikalisschwachstellen wie z. B. Schraubenlöchern

2. Unterarmfrakturen

Frakturen am Unterarm können den **Radius** und/oder die **Ulna** betreffen. Meist handelt es sich um eine **distale Fraktur,** v. a. eine distale Radiusfraktur. Aber auch im **Schaftbereich** und **seltener proximal** können Frakturen am Unterarm vorkommen. Sind beide Unterarmknochen betroffen, spricht man von einer **„kompletten" Unterarmfraktur** (➤ Abb. 29.1).

Die **distale Radiusfraktur** ist neben der Klavikulafraktur die **häufigste** Fraktur beim Erwachsenen. Sie macht etwa 25 % aller Frakturen aus. Man unterscheidet zwei Altersgipfel: 6–10 Jahre und 60–70 Jahre. Die Einteilung erfolgt entweder nach Unfallhergang (Sturz auf dorsalextendierte oder palmarflektierte Hand) oder nach der AO-Klassifikation.

Einteilung nach Unfallhergang:

- **Typ Colles: „loco typico"** mit einer Häufigkeit von 85 % aller Radiusfrakturen; **Extensionsfraktur,** da sie meist beim Abfangen eines Sturzes mit der nach dorsal flexierten (Extension) Hand entsteht. Klinisch finden sich eine **Bajonett-Stellung** bei Frakturdislokation nach dorsoradial und eine **Fourchette-(Gabel-)Stellung** bei Dislokation nach dorsal.
- **Typ Barton: Extensionsfraktur** mit dorsaler Abscherung des Radius.**Typ Smith:** Flexionsfraktur;

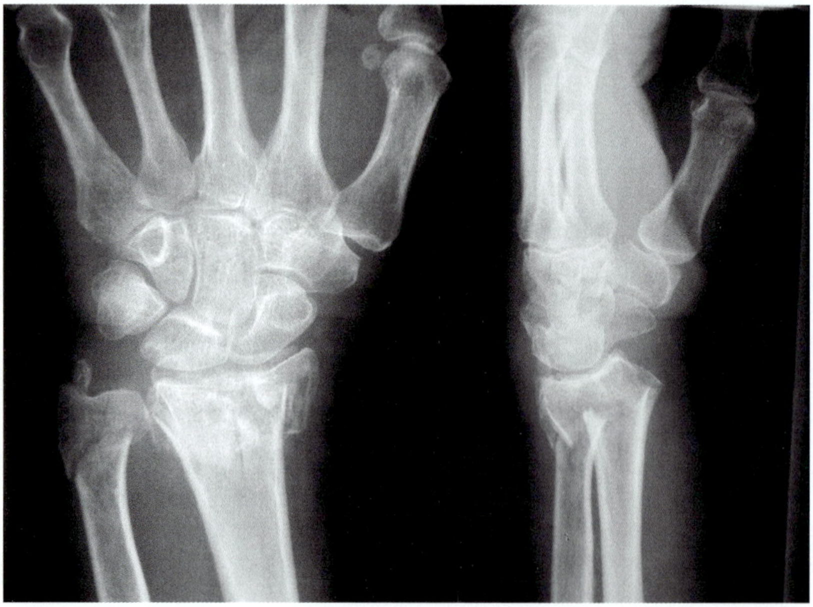

Abb. 29.1 Röntgen linkes Handgelenk in zwei Ebenen (a. p., seitlich) [T582]

Frakturdislokation nach volar (palmar); **instabile** Fraktur; Einteilung der Flexionsfraktur (Smith) nach Thomas in drei Stadien.
- **Typ Reverse-Barton: Flexionsfraktur** mit Abscherung der volaren (palmaren) Gelenkfläche
- Punch-Fraktur: Kompressionsfraktur durch vertikale Kompression
- **Typ Hutchinson(-Chauffeur):** Radiusfraktur mit Abscherung des Processus styloideus

Einteilung nach AO-Klassifikation:

A Extraartikuläre Fraktur	A1: Fraktur des Processus styloideus radii
	A2: einfache Radiusfraktur
	A2.2: dorsale Dislokation Typ Colles
	A2.3: palmarer Dislokation Typ Smith
	A3: mehrfache Radiusfraktur
B Partiell extraartikuläre Fraktur	B1: sagittale Radiusfraktur
	B2: Radiusfraktur mit dorsalem Kantenfragment (Barton-Fraktur)
	B3: Radiusfraktur mit palmarem Kantenfragment (Reversed-Barton-Fraktur)
C Artikuläre Fraktur	C1: artikulär einfach, metaphysär einfach
	C2: artikulär einfach, metaphysär mehrfragmentär
	C3: artikulär mehrfach, metaphysär mehrfragmentär

Weitere Frakturformen:
- **Galeazzi-Fraktur:** Es handelt sich um eine Fraktur des **distalen Radiusschafts** mit Schädigung der Membrana interossea sowie des distalen radioulnaren Bandapparats. Dadurch kommt es zum Auseinanderscheren des Radioulnargelenks mit **Luxation der distalen Ulna.** Die Galeazzi-Fraktur entsteht durch eine Gewalteinwirkung auf den supinierten Unterarm.
- **Monteggia-Fraktur:** Fraktur des **proximalen Ulnaschafts** mit Schädigung der Membrana interossea und des proximalen radioulnaren Bandapparats, wodurch es zur **Luxation des Radiusköpfchens** kommt. Unfallhergang ist eine Gewalteinwirkung auf den im Ellenbogen flexierten und pronierten Unterarm. Eine isolierte Subluxation des Radiusköpfchens ohne Fraktur kann bei Kindern fast ausschließlich unter 4 Jahren als **Chassaignac-Lähmung (Pronatio dolorosa)** vorkommen, wenn sie z. B. die Eltern an der Hand oder dem Unterarm hochziehen.
- **Parierfraktur:** Werden Schläge, die auf den Oberkörper gerichtet sind, mit den Armen abgewehrt, kann es zur Parierfraktur kommen. Normalerweise ist die Fraktur im Ulnaschaft zu finden. Dieser Frakturtyp kann ein Hinweis auf häusliche Gewalt sein (Battered-child-Syndrom).
- **Radiusköpfchenfraktur:** Bei Sturz auf die Hand bei gestrecktem Ellenbogengelenk kann es zu einer Stauchungsfraktur im Radiusköpfchen kommen. Je nach Stärke des Traumas finden sich eine Meißelfraktur, eine Mehrfragmentfraktur oder auch die komplette Absprengung des Radiusköpfchens.

MERKE

Die häufigste Unterarmfraktur ist die Extensionsfraktur am distalen Radius, auch Colles-Fraktur genannt („loco typico").

3. Diagnostik

Die **Anamnese** kann bereits einen Anhalt für den **Unfallmechanismus** und somit für die zu **erwartende Frakturform** geben. In diesem Fall hat die Patientin ihren Sturz mit der linken Hand abgefangen, was häufig zu einer Colles-Fraktur am distalen Radius führt, wozu auch die deutliche Fehlstellung im Handgelenk im Sinne einer Bajonette-Fehlstellung passt.

Bei der **körperlichen Untersuchung** ist es wichtig, die betroffene Extremität auf ihre **druckschmerzhaften** Stellen als Frakturhinweis zu untersuchen. Dabei müssen auch die **angrenzenden Gelenke** untersucht werden, um eine Luxation des Radiusköpfchens oder der Ulna nicht zu übersehen. Außerdem müssen gezielt die **periphere**

Durchblutung, Motorik und Sensibilität (pDMS) untersucht und dokumentiert werden.
Als primäre **apparative Diagnostik** bei dem Verdacht auf eine Unterarmfraktur reicht i. d. R. die **konventionelle Röntgenaufnahme** je nach Untersuchungsbefund des **Handgelenks** (distale Radiusfraktur), des **Unterarms** („lange" Aufnahme) und bei Verdacht auf eine Monteggia-Fraktur zusätzlich des **Ellenbogens** jeweils in zwei Ebenen. Bei komplizierten und gelenkübergreifenden Frakturen kann auch eine CT oder MRT zur Therapieplanung notwendig werden, ist aber keineswegs die Regel.
Zur OP-Vorbereitung sollte noch eine **Blutuntersuchung** vor allem hinsichtlich der Gerinnungsparameter und des Blutbildes erfolgen.

4. Therapie

Als **Primärtherapie** sollte die betroffene Extremität **hochgelagert** und das Handgelenk **gekühlt** werden. In der Notfallversorgung wird häufig zur primären Schienung eine Universalschiene aus biegsamem Aluminium mit Schaumstoffummantelung angelegt.
Nach Diagnosesicherung stehen **konservative** und **operative Maßnahmen** zur Verfügung. Die Entscheidung zur Operation ist abhängig vom Alter des Patienten und der Fraktur sowie vom Frakturtyp. In der Notaufnahme werden die meisten Frakturen zunächst konservativ mittels Schienung nach Reposition versorgt, der Patient entlassen und geplant und nach Abschwellung der Weichteile zur operativen Therapie der Fraktur einbestellt. Zur **Reposition** kann die betroffene Hand für ca. 15 min mittels „Mädchenfänger" aufgehängt (➤ Abb. 29.2) und durch Zug am Oberarm eine Distraktion des Frakturspaltes erreicht werden. Anschließend ist es möglich, z. B. nach Bruchspaltanästhesie die Dislokation durch Druck auf den Frakturspalt zu reduzieren, um eine achsgerechte Frakturstellung zu erreichen. Daraufhin wird der Unterarm entweder zirkulär eingegipst und anschließend längsgespalten, um eine Kompression der Nerven und Gefäße zu vermeiden. Andernfalls wird ein Kunststoffgips (Cast) angelegt. In beiden Fällen ist es wichtig, den peripheren Gefäß- und Nervenstatus der betroffenen Extremität am Folgetag zu überprüfen, da das Frakturhämatom zu einer erheblichen Komprimierung der Weichteile führen kann. In einigen Fällen kann die Schwellung des Handgelenks auch so ausgeprägt sein, dass eine operative Versorgung und Entlastung der Weichteile noch am Unfalltag erfolgen muss.
Bei **Mehrfragmentfrakturen** bzw. **offenen Frakturen mit erheblicher Weichteilverletzung und -kontamination** erfolgt zumeist eine vorübergehende Versorgung mittels **Fixateur externe.**
Zur Frakturversorgung stehen verschiedene **Platten-, Schrauben- und Drahtosteosyntheseverfahren** zur

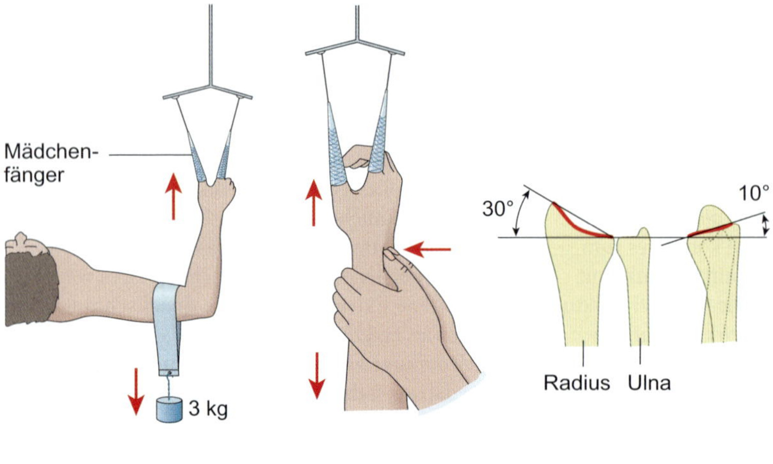

Abb. 29.2 Mädchenfänger (Extensionshülse) zur Reposition einer distalen Radiusfraktur. Dies ist eine sich auf Längszug verengende Hülse aus Bast- oder Drahtgeflecht, die über Daumen und Zeigefinger gestülpt wird (links und Mitte). Wichtig ist die Wiederherstellung der physiologischen Gelenkwinkel im Handgelenk, um einer späteren posttraumatischen Arthrose vorzubeugen (rechts). [L190]

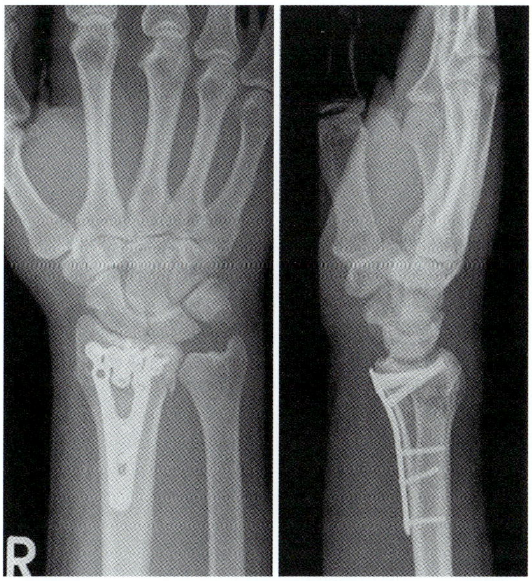

Abb. 29.3 Winkelstabile Plattenosteosynthese bei multidirektionalen palmaren Radiusfraktur(en); Platzierung der Schrauben aus der ersten Reihe subchondral, aus der zweiten Reihe mit dorsaler Abstützung [M1295]

Verfügung. Je nach Erfahrung und Verfügbarkeit in der Klinik werden dorsale und volare Platten angewendet (➤ Abb. 29.3). Gelegentlich werden intraoperativ auch **Spickdrähte (Kirschner-Drähte)** verwendet, um Fragmente temporär zu fixieren.
Im Fall dieser Patientin würde man die Fraktur geschlossen reponieren, im Unterarmcast ruhigstellen und eine definitive operative Versorgung nach Abschwellen der Weichteile planen. Dabei kann eine volare Platte zur Versorgung der Radiusfraktur zur Anwendung kommen. Durch die Reposition sollte die Fehlstellung der Ulna eigentlich behoben worden sein und sollte normalerweise nicht gesondert fixiert werden müssen.

5. Komplikationen

Selten kann beim Sturz auf die Hand zusätzlich eine **Skaphoidfraktur,** eine **Läsion des TFCC** (triangula fibrocartilage complex) oder des **skapholunaren (SL-) Bands** bestehen. Im Bereich der Osteosynthese, aber auch durch Druck des Gipses kann es zu **Nervenschädigungen** oder Reizungen z. B. des N. medianus mit Ausbildung eines **Karpaltunnelsyndroms** kommen. Als Folge z. B. einer mangelhaften Ruhigstellung, einer Dislokation und ungenügender Blutversorgung des Frakturbereichs kann sich eine **Pseudarthrose,** bei Infektion oder zu breitem Frakturspalt eine **Defekt-Pseudarthrose** entwickeln.
Eine oft langwierige und schmerzhafte Komplikation bei Trauma, längerer Ruhigstellung oder Operationen im Bereich von Hand und Unterarm ist das **CRPS (Complex Regional Pain Syndrome,** sympathische Reflexdystrophie). Betroffen sind hauptsächlich Erwachsene mit einem **Altersgipfel von 40–60 Jahren.** Die Pathogenese konnte bisher nicht hinreichend erklärt werden, jedoch scheinen v. a. das weibliche Geschlecht, eine ängstliche Persönlichkeitsstruktur sowie kalte und schweißige Hände als **Prädispositionsfaktoren** eine Bedeutung zu haben. Auch mehrfache, schmerzhafte Repositionsversuche posttraumatisch vor Castanlage scheinen das Risiko zur Entstehung des CRPS zu erhöhen.

6. Vorgehen

Aufgrund der Fehlstellung der Fraktur wäre eine Operation die Therapie der Wahl. Bei kurz vorher verunfallten Patienten sind die Informationen, die auf sie einprasseln, oft zu viel. Zudem müssten die meisten Patienten den Unfall selbst erst verarbeiten. Die Patienten sind überfordert mit aktuellem Befund, Therapievorschlag und dem Prozedere. Daher ist es oft besser, das Prozedere schriftlich festzuhalten, den Patienten eine Kopie zum Nachlesen mitzugeben und einen Kontrolltermin für den nächsten Tag zu vereinbaren. Bei der Kontrolle kann dann auch der korrekte Sitz des Gipses überprüft werden und eventuelle Fragen zum Therapiekonzept geklärt werden.

ZUSAMMENFASSUNG

- Frakturen können anhand ihrer Ursachen eingeteilt werden in traumatische, pathologische, Ermüdungs- und Refrakturen.
- Die häufigste Fraktur ist die distale Radiusfraktur. Man unterscheidet Extensions- von Flexionsfrakturen und zwei Altersgipfel: 6–10 Jahre und 60–70 Jahre.
- Eine begleitende Luxation darf bei den Unterarmfrakturen nicht übersehen werden (Galeazzi-, Monteggia-Fraktur). Die Parierfraktur kann auf häusliche Gewalt hindeuten.
- Konservative und operative Maßnahmen stehen zur Verfügung. Abhängig vom Frakturtyp und Alter des Patienten werden Platten-, Schrauben- und Drahtosteosytheseverfahren verwendet. Bei offenen oder Mehrfragmentfrakturen kommen externe Verfahren wie Fixateure zur Anwendung. Ansonsten werden einfache Frakturformen auch im Gips oder Cast ausbehandelt.
- Komplikationen: Skaphoidfraktur, Läsion von TFCC oder SL-Band, Nervenschädigung, Karpaltunnelsyndrom, (Defekt-)Pseudarthrose, Sudeck-Dystrophie.

30

Rechtsbetonte Bauchschmerzen und Durchfälle

Anamnese

Am Wochenende stellt sich Frau B., 24 Jahre, in der Notaufnahme wegen seit einigen Tagen rechtsbetonten Unterbauchschmerzen und zunehmenden Durchfällen vor. Zeitweise bestehe eine leichte Übelkeit und zweimal habe sie erbrochen. Eine Schwangerschaft könne nicht mit letzter Sicherheit ausgeschlossen werden. Als Kind sei die Patientin wegen einer Appendizitis operiert worden. Bei einer bekannten Laktoseintoleranz neigt Frau B. zu Diarrhöen, weitere Erkrankungen sind nicht bekannt.

Untersuchungsbefunde

24-jährige, asthenische Patientin, Temperatur 37,8 °C rektal und 37,1 °C aurikulär.

Körperliche Untersuchung: Schleimhäute: trocken. Abdomen: flach, deutlicher Druckschmerz im rechten Unterbauch mit reflektorischem Gegenspannen, keine Peritonitiszeichen, Darmgeräusche leicht reduziert. Rektale Untersuchung: unauffällig.

Abdomensonografie: deutliche Darmwandverdickung im rechten Unterbauch und etwas freie Flüssigkeit zwischen den Darmschlingen und im Douglas-Raum.

Laborbefunde

Leukozyten 16.400/µl, CRP 5,2 mg/dl. Übrige Laborwerte und Urinstatus einschließlich β-HCG im Normbereich.

1. Welche Verdachtsdiagnose haben Sie und was wissen Sie darüber? Welche Differenzialdiagnosen kommen infrage?

2. Welche diagnostischen Maßnahmen sind erforderlich?

3. Welchen Komplikationen des Krankheitsbildes können auftreten?

4. Erläutern Sie die konservativen Therapieoptionen.

5. Welche operativen Therapiemöglichkeiten kennen Sie?

1. Verdachtsdiagnose

Wäre Frau B. nicht bereits in der Kindheit appendektomiert worden, würde die Symptomatik zunächst für eine **akute Appendizitis** sprechen. Die beklagten Durchfälle könnten einerseits durch eine **Gastroenteritis** oder bei Frau B. durch einen Diätfehler bei bekannter **Laktoseintoleranz** bedingt sein, andererseits ist unter Berücksichtigung des Sonografiebefunds mit nachweisbarer Darmwandverdickung im rechten Unterbauch, den erhöhten Entzündungswerten sowie dem asthenischen Habitus der Patientin das Beschwerdebild dringend verdächtig auf eine Erstmanifestation eines **Morbus Crohn** (Ileitis terminalis oder Enteritis regionalis). Dieser gehört wie die **Colitis ulcerosa,** die sich mehr durch blutige Durchfälle kennzeichnet, zu den **chronisch entzündlichen Darmerkrankungen** (CED; ➤ Tab. 30.1).

Der Morbus Crohn kann in **allen Altersstufen** auftreten, bevorzugt jedoch zwischen 20. und 30. Lebensjahr. Frauen sind häufiger betroffen als Männer. Es handelt sich um eine chronische granulomatöse Entzündung, die segmental im gesamten Gastrointestinaltrakt (GIT) auftreten kann. Bevorzugt werden das terminale Ileum und das Kolon befallen.

Zu unterscheiden ist eine akute von einer chronischen Form:

- Die **akute Form** des Morbus Crohn kann im klinischen Bild sehr einer akuten Appendizitis ähneln, sodass bei einem Teil der Patienten die Diagnose im Rahmen einer Appendektomie gestellt wird.
- Bei der **chronischen Form** fallen die Patienten oft erst durch Fistelbildungen perianal oder intraabdominell auf.

Die genaue **Ursache** des Morbus Crohn ist bis heute nicht bekannt, es besteht allerdings eine familiäre Häufung und Assoziation mit HLA-Antigenen, die eine **genetische** Ursache nahelegen. Auch ein **Autoimmungeschehen** wird diskutiert, da der Morbus Crohn in bis zu 50 % mit systemischen Erkrankungen wie Arthralgien, dem Erythema nodosum und einer Uveitis vergesellschaftet ist.

An der betroffenen Darmschleimhaut kommt es zu einer Hyperplasie der Lymphfollikel mit Ausbildung von Fissuren und Ulzerationen, wobei die Veränderungen transmural fortschreiten. Die Darmwand ist verdickt und ödematös verändert, es entstehen die histologisch nachweisbaren epitheloiden Granulome in der Darmwand und den zugehörigen mesenterialen Lymphknoten, die ebenfalls vergrößert sind (➤ Abb. 30.1).

MERKE

Betrifft der Morbus Crohn nur den Dickdarm, kann die Abgrenzung zur Colitis ulcerosa klinisch, histologisch und radiologisch schwierig sein.

Tab. 30.1 Abgrenzung von Morbus Crohn und Colitis ulcerosa

	Morbus Crohn	Colitis ulcerosa
Lokalisation und Ausbreitung	Segmentaler Befall, v. a. terminales Ileum, kann im gesamten GIT auftreten	Kontinuierliche Ausbreitung vom Rektum nach oralwärts, nicht im Dünndarm
Histologie	Transmurale Veränderungen, epitheloide Granulome	Auf Mukosa und Submukosa begrenzt
Symptome	Diarrhöen 4–6 ×/d, selten blutig, ähnelt Appendizitis	Schleimig-blutige Durchfälle bis 20 ×/d, Tenesmen
Endoskopiebefund	Fleckförmige Rötung, Ulzera, „Pflastersteinrelief"	Flächige, diffuse Rötung mit Kontaktblutungen, Pseudopolypen, oberflächliche Ulzera
Röntgenbefund	Segmentale Konturunregelmäßigkeiten, Fisteln, Strikturen	Wandstarre, Aufhebung der Haustrierung („Fahrradschlauch")
Komplikationen	Stenosen, Strikturen, Fistelbildungen, Abszesse	Toxisches Megakolon, Perforation, höhere Gefahr der malignen Entartung

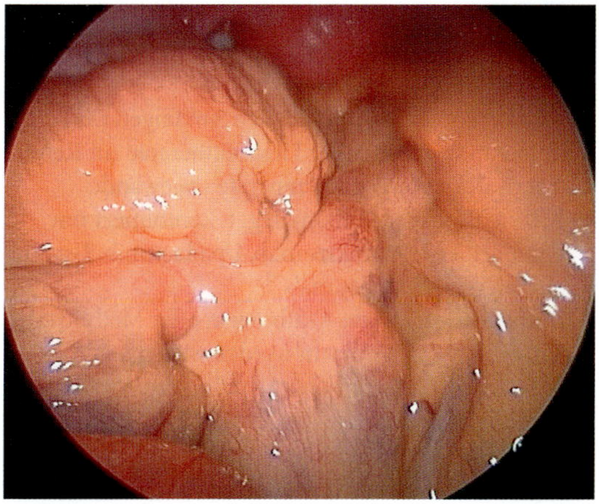

Abb. 30.1 Laparoskopiebefund bei Morbus Crohn mit verdickten mesenterialen Lymphknoten [T581]

2. Diagnostik

Bei einer akuten Symptomatik ist im Rahmen der Notfalldiagnostik zunächst eine freie Perforation oder diffuse Peritonitis auszuschließen. Hierzu dienen:

- Abdomensonografie
- Röntgenaufnahmen des Abdomens in Linksseitenlage zum Ausschluss freier Luft
- Ggf. eine CT des Abdomens
- Labordiagnostik: erhöhte Entzündungsparameter, wie Leukozytose und CRP-Erhöhung

Im weiteren Verlauf sollte zur Abklärung durchgeführt werden:

- **Koloskopie** einschließlich Beurteilung des terminalen Ileums (Iliokoloskopie), wo sich beim Morbus Crohn Schleimhautveränderungen, wie Ulzera oder Fissuren, das typische **Pflastersteinrelief** sowie Stenosen und Fisteln finden (➤ Abb. 30.2a). Insbesondere für die Diagnosestellung ist die Entnahme von multiplen Probebiopsien aus mehreren Abschnitten des Kolons sowie aus dem terminalen Ileum entscheidend. Außerdem empfiehlt die deutsche AWMF Leitlinie Diagnostik und Therapie des Morbus Crohn (Stand September 2025) zur Darstellung des Duodenums eine **Ösophagogastroduodenoskopie** (ÖGD).
- **MRT:** Hierbei können extraluminale Veränderungen wie Fisteln und Abszedierungen sowie Wandverdickungen und Stenosen nachgewiesen werden (➤ Abb. 30.2b). Die **Darmsonografie** zeigt vergleichbare Ergebnisse in mehreren Metaanalysen.
- **Dünndarmkontrastdarstellung nach Sellink:** als bildgebendes Verfahren alternativ zur MRT mit Nachweis von Fisteln oder Stenosen

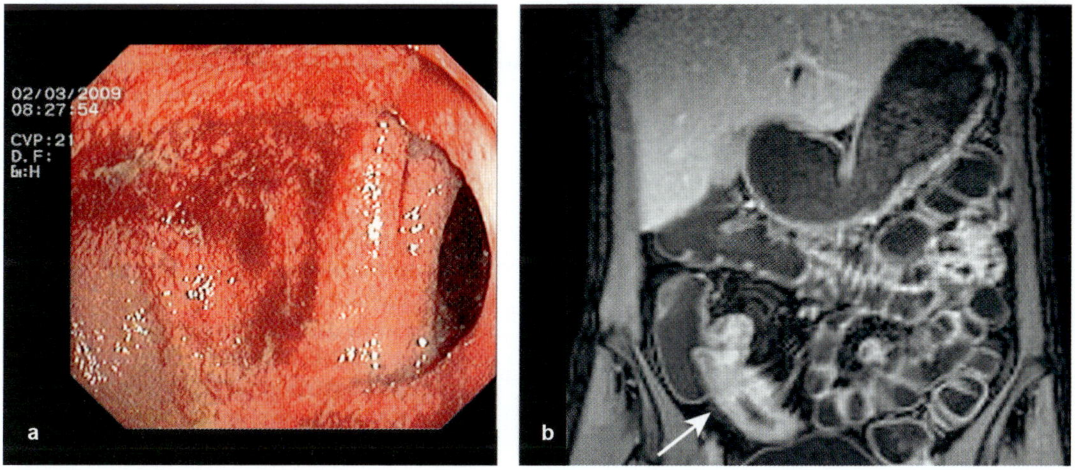

Abb. 30.2 a) Endoskopiebefund terminales Ileum. b) MRT mit deutlicher Wandverdickung am terminalen Ileum (Pfeil). [T583, T579]

3. Mögliche Komplikationen

Durch die entzündlichen Veränderungen der Darmwand beim Morbus Crohn können auftreten:

- **Stenosen und Strikturen:** insbesondere am terminalen Ileum, oft auch in Verbindung mit einem entzündlichen Konglomerattumor unter Beteiligung mehrerer Darmschlingen; Stenose = langstreckige Verengung des Darms; Striktur = kurzstreckige Einengung
- **Fistelbildung:** häufigste Komplikation des Morbus Crohn. Unterschieden werden:
  - **Interenterische Fisteln** zwischen benachbarten Darmsegmenten
  - **Perianale Fisteln** mit einer hohen Rezidivrate. Diese können auch zunächst unter dem Bild von **perianalen Abszessen** auftreten.
  - **Enterokutane Fisteln:** seltenere Fistelbildungen zur Haut
  - **Enterovesikale Fisteln:** seltenere Fistelbildungen zur Harnblase
  - **Enterovaginale Fisteln:** seltenere Fistelbildungen zur Vagina
- **Abszedierungen:** intraabdominell oder retroperitoneal; bei gedeckten Perforationen oder blind endenden Fisteln
- **Ileussymptomatik**
- **Schwere therapierefraktäre Blutungen**
- **Toxische Kolitis** mit zunehmend septischem Verlauf

4. Konservative Therapie

Nach Ausschluss von Komplikationen, die eine notfallmäßige Intervention erforderlich machen, wird zunächst eine konservative Therapie eingeleitet, die sich nach der Entzündungsaktivität und dem Befallsmuster richtet. Diese umfasst im **akuten Stadium:**

- Ernährung mit **ballaststoffarmer Flüssignahrung,** ggf. kurzfristig parenterale Ernährung
- **Glukokortikoide,** zunächst hoch dosiert i. v., anschließend in ausschleichender Dosierung
- **Ggf. Antibiotikatherapie** kurzzeitig bei Fistelbildungen unter Abwägung der Veränderung des Mikrobioms (z. B. Ciprofloxacin)

Bei schweren Verläufen und nach Abklingen der Akutsymptomatik werden in der Langzeittherapie zur **Remissionserhaltung** folgende Präparate angewandt:

- **TNF-α-Blocker** (Infliximab ggf. kombiniert mit Thiopurinen), Risankizumab, Upadacitinib, Ustekinumab oder Vedolizumab
- **Immunsuppressiva:** Azathioprin oder Methotrexat
- **Salicylate** wie Mesalazin werden wegen heterogener Studienergebnissen nicht mehr von der AWMF-Leitlinie empfohlen.

Zur Verlaufsdiagnostik in der Remission ist die Bestimmung von fäkalem Calprotectin empfohlen (AWMF Leitlinie Diagnostik und Therapie des Morbus Crohn, Stand September 2025).

5. Chirurgische Therapie

Mögliche chirurgische Therapieverfahren sind:

- **Strikturoplastik:** Längsinzision der Darmwand über der Striktur und quer Vernähen der Enterotomie
- **Sparsame Darmresektion** bei längerstreckigen Stenosen oder Konglomerattumoren mit interenterischen Fisteln sowie freien Perforationen, z. B. Ileozökalresektion, die offen oder laparoskopisch erfolgen kann
- **Fistelspaltungen und ggf. Fadendrainagen** bei perianalen Fisteln; bei komplizierteren Fisteln ggf. unter Vorschalten eines Schutzstomas
- **Kolektomie:** Diese kann als Ultima Ratio bei schweren therapierefraktären Blutungen oder einer toxischen Kolitis mit septischem Verlauf indiziert sein. Je nach Befund und Zustand des Patienten wird in der Notfallsituation zunächst die Kolektomie durchgeführt und der Rektumstumpf blind verschlossen sowie das Ileum als endständiges Stoma ausgeleitet. Die Rekonstruktion erfolgt zu einem späteren Zeitpunkt. In günstigeren Fällen kann die ileorektale Anastomose primär erfolgen und zu deren Schutz wird ein Ileostoma vorgeschaltet.

MERKE

Grundsätze der chirurgischen Therapie beim Morbus Crohn sind eine zurückhaltende Indikationsstellung und ein sparsames Ausmaß der Resektionen.

ZUSAMMENFASSUNG

- Der Morbus Crohn gehört zu den chronisch entzündlichen Darmerkrankungen, tritt bevorzugt zwischen dem 20. und 30. Lebensjahr auf und ist oft schwer von der Colitis ulcerosa abzugrenzen.
- Leitsymptome sind bei der akuten Form Diarrhöen und Schmerzen im rechten Unterbauch, bei der chronischen Form stehen Beschwerden durch Stenosen und Fistelungen im Vordergrund.
- Vorrangig sollte eine konservative Therapie erfolgen, die sich nach dem Entzündungsausmaß und Befallsmuster richtet.
- Mit Ausnahme von Notfallindikationen wie Perforation, schwere Blutungen oder Ileus ist die Indikation zur Operation eher restriktiv zu stellen und das Resektionsausmaß eher sparsam zu halten.

31 Akute nächtliche Bauchschmerzen

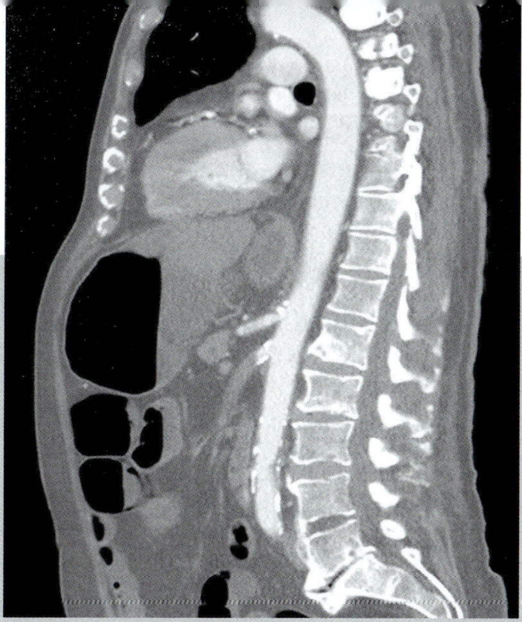

[T579]

Anamnese

Der 85-jährige Herr W. wird morgens von seiner Schwiegertochter in die Universitätsklinik gebracht. Er ist sichtlich verärgert und scheint nicht bleiben zu wollen. Er schreit laut und stößt Sie von sich. Seine Schwiegertochter erklärt, dass er nachts heftige Bauchschmerzen mit Erbrechen gehabt habe. Jetzt ginge es ihm allerdings viel besser, sodass er die Chirurgische Notaufnahme sofort wieder verlassen wolle. Der Patient sei vor 5 Jahren an einem Kolonkarzinom operiert worden und habe Diabetes mellitus sowie einen behandelten Hypertonus.

Untersuchungsbefunde

Körperliche Untersuchung: Herz: unregelmäßige Herzaktion, HF 88/min, Pulsdefizit von 10/min. Abdomen: weich, gebläht, diffus druckschmerzhaft, geringe Abwehrspannung, über 3 min keine DG auskultierbar („Totenstille"), keine Resistenzen zu palpieren, digitale rektale Untersuchung unauffällig. Sie überzeugen den Patienten mit Geduld und Nachdruck zu bleiben und veranlassen eine Multidetector-Computertomografie-(MDCT-)Angiografie des Thorax und des Abdomens (Bild [T579]).

Laborbefunde

Laktat 5,7 mmol/l; Leukozyten 23,7 G/l; CRP 10,7 mg/dl.

1. Welche Diagnose können Sie aufgrund der Klinik und des CT-Bildes stellen? Wie lauten die Differenzialdiagnosen?

2. Welche Pathogenese liegt der akuten und der chronischen Form des Krankheitsbildes zugrunde?

3. Nennen Sie bitte die klinischen Stadien dieses Krankheitsbildes.

4. Welche Zeichen finden sich bei diesem Krankheitsbild in der MDCT? Nennen Sie bitte Alternativen der Bildgebung.

5. Welche Therapiemöglichkeiten stehen zur Verfügung?

6. Wie lautet die Prognose für den Patienten?

1. Verdachtsdiagnose und Differenzialdiagnosen
Das CT-Bild zeigt die sagittale Rekonstruktion des Abdomens. Es stellt sich kontrastiert das Lumen der Aorta dar, sodass es sich um eine arterielle Kontrastmittelphase handelt. Man kann unter dem Abgang des Truncus coeliacus aus der Aorta den Abbruch des Kontrastmittels perfundierten Lumens der A. mesenterica superior (SMA) erkennen. An dieser Stelle befindet sich also ein Verschluss der SMA. Das dazugehörige Krankheitsbild nennt sich **Mesenterialischämie** aufgrund eines **Mesenterialarterienverschlusses.**
Zudem finden sich **dilatierte Darmschlingen** mit **Gas-Flüssigkeitsspiegel.** Dieses CT-Bild spricht als übergeordnete Diagnose für einen **Ileus** (Darmverschluss).
Als **Differenzialdiagnosen** bei auskultatorischer „Totenstille" und dem CT-Befund kommen grundsätzlich v. a. Diagnosen infrage, die einen paralytischen Ileus verursachen:

- Z. B. Entzündungen im Bereich des Abdomens, aber auch eine Pneumonie, Durchblutungsstörungen, Stoffwechselentgleisungen, Elektrolytverschiebungen, Herzinsuffizienz
- Aufgrund der Voroperation wegen eines Kolonkarzinoms ist ein primär mechanischer Ileus wegen **Briden** denkbar.
- Die Anamnese hinsichtlich des Diabetes mellitus lässt auch einen paralytischen Ileus wegen einer **Stoffwechselentgleisung** zu.
- Die unregelmäßige Herzfrequenz und das Pulsdefizit in der klinischen Untersuchung sprechen für ein **Vorhofflimmern.** Dieses begünstigt die Thrombenbildung in den Vorhöfen. Das Abschwemmen eines Thrombus aus dem linken Vorhof kann unter anderem eine Viszeralarterie (bevorzugt die SMA) verschließen.

Aufgrund der klinischen Untersuchung muss an eine **Mesenterialischämie (MI)** als Ursache des paralytischen Ileus gedacht werden. Die eher unspezifischen Laborparameter **Laktatanstieg** sowie **Leukozytenanstieg** sind in Zusammenhang mit der entsprechenden Anamnese (> 70 Jahre, plötzliche Bauchschmerzen) ebenfalls klinisch hinweisend auf eine MI.

MERKE
Anamnestische Trias der Mesenterialischämie: älterer Patient mit akuten Bauchschmerzen und Laktatanstieg.

2. Pathogenese
Wichtigstes blutversorgendes Gefäß des Darms ist die **A. mesenterica superior (SMA).** Entwickelt sich vor allem auf der Grundlage einer arteriosklerotischen Veränderung eine **Stenose** im Verlauf der SMA, so können beim langsamen Stenose-Prozess **Kollateralen** über die **Riolan-Anastomose** zur A. mesenterica inferior oder über die **pankreatikoduodenalen Arkaden** zum Truncus coeliacus ausgebildet werden (➤ Abb. 31.1). Daher sind langsam verlaufende Stenosen der SMA meist asymptomatisch.
Kommt es zum **akuten Verschluss** vor allem der SMA (z. B. durch Embolie oder eine Plaque-Ruptur), folgt nach einer **Toleranzphase** der Darmmukosa von etwa **6 h** die Darmnekrotisierung im Rahmen der Mesenteria-

Tab. 31.1 Ursachen der akuten Mesenterialischämie

Mesenterialarterienverschluss (≈ 70 %)	Alter > 70 Jahre	Etwa in 85 % A. mesenterica superior, akut durch Embolie z. B. bei Vorhofflimmern, (akute) arterielle Thrombose bei vorbestehender arteriosklerotischer Veränderung der Mesenterialarterien (Kollateralisierung möglich), Plaque-Ruptur
Mesenterialvenenthrombose (≈ 10 %)	Junger Patient	Symptome uncharakteristisch, 25 % asymptomatisch, häufig mit Fieber, Ursache: Gerinnungsstörung, Karzinom, Pankreatitis, Leberzirrhose
Nichtokklusive Mesenterialischämie (≈ 20 %)	Intensivpatient	Darmischämie im Versorgungsbereich der Mesenterialarterien ohne deren Verschluss, (reversible) sympathikusvermittelte Vasokonstriktion. Ursache: Langzeit-Katecholamintherapie, kardiogener Schock, Herzinsuffizienz, Herzinfarkt, Sepsis, nach kardiochirurgischen und aortalen Eingriffen, Medikamente wie Digitalis, Diuretika, Ergotamin.

Tab. 31.2 Klinische Phasen des akuten Mesenterialarterienverschlusses	
Initialstadium (ca. 1–6 h)	Starke, kolikartige Bauchschmerzen, Brechreiz, Erbrechen, Diarrhö, Schwindel
Intermediärstadium (bis zu 12 h)	Nachlassen der Schmerzen („fauler Frieden"), erträglicher Dauerschmerz
Endstadium (nach ca. 12 h)	Zunahme der klinischen Symptome, paralytischer Ileus, Durchwanderungsperitonitis, Schock, häufig Tod

lischämie. Die Hauptursachen der akuten Mesenterialischämie können der ➤ Tab. 31.1 entnommen werden.

3. Stadien

Der akute Verschluss der SMA gehört zum übergeordneten Krankheitsbild der arteriellen Verschlusskrankheit (AVK) der Viszeralgefäße. Diese kann in **vier Stadien** eingeteilt werden:

- Stadium I: symptomlos
- Stadium II: „Angina abdominalis" vor allem postprandiale ischämiebedingte Schmerzen
- Stadium III: abdominelle Dauerschmerzen, Malabsorptionssyndrom, evtl. ischämische Kolitis
- Stadium IV: akuter Mesenterialarterienverschluss. Der Mesenterialarterienverschluss verläuft in drei klinischen Phasen (➤ Tab. 31.2). Irreführend ist dabei v. a. das Intermediärstadium. Trotz fortschreitender Darmnekrose geben die Patienten in dieser Zeit ein Nachlassen der Schmerzsymptomatik an („fauler Frieden", durch Zugrundegehen der intramuralen Schmerzrezeptoren).

MERKE

Bei Patienten, die sich im Intermediärstadium eines Mesenterialarterienverschlusses vorstellen, muss aufgrund der Anamnese(!) eine Mesenterialischämie in Betracht gezogen werden.

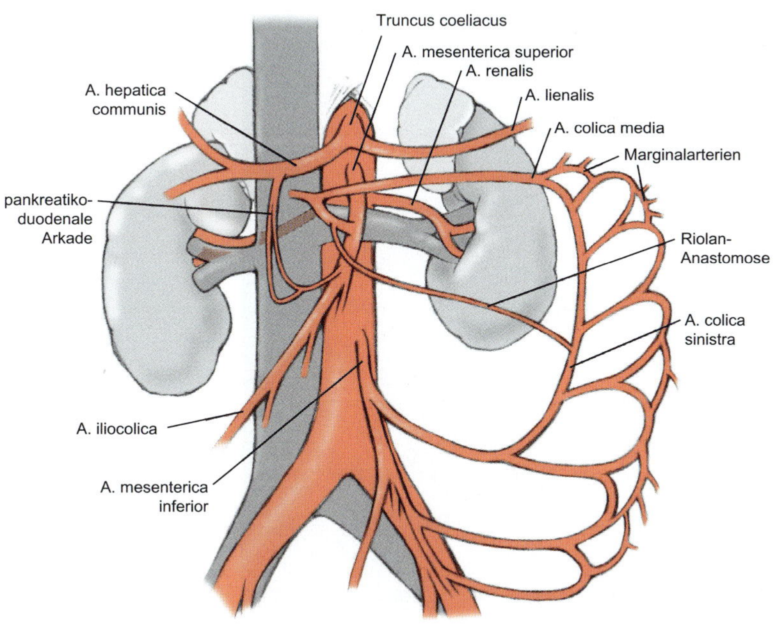

Abb. 31.1 Arterielle Versorgung des Magen-Darm-Trakts. Kollaterales Versorgungsnetz: Riolan-Anastomose, Marginalarterien, pankreatikoduodenale Arkaden. [L108]

4. Bildgebung

- **Goldstandard** der Bildgebung bei Mesenterialischämie stellt die **biphasische Multidetektor-Spiral-CT-Angiografie** dar (➤ Abb. 31.2). Sie ist nicht invasiv, schnell und bereits auch in kleineren Krankenhäusern verfügbar. Biphasisch beschreibt eine CT mit **Kontrastmittel in der arteriellen und in der venösen Phase.** In der arteriellen Phase (etwa 80 Sekunden nach Kontrastmittelgabe) stellen sich die Aorta und die Arterien Kontrastmittel perfundiert dar, sodass ein Verschluss auf der arteriellen Seite durch Abbruch des kontrastierten Lumens erkannt werden kann. Da als Ursache einer Mesenterialischämie auch eine Venenthrombose infrage kommen kann, ist die Spätphase, in der das Kontrastmittel durch den venösen Gefäßanteil fließt, ebenfalls diagnostisch wichtig. Die CT liefert:
  - **Direkte Zeichen der Mesenterialischämie:** Embolus, Thrombus, Stenose
  - **Indirekte Zeichen der Mesenterialischämie:** dilatierte Darmschlingen, Gas-Flüssigkeit-Spiegel, Darmwandödem, „freie Luft“ (Gas) im Abdomen, Pneumatosis intestinalis, Gas in Mesenterialvenen, Gas in peripheren Portalvenenästen
- Alternativ kann die **Duplex-Sonografie** ebenfalls eine gute Diagnostik bieten. Sie hängt jedoch stark vom Erfahrungsgrad des Untersuchers sowie von der Compliance des Patienten ab und ist daher als Akutdiagnostikum zu vernachlässigen.
- Die **Angiografie** galt früher als Goldstandard. Sie bietet zwar die Möglichkeit zur Intervention bei Arterienverschluss, tritt aber unter anderem wegen der Invasivität und der längeren Dauer in den Hintergrund.
- Eine untergeordnete Rolle spielen die **MRT** bei zu hohem zeitlichem Aufwand und die **Röntgenaufnahme** des Abdomens im Stehen und in Linksseitenlage. Das Röntgen kann zwar auch den Hinweis auf einen Ileus und freie Luft im Abdomen geben, jedoch ohne die Ursache zu zeigen.

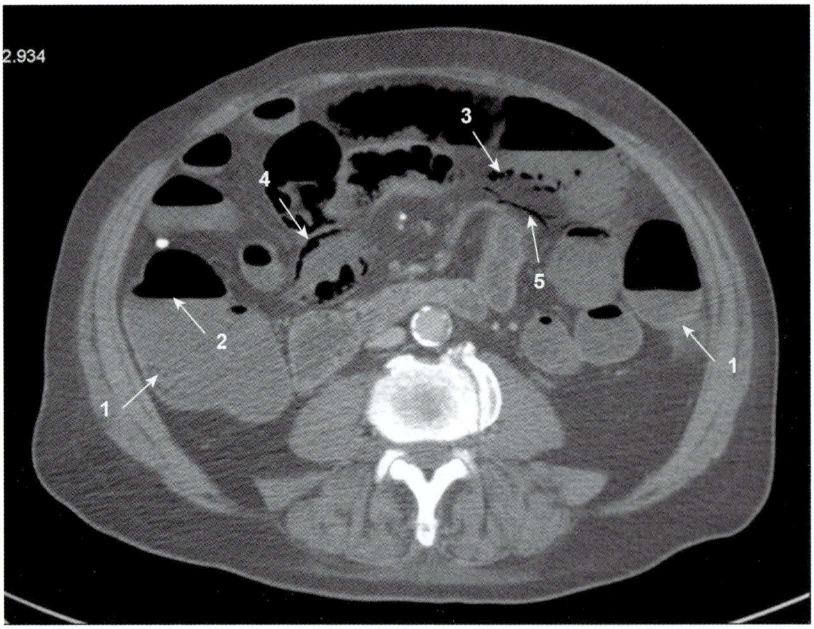

Abb. 31.2 CT-Abdomen mit KM bei Mesenterialischämie. (1) dilatierte Darmschlingen, (2) Gas-Flüssigkeit-Spiegel, (3) „freie Luft“ (Gas) im Abdomen, (4) Pneumatosis intestinalis, (5) Gas in Mesenterialvenen. [T579]

5. Therapie

Die Therapie einer Mesenterialischämie ist abhängig von der Ursache sowie der klinischen Phase, in der die Therapie erfolgt.

- **Frische Embolie oder Thrombose ohne Darmnekrose:** Heparinisierung, ggf. interventionelle Embol- bzw. Thrombektomie zur Aufhebung des Verschlusses. Trotz der guten Regenerationsleistung der Darmmukosa ist die Ischämietoleranz nach etwa 6 h erschöpft.
- **Länger andauernde Ischämie:** führt unweigerlich zu Darmnekrosen, die chirurgisch reseziert werden müssen. Dazu erfolgt i. d. R. eine Laparotomie mit medianer Schnittführung und großzügiger **Resektion nekrotischer Darmanteile.** Neben der **Embol- bzw. Thrombektomie** müssen ggf. Gefäße rekonstruiert werden. Bei jungen Patienten kann bei ausgeprägten Resektionen mit anschließendem Kurzdarmsyndrom auch eine **Darmtransplantation** diskutiert werden. Begleitend sollte die **Hypovolämie** aufgrund des Flüssigkeitseinstroms in das Darmlumen mithilfe von **Infusionen** ausgeglichen sowie ein **Breitspektrumantibiotikum** gegen die Keimverschleppung aus dem Darm gegeben werden.
- Eine Sonderform ist die **nichtokklusive Mesenterialischämie.** Die hierbei bestehende sympathikusvermittelte Vasokonstriktion kann eventuell im Bereich der Reversibilität durch ein z. B. mittels Angiografie eingebrachtes intraarterielles **Spasmolytikum** (Papaverin, Propiverin) behoben werden. Darmnekrosen müssen allerdings auch hier chirurgisch reseziert werden.

Diagnostik und Therapie der Ursache (hier Vorhofflimmern) müssen selbstverständlich ebenfalls erfolgen.

6. Prognose

Die Prognose hängt von der zugrunde liegenden Pathologie sowie vom Beginn der Therapie ab. Da die Darmmukosa eine Ischämie nur etwa 6 h toleriert, sollte die Behandlung optimalerweise in dieser Zeitspanne erfolgen. Mit zunehmender Ischämiezeit kommt es zu fortschreitender Darmnekrose; die Gefahr der Perforation, Bakterien- und Toxinverschleppung sowie Beteiligung anderer Organe bis hin zum Multiorganversagen steigt. Bei akuten **venösen Verschlüssen** wird eine **Letalität von 20–70 %** angenommen. Die **akuten Mesenterialarterienverschlüsse** hingegen sind mit **60–95 %** Letalität deutlich infauster bezüglich der Prognose.

MERKE

„Zeit ist Darm!"

ZUSAMMENFASSUNG

- Die Mesenterialischämie ist potenziell lebensbedrohlich! „Zeit ist Darm!"
- Ursachen sind der Mesenterialarterienverschluss (≈ 70 %), die Mesenterialvenenthrombose (≈ 10 %) und die nicht okklusive Mesenterialischämie (≈ 20 %).
- Diagnostischer Goldstandard ist die MDCT (biphasisch).
- Die Therapie besteht v. a. in der chirurgischen Resektion nekrotischer Darmanteile.
- Wichtige Trias für den Mesenterialarterienverschluss: älterer Patient mit akuten Bauchschmerzen und Laktatanstieg.

32

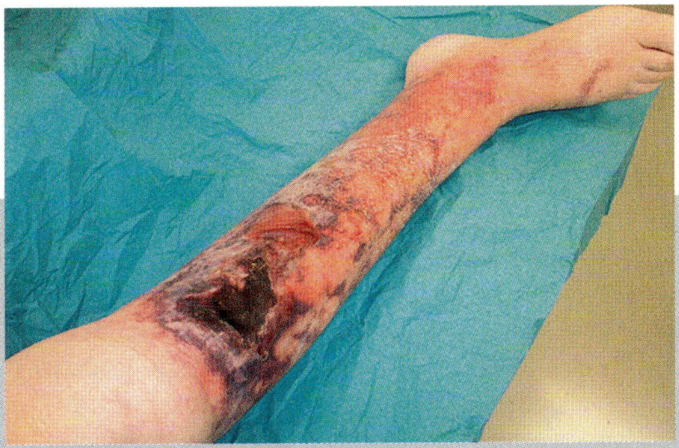

[T581]

Verfärbung und Schwellung am Unterschenkel

Anamnese

In der chirurgischen Ambulanz stellt sich die 73-jährige Frau S. wegen einer zunehmenden Verfärbung am rechten Unterschenkel vor. Vor 5 Tagen habe sie sich bei Gartenarbeiten das rechte Schienbein an einem Blumenkübel angeschlagen. Aus einer kleinen Wunde habe sie etwas geblutet. Im Verlauf sei es zur Verfärbung der Wunde gekommen, davon ausgehend hätte sich diese auf den Unterschenkel ausgebreitet. Auch schmerze das rechte Bein jetzt doch deutlich und sie fühle sich insgesamt schlapp. An weiteren Erkrankungen sind bei Frau S. ein insulinpflichtiger Diabetes mellitus und eine COPD bekannt. Frau S. habe vor 3 Jahren eine Auffrischung der Tetanusimpfung erhalten, nachdem ihr Hausarzt sehr darauf gedrängt habe.

Untersuchungsbefunde

73-jährige Patientin in reduziertem, exsikkiertem AZ und adipösem EZ. RR 140/90 mmHg, Puls 92/min, Temperatur 38,9 °C.

Körperliche Untersuchung: Schleimhäute: trocken und leicht blass. Herz und Lunge: unauffällig. Abdomen: unauffällig. Extremitäten: rechter Unterschenkel ödematös geschwollen und deutlich überwärmt. Auf Druck entleert sich aus der Läsion wenig trübes, übel riechendes Sekret (➤ Bild [T581]). Der gesamte Unterschenkel ist diffus druckschmerzhaft. Leisten-, Poplitea- und Fußpulse: beidseits palpabel. In der rechten Leiste können zwei knapp kirschgroße, druckschmerzhafte Knoten getastet werden.

Laborbefunde

Leukozyten 21.400/µl; CRP 20,1 mg/dl; Kreatinin 1,72 mg/dl; BZ 368 mg/dl; übrige Werte im Normbereich.

1. Welche Verdachtsdiagnose stellen Sie? Kennen Sie Risikofaktoren?

2. Nennen Sie mögliche Erscheinungsformen.

3. Welche therapeutischen Erstmaßnahmen sind zu ergreifen?

4. Welche chirurgischen und weiteren Maßnahmen sind angezeigt?

1. Verdachtsdiagnose

Bei der Untersuchung finden sich lokal typische Zeichen einer **Entzündung,** wie Schwellung, Rötung und Überwärmung. Zusätzlich liegen mit tastbaren, schmerzhaften Lymphknoten im zugehörigen Lymphabstromgebiet eine **Lymphadenitis** und als systemische Reaktion eine Leukozytose, CRP-Erhöhung und Fieber vor. Es besteht eine ausgedehnte **Weichteilinfektion,** die sich auf den gesamten rechten Unterschenkel ausgebreitet hat. Als Eintrittspforte ist die Wunde am Schienbein, die sich die Patientin zugezogen hatte und an deren Stelle sich nun bereits eine Hautnekrose gebildet hat, anzunehmen. Die rötlich-livide Verfärbung und die bereits eingetretene Blasenbildung sind dabei dringend verdächtig, dass neben der flächigen Ausbreitung bereits auch tiefere Schichten betroffen sind, und somit wahrscheinlich bereits eine **nekrotisierende Fasziitis** vorliegt (➤ Abb. 32.1).

Begünstigt wird die Ausbreitung durch vorbestehende Erkrankungen oder Begleitumstände wie Diabetes mellitus, Adipositas, pAVK, Immunsuppression, Glukokortikoide und Mangelernährung (alte Patienten, bei Alkoholabusus oder Tumorleiden). Häufig besteht zudem gerade bei älteren Patienten kein ausreichender Tetanusimpfschutz.

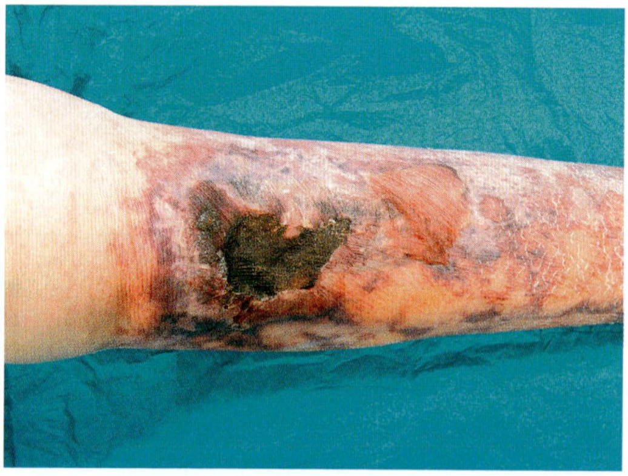

Abb. 32.1 Hautnekrose und Blasenbildung bei Fasziitis rechter Unterschenkel [T581]

MERKE

- Bei einer Weichteilinfektion sind stets die zugehörigen Lymphabflussgebiete auf eine bereits eingetretene Lymphadenitis (schmerzhafte Lymphknotenschwellung) oder Lymphangitis (Entzündung der Lymphgefäße) zu überprüfen.
- Bei allen Weichteilinfektionen ist zu überprüfen, ob ein ausreichender Tetanusimpfschutz vorliegt. Im Zweifelsfall ist eine Immunisierung durchzuführen.

2. Verlaufsformen

Haut- und Weichteilinfektionen entstehen, wenn die Schutzbarriere der intakten Hautoberfläche verletzt ist oder Keime direkt z. B. durch Stich- oder Bisswunden in die tieferen Haut- und Unterhautschichten eingebracht werden. Grundsätzlich sind **oberflächliche** von **tiefen, nekrotisierenden Infektionen** zu unterscheiden. Je ausgedehnter und tiefgreifender die Infektion ist, desto schwerwiegender ist der Verlauf. Im Extremfall kommt es zu Sepsis und Multiorganversagen.

Zu den **oberflächlichen Infektionen** zählen:

- **Follikulitis/Furunkel:** Infektion mit Staphylokokken, die eine lokalisierte, einschmelzende Entzündung hervorrufen
- **Erysipel:** scharf begrenzte flächenhafte Rötung bei oberflächlicher Infektion mit Streptokokken. Eintrittspforten sind häufig Mykosen, Ulzerationen oder Ekzeme
- **Abszess:** tiefer greifende, abgegrenzte Infektion mit zentraler Einschmelzung, oft Mischinfektionen
- **Phlegmone:** flächenhafte, unscharf begrenzte Rötung bei Infektion des Koriums und der Subkutis; meist Streptokokkeninfektion, aber auch Mischinfektionen

Tiefe nekrotisierende Weichteilinfektionen mit Beteiligung von tieferen Schichten wie Faszien oder Muskulatur sind:

- **Nekrotisierende Fasziitis:** oft nach Bagatelltraumata oder Menschenbissen; rötlich-livide bis bräunlich-schwarze Verfärbung der Haut mit Blasenbildung und systemischen Infektzeichen wie Fieber, Leukozytose und CRP-Erhöhung
- **Gasbrand:** Muskelnekrosen (Myonekrose) nach Infektion mit *Clostridium perfringens,* streng anae-

rober Erreger; Muskelfiederung im konventionellen Röntgen sichtbar

- **Fournier-Gangrän:** oft weitergeleitete Infektion perianal oder im Genitalbereich, die sich über die Genitalregion in die tieferen Faszienstrukturen des kleinen Beckens ausbreitet. Meist Mischinfektionen. Sonderform der nekrotisierenden Fasziitis.

Erregerspektrum der nekrotisierenden Weichteilinfektionen:

- In ca. 80 % bestehen Mischinfektionen (Typ I) von grampositiven Erregern (Streptokokken, z. T. auch Staphylokokken u. a.), Anaerobier (*Bacteroides fragilis, Prevotella melaninogenica*) und Enterobacteriaceae.
- In ca. 20 % kommen Monoinfektion (Typ II) vor, die von Toxin-produzierende sowie mit bestimmten M-Proteinen ausgestatteten, hämolysierenden A-Streptokokken ausgelöst werden (besonders vom hyperinvasiven Serotyp M1T1) oder seltener durch *Staphylococcus aureus* (meist PVL produzierend).
- Selten tritt der Typ III nach Genuss von Seafood oder durch mit Wasser kontaminierte Wunden auf und wird durch *Vibrio spp.* und *Aeromonas spp.* ausgelöst.
- Der Typ IV nach Traumata entsteht auf der Basis von Zygomyzeten u. a. Pilze.

3. Erstmaßnahmen

Liegen Zeichen der Exsikkose bzw. eines Volumenmangels durch Fieber vor, ist als Erstmaßnahme die **Flüssigkeitszufuhr** von kristalloiden Lösungen über einen venösen Zugang angezeigt. Bei offenen Wunden ist ein **Abstrich** zur mikrobiologischen Untersuchung zu entnehmen, bei hohem Fieber auch **Blutkulturen.** Bestehen bereits Zeichen einer beginnenden Sepsis mit Kreislaufinstabilität und evtl. respiratorischer Insuffizienz, so ist der Patient zunächst durch **intensivmedizinische Maßnahmen** unter ZVK-Anlage, ggf. Intubation, Beatmung und Anlage eines Blasenkatheters zur Flüssigkeitsbilanzierung zu stabilisieren.

Je nach zu erwartendem Erregerspektrum ist eine **kalkulierte Breitspektrumantibiotikatherapie** einzuleiten – immer ausreichend hohe Dosierung der Antibiotika in den möglichen Maximaldosen wählen. Da es sich bei einer nekrotisierenden Fasziitis in 80 % der Fälle um eine Mischinfektion handelt, wird normalerweise eine intravenöse Kombinationstherapie z. B. mit Acylaminopenicillin plus Beta-Lactamase-Inhibitor wie Piperacillin/Tazobactam oder ein Carbapenem wie Meropenem jeweils hoch dosiert in Kombination mit Clindamycin oder Linezolid (bei MRSA-Verdacht) gestartet. Die Kombination mit Clindamycin oder Linezolid ist auch empfohlen, um bei grampositiven Bakterien über eine Inhibition der Proteinbiosynthese die Toxinwirkungen herabzusetzen, um septische Komplikationen durch eine Exotoxinproduktion (z. B. Superantigene) abzumildern. Alternativ können auch Kombinationen von Cephalosporinen der 3. Generation (z. B. Ceftriaxon, Ceftazidim) mit Metronidazol sinnvoll sein (vergleiche AWMF Leitlinie „Kalkulierte parenterale Initialtherapie bakterieller Erkrankungen bei Erwachsenen", in Überarbeitung, Stand September 2025).

Nach Erhalt des Erregernachweises und des Antibiogramms kann die Kombinations-Antibiotikatherapie ggf. modifiziert werden (= Deeskalation).

Wäre der Impfstatus bezüglich Tetanus nicht bekannt gewesen, hätte eine Tetanusprophylaxe eingeleitet werden müssen (➤ Fall 37).

4. Chirurgische Therapie

Während bei lokal begrenzten oberflächlichen Abszedierungen die Eröffnung und Entlastung durch Inzision in der Regel ausreichend ist, ist bei schweren, tiefgreifenden und nekrotisierenden Weichteilinfektionen ein **ausgedehntes Débridement mit Entfernung sämtlichen nekrotischen Gewebes und breiter Eröffnung,** meist in mehrfachen, täglichen Wundrevisionen erforderlich. Dies kann bei ansonsten nicht beherrschbarem Verlauf die Amputation der betroffenen Extremität erfordern.

Bestehen nach Ausheilen der Infektion Weichteildefekte, sind weitere chirurgische Maßnahmen wie Vakuumversiegelung zur Wundkonditionierung und plastische Deckungen durch Lappenplastiken oder Hauttransplantationen z. B. mittels Spalthaut notwendig.

MERKE

Je rascher und foudroyanter der Verlauf, desto aggressiver und ausgedehnter die Nekrosektomie.

ZUSAMMENFASSUNG

- Oft entstehen Weichteilinfektionen durch Bagatelltraumata.
- Unterschieden werden oberflächliche von tiefen nekrotisierenden Infektionen.
- Begünstigend wirken Begleiterkrankungen wie Diabetes mellitus, pAVK, Immunsuppression, Mangelernährung, Glukokortikoidtherapie und Adipositas.
- Primär ist bei ausgedehnten Infektionen eine kalkulierte Breitspektrumantibiotikatherapie durch Kombination von mehreren Antibiotika notwendig.
- Je schwerwiegender der Verlauf, desto aggressiver sollte die chirurgische Therapie sein.

33

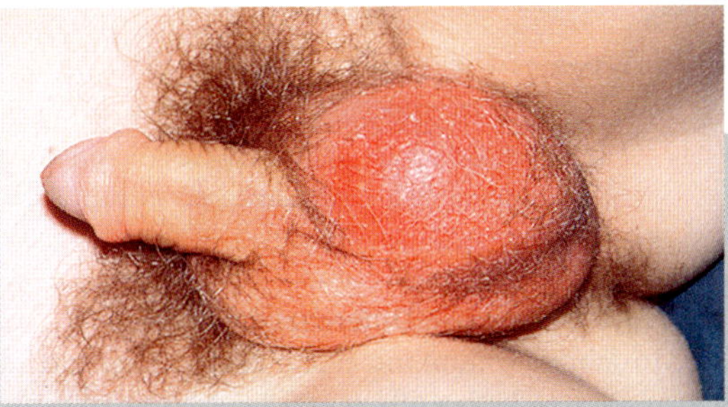

[M943]

Schmerzender Hoden

Anamnese

Der 16-jährige Gymnasiast Johannes wird am Morgen gegen 7 Uhr von seinem Vater zu Ihnen in die Kinderchirurgische Ambulanz gebracht. Er sei eine halbe Stunde zuvor mit starken Schmerzen im linken Hoden aufgewacht. Die Miktion sei beschwerdefrei möglich gewesen. Eine Erkrankung in den letzten Wochen verneint der Jugendliche.

Untersuchungsbefunde

Sie untersuchen den Patienten im Stehen und im Liegen. Im Vergleich zur rechten Seite zeigt sich der linke Hoden gerötet, geschwollen sowie druckschmerzhaft (➤ Bild [M943]). Soweit Johannes die Untersuchung schmerzbedingt zulässt, können Sie das Brunnel-Zeichen als positiv, das Prehn-Zeichen hingegen als negativ deuten. Der Kremasterreflex ist linksseitig aufgehoben. Dem 16-Jährigen wird übel und er muss erbrechen.

1. Erklären Sie bitte das Brunnel- und das Prehn-Zeichen. Welche Bedeutung haben beide?

2. Wie lauten Ihre Verdachtsdiagnose und deren Differenzialdiagnosen? Beschreiben Sie sie bitte kurz.

3. Wie gehen Sie diagnostisch vor, um Ihre Verdachtsdiagnose zu untermauern?

4. Welche Therapie ist hinsichtlich Ihrer Verdachtsdiagnose notwendig?

5. Bitte antworten Sie dem jungen Mann auf die Frage, ob er noch Kinder zeugen könne.

1. Untersuchungsbefunde

- **Brunnel-Zeichen:** Es ist **positiv,** wenn sich der betroffene **Hoden hoch im Skrotum** und oft zudem **querliegend** tasten lässt. Dieses spricht für das Vorliegen einer Hodentorsion, da sich durch die Torquierung (Verdrehung) der Samenstrang etwas verkürzt und somit der Hoden hochgezogen wird. Besonders aussagekräftig ist das Brunnel-Zeichen auf der linken Seite, da i. d. R. der linke Hoden von Natur aus tiefer sitzt als der rechte. Bei einer Epididymitis liegt der Hoden normalerweise orthotop (Brunnel-Zeichen **negativ**).
- **Prehn-Zeichen:**
  - Hebt man das akute Skrotum an, so wird bei einer Entzündung wie der Epididymitis auf den entzündeten Bereich weniger Zug ausgeübt. Daher wird der **Schmerz beim Heben des Skrotums** bei der Epididymitis als weniger empfunden: Das Prehn-Zeichen ist **positiv.**
  - An dem Ischämieschmerz des Hodens bei einer Torsion ändert das Anheben nichts oder schnürt den Samenstrang sogar noch zusätzlich zusammen, wodurch der Schmerz gleich bleibt oder sogar in der Intensivität zunimmt: Das Prehn-Zeichen ist **negativ.**

Das Brunnel- und das Prehn-Zeichen liefern – vorausgesetzt sie sind schmerzbedingt durchführbar – wertvolle Hinweise zur Differenzierung zwischen einer Hodentorsion und ihrer häufigsten **Differenzialdiagnose,** der **Epididymitis** (➤ Tab. 33.1).

Tab. 33.1 Orientierende Untersuchungsbefunde zur Differenzialdiagnose bei akutem Skrotum

Befunde	Hodentorsion	Epididymitis
Brunnel-Zeichen	Positiv	Negativ
Prehn-Zeichen	Negativ	Positiv
Kremasterreflex	Aufgehoben	Normal
Beginn	Akut	Schleichend, subakut
Miktion	Normal	Ggf. begleitend Harnwegsinfekt

2. Verdachtsdiagnose/Differenzialdiagnosen

Der 16-Jährige kommt mit einem **akuten Skrotum** zu Ihnen. Dieser Überbegriff kennzeichnet das Krankheitsbild einer oder beider Skrotalhälften mit den akuten Symptomen Schmerz, Schwellung und Rötung. Die Untersuchungsbefunde (akuter Beginn, Brunnel-Zeichen positiv, Prehn-Zeichen negativ, Kremasterreflex aufgehoben) sprechen als Verdachtsdiagnose für eine **Hodentorsion** (➤ Tab. 33.1).

Die Hodentorsion ist in **ca. 20 %** Ursache eines akuten Skrotums. Man unterscheidet:

- **Intravaginale Torsion:** betrifft innerhalb der Tunica vaginalis nur den Hoden.
- **Extravaginale Torsion:** bei der sich der gesamte Funiculus spermaticus verdreht
- **Selten mesorchiale Torsion:** Torsionsform zwischen Hoden und Nebenhoden bei langem Mesorchium oder entwicklungsbedingter Dissoziation von Hoden und Nebenhoden

Die Torsion führt je nach Rotationswinkel zur Drosselung oder Unterbindung der zuführenden und abführenden Hodengefäße und somit zu einer akuten Gefahr, den betroffenen Hoden zu verlieren.

Als unmittelbarer **Auslöser** kann bei Säuglingen das **Krabbeln,** bei Jugendlichen **Sport,** wie Radfahren oder Fußballspielen, aber auch das **Drehen im Bett** zu finden sein. Die Hodentorsion kann sogar **intrauterin** auftreten, sodass bei der Geburt der Hoden bereits nekrotisch ist. Ein Fehlen des Gubernaculum testis Hunteri (auch Gubernaculum Steuerruder), dem Leitband des Hodens, scheint die Hodentorsion zu begünstigen. Es gibt zwei **Altersgipfel:** das 1. Lebensjahr und die Pubertät (65 % zwischen 12 und 18 Jahren).

Die wichtigsten **Differenzialdiagnosen** der Hodentorsion sind die Epididymitis und die Hydatidentorsion.

- **Epididymitis:** Entzündung der Nebenhoden, die ggf. mit einer Harnwegsinfektion oder einer Prostatitis einhergeht, vermutlich auch von dieser ausgegangen ist. Oft besteht zudem Fieber.
- **Hydatiden:** kleine tropfenförmige Anhängsel der Hoden, der Nebenhoden oder des Samenstrangs: embryologische Reste des Müller-Gangs, des Wolff-Körpers bzw. des Giraldes-Organs. Bei ihrer Torsion

treten ebenfalls akut Schmerzen im Skrotum auf, die der Hodentorsion ähneln können.

- Weitere: virale Orchitis (v. a. nach Mumps), Hydrozele, Hämatozele, inkarzerierte Leistenhernie, Spermatozele (Retentionszyste von Nebenhoden oder Samenstrang ausgehend), idiopathisches akutes Skrotalödem, Insektenstich, Hodentumor

MERKE

Das akute Skrotum ist ein (kinder-)chirurgisch-urologischer Notfall. Eine Hodentorsion darf nicht fehldiagnostiziert werden. Kann eine Hodentorsion nicht eindeutig ausgeschlossen werden, muss eine explorative Hodenfreilegung erfolgen. Um diese auf das Nötigste zu beschränken, ist eine gute klinische Untersuchung wichtig.

3. Weiterführende Diagnostik

An erster Stelle der apparativen Diagnostik bei akutem Skrotum steht die **Doppler-Sonografie** (➤ Abb. 33.1). In erfahrener Hand kann über die Perfusion, also über die Durchblutungssituation im Hoden, mit hoher Sensitivität und Spezifität eine Aussage getroffen werden. Bei einer Hodentorsion **fehlt intraparenchymal das Doppler-Signal** als Ausdruck fehlender oder stark geminderter Perfusion. Auch können die Hodengefäße fokussiert in Bezug auf ihren Blutfluss Doppler-sonografiert werden. Bei einer Entzündung, wie sie bei einer **Epididymitis** besteht, lässt sich in der Doppler-Sonografie ein eher **hyperperfundiertes,** also **signalreiches Hodenparenchym,** finden. Obwohl im Resultat gleichwertig, wird die **Hodenszintigrafie** wegen der schlechteren Verfügbarkeit, aber auch wegen des größeren Aufwands und somit der Zeitverzögerung i. d. R. bei akutem Skrotum **nicht mehr eingesetzt.**

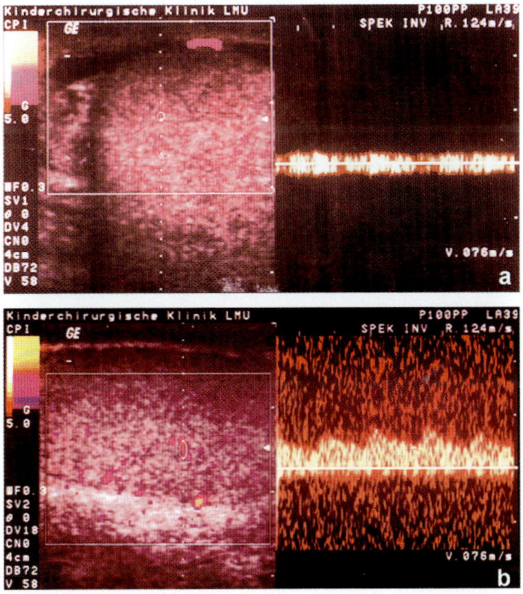

Abb. 33.1 Doppler-Sonografie des Hodens. a) Torsion, b) Normalbefund. [M943]

MERKE

Die Doppler-Sonografie ist die wichtigste apparative Diagnostik beim akuten Skrotum.

4. Therapie

Die **Ischämietoleranz** des Hodenparenchyms ist begrenzt. Erfolgt bei einer Torsion nicht innerhalb von etwa **6 h** die Detorquierung, kommt es zu einer irreversiblen Nekrose mit Organverlust.

Die **manuelle Detorsion** bei gesicherter Hodentorsion bleibt außerklinischen Notfällen oder absehbarem Zeitverzug für eine operative Versorgung vorbehalten.

- **Hodentorsion:** Die manuelle Detorsion ist bei außerklinischen Notfällen oder absehbarem Zeitverzug für eine operative Versorgung bei gesicherter Hodentorsion für erfahrene(!) Untersucher möglich. Die leitliniengerechte Therapieoption ist die **notfallmäßige operative Detorquierung** innerhalb von 4–6 h (AWMF Leitlinie Akutes Skrotum im Kindes- und Jugendalter, in Überarbeitung, Stand September 2025). Intraoperativ muss anhand der Hodenregeneration erwogen werden, ob der Hoden erhalten werden kann oder eine Ablatio (Entfernung) erfolgen muss. Bei zu stark geschädigtem Hoden besteht die Gefahr der Abszessbildung und Schädigung des anderen Hodens durch Autoantikörper **(Orchidopathie).** Kann der Hoden erhalten bleiben, fixiert man ihn zur Prophylaxe am Skrotum **(Orchidopexie).** Auch manuell behandelte Hoden (innerhalb von 12–24 h) und der **Hoden der Gegenseite** (entweder in derselben Operation oder bei einer Begleitentzündung spätestens innerhalb eines Monats) müssen prophylaktisch pexiert, also fixiert werden.

- **Epididymitis:** normalerweise **konservative Therapie** mit Umschlägen, Hodenhochlagerung und ggf. antibiotischer und antiphlogistischer Behandlung. Besteht trotz i. v. Antibiotikagabe die **Gefahr der Abszedierung,** kann auch bei einer Epididymitis eine **operative Hodenfreilegung mit Spülung** angeraten sein.
- **Hydatidentorsion:** in Abhängigkeit von der Klinik **konservative Therapie** mit lokaler Kühlung, Analgesie, Bettruhe und Abwarten bis zum spontanen Absterben der Hydatide. Wird die torquierte Hydatide **operativ abgetragen,** erfolgt normalerweise eine umgehende Schmerzbesserung.

MERKE

Die obligate Therapie der Hodentorsion ist die notfallmäßige operative Detorquierung mit anschließender Orchidopexie.

5. Prognose

Die Prognose ist entscheidend vom **Zeitfaktor** abhängig. Bereits nach ca. 2 h bestehender Hodentorsion lassen sich auf histologischer Ebene Hodenveränderungen feststellen. Je länger eine Ischämie besteht, desto gravierender wird die Hodenschädigung, die sich zuerst auf die Spermiogenese, später dann auf die Hormonproduktion auswirkt. Mit einem **Organverlust** ist nach einer Zeitspanne von etwa 6 h zu rechnen. Ist die Entfernung (Ablatio) eines Hodens nach Hodentorsion notwendig, ist die Zeugungsfähigkeit i. d. R. noch gegeben, sofern der Hoden der Gegenseite nicht geschädigt ist.

Rezidivierende Entzündungen von Hoden und Nebenhoden bergen bei nur unzureichender oder gar keiner Behandlung die Gefahr von Hodenschäden und **Fertilitätsverlust.**

ZUSAMMENFASSUNG

- Klinik des akuten Skrotums: akut einsetzender Schmerz, Schwellung und Rötung
- Das akute Skrotum ist ein (kinder-)chirurgisch-urologischer Notfall. Die Hodentorsion darf nicht übersehen oder verzögert behandelt werden.
- Hodentorsion: akut mit Verdrehung des Samenstrangs und Drosselung oder Unterbindung der Hodengefäße ausgelöst durch Krabbeln, Sport oder Drehen im Bett mit den zwei Altersgipfeln 1. Lebensjahr und Pubertät
- Diagnostik: akuter Beginn, druckschmerzhafter Hoden, Brunnel-Zeichen positiv, Prehn-Zeichen negativ, Kremasterreflex aufgehoben und Doppler-Sonografie zur Beurteilung des Blutflusses in Hoden und Testikulargefäßen
- Therapie: notfallmäßige operative Detorquierung mit anschließender Orchidopexie, denn 6 h Ischämie droht der Verlust des torquierten Hodens.
- Wichtigste DD: Epididymitis und Hydatidentorsion
- Bei Verlust eines Hodens sollte eine prothetische Versorgung in Erwägung gezogen werden.

WAS WÄRE, WENN...

... dem jungen Patienten therapeutisch der linke Hoden entfernt werden müsste? Was können Sie ihm anbieten?

Weil der Verlust eines Hoden auch eine **psychologische Belastung** darstellt, sollten Sie mit dem betroffenen Jugendlichen über die **Implantation einer Hodenprothese** aus kosmetischen und/oder psychologischen Erwägungen sprechen. Dabei kann er auch entscheiden, welche Prothesengröße er haben möchte.

Die Implantation kann bereits im Rahmen des ablativen **Ersteingriffs** über den vorhandenen skrotalen Zugang erfolgen. Oder man entscheidet **elektiv** die Prothese einzubringen über:

- einen tiefen inguinalen bzw. präskrotalen Zugang im Dartos-Pouch,
- die Raphe oder
- das kontralaterale Skrotalfach.

Als Komplikationen kann es bei dem Eingriff v. a. zu Wunddehiszenz und Extrusion kommen, v. a. wenn Patienten Entzündungen im Hodenfach hatten, bei skrotalem Zugang und nach lokalen Infektionen. Von Erwachsenen wird auch die Unzufriedenheit mit der Größe und Form des Implantates sowie eine meist zu hoch im Hemiskrotum fixierte Prothese geäußert (siehe auch AWMF Leitlinie Akutes Skrotum im Kindes- und Jugendalter, in Überarbeitung, Stand September 2025).

34

Brennen und Druckgefühl retrosternal

Anamnese

In der chirurgischen Sprechstunde stellt sich auf Veranlassung seines Hausarztes der 48-jährige Herr Z. vor. Er berichtet über seit mehr als 5 Jahren bestehendes Sodbrennen und saures Aufstoßen, in letzter Zeit würde zusätzlich ein Druckgefühl hinter dem Brustbein auftreten. Nachts könne er nur mit erhöhtem Oberkörper schlafen. Seit Jahren nehme er „Magentabletten", sobald er diese jedoch pausiere, nähmen die Beschwerden wieder zu. An Nebendiagnosen sind eine chronische Bronchitis sowie erhöhte Blutfette bekannt.

Untersuchungsbefunde

48-jähriger Patient in gutem AZ und adipösem EZ (103 kg; 1,82 m). RR 145/90 mmHg, Puls 88/min. **Körperliche Untersuchung:** Thorax: leichter Fassthorax, bei der Auskultation verschärftes Atemgeräusch über beiden Lungen, keine pathologischen Herztöne. Abdomen: Bauchdecken weich, bei tiefer Palpation im Epigastrium leichter Druckschmerz. Regelrechte Darmgeräusche. Der übrige körperliche Untersuchungsbefund bleibt ohne Auffälligkeiten.

1. Welches Krankheitsbild liegt aufgrund der klinischen Symptome wahrscheinlich vor?

2. Welche pathogenetischen Ursachen für das Krankheitsbild kennen Sie?

3. Welche Untersuchungen sind zur weiteren Abklärung notwendig?

4. Welche Therapieoptionen kennen Sie?

5. Welche Komplikationen können bei der chirurgischen Therapie auftreten?

6. Welche Empfehlungen zur Nachbehandlung geben Sie dem Hausarzt von Herrn Z.?

1. Krankheitsbild

Herr Z. klagt über **Sodbrennen,** saures **Aufstoßen** und ein **retrosternales Druckgefühl** und gibt eine Besserung der Beschwerden durch die Einnahme einer „Magentablette", vermutlich eines Protonenpumpenhemmers (PPI) oder eines H_2-Rezeptorblockers, an. Dies sind typische Symptome einer **gastroösophagealen Refluxkrankheit (GERD).** Auch die Besserung der Beschwerden durch Hochlagern des Oberkörpers bietet einen weiteren Hinweis. Weitere Symptome einer Refluxkrankheit sind **Regurgitationen** und **respiratorische Beschwerden** wie eine Laryngitis oder chronische asthmoide Bronchitis, die vermutlich ebenfalls bei Herrn Z. vorliegt.

Differenzialdiagnostisch ist bei thorakalem Druckgefühl zu denken an:

- Kardiale Ursachen (z. B. KHK, Aortenklappenstenose)
- Funktionsstörungen des Ösophagus, wie die Achalasie
- Tumoren in Ösophagus und Magen
- Ein Ulkusleiden
- Eine möglicherweise auch tumorbedingte Magenausgangsstenose

2. Pathogenese

Die Ursache des pathologischen Refluxes am gastroösophagealen Übergang ist eine Störung der Schließfunktion des unteren Ösophagussphinkters (UÖS). Dies wird begünstigt durch:

- **Axiale Hiatushernien** (in etwa 50 % der Fälle): Bei Erweiterung der Zwerchfelllücke für den Durchtritt der Speiseröhre (Hiatus oesophagei) verlagern sich Anteile des Magens nach thorakal. Unterschieden werden **axiale Gleitbrüche** und **paraösophageale Hiatushernien** (meist ohne Einfluss auf die Sphinkterfunktion) sowie Mischformen; die Extremform mit kompletter Verlagerung des Magens nach thorakal wird als **„upside down stomach"** bezeichnet (➤ Abb. 34.1).
- Vermehrte sog. **„transiente Relaxationen"** des UÖS
- **Erniedrigter Ruhedruck** des UÖS

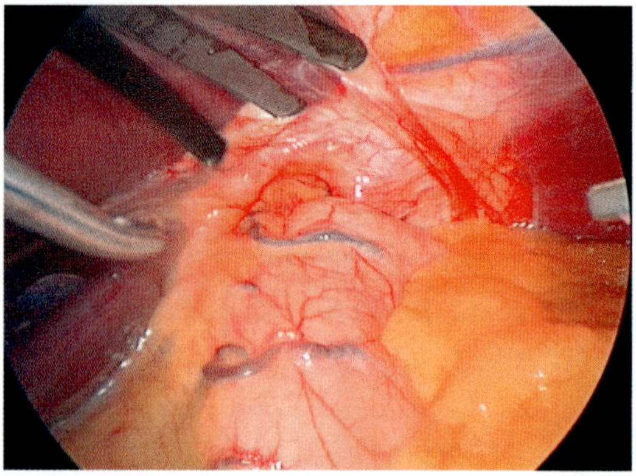

Abb. 34.1 Laparoskopiebefund bei Hiatushernie [T581]

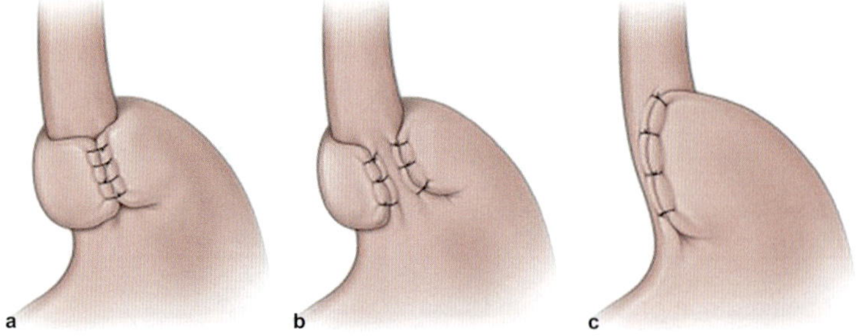

Abb. 34.2 Schematische Darstellung einer Fundoplicatio nach Nissen und Rosetti mit 360°-Manschette (a), einer partiellen posterioren Fundoplicatio nach Toupet (b) und einer 90° anterioren Fundoplicatio nach Dor (c) [F123-003]

Zusätzlich begünstigend wirken:

- Viele Medikamente (daher unbedingt Medikamentenanamnese erheben!):
  - Solche, die zu einer Relaxation des unteren Ösophagussphinkters führen oder die ösophageale Clearance stören wie z. B. Kalziumantagonisten, Nitropräparate, β-adrenerge Agonisten, Theophylline und Aminophylline, Anticholinergika, Benzodiazepine, pfefferminzhaltige und postmenopausale Östrogenpräparate
  - Solche, die toxisch auf den Ösophagus wirken wie z. B. lokal ASS, NSAR, Bisphosphonate, Doxycylin, Eisensulfat, Ascorbinsäure oder systemische Zytostatika
- Magenentleerungsstörungen
- Vermehrter galliger Reflux
- Erhöhte Säureproduktion bei Alkohol- und Nikotingenuss

Die zurückfließende Magensäure greift aufgrund einer verlängerten Kontaktzeit die Ösophagusschleimhaut an und verursacht lokal eine entzündliche Reaktion, eine **Ösophagitis.** Bei länger bestehender Refluxösophagitis kommt es zur Zerstörung des Plattenepithels der Speiseröhre, das durch metaplastisches Zylinderepithel ersetzt wird, mit der Gefahr der malignen Entartung **(Endobrachyösophagus oder Barrett-Ösophagus).**

MERKE

Die intestinale Metaplasie des Barrett-Ösophagus ist eine potenzielle Präkanzerose und muss endoskopisch engmaschig kontrolliert werden.

3. Diagnostik

Gemäß der AWMF Leitlinie Gastroösophageale Refluxkrankheit (Stand Juli 2025) gibt es keinen diagnostischen Goldstandard für die Diagnose GERD. An erster Stelle der diagnostischen Kette steht jedoch meist die **Endoskopie.** Neben der Beurteilung der Schleimhautverhältnisse am Ösophagus können andere Ursachen für die Symptomatik ausgeschlossen und Probebiopsien entnommen werden. Die Einteilung des endoskopisch erhobenen Befunds der Mukosaveränderungen bei der Refluxösophagitis soll primär nach der **Los-Angeles-Klassifikation** erfolgen (➤ Tab. 34.1).

Tab. 34.1 Endoskopisch erhobene Los-Angeles-Klassifikation der Refluxösophagitis

Grad A	Ein (oder mehrere) Schleimhautdefekt(e) < 5 mm, ausschließlich auf den Faltenkämmen
Grad B	Ein (oder mehrere) Schleimhautdefekt(e) > 5 mm, ausschließlich auf den Faltenkämmen
Grad C	Ein (oder mehrere) Schleimhautdefekt(e), die sich zwischen zwei und mehr Faltenkämmen erstrecken, aber nicht mehr als 75 % der Zirkumferenz umfassen
Grad D	Ein (oder mehrere) Schleimhautdefekt(e), die mehr als 75 % der Zirkumferenz umfassen

Liegen trotz typischer Refluxbeschwerden keine endoskopisch nachweisbaren Schleimhautveränderungen vor, spricht man von der **nicht erosiven Refluxkrankheit (NERD).** Insbesondere in diesen Fällen findet zur weiteren Abklärung die **24-Stunden-Langzeit-pH-Metrie,** möglichst in Verbindung mit einer **Manometrie (als MII, multikanale intraluminale Impedanzmessung),** Anwendung. Hierbei werden über eine Sonde mit mehreren Messpunkten durch Bestimmung des pH-Werts im distalen Ösophagus auftretende Refluxepisoden registriert. Treten diese nicht nur postprandial auf und überschreiten einen Anteil von über 5 % der Gesamtuntersuchungsdauer, gilt dies als pathologisch. Durch die evtl. gleichzeitig erfolgende Manometrie können Funktionsstörungen des tubulären Ösophagus ausgeschlossen werden (z. B. Achalasie oder diffuser Ösophagusspasmus).

4. Therapieoptionen

Nichtmedikamentöse Maßnahmen: Gewichtsreduktion, Vermeiden von individuell unverträglichen Nahrungsmitteln und Getränken, Alkoholkarenz, Hochstellen des Kopfendes des Bettes und Verzicht auf Spätmahlzeiten.

Medikamentöse Therapie: Erste therapeutische Maßnahme ist die mindestens vierwöchige Gabe eines **Protonenpumpenhemmers** (PPI), wie Esomeprazol, Omeprazol oder Pantoprazol, zur Anhebung des pH-Werts über eine Reduktion der Säureproduktion im Magen, sodass bestehende Refluxläsionen am distalen Ösophagus abheilen können (PPI zeigten sich in einer Metaanalyse wirksamer als H2-Rezeptorantagonisten, siehe Sigterman et al. Cochrane Database Syst Rev. 2013;5:CD002095). Allerdings treten die Beschwerden nach Absetzen der Medikation in einem hohen Prozentsatz (50–80 %) erneut auf, da die für das Refluxgeschehen verantwortliche Insuffizienz des unteren Ösophagussphinkters nicht beeinflusst wird.

Kausale/operative Therapie: Daher ist ggf. die Wiederherstellung der Sphinkterfunktion mit **Antirefluxoperationen** angezeigt.

Bei den verschiedenen Verfahren hat sich heute in der chirurgischen Behandlung der Refluxösophagitis die **360°-Fundoplicatio nach Nissen und Rossetti** durchgesetzt. Dabei wird nach Mobilisieren des Magenfundus dieser hinter dem Ösophagus durchgezogen, um den Ösophagus gelegt und zur Manschettenbildung an der Vorderwand vernäht (➤ Abb. 34.3). In der Regel kann der Eingriff heute **laparoskopisch** durchgeführt werden. Liegt, wie in vielen Fällen, gleichzeitig eine **Hiatushernie** vor (➤ Abb. 34.1), wird durch Naht der beiden Zwerchfellschenkel, ggf. unter zusätzlicher Verstärkung mit einem Netzimplantat, diese zusätzlich verschlossen **(Hiatoplastik).** Durch die Fundusmanschette wird durch eine Art Ventilbildung die gastroösophageale Sphinkterfunktion wiederhergestellt. Bei etwa 90 % der Patienten kann so eine Beschwerdefreiheit bzw. deutliche Reduzierung der Refluxbeschwerden erreicht werden.

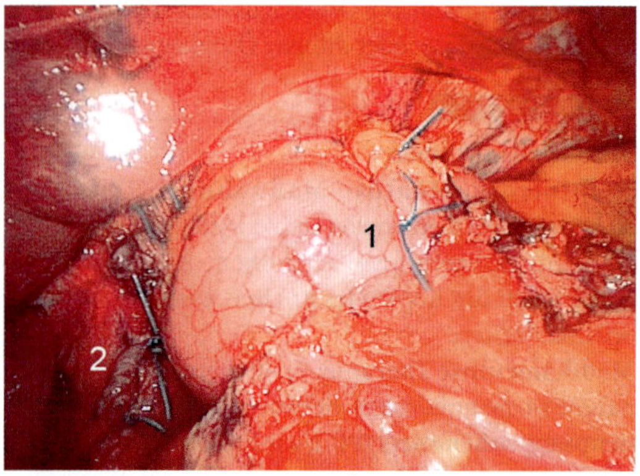

Abb. 34.3 Laparoskopische Fundoplicatio (1 fertige Fundusmanschette, 2 Hiatoplastik). [T581]

5. Komplikationen der chirurgischen Therapie

Eingriffsspezifische Komplikationen der Fundoplicatio können zu erneuten Beschwerden führen:

- Sog. **Teleskopphänomen** durch Hochrutschen von Magenanteilen über die Manschette
- Magenentleerungsstörungen bei **Läsion des N. vagus**
- Schluckbeschwerden **(Dysphagie)** bei zu enger Manschette
- **Rezidiv** der Refluxbeschwerden bei zu tief angelegter Manschette oder bei Manschettenlösung

6. Empfehlungen zur Nachbehandlung

Kommt es zu Refluxrezidiven ohne weitere komplizierende Faktoren, sollte Herr Z. zunächst wieder mit PPI behandelt werden.

Der Hausarzt sollte dabei jedoch auf ungewöhnliche andere Symptome außer Sodbrennen und Säureregurgitation achten. Eine rasche klärende Diagnostik sollte erfolgen, v. a. bei einer Dysphagie und Schmerzen, die die Nahrungsaufnahme deutlich beeinträchtigen. Auch eine akute Symptomatik, die eine Einklemmung vermuten lässt, sollte entsprechend abgeklärt werden. Gegebenenfalls ist hier ein Revisionseingriff in einem erfahrenen Zentrum notwendig.

ZUSAMMENFASSUNG

- Leitsymptome der Refluxkrankheit sind Sodbrennen, saures Aufstoßen und retrosternales Druckgefühl.
- Ursache ist eine Insuffizienz des unteren Ösophagussphinkters und dadurch möglicher Reflux der Magensäure in die Speiseröhre.
- Die bei einer Refluxkrankheit evtl. auftretende intestinale Metaplasie im distalen Ösophagus (= Endobrachy- oder Barrett-Ösophagus) ist eine Präkanzerose.
- Zur Diagnosesicherung sind eine Endoskopie und 24-h-Langzeit-pH-Metrie indiziert.
- Als Therapieoptionen stehen eine medikamentöse Behandlung mit PPI für mindestens 4 Wochen (oft auch als Dauermedikation) und/oder die laparoskopische Fundoplicatio als kausale Therapie zur Verfügung.

35

Palpabler Knoten in der Brust

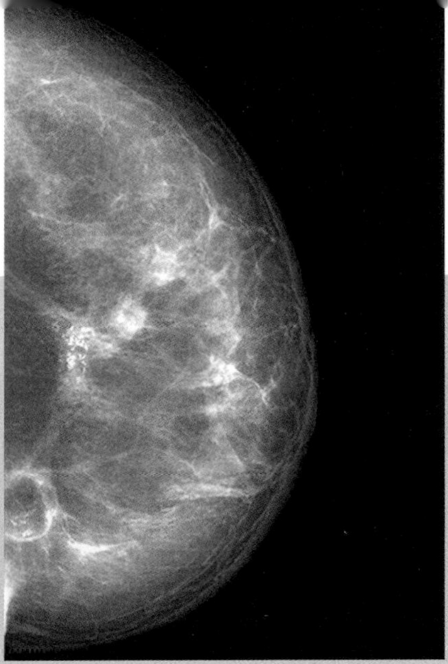

[T579]

Anamnese

Die 36-jährige Schauspielerin Frau L. wird Ihnen als plastischer Chirurg von den gynäkologischen Kollegen vorgestellt. Vor etwa 4 Wochen habe Frau L. einen derben Knoten in der linken Brust getastet. Ihre niedergelassene Gynäkologin habe zusätzlich vergrößerte Lymphknoten in der linken Achsel finden können, sodass sie die Patientin Frau L. anschließend zur Mammografie geschickt habe.

Die Mammografie-Aufnahme wird Ihnen von den Kollegen präsentiert (➤ Bild [T579]). Sie habe keine Symptome wie Fieber, Nachtschweiß oder Gewichtsabnahme in der letzten Zeit bemerkt. Da sie als Schauspielerin sehr auf ihr Aussehen achtgeben müsse, bittet Frau L. darum, dass Sie gemeinsam mit den Gynäkologen Ihrer Klinik über eine ästhetisch ansprechende Therapie für sie beraten.

1. Wie lautet Ihre Verdachtsdiagnose?

2. Wie werden die gynäkologischen Kollegen diagnostisch weiter vorgehen?

3. Welche Symptome sind neben dem palpablen derben Knoten klassisch bei dieser Erkrankung?

4. Nennen Sie bitte die unterschiedlichen WHO-Formen dieser Erkrankung.

5. Auf welchem Weg metastasiert diese Erkrankung in welche Körperteile?

6. Wie kann bei dieser Erkrankung therapeutisch vorgegangen werden?

1. Verdachtsdiagnose

Auf der Mammografie-Aufnahme der linken Brust zeigt sich eine etwa 3 × 1,5 cm große unscharfe Verschattung mit **polymorphen Mikroverkalkungen (Kalziumpräzipitate).** Einzelne wenige, feine Mikroverkalkungen sind zusätzlich im unteren Quadranten zu finden. Dieser Mammografiebefund weist gemeinsam mit der Klinik (palpabler, derber Knoten + vergrößert palpaple axilläre LK) auf ein **intraduktales Mammakarzinom** (duktales Carcinoma in situ = DCIS) oder invasives duktales Karzinom (IDK) hin.

2. Diagnostik

- Da eine **familiäre Häufung** im Zusammenhang mit dem BRCA1-Gen und BRCA2-Gen zu vermerken ist, sollte in der **Anamnese** gezielt nach dem Auftreten von Brustkrebs in der Familie gefragt und eine genetische Untersuchung erwogen werden.
- Bei der **körperlichen Untersuchung** steht die systematische Palpation von Brust und Axilla im Vordergrund.
- Die **Sonografie** ist bei palpablem Brusttumor mit einer Sensitivität bis zu 98 % (höher als bei der Mammografie) eine wertvolle Diagnostik. Als Screeningmethode ist sie allerdings nicht geeignet.
- Die **Mammografie** zeigt bereits bei nicht palpablen Tumoren polymorphe Mikroverkalkungen (Kalziumpräzipitate, ➤ Abb. 35.1) als Hinweis auf ein Frühkarzinom und stellt damit den Goldstandard für das **Mamma-Ca-Screening,** also als Frühdiagnostik dar. Ihre Sensitivität ist jedoch von der Gewebezusammensetzung abhängig: fettreiches Brustgewebe = hohe Sensitivität (85–90 %).
- Eine geringe Spezifität, aber eine hohe Sensitivität (> 95 %) bietet die **Magnetresonanz-Mammografie mit KM.**
- Um einen malignitätsverdächtigen Befund **zytologisch** zu untermauern, kommen Methoden wie die Feinnadelpunktion, die Aspirationszytografie oder auch minimalinvasivere Methoden wie die sonografisch kontrollierte Stanzbiopsie oder die stereotaktisch geführte Vakuumbiopsie (Mammotom, MIBB) unter mammografischer Sicht zur Anwendung.

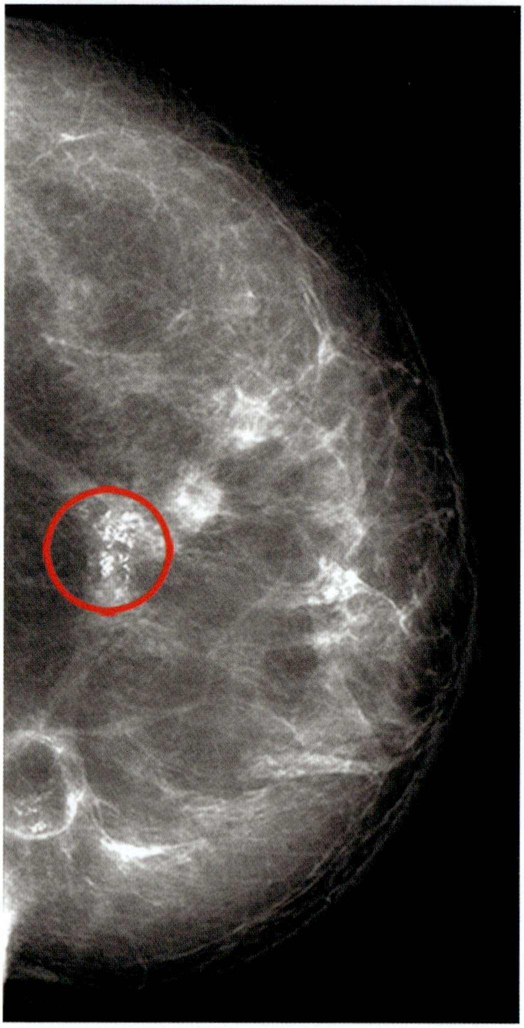

Abb. 35.1 Mikrokalk bei Mammakarzinom (Kreis) [T579]

- Die **Galaktografie** erlaubt eine Beurteilung bei pathologischer Mamillensekretion, die **Exfoliativzytologie** hingegen beim Morbus Paget.

Um ein Mammakarzinom nach der TMN-Klassifikation einzuteilen, erfolgt ein **Staging** v. a. mittels Röntgen-Thorax, Oberbauchsonografie (Leber), bei Malignitätsverdacht anschließend CT-Thorax und/oder -Abdomen,

Knochenszintigrafie und gynäkologischer Untersuchung (Ovarialkarzinom).

MERKE

Die Mammografie gilt als Goldstandard im Mammakarzinom-Screening!

3. Symptome

In der Frühphase treten i. d. R. keine klinischen Symptome auf, weshalb das Mammografie-Screening empfohlen wird. Das häufigste Leitsymptom, das die Betroffenen zum Arzt führt, ist der derbe, palpable Knoten v. a. im äußeren, oberen Quadranten der Brust. Weitere Symptome sind in der ➤ Tab. 35.1 aufgelistet.

4. WHO-Formen

Nach der WHO wird das Mammakarzinom bezüglich seiner **Invasivität,** seiner **Lokalisation** bzw. seiner **Morphologie** eingeteilt. Histologisch gehen etwa 85 % aller Mammakarzinome vom Epithel der Ductus oder Ductuli aus (duktale Karzinome), während etwa 10 % ihren Ursprung im Lobuliepithel (lobuläre Karzinome) haben. Die unterschiedlichen Formen sind in der ➤ Tab. 35.2 beschrieben.

5. Metastasierung

Das Mammakarzinom metastasiert sehr früh **lymphogen** in die regionären v. a. axillären LK (Sentinel-LK!). Die frühe **hämatogene** Metastasierung betrifft v. a. Skelett, Pleura (evtl. auch lymphogen), Lunge, Leber, Gehirn, Nebennieren und Haut.

6. Therapie

Die Therapie beim Mammakarzinom ist sehr komplex. Es sollte immer leitliniengerecht behandelt werden, da Unter- und Übertherapie im Sinne von „nicht leitliniengerecht“ Ergebnisqualität verschlechtert (siehe AWMF Leitlinie für die Früherkennung, Diagnostik, Therapie und Nachsorge des Mammakarzinoms, in Überarbeitung, Stand September 2025). Hier soll nur ein allgemeiner Überblick v. a. über die chirurgische Therapie gegeben werden.

Wichtiger **Prognosefaktor** des Mammakarzinoms ist die **Metastasierung** der regionären (axillaren) LK. Daher werden operativ nicht nur die Tumoren reseziert, sondern auch der Sentinel-(Wächter-)Lymphknoten **(Sentinel-Lymphonodektomie, SLNE),** der histologisch untersucht wird.

Anhand des lymphogenen Weges eines prä- oder intraoperativ in das Tumorgebiet eingebrachten Markierungsstoffs (z. B. Patentblau oder Technetium), lässt sich

Tab. 35.1 Klinische Symptome bei Mammakarzinom

Knoten	Derb palpabel v. a. im äußeren, oberen Quadranten der Brust (55 %), teilweise mit Vorwölbungen der Haut
Plateauphänomen	Hauteinziehungen, oft Verstärkung durch Heben der Arme oder durch Jackson-Test (Zusammenschieben der Haut über dem Tumor)
Peau d'orange	Orangenhaut, auch Apfelsinenschalenphänomen, ursächlich ist ein Lymphödem der Dermis
Mamillenretraktion	Hauteinziehungen durch unter der Mamille sitzende Tumoren
Pathologische Mamillensekretion	Einseitig, oft blutig, Vorkommen bei etwa 5 % der Mammakarzinome
Mamillenekzem	Chronisch, dringender Verdacht auf Morbus Paget (Mamillenkarzinom primär oder sekundär bei duktalem Mammakarzinom)
Mastitis	Durch Lymphangiosis carcinomatosa beim inflammatorischen Mammakarzinom, DD Mastitis nonpuerperalis, selten Tuberkulose

Tab. 35.2 Mammakarzinom-Formen in Anlehnung an die WHO

Invasivität	Form	Lokalisation/Morphologie
Nichtinvasiv (≈ 10 %)	Duktales Carcinoma in situ, DCIS	Intraduktales, also innerhalb der Milchgänge wachsendes Karzinom; Kalzifizierung → Mikrokalk; Latenzzeit < 10 Jahre; gute Prognose nach operativer Entfernung
	Lobuläres Carcinoma in situ, CLIS	Wachstum in Lobuli, häufig multizentrisch; Latenzzeit bis zu 25 Jahre; gute Prognose nach operativer Entfernung
Invasiv (≈ 90 %)	Invasives duktales Karzinom, IDK	Häufigstes Mammakarzinom (85 %); teilweise Nekrosen wie „Mitesser" → Komedokarzinom; Kalzifizierung → Mikro- und teilweise Makrokalk; heterogen wachsend; krallenförmige Fortsätze
	Invasives lobuläres Karzinom, ILK	10 % aller Mammakarzinome; PAS-positive Zellen in Einzelzellreihen („Indianer auf dem Kriegspfad"); Ummauerung der Milchgänge
	Weitere Karzinomformen: z. B. muzinöses, medulläres, papilläres, tubuläres, adenoid-zystisches, sekretorisches, apokrines, inflammatorisches Karzinom sowie Karzinom mit Metaplasie	
Nichtinvasive oder invasive Sonderform: Morbus Paget		Bei Mamillenmanifestation des DCIS bzw. IDK; chronisches Mamillenekzem

der Sentinel-LK anfärben bzw. radioaktiv detektieren. Ist dieser ebenfalls befallen oder nicht auffindbar, so muss eine komplette **axilläre Dissektion** von mindestens zehn Lymphknoten der Level I und II erfolgen.

Bei der **operativen Therapie** unterscheidet man:

- **Modifizierte radikale Mastektomie (MRM)** ggf. mit direkter oder mindestens 6 Monate postoperativer plastischer Rekonstruktion der Brust. Möglichkeiten der plastischen Rekonstruktion sind z. B.:
  - **Brustaufbau mit Silikonimplantaten:** einfach bei hautsparender Mastektomie; muss viel Haut entfernt werden, muss ggf. erst mit Expanderprothesen gearbeitet werden, bevor das endgültige Implantat verwendet werden kann.
  - **Brustaufbau mit Eigengewebe:** gestielte Muskel-Fett-Haut-Plastiken (sog. myokutane Lappen), v. a. Verlagerung vom Rücken als gestielter Latissimus-dorsi-Lappen oder vom Bauch als quere Unterbauchlappen (TRAM-Lappen); aber auch freie, mikrochirurgische Lappenplastiken wie Deep-Inferior-Epigastric-Perforator-Lappen (DIEP-Lappen), Superficial-Inferior-Epigastrical-Artery-Lappen (SIEA-Lappen), Superior-Gluteal-Artery-Perforator-Lappen (S-GAP-Lappen) etc., die mikrochirurgisch versierten plastischen Chirurgen vorenthalten sind
- **Brusterhaltende Therapie (BET),** ggf. mit anschließender Bestrahlung

Selten kommt eine **neoadjuvante** (präoperative) Chemotherapie zur Tumorreduktion zum Einsatz. **Adjuvant** werden Chemotherapeutika, Hormone in Abhängigkeit vom Menopausenstatus sowie die Bestrahlung bei BET und lokalen Hautmetastasen, aber auch z. B. monoklonale Antikörper gegen eine Überexpression des HER-2/neu-Onkogens angewandt. Die Regime sind komplex und oft werden Patientinnen und Patienten (Cave! auch Männer können an Brustkrebs erkranken) in aktuelle Studien eingeschlossen.

ZUSAMMENFASSUNG

- Das Mammakarzinom ist das häufigste Karzinom der Frau.
- Leitsymptom ist der derbe, palpable Tumor. Weitere klinische Zeichen sind z. B. das Plateauphänomen, die Peau d'orange, die pathologische Mamillensekretion sowie das chronische Mamillenekzem (Morbus Paget).
- Eine Frühdiagnose kann nur über ein Mammografie-Screening erfolgen (polymorphe Verkalkungen). Die Sonografie ist eine wichtige und sensitive Methode bei palpablem Tumor.
- Man unterscheidet nichtinvasive Carcinoma in situ (DCIS und CLIS) von invasiven Tumoren (v. a. IDK in 85 % und ILK in 10 %).
- Die Metastasierung erfolgt sehr früh lymphogen (axilläre LK) sowie früh hämatogen (v. a. Skelett, Lunge, Leber, Gehirn).
- Operative Therapiebestandteile sind die Sentinel-Lymphonodektomie bzw. axilläre Dissektion plus modifizierte radikale Mastektomie (mit Rekonstruktionsmöglichkeiten) oder plus brusterhaltende Therapie (BET) mit anschließender Bestrahlung.
- Außerdem adjuvante Therapie (Chemotherapeutika, Bestrahlung, Hormone, Antikörper etc., oft im Rahmen von Studien); ggf. neoadjuvante Therapie

36

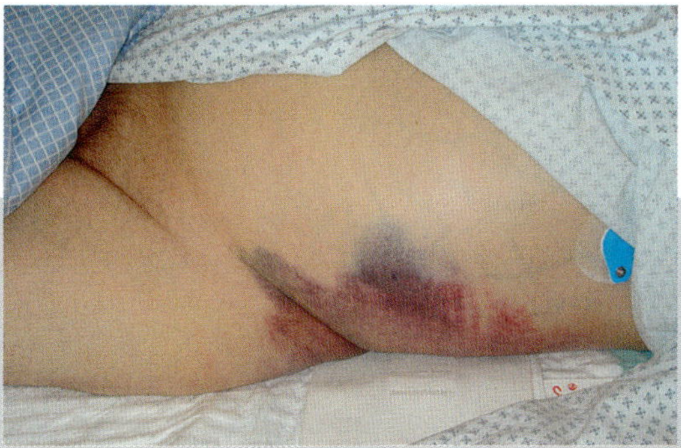

[T581]

Kollaps und Thorakoabdominalschmerz links, Ausstrahlung in linke Schulter

Anamnese

Der 67-jährige Herr S. wird vom Rettungsdienst in die Notaufnahme eingeliefert, nachdem er zu Hause kollabiert und kurzzeitig nicht ansprechbar gewesen sei. Ein ähnliches Ereignis sei bereits vor 2 Tagen nach Gartenarbeiten vorgefallen: Er sei ausgerutscht und auf die linke Seite gestürzt. Bei Aufnahme gibt der Patient Schwindel und zunehmende Schmerzen links thorakal mit Ausstrahlung in die linke Schulter und im linken Oberbauch an. Anamnestisch sind eine arterielle Hypertonie und KHK bekannt.

Untersuchungsbefunde

67-jähriger wacher, ansprechbarer Patient, der unruhig und blass wirkt. Puls 112/min, RR 95/60 mmHg. **Körperliche Untersuchung** (➤ Bild [T581]): Thorax: Kompressionsschmerz. Abdomen: im linken Oberbauch druckschmerzhaft bei leicht gespannter Bauchdecke. Die linke Schulter ist frei beweglich ohne Druckschmerz und äußere Verletzungszeichen. Lungen: links basal abgeschwächtes Atemgeräusch.

1. Wie lautet Ihre Verdachtsdiagnose und welche Differenzialdiagnosen erwägen Sie?

2. Wie sichern Sie Ihre Verdachtsdiagnose?

3. Nennen Sie mögliche Ursachen der Erkrankung.

4. Welche Therapie leiten Sie ein?

5. Welche Komplikationen könnten auftreten?

6. Welche Empfehlungen zur Nachbehandlung geben Sie dem Hausarzt von Herrn S.?

1. Verdachtsdiagnose und Differenzialdiagnosen

Auffällig sind das blasse Hautkolorit und die Unruhe des Patienten, außerdem liegt bei einem Puls von 112/min und einem RR von 95/60 mmHg ein **positiver Schockindex** (Puls: RR_{sys} > 1,0; normal < 0,5) vor. Mögliche Ursachen einer Schocksymptomatik sind:

- Blutung und Hypovolämie
- Sepsis
- Kardiogene Ursache
- Anaphylaxie

Zusammen mit den subjektiven Beschwerden links thorakal mit Ausstrahlung in die linke Schulter **(Kehr-Zeichen)** sowie dem druckschmerzhaften linken Oberbauch bei anamnestisch angegebenem Sturzereignis vor zwei Tagen ist vorrangig an eine Blutung durch eine **Milzruptur** zu denken.

Differenzialdiagnostisch kann die Schock- und Beschwerdesymptomatik auch durch einen akuten **Myokardinfarkt** oder eine **Dissektion** der **thorakalen Aorta** hervorgerufen werden, insbesondere aufgrund der anamnestisch bekannten Risikofaktoren wie Hypertonie und KHK.

MERKE

Bei einer Milzverletzung kann die klinische Symptomatik zeitlich verzögert zum Sturzereignis erst nach einem Intervall von mehreren Stunden bis zu über 4 Wochen auftreten (= zweizeitige Ruptur).

2. Sicherung der Verdachtsdiagnose

Als schnell verfügbare Untersuchungsmethode erfolgt umgehend eine **Sonografie** von Abdomen und Thorax. Hierbei können die parenchymatösen Organe, wie Leber, Milz, Nieren und Pankreas sowie die Aorta abdominalis, beurteilt sowie nach freier Flüssigkeit gefahndet werden. Im vorliegenden Fall kann reichlich freie Flüssigkeit perisplenisch **(Koller-Pouch)**, perihepatisch **(Morrison-Pouch)** und im **Douglas-Raum** als Hinweis auf eine intraabdominelle Blutung nachgewiesen werden.

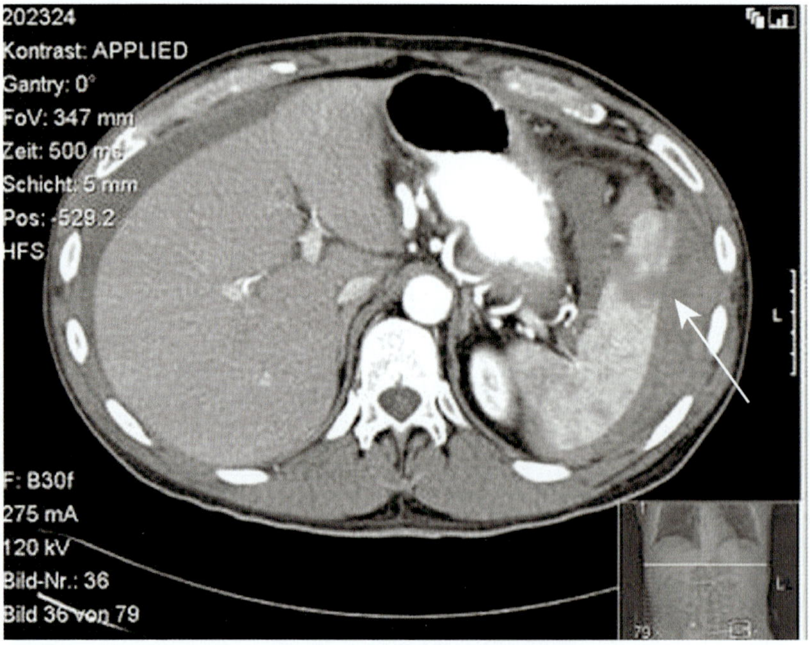

Abb. 36.1 CT-Abdomen mit freier Flüssigkeit perisplenisch (Pfeil) und perihepatisch sowie Verletzung der Milz [T580]

Während die Leber mit homogenem Parenchymmuster zur Darstellung kommt, ist eine sichere Beurteilung der Milz aufgrund einer Darmgasüberlagerung nicht möglich, sodass zur weiteren Abklärung eine **CT des Abdomens mit KM** angezeigt ist. Bei Herrn S. zeigt sich in der CT neben der bereits sonografisch nachgewiesenen freien Flüssigkeit, die von ihren Dichtewerten (Hounsfield-Einheiten) frischem Blut entspricht, eine Verletzung der Milz am unteren Pol (➤ Abb. 36.1).
Vor Durchführung der CT erfolgt eine Blutentnahme zur Bestimmung folgender **Laborparameter:** kleines Blutbild (niedriges Hb?), Transaminasen, Quick, PTT, Kreatinin, Elektrolyte, Blutgruppe und Kreuzblut für evtl. benötigte Blutkonserven.

MERKE

In der Anfangsphase einer Blutung kann der Hb-Wert trotz bereits deutlichem Blutverlust noch im unteren Normbereich liegen bzw. nur leicht erniedrigt sein, da bei einer Blutung Blutkörperchen und Plasma zu gleichen Anteilen intravasal verloren gehen. Der Hb-Wert sinkt erst, wenn der Organismus durch Flüssigkeitsverschiebung aus dem Gewebe nach intravasal versucht, den Volumenverlust auszugleichen.

3. Mögliche Ursachen

- Bei **älteren Patienten** können bereits **Bagatelltraumata** zu einer Milzverletzung führen.
- Bei **jüngeren Patienten** und Kindern kann ein **stumpfes Bauch-** oder **direktes Anpralltrauma** im Rahmen eines Sturzes aus großer Höhe oder bei Verkehrs- und Sportunfällen zu Milzverletzungen führen.
- Selten treten **spontane Milzrupturen** bei Splenomegalie auf, z. B. bei Malaria oder infektiöser Mononukleose, bei Hämophilie oder unter Antikoagulanzientherapie.

Die oft zu beobachtende **zeitlich verzögerte Symptomatik** erklärt sich durch die Ausbildung eines zunächst nur subkapsulären Hämatoms. Nimmt dieses an Größe zu, kann es zu einem Kapseleinriss und somit zu einer Blutung in die freie Bauchhöhle kommen (= **zweizeitige Milzruptur**).

4. Therapie

Parallel zu den diagnostischen Maßnahmen ist bei Vorliegen einer Schocksymptomatik umgehend deren Therapie durch **Volumensubstitution** mittels kolloidaler und kristalliner Lösungen über großlumige Venenzugänge zur Kreislaufstabilisierung angezeigt. Ist der Hb-Wert bereits erniedrigt, ist zusätzlich die Substitution von **Erythrozytenkonzentraten** und ggf. im Weiteren die Gabe von **Fresh Frozen Plasma** bei Störung der Gerinnung durch den zunehmenden Verlust an Gerinnungsfaktoren indiziert.

Tab. 36.1 Verletzungsmuster und Therapie bei Milzruptur [H140-004]

Schweregrad nach AAST*	Verletzungsmuster	Therapiemöglichkeiten
Typ I	Isolierter Kapselriss, subkapsuläres Hämatom	Konservativ
Typ II	Verletzung von Kapsel und Parenchym ohne Beteiligung der Trabekelgefäße	Organerhalt durch Klebung mit Kollagenvlies/Fibrin, Naht, Argonbeamer, Laserkoagulation
Typ III	Großes > 50 % der Oberfläche oder expandierendes subkapsuläres Hämatom bzw. rupturiertes subkapsuläres oder parenchymales oder intraparenchymales Hämatom > 5 cm, Parenchymverletzung ggf. mit Beteiligung der Trabekelgefäße, jedoch ohne Hilusbeteiligung	Ggf. Package mit PGS-Kompressionsnetz, Teilentfernung
Typ IV	Parenchymverletzung mit Beteiligung von segmentalen oder Hilusgefäßen dadurch Devaskularierung > 25 % der Milz betreffend	Segmentresektion-Splenektomie
Typ V	Vollständiger Milzabriss; vollständige Zerreißung	Splenektomie

* AAST, American Association for Surgery of Trauma

Je nach klinischer Symptomatik und Verletzungsmuster der Milz sowie dem damit verbundenen Blutverlust ist zu unterscheiden zwischen:

- **Konservativem Vorgehen** mit strenger Bettruhe und engmaschigen Hb- und Ultraschallkontrollen und
- **Laparotomie:** notfallmäßig bei zunehmender Schocksymptomatik, Nachweis von größeren Mengen an freier Flüssigkeit sowie einer Milzläsion in der Sonografie oder in der CT. Nach Eröffnen der Bauchhöhle wird die Milz nach Lösen ihrer fetalen Adhäsionen subphrenisch aus ihrer Loge hervorluxiert. Je nach Verletzungsausmaß mit oder ohne Beteiligung des Hilus kann nach Ausschluss weiterer intraabdomineller Verletzungen der Versuch des Organerhalts unternommen werden oder muss eine Splenektomie erfolgen (➤ Tab. 36.1).

5. Komplikationen

Bei einer konservativen oder organerhaltenden operativen Therapie kann es im weiteren Verlauf zu einer **Rezidiv- bzw. Nachblutung** in 2–5 % der Fälle kommen, die ggf. eine Re-Operation und Splenektomie erfordert. Nach kompletter Milzentfernung sind folgende Komplikationen möglich:

- **Subphrenischer Abszess**
- **Pankreasfistel:** daher Bestimmung der Pankreasenzyme im Drainagesekret vor Entfernung einer in die Milzloge eingelegten Drainage
- **Pleuraerguss links**
- **Pneumonie**
- **Thrombose/Embolie:** Durch den fehlenden Abbau der Blutzellen durch die Milz kommt es nach Splenektomie zu einem vorübergehenden Anstieg der Blutzellen, insbesondere der Thrombozyten. Hierdurch kann es zu Thrombozytenwerten bis > 1 Mio./µl kommen, wodurch das Thrombose- und Embolierisiko ansteigt. Später wird der Zellabbau von der Leber übernommen. Bis dahin ist bis zu einem Abfall der Thrombozyten < 500.000/µl zur Aggregationshemmung die Gabe von ASS erforderlich.
- **OPSI-Syndrom** (**O**verwhelming-**P**ost-**S**plenectomy-**I**nfection): In seltenen Fällen (1–2 %) und insbesondere bei Kindern oder Immunsupprimierten kann nach Verlust der Milz eine foudroyante (blitzartige) Sepsis, oftmals ausgelöst durch **Pneumokokken,** aber auch *Meningokokken, Haemophilus influenzae* oder *E. coli,* auftreten (siehe Nachbehandlung).

6. Nachbehandlung

Nach Entfernung der Milz sind aufgrund der oben erwähnten passageren Thrombozytose regelmäßige Kontrollen des **Blutbilds** und bis zu dessen Normalisierung die Gabe von **ASS** erforderlich.

Um dem erhöhten Infektionsrisiko und OPSI-Syndrom nach Verlust der Milz vorzubeugen, ist eine **Pneumokokkenimpfung** angezeigt. Da unmittelbar postoperativ keine adäquate Immunantwort mit einer ausreichenden Bildung an Antikörpern bestehen kann, wird die Impfung bei unvorhergesehenem Verlust der Milz nach etwa 4 Wochen empfohlen. Bei geplanten Splenektomien sollte die Impfung 6 Wochen präoperativ erfolgen. Bei Kindern und immungeschwächten Patienten ist zusätzlich eine Langzeitantibiotikaprophylaxe (z. B. in den ersten 3–5 Jahren mit Penicillin V) angezeigt.

ZUSAMMENFASSUNG

- Schmerzen im linken Oberbauch mit Ausstrahlung in die linke Schulter, verbunden mit einem Sturzereignis und ggf. Schocksymptomatik, sind verdächtig auf eine Milzruptur.
- Milzrupturen können auch nach Bagatelltraumata und zeitlich verzögert auftreten.
- Nach Splenektomie besteht ein durch die passagere Thrombozytose bedingtes, erhöhtes Thromboserisiko.
- Insbesondere bei Kindern möglichst Milzerhalt wegen der Gefahr des OPSI-Syndroms
- Bei elektiver Splenektomie 6 Wochen präoperativ, sonst 4 Wochen postoperativ Pneumokokkenimpfung

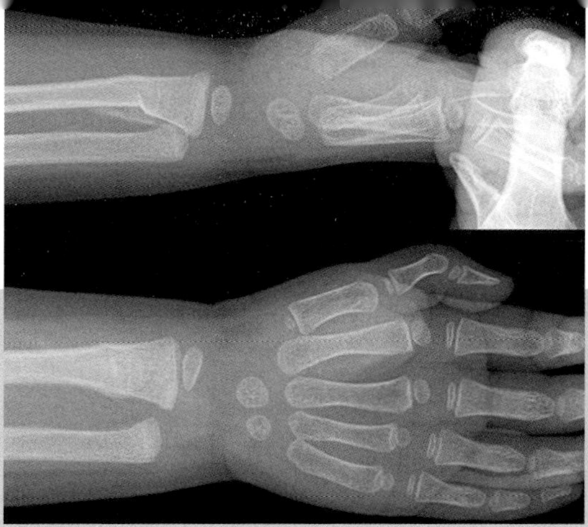

[T579]

37 Kleinkind mit Schonhaltung des Unterarms

Anamnese

Sie begrüßen eine junge Familie in der kinderchirurgischen Ambulanz. Die zweijährige Anna sei 5 h zuvor in der Kinderkrippe vom Klettergerüst gefallen. Die Erzieherinnen hätten initial nur eine kleine Platzwunde am Knie bemerkt. Später sei aufgefallen, dass die kleine Anna ihre rechte Hand nicht benutzte. Sie sei nicht bewusstlos gewesen, vom Verhalten her unauffällig und habe nicht erbrochen. Anna habe bisher zwei Tetanusimpfungen erhalten. Während Ihnen die jungen Eltern den Unfallhergang schildern, reichen Sie dem Mädchen ein Feuerwehrauto und beobachten unauffällig ihr Spiel. Eine Schonhaltung des rechten Unterarms ist deutlich zu erkennen. Sie untersuchen das Kind.

Untersuchungsbefunde

Körperliche Untersuchung: Platzwunde 1,5 × 1 cm am rechten Knie, sonst keine Prellmarken vom Sturz. Schädel, Lungen und Abdomen sind unauffällig. Am distalen Unterarm rechts ist ein deutlicher Druckschmerz auslösbar (Anna zuckt zusammen und weint). Kein weiterer Druckschmerz an den Extremitäten, kein Thorax- oder Beckenkompressionsschmerz.

Röntgen: Nach dem Säubern der Platzwunde am Knie veranlassen Sie ein Röntgenbild des rechten distalen Unterarms in zwei Ebenen (➤ Bild [T579]).

1. Befunden Sie bitte das Röntgenbild. Wie lautet Ihre Verdachtsdiagnose? Wie entsteht diese Fraktur?

2. Wie gehen Sie therapeutisch vor?

3. Welche anderen Frakturformen der langen Röhrenknochen werden beim Kind unterschieden?

4. Welche diagnostischen und therapeutischen Besonderheiten ergeben sich bei Frakturen im Kindesalter?

5. Erklären Sie die Fraktureinteilung nach Aitken bzw. Salter-Harris.

6. Beschreiben Sie Ihr Vorgehen bezüglich der Tetanusprophylaxe beim Erwachsenen und beim Kind.

1. Verdachtsdiagnose

Auf den Bildern ist eine **Grünholzfraktur am distalen Radius** zu erkennen. Dabei handelt es sich um eine spezielle **Biegungsfraktur** der langen Röhrenknochen, die im Kindesalter häufig vorkommt. Sie findet sich am Unterarm v. a. im Schaftbereich, aber auch (wie in diesem Fall) am Übergang zwischen Metaphyse und Diaphyse. Der Bezeichnung „Grünholzfraktur" liegt die Beschreibung zugrunde, dass ein **junger, grüner Zweig** beim Versuch, ihn zu brechen, nur auf der konvexen Seite (Spannungsseite) bricht, während die Konkavseite – von der frischen Rinde geschient – nur gestaucht wird. Ebenso verhält es sich mit dem kindlichen Knochen, der einer Biegungskraft ausgesetzt ist: Die **Kortikalis bricht** nur auf der **Konvexseite,** während die Kortikalis der Konkavseite intakt bleibt. Normalerweise zeigen Grünholzfrakturen nur eine geringe Abkippung.

- Bei der **gestauchten Grünholzfraktur** bleibt die Kortikalis auf beiden Seiten erhalten.
- Bei Kindern unter 5 Jahren kann es wegen des sehr „weichen" Knochens auch zu einer **gebogenen Grünholzfraktur (bowing fracture)** kommen, bei der ohne sichtbare Fraktur lediglich die Kortikalis beidseits c-förmig verbogen ist.

2. Therapie

Gerade bei jüngeren Kindern ist das **Korrekturpotenzial** von Achsfehlstellungen und Frakturabkippungen **erstaunlich hoch.** Dabei führen jedoch Achsenfehler ab 15° zu Einschränkungen in der Pro-/Supination. Die konservative Therapie ist bei unvollständigen, stabilen, achsengerecht stehenden oder undislozierten Frakturen somit immer noch ein bewährtes Verfahren mit guten Ergebnissen. Ebenfalls im Gips ausbehandelt werden können vollständige, also instabile, aber achsengerecht stehende, undislozierte isolierte Radius- oder Ulnafrakturen. Hierbei ist jedoch auf eine engmaschige Kontrolle zu achten, da das sekundäre Dislokationsrisiko hoch ist.
Im vorliegenden Fall könnte zur konservativen Behandlung zunächst ein zirkulärer, gespaltener Unterarmgips, eine Unterarmgipsschiene mit Gegenlongette (Sandwich) oder ein Kunststoffcast angelegt werden. Dabei sollte darauf geachtet werden, dass der Unterarm in Neutralstellung steht.
Nach 1 Woche sollte eine **Röntgenkontrolle** erfolgen, bei der eine mögliche sekundäre Dislokation aufgedeckt werden sollte. Anschließend kann der **Gips zirkuliert** werden. Die Konsolidierung (Frakturheilung) sollte nach **4 Wochen** vor dem Abschluss der Gipsbehandlung mittels Röntgen kontrolliert werden. Nach weiteren 2 Wochen kann bei konsolidierter Fraktur wieder mit Sport begonnen werden.
Ist bei einer Grünholzfraktur eine **gravierende Abkippung** außerhalb der altersabhängigen Toleranzgrenzen zu vermerken, muss die Gegenkortikalis ebenfalls gebrochen werden, um die Fraktur wieder in einen spannungsfreien Zustand zu bringen.

3. Kindliche Frakturformen

Aufgrund der Besonderheiten der Knochenmorphologie im Wachstumsalter (z. B. Wachstumsfugen, „weicher" Knochen) können beim Kind die in der ➤ Tab. 37.1 aufgeführten wichtigen Frakturformen unterschieden werden.
Ein wichtiges Thema in der Kinder- bzw. Unfallchirurgischen Ambulanz ist das Erkennen von **Misshandlungszeichen**. Folgende Frakturen sollten Sie v. a. beim Kind in den ersten 3 Lebensjahren auf ein mögliches Vorliegen einer Kindesmisshandlung aufmerksam machen. Der Arzt ist von der Schweigepflicht entbunden und es besteht umgekehrt Meldepflicht (wie bei bestimmten Infektionskrankheiten):

- Absprengung von Metaphysenkanten am Ende der langen Röhrenknochen
- Rippenfrakturen
- Quer- und Spiralfraktur an der unteren Extremität sowie dem Humerus (besonders, wenn sie beidseits auftritt)
- Parierfrakturen
- Schädelfrakturen, bilaterale subdurale Hämatome
- Multiple Frakturen in unterschiedlichen Heilungsstadien

Tab. 37.1 Wichtige Frakturformen im Wachstumsalter	
Grünholzfraktur	Häufige Biegungsfraktur v. a. im Bereich der Diaphyse oder am metaphysär-diaphysären Übergang
Wulstfraktur	Stauchungsfraktur v. a. im metaphysären Bereich; „Wulst" im Röntgenbild; Periostschlauch bleibt intakt, Spongiosa und Kortikalis (oft nur einseitig) eingestaucht
Fraktur nahe der Wachstumsfuge	Seltenere Fraktur beim Kind; Einteilung nach Aitken und Salter-Harris; Gefahr von Wachstumsstörungen; Sonderform: Epiphysenlösung
Übergangsfraktur	Im Übergangsalter zwischen Jugendlichem und Erwachsenem bei partiellem Verschluss der Wachstumsfuge: ▪ „Two-plane"-Fraktur: nur Epiphyse betroffen ▪ „Tri-plane"-Fraktur: Beteiligung der Metaphyse
Komplette Frakturen	Vollständig durchbrochene Schaftfrakturen
Pathologische Frakturen	Im Bereich benigner oder maligner Knochenprozesse (v. a. juvenile Knochenzysten)
Ermüdungsfrakturen	Durch sich addierende Mikrotraumata; auch beim Heranwachsenden

4. Besonderheiten in der Diagnostik

Wenn nach einer einzelnen Röntgenaufnahme feststeht, dass die Fraktur operativ behandelt werden muss, kann die zweite Ebene im OP unter Narkose angefertigt werden, um dem Kind nicht noch weitere schmerzhafte Untersuchungen zuzumuten. Früher wurden Röntgenaufnahmen der Gegenseite durchgeführt, um einen direkten Vergleich zu haben, dies ist aus Strahlenschutzgründen heute obsolet! In der Akutdiagnostik sollte bevorzugt die Röntgendiagnostik zur Anwendung kommen. CT, MRT oder Sonografie haben somit keine Bedeutung in der Akutdiagnostik.

5. Einteilung nach Aitken und Salter-Harris

Nahe der Wachstumsfugen auftretende Frakturen können nach Aitken und Salter-Harris eingeteilt werden (➤ Abb. 37.1):

- Die reine **Epiphysenlösung** als peripherste Schaftfraktur wird als Aitken 0 und Salter-Harris I klassifiziert, bzw. bei Vorliegen eines metaphysären Keils als Aitken I und Salter-Harris II. Die Prognose dieser Frakturen, bei denen es selten zu Wachstumsstörungen kommt, ist sehr gut.
- Eine **Gelenkfraktur** ohne (Aitken II und Salter-Harris III) bzw. mit metaphysärem Fragment

	Epiphysenlösung		Epiphysenfraktur		Epiphysen-stauchung
Salter	I	II	III	IV	V
Aitken	0 (I)	I	II	III	IV

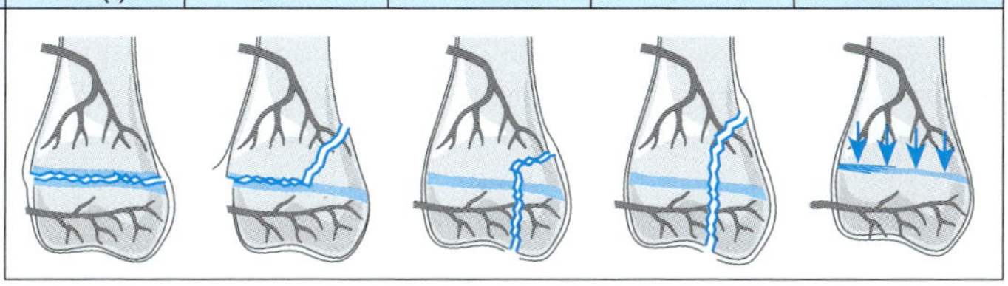

Abb. 37.1 Epiphysenverletzungen nach Aitken und Salter-Harris [L106]

(Aitken III und Salter-Harris IV) führt des Öfteren zu Wachstumsstörungen.

- Die **Epiphysenstauchung** (Crush-Verletzung) – als Aitken IV und Salter-Harris V klassifiziert – ist radiologisch ggf. nicht erkennbar. Primär bedarf sie keiner Therapie. Allerdings muss ggf. später ein gestörtes Längenwachstum ausgeglichen werden.

6. Tetanusprophylaxe

In der (Kinder-)Chirurgischen Ambulanz muss bei jeder offenen Wunde nach der bestehenden **Tetanusimmunität** gefragt werden. Auch kleine Wunden sind grundsätzlich gefährdet, von dem Bakterium *Clostridium tetani* besiedelt zu werden. Durch das von diesem Bakterium sezernierte Tetanustoxin kann der sog. Wundstarrkrampf ausgelöst werden, der **unbehandelt** eine **Letalität von 30–50 %** aufweist. Die Ständige Impfkommission am Robert Koch-Institut (STIKO) gibt regelmäßig im Epidemiologischen Bulletin des Robert Koch-Instituts eine Empfehlung der Tetanusimmunprophylaxe im Verletzungsfall heraus, nach der vorgegangen werden sollte. In Deutschland sollten die Kinder, die nach STIKO-Empfehlungen geimpft wurden, im Alter von 2 Jahren immunisiert sein. Die Impfung wird 3-mal durchgeführt (daher wird in der Tabelle die Vorgeschichte der Tetanusimpfungen aufgeführt).

Tab. 37.2 Tetanus-Immunprophylaxe im Verletzungsfall (RKI, 2025) [X221-064]

	Dokumentierter Tetanus-Impfstatus	Zeit seit letzter Impfung	DTaP/Tdap[b,e]	Tetanus-Immunglobulin (TIG)[c]
Saubere geringfügige Wunden	Ungeimpft oder unbekannt		Ja	Ja
	< 3 Impfstoffdosen		Ja[d]	Nein
	≥ 3 Impfstoffdosen	≥ 10 Jahre	Ja	Nein
		< 10 Jahre	Nein	Nein
Alle anderen Wunden[a]	< 3 Impfstoffdosen oder unbekannt		Ja[d]	Ja
	≥ 3 Impfstoffdosen	≥ 5 Jahre	Ja	Nein
		< 5 Jahre	Nein	Nein

[a] Tiefe und/oder verschmutzte (mit Staub, Erde, Speichel, Stuhl kontaminierte) Wunden, Verletzungen mit Gewebszertrümmerung und reduzierter Sauerstoffversorgung oder Eindringen von Fremdkörpern (z. B. Quetsch-, Riss-, Biss-, Stich-, Schusswunden), schwere Verbrennungen und Erfrierungen, Gewebsnekrosen, septische Aborte.
[b] Kinder < 6 Jahre erhalten einen Kombinationsimpfstoff mit DTaP, ältere Kinder und Jugendliche Tdap. Erwachsene erhalten ebenfalls Tdap, wenn sie noch keine Pertussis-Impfung im Erwachsenenalter (≥ 18 Jahre) erhalten haben oder sofern eine aktuelle Indikation für eine Pertussis-Impfung besteht.
[c] TIG = Tetanus-Immunglobulin. TIG (im Allgemeinen 250 IE) wird simultan mit einer DTaP- bzw. Tdap-Impfstoffdosis aber kontralateral appliziert. Die TIG-Dosis kann auf 500 IE erhöht werden bei: (a) infizierten Wunden, bei denen eine angemessene chirurgische Behandlung nicht innerhalb von 24 h gewährleistet ist; (b) tiefen oder kontaminierten Wunden mit Gewebszertrümmerung und reduzierter Sauerstoffversorgung; (c) Eindringen von Fremdkörpern (z. B. Biss-, Stich- oder Schusswunden); (d) schweren Verbrennungen und Erfrierungen, Gewebsnekrosen und septischen Aborten.
[d] Für Personen, bei denen die Grundimmunisierung begonnen, aber noch nicht abgeschlossen ist (z. B. Säuglinge), muss der Abstand zur letzten Impfstoffdosis berücksichtigt werden. Eine postexpositionelle Impfung am Tag der Wundversorgung ist nur sinnvoll, wenn der Abstand zu der vorhergehenden Impfstoffdosis mindestens 28 Tage beträgt. Bezüglich des Abschlusses einer Grundimmunisierung gelten die Nachholimpfempfehlungen der STIKO.
[e] Nach Mitteilungen der Deutschen Gesetzlichen Unfallversicherung (DGUV) von April 2018 werden die Kosten für Tetanus-Kombinationsimpfungen generell übernommen, soweit nach Empfehlungen der STIKO nach einem Arbeitsunfall eine Tetanus-Prophylaxe erforderlich ist.

Da die kleine Anna eine kleine offene Wunde am Knie, aber erst zwei Tetanusimpfungen bekommen hat, sollte das Mädchen nach der Empfehlung der STIKO eine Tetanusimpfung aber kein Tetanusimmunglobulin erhalten.

MERKE

Bei jeder offenen Wunde muss der Tetanusimmunstatus eruiert und nach Empfehlung der STIKO ggf. eine Tetanusprophylaxe eingeleitet werden!

ZUSAMMENFASSUNG

- Die Grünholzfraktur ist eine Biegungsfraktur im Kindesalter, bei der die Kortikalis nur auf der Konvexseite bricht, während die der Konkavseite intakt bleibt.
- Da Grünholzfrakturen meist eine geringe Abkippung zeigen, können sie i. d. R. konservativ behandelt werden. Ist eine größere Abkippung zu verzeichnen, muss die Gegenkortikalis zur spannungsfreien Frakturheilung gebrochen werden.
- Weitere wichtige Frakturen im Wachstumsalter sind v. a. die Wulstfraktur (Stauchungsfraktur mit intaktem Periostschlauch), Frakturen im Bereich der Epiphysenfuge und Übergangsfrakturen (bei partiellem Wachstumsfugenverschluss).
- Frakturen im Bereich der Wachstumsfuge können nach Aitken und Salter-Harris klassifiziert werden.
- Bei jeder offenen Wunde muss die bestehende Tetanusimmunität geklärt und nach der Empfehlung der STIKO ggf. eine Tetanusimmunprophylaxe eingeleitet werden.

38

Blutauflagerung beim Stuhlgang

Anamnese

Der 74-jährige Herr W. stellt sich zur Versorgung eines Leistenbruchs rechts in der Ambulanzsprechstunde vor. Im Rahmen des Anamnesegesprächs berichtet er, dass ihm in den letzten Wochen immer wieder Blutauflagerungen am Stuhl aufgefallen seien, die er auf seine seit Jahren bekannten Hämorrhoiden, die bereits einmal verödet worden seien, zurückgeführt habe. Mit dem Stuhlgang habe er seit Jahren Probleme, in letzter Zeit würden nach Tagen ohne Stuhlgang immer wieder auch Durchfälle auftreten. Körperlich fühle er sich fit, sein Gewicht sei stabil. Bis auf eine arterielle Hypertonie seien bei ihm keine weiteren Erkrankungen bekannt. Eine Darmspiegelung sei bisher noch nicht erfolgt.

Untersuchungsbefunde

74-jähriger Patient in altersentsprechendem EZ und AZ.

Körperliche Untersuchung: Herz und Lunge: unauffällig. Abdomen: kein Druckschmerz bei weichen Bauchdecken. Im Stehen etwa pflaumengroße Schwellung rechts inguinal, die im Liegen spontan reponibel ist. Darmgeräusche über allen Quadranten regelrecht. Digitale rektale Untersuchung: kleine Hämorrhoidenpolster, der Sphinktertonus erscheint normal, intraluminal ist ein derber Tumor gerade eben mit der Fingerkuppe palpabel. An Ihrem Untersuchungshandschuh sind frische Blutspuren sichtbar.

1. An welche Verdachtsdiagnose denken Sie?

2. Welche diagnostischen Maßnahmen sind notwendig?

3. Nach welchen Kriterien kann das Krankheitsbild eingeteilt werden? Wonach erfolgt das Staging?

4. Nennen Sie die stadiengerechten Therapieoptionen.

5. Welche postoperativen Komplikationen können auftreten?

6. Welche Vorsorge-/Früherkennungsuntersuchung empfehlen Sie?

1. Verdachtsdiagnose

Zwar stellt sich Herr. W. wegen seines Leistenbruchs vor, suspekt ist jedoch die anamnestische Angabe über **Blutauflagerungen beim Stuhlgang,** die er mit seinen bekannten Hämorrhoiden in Verbindung bringt. Auch der Wechsel der Stuhlgewohnheiten mit Phasen der Obstipation gefolgt von Durchfällen **(paradoxe Diarrhöen)** ist auffällig. Zusammen mit dem Tastbefund rektal besteht daher der dringende V. a. ein **Rektumkarzinom.**

MERKE

Bei jedem Patienten über 40 Jahren ist ein peranaler Blutabgang auch bei bekannter möglicher Ursache, wie Hämorrhoiden, verdächtig auf ein kolorektales Karzinom und bedarf einer weiteren Abklärung mittels Koloskopie und Rektoskopie. Gut die Hälfte aller Rektumkarzinome können mittels digitaler rektaler Untersuchung getastet werden.

2. Diagnostik

Folgende Untersuchungen sind bei einem V. a. ein Rektumkarzinom notwendig:

- **Koloskopie** mit Biopsieentnahme (➤ Abb. 38.1) zur Beurteilung der Passierbarkeit und des Restkolons zum Ausschluss eines Zweittumors oder Polypen
- **Starre Rektoskopie:** Bestimmung der Höhenlokalisation des aboralen Tumorrandes in Bezug zur Anokutanlinie
- **Abdomensonografie:** Frage nach Leberrundherden (Filiae?)
- **Tumormarker** CEA
- **Röntgenaufnahme des Thorax:** Hinweise auf Lungenmetastasen?

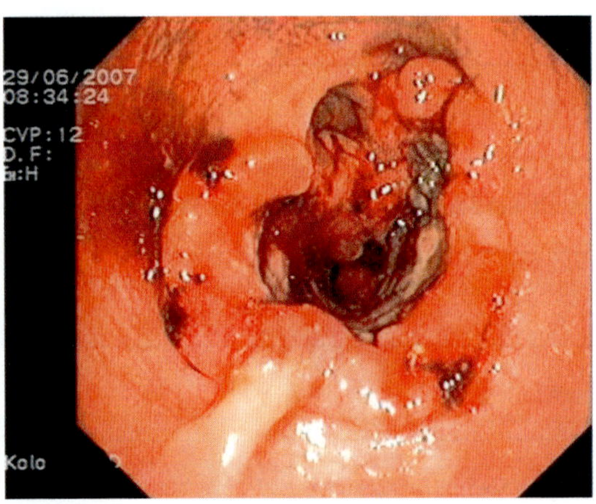

Abb. 38.1 Koloskopiebefund: zirkulärer polypoider Tumor [T583]

Bestätigt sich die Verdachtsdiagnose, sind für die weitere Therapieentscheidung zusätzlich weitere Untersuchungen erforderlich:

- **Rektale Endosonografie** zur Beurteilung der Tiefeninfiltration des Tumors in die Darmwand (➤ Abb. 38.2)
- **CT oder MRT** der Beckenregion für die Einschätzung eines wandüberschreitenden Wachstums notwendig (➤ Abb. 38.2); des Thorax bei V. a. Lungenmetastasen
- Bei Hinweisen auf einen Tumoreinbruch in die Harnblase oder Scheide kann zusätzlich eine gynäkologische Untersuchung oder Zystoskopie nötig sein.

3. Einteilung

Als Rektumkarzinom werden bösartige Tumoren, deren aboraler Tumorrand bei der starren Rektoskopie **≤ 16 cm von der Anokutangrenze** lokalisiert ist, klassifiziert. Zudem erfolgt nach UICC 2003 eine weitere Unterteilung in Karzinome des **oberen** (12–16 cm), **mittleren** (6–12 cm) und **unteren Rektumdrittels** (< 6 cm) aufgrund sich daraus ergebender therapeutischer Konsequenzen (s. u.).

Abzugrenzen ist das Rektumkarzinom außerdem vom **Analkarzinom,** unter dem Karzinome des Analrands (häufig Plattenepithelkarzinom) und Analkanals zusammengefasst werden.

Die **Metastasierung** des Rektumkarzinoms erfolgt:

- **Lymphogen:** entlang der A. rectalis superior, bei sehr tiefem Sitz gelegentlich auch nach inguinal über die Gefäßverbindungen der A. rectalis inferior
- **Hämatogen:** über die Pfortader in die Leber oder bei tiefer Lokalisation direkt in Lunge oder auch in das Skelettsystem

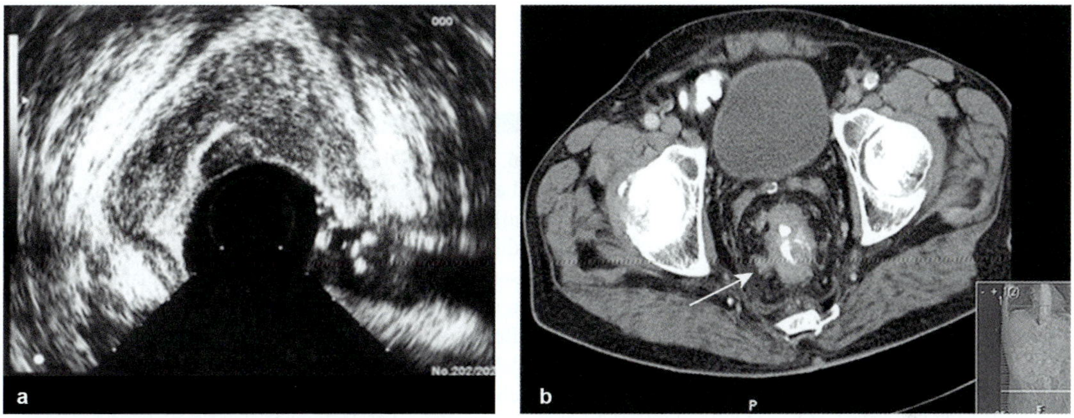

Abb. 38.2 a) Endosonografie rektal mit wandüberschreitender Infiltration. b) CT des Beckens mit Wandverdickung des Rektums und Infiltration ins perirektale Fettgewebe (Pfeil). [T581, T580]

Histologisch handelt es sich beim Rektumkarzinom wie auch beim Kolonkarzinom überwiegend um **Adenokarzinome.** Auch die Einteilung in die TNM-Klassifikation erfolgt analog dem Kolonkarzinom (➤ Tab. 38.1). Anhand der bei der rektalen Endosonografie nachweisbaren Tiefeninfiltration des Tumors in der Rektumwand wird das endosonografische Tumorstadium für die Therapieplanung entsprechend der TNM- Klassifikation festgelegt, wobei dies mit dem Präfix „u" (für Ultraschall) gekennzeichnet wird, z. B. uT3.

Tab. 38.1 TNM- und UICC-Einteilung für das Rektumkarzinom [G924-001]

Tx	Kein Anhalt für Primärtumor	**UICC-Stadien:** **0** Tis N0 M0 **I** T1/T2 N0 M0 **II** T3/T4 N0 M0 **III** jedes T, N1/N2 M0 **IV** jedes T, jedes N, M1
Tis	Carcinoma in situ	
T1	Tumor infiltriert Submukosa	
T2	Tumor infiltriert Muscularis propria	
T3	Tumor infiltriert bis in die Subserosa oder in perirektales Gewebe	
T4	Tumor infiltriert in andere Organe oder perforiert das viszerale Peritoneum	
N0	Keine regionären LK-Metastasen	
N1	Metastasen in 1–3 regionären LK	
N2	Metastasen in 4 oder mehr regionären LK	
M0	Keine Fernmetastasen	
M1	Fernmetastasen	

4. Therapie

Bei der Therapie von onkologischen Erkrankungen sollte besonders auf eine leitliniengerechte Behandlung geachtet werden. Die Patienten sollten auch immer interdisziplinär in einem Tumorboard diskutiert werden. Im Nachfolgenden soll aus chirurgischer Sicht das mögliche operative Vorgehen skizziert werden.

Bei kurativem Ansatz muss zunächst in Abhängigkeit der Staging-Diagnostik, der **Höhenlokalisation** des Tumors im Rektum und der endosonografisch bestimmten **Wandinfiltration** entschieden werden, ob primär operiert werden kann oder durch präoperative Radiochemotherapie die Tumorgröße verkleinert werden soll:

- **Primäre Operation:** Tumoren des oberen Rektumdrittels sowie des mittleren und unteren Rektumdrittels im Stadium uT1 und uT2
- **Neoadjuvante Radiochemotherapie** und **anschließende Operation:** Tumoren des mittleren und unteren Rektumdrittels ab Stadium uT3 z. B.

Kombination von Chemotherapie und lokaler Bestrahlung präoperativ im höheren Tumorstadium zur **Reduktion der Tumorgröße und der Rezidivhäufigkeit**

Im zweiten Schritt muss eruiert werden, ob die Stuhlkontinenz erhalten werden kann. Operativ stehen folgende Methoden zur Verfügung:

- **Kontinenzerhaltend:** bei einem Tumorsitz oberhalb von 5–6 cm ab Anokutangrenze unter Einhaltung des geforderten Sicherheitsabstands von 2 cm nach aboral. Voraussetzung ist eine fehlende Infiltration des Sphinkterapparats sowie eine erhaltene Schließmuskelfunktion präoperativ. Vorgehen: tiefe anteriore Rektumresektion mit totaler mesorektaler Exzision (TME nach Heald) und kolorektaler oder koloanaler Anastomose, ggf. mit Pouch-Anlage und temporärem Schutz-Ileostoma.
- **Nichtkontinenzerhaltend:** abdomino-perineale Rektumexstirpation mit Anlage eines endständigen Kolostomas (vollständige Entfernung des Rektums einschließlich Sphinkterapparat und Anus)
- **Lokale Tumorexzision transanal:** bei Tumoren im Stadium T1 möglich
- Die **laparoskopische Resektion** des Kolon- und Rektumkarzinoms kann bei entsprechender Expertise des Operateurs und Evaluation des Patienten zu onkologisch vergleichbaren Ergebnissen wie bei der offenen OP-Technik führen.

Je nach endgültigem Tumorstadium und Lymphknotenbefall kann auch im Anschluss an die Operation eine Chemotherapie evtl. in Kombination mit einer Bestrahlung indiziert sein.

Bei lokaler **Inoperabilität** des Primärtumors erfolgt operativ als Palliativmaßnahme die Anlage eines dem Tumor vorgeschalteten **Stomas.**

5. Postoperative Komplikationen

Nach Eingriffen am Rektum können zusätzlich zu den gängigen operativen Komplikationen wie Wundheilungsstörungen etc. folgende eingriffsspezifische postoperative Komplikationen auftreten:

- Anastomoseninsuffizienz mit Peritonitis
- Kontinenzstörungen durch Alteration des Sphinkterapparats
- Blasenentleerungsstörung und Störungen der Sexualfunktion durch Läsion der präsakralen Nervenplexus

6. Vorsorge-/Früherkennungsuntersuchung

Laut AWMF Leitlinie Kolorektales Karzinom (Überarbeitung in Revision, Stand 19. September 2025) ist für die asymptomatische Bevölkerung eine Darmkrebs-Vorsorge/-Früherkennung mit kompletter qualitätsgesicherter Koloskopie ab dem Alter von 50 Jahren empfohlen. Bei unauffälligem Befund sollte die Koloskopie nach 10 Jahren wiederholt werden. Patienten, die die Koloskopie ablehnen, sollte eine qualitätsgesicherte Sigmoidoskopie (keine Kapsel-Koloskopie!) angeboten werden.

Verwandte ersten Grades von Patienten mit kolorektalem Karzinom sollten spätestens mit 40–45 Jahren, jedoch mindestens 10 Jahre früher, als der Indexpatient diagnostiziert wurde, erstmals komplett koloskopiert werden.

Personen mit einem familiären Risiko für ein hereditäres kolorektales Karzinom ohne Polyposis (HNPCC) sollten ab Erreichen der Einwilligungsfähigkeit (mit 18 Jahren, jedoch vor dem 25. Lebensjahr) auf die Möglichkeit einer prädiktiven Testung hingewiesen werden.

ZUSAMMENFASSUNG

- Peranale Blutabgänge sind auch bei bekannten Hämorrhoiden abklärungsbedürftig und primär verdächtig auf ein Rektumkarzinom.
- Mehr als die Hälfte der Rektumkarzinome kann bei der rektalen Untersuchung getastet werden.
- Die Therapieplanung ist abhängig von der Höhenlokalisation und endosonografisch bestimmten Tiefeninfiltration des Tumors.
- Eine präoperative neoadjuvante Radiochemotherapie kann das Risiko eines Lokalrezidivs senken.
- Bei der tiefen anterioren Rektumresektion wird standardmäßig eine totale Exzision des Mesorektums durchgeführt.
- Eine Darmkrebsvorsorge sollte zur Früherkennung der asymptomatischen Bevölkerung ab 50 Jahren mittels Koloskopie erfolgen; Risikogruppen früher.

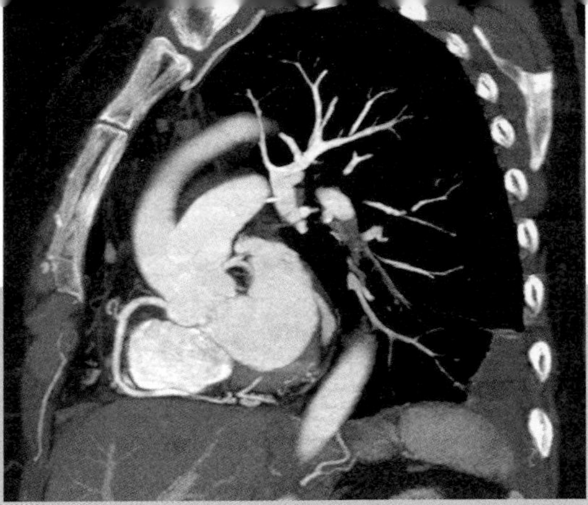

[T579]

39

Akuter Thoraxschmerz

Anamnese

Dem adipösen 68-jährigen Herrn T. musste nach jahrelanger schmerzhafter Coxarthrose eine Hüft-Totalendoprothese (TEP) implantiert werden. Trotz zementierter Endoprothese gelingt die Mobilisation nur unzureichend, sodass sich sein Aufenthalt in Ihrer unfallchirurgischen Station postoperativ verlängert. Als der Patient einen erneuten Mobilisationsversuch mit dem Physiotherapeuten macht, setzt bei ihm ein akuter, starker Thoraxschmerz ein. Sie werden sofort zu Herrn T. geholt. Der kaltschweißige 68-Jährige ist sehr kurzatmig und beschreibt Ihnen ängstlich, dass er einen starken Druck auf der Brust verspüre. Ihm sei schwindelig und übel, sodass er sich setzen müsse.

Sie nehmen dem Patienten Blut ab, während Ihre Kollegin ein EKG schreibt. Anschließend melden Sie Herrn T. notfallmäßig zum Angio-CT des Thorax an.

Untersuchungsbefunde

Körperliche Untersuchung: HF 140/min, RR 100/60 mmHg, Atemfrequenz 26/min, Temperatur 37,7 °C. Über der Lunge beidseits vesikuläres Atemgeräusch.
Elektrokardiografie: Sinustachykardie, Steiltyp, S_I-Q_{III}-Typ, p-pulmonale, T-Negativierung.
Angio-CT: ➤ Bild [T579].

1. Wie lauten Ihre Verdachtsdiagnose und deren Differenzialdiagnosen?

2. Welche Blutuntersuchungen haben Sie zur Differenzialdiagnostik bestimmen lassen?

3. Welche Befunde sind bei diesem Krankheitsbild zu erheben? Wie klären Sie die Ätiologie?

4. Wie kann das Risiko für diese Erkrankung ermittelt werden?

5. Wie gehen Sie therapeutisch vor?

6. Welche Empfehlungen zur Nachbehandlung geben Sie dem Hausarzt von Herrn T.?

1. Verdachtsdiagnose

Als **Differenzialdiagnosen** für den akuten Thoraxschmerz kommen infrage:

- **Lungenembolie:** ist aufgrund der langen Immobilisation sehr wahrscheinlich.
- **Thorakale Aortendissektion:** kommt grundsätzlich infrage und lässt sich in der CT von der wahrscheinlicheren Lungenembolie unterscheiden.
- **Akutes Koronarsyndrom:** (akuter Myokardinfarkt und/oder instabile Angina pectoris): kommt v. a. wegen des Alters und der Adipositas in Betracht. Bei einem frischen Myokardinfarkt hätte man aber im EKG ein „Erstickungs-T" (T-Überhöhung, nur initial messbar) oder als Frühzeichen eine ST-Hebung erwartet, was hier nicht vorliegt.
- **Pneumothorax:** liegt zumindest nicht in ausgeprägter Form vor, da bei der Auskultation der Lunge beide Seiten gut belüftet waren.

In diesem Fall besteht demnach klinisch primär der Verdacht auf eine **Lungenembolie.** Sowohl für die thorakale Aortendissektion als auch für die Lungenembolie ist die **Angio-CT des Thorax** (mit KM in der arteriellen Phase) Diagnostik der Wahl. Das Bild zeigt in der Angio-CT deutlich den Abbruch des Kontrastmittel-perfundierten Lumens einer großen Lungenarterie (➤ Abb. 39.1).

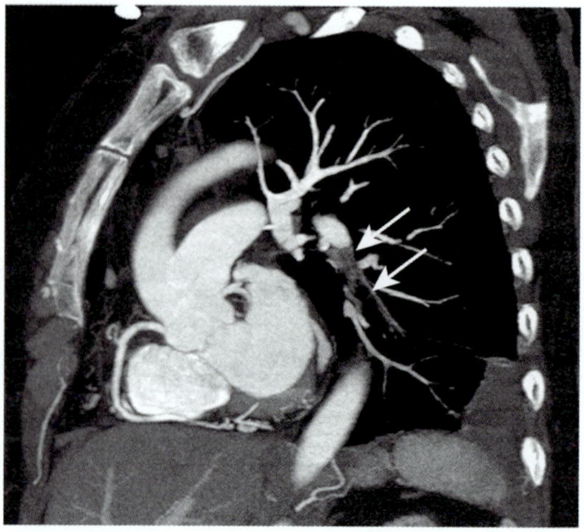

Abb. 39.1 Angio-CT. Lungenembolie (Pfeile). [T579]

Man kann als Ursache den langstreckigen Thrombus als hypodensen (dunkleren) Lumeninhalt erkennen. Es handelt sich also tatsächlich um eine Lungenembolie mit Schocksymptomatik.

MERKE

Differenzialdiagnosen akuter Thoraxschmerz: Lungenembolie, thorakale Aortendissektion, akutes Koronarsyndrom und Pneumothorax.

2. Blutuntersuchungen

Bei akutem Thoraxschmerz sollten als **Laborparameter notfallmäßig** bestimmt werden:

- **Troponin:** Frühnachweis eines Myokardinfarkts
- **D-Dimere:** hohe Sensitivität bei geringer Spezifität (relevant v. a. bei geringer und mittlerer Wahrscheinlichkeit für eine Lungenembolie, da bei hoher Wahrscheinlichkeit sowieso eine Bildgebung gemacht werden muss):
  - D-Dimere negativ → Lungenembolie unwahrscheinlich
  - D-Dimere positiv bedeutet aber nicht automatisch, dass eine Lungenembolie vorliegt.
- **Gerinnungsparameter:** Quick, PTT, TZ, AT; vor Antikoagulation Thrombophiliediagnostik einleiten (Anamnese, Blutabnahme)
- **Blutgasanalyse:** verminderter Sauerstoffpartialdruck (pO_2 ↓), Kohlendioxidpartialdruck (pCO_2 ↓) wegen der Hyperventilation meist ebenfalls erniedrigt

3. Befunde

Die ➤ Tab. 39.1 führt die wichtigsten Befunde bei einer Lungenembolie auf. Entscheidend bei der Diagnostik der Lungenembolie ist, dass die Ursache, also der **Embolusherd** gefunden wird. Man geht davon aus, dass sich in **über 90 % der Fälle** Thromben bei bestehender **Venenthrombose** aus der unteren Körperhälfte (V. cava inferior, Becken-, Beinvenen) lösen, um dann mit dem Blutrückfluss durch das rechte Herz in die arterielle Lungenbahn zu gelangen. Daher ist zusätzlich ein **Kom-**

pressionsultraschall der Beinvenen die Methode der Wahl zum Nachweis oder Ausschluss einer Beinvenenthrombose (➤ Abb. 39.2a) und ggf. eine **CT des Beckens** (mit KM in der venösen Phase ➤ Abb. 39.2b) indiziert. Selten können auch Luft, Fett, Fremdkörper oder eine Thrombophilie (angeboren oder im Rahmen

Tab. 39.1 Wichtige klinische und diagnostische Befunde im Rahmen einer Lungenembolie

Anamnese	Postoperativ, Immobilisation (Flugreise), Schwangerschaft, orale Kontrazeptive, Varikosis, Venenthrombosezeichen
Klinische Untersuchung	Oft auch klinisch stumm, Dyspnoe, Tachypnoe, Husten, akuter Thoraxschmerz, „Todesangst", Tachykardie, Hypotonie, Zyanose, Jugularvenenstauung, evtl. Schock bis hin zum Herz-Kreislauf-Stillstand, Zeichen einer tiefen Beinvenenthrombose (Meier-, Payr-, Homans-Zeichen)
Blutgasanalyse/Labor	pO_2 ↓, pCO_2 ↓, D-Dimere positiv
EKG	Zeichen der akuten Rechtsherzbelastung: Tachykardie, evtl. Rhythmusstörungen, S_I-Q_{III}-Typ (McGinn-White-Syndrom mit ST-Hebungen in Ableitung III), Rechtsdrehung des Lagetyps, inkompletter Rechtsschenkelblock, p-pulmonale, T-Negativierung
CT-Pulmonalisangiografie (CTPA, alternativ Ventilations-Perfusions-Szintigrafie, MRT oder bei hämodynamisch instabilen Patienten Point-of-Care-Ultraschall (POCUS) am Patientenbett, Triple-POCUS = Echokardiografie, Beinvenen- und Lungenultraschall)	Direktes Zeichen der Lungenembolie: Abbruch des KM-perfundierten Lumens, Thrombusnachweis (in der CT als hypodenser Lumeninhalt)
Röntgen-Thorax (nicht, wenn CT gemacht wird)	Selten sichtbare Veränderungen, evtl. Kalibersprung der Gefäße, Lungeninfarkt, Westmark-Zeichen (Aufhellungszone)
Echokardiografie	Zeichen der akuten Rechtsherzbelastung: rechtsventrikuläre Dilatation, dilatierte Pulmonalarterien, Trikuspidalinsuffizienz, paradoxe Septumbewegungen
Duplexsonografie der Beinvenen + ggf. Angio-CT des Beckens	Nachweis einer Becken- und/oder Beinvenenthrombose als Emboliequelle

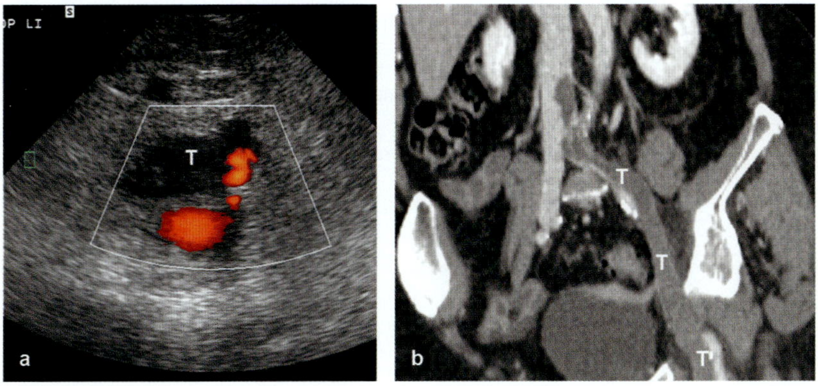

Abb. 39.2 Thrombus (mit T gekennzeichnet) in der V. poplitea links. a) Doppler-Sonografie. b) Angio-CT (späte KM-Phase, koronare Rekonstruktion). [T579, T582]

von malignen Prozessen) ursächlich für eine Lungenembolie sein.

4. Einteilung/Risikostratifizierung

Bei hämodynamisch stabilen Patienten mit nachgewiesener Lungenembolie soll leitliniengerecht eine weitere **Risikostratifizierung** erfolgen. Hierzu kommt ein validierter klinischer Score zum Einsatz: **Pulmonary Embolism Severity Index (PESI)** oder **simplified PESI (sPESI)**, um zwischen niedrigem und mittlerem/intermediärem klinischen Risiko unterscheiden zu können (➤ Tab. 39.2 und ➤ Tab. 39.3). Der PESI berücksichtigt und integriert demografische Faktoren, Komorbidität und klinische Befunde bei der Diagnosestellung.

5. Therapie

Die sofortige Antikoagulation senkt die Morbidität und die Mortalität bei einer Lungenembolie, daher sollte bei hoher klinischer Wahrscheinlichkeit noch vor apparativer Diagnose eine Heparintherapie (bevorzugt unfraktioniertes Heparin als Bolus, dann kontinuierlich i. v.) eingeleitet werden! Darüber hinaus sollten **Analgetika und Sedativa** gegeben sowie dem halb aufrecht gelagerten Patienten **Sauerstoff** verabreicht werden. Folgende **Therapiemöglichkeiten** gibt es:

- **Antikoagulation:**
  - Als Initialtherapie (5–21 Tage) mit niedermolekularem Heparin oder Fondaparinux und Vitamin-K-Antagonist (Phenprocoumon/Warfarin-Natrium, i. d. R. INR 2–3) oder mit Apixaban oder mit Rivaroxaban (direkte orale FXa-Inhibitoren)
  - Als Erhaltungstherapie für **mindestens 3–6 Monate** mit Apixaban, Rivaroxaban oder Endoxaban als direkte orale FXa-Inhibitoren bzw. Dabigatran als direkten oralen Thrombin-Inhibitor bzw. Phenprocoumon oder Warfarin als Vitamin-K-Antagonisten (auch nach interventionellem oder operativem Eingriff notwendig); anschließend Evaluation, ob eine verlängerte Erhaltungsdosis notwendig ist (siehe 6. Empfehlungen zur Nachbehandlung).
- Systemische und/oder kathetergesteuerte lokale **Lysetherapie** (Streptokinase, Urokinase, Alteplase (rt-PA), ggf. Tenecteplase (zugelassen für akuten Myokardinfarkt, **Cave!** Off-Label Einsatz bei

Tab. 39.2 Validierte klinische Scores zur Risikostratifizierung einer nachgewiesenen Lungenembolie: Pulmonary Embolism Severity Index (PESI) und simplified PESI (sPESI) gemäß AWMF S2k-Leitlinie (modifiziert nach Konstantinides et al. 2014)

Klinische Parameter	Punkte	
	Original-PESI	sPESI
Lebensalter	Alter in Jahren	1 Punkt, wenn Alter > 80 Jahre
Männliches Geschlecht	+ 10	–
Tumorerkrankung	+ 30	1
Chronische Herzinsuffizienz	+ 10	Bei Vorliegen einer chronischen Herz- oder Lungenerkrankung 1
Chronische Lungenerkrankung	+ 10	
Pulsfrequenz ≥ 110 Schläge pro Minute	+ 20	1
Systolischer Blutdruck < 100 mmHg	+ 30	1
Atemfrequenz > 30 Atemzüge pro Minute	+ 20	–
Temperatur < 36 °C	+ 20	–
Bewusstseinsstörung	+ 60	–
Arterielle Sauerstoffsättigung < 90 %	+ 20	1

Lungenembolie abwägen): Bei Verschluss des Pulmonalishauptstamms kann interventionell mittels **Ballonkatheter** oder **Katheterembolektomie** versucht werden, den Verschluss zu beseitigen.
- **Operative** Thrombektomie/Embolektomie: Nach Scharf und Cooley kann mit Einsatz der Herz-Lungen-Maschine mittels **Fogarty-Katheter, Saugkatheter oder Fasszange** der Embolus entfernt werden; ohne extrakorporale Zirkulation ist die **Embolektomie nach Trendelenburg** möglich.
- Implantation eines **Vena-cava-Filters** bei Lungenembolie nur in wenigen Ausnahmesituationen

Etwa ein Drittel aller Patienten mit Lungenembolie sind in der PESI-Kategorie I–II bzw. haben einen sPESI von 0 (➤ Tab. 39.2 und ➤ Tab. 39.3). Wird eine adäquate Antikoagulation durchgeführt, besteht ein niedriges Risiko für einen ungünstigen Verlauf in der Akutphase. Patienten in der PESI-Kategorie III–V oder jene mit einem sPESI > 1 haben eine 30-Tages-Mortalität von ca. 11 % und somit ein intermediäres klinisches Risiko oder bei Vorliegen einer rechtsventrikulären Dysfunktion (Echokardiografie) in Kombination mit einem positiven kardialen Biomarker, z. B. Troponin, ein intermediär hohes klinisches Risiko.

Das therapeutische Vorgehen ist in Abhängigkeit von der Risikostratifizierung und dem klinischen Befund empfohlen (gemäß AWMF S2k-Leitlinie Diagnostik und Therapie der Venenthrombose und Lungenembolie, Stand September 2025):

- Bei **symptomatischer** Lungenembolie soll **therapeutisch antikoaguliert** werden.
- Patienten **mit hohem Risiko bzw. hämodynamischer Instabilität sollen** ohne zeitliche Verzögerung eine sofortige **Reperfusionstherapie** (systemische Thrombolyse, alternativ interventionelles oder operatives Vorgehen) erhalten.
- Hämodynamisch **stabile** Patienten mit **intermediärem** Risiko sollen primär unter stationärer Überwachung eine therapeutische Antikoagulation erhalten (Eskalation nur bei hämodynamischer Dekompensation mittels Reperfusionstherapie).
- Patienten, die für eine Reperfusionstherapie infrage kommen, sollten initial mit unfraktioniertem oder niedermolekularem Heparin behandelt werden.
- Hämodynamisch **stabile** Patienten mit Lungenembolie mit **niedrigem** Risiko können wie Patienten mit alleiniger Beinvenenthrombose ambulant therapiert bzw. frühzeitig aus dem Krankenhaus entlassen werden, sofern die therapeutische Antikoagulation gewährleistete ist (z. B. negativer sPESI, fehlende Zeichen einer Rechtsherzbelastung, kardiale Biomarker im Normbereich).

6. Empfehlungen zur Nachbehandlung

Nachsorge: Erhaltungstherapie der Antikoagulation für mindestens 3–6 Monate. Danach soll evaluiert werden,

Tab. 39.3 Risikokategorien Pulmonary Embolism Severity Index (PESI) und simplified PESI (sPESI) gemäß AWMF S2k-Leitlinie (modifiziert nach Konstantinides et al. 2014 [95 % VI = 95 % Vertrauensintervall])

Original-PESI	sPESI
Kategorie I: ≤ 65 Punkte Sehr niedriges 30-Tages-Todesrisiko (0–1,6 %)	**0 Punkte** Niedriges Risiko (30-Tages-Mortalität ca. 1 %)
Kategorie II: 66–85 Punkte Niedriges 30-Tages-Todesrisiko (1,7–3,5 %)	**≥ 1 Punkt** Intermediäres Risiko (30-Tages-Mortalität ca. 11 %)
Kategorie III: 86–105 Punkte Moderates 30-Tages-Todesrisiko (3,2–7,1 %)	
Kategorie IV: 106–125 Punkte Hohes Todesrisiko (4,0–11,4 %)	
Kategorie V: > 125 Punkte Sehr hohes Todesrisiko (10,0–24,5 %)	

ob eine verlängerte Erhaltungstherapie der Antikoagulation notwendig ist. Dabei gehört zur Abwägung das Risiko für ein Rezidiv ohne Antikoagulation (ggf. Antikoagulation nur in Risikosituationen wie Operationen) versus Blutungsrisiko bei fortgeführter Antikoagulation (in Therapiedosis oder in Niedrigdosis (Apixaban, Rivaroxaban). Als Sekundärprophylaxe im Langzeitverlauf sollte bei fortgeführter Antikoagulation jährliche eine Neubewertung von Nutzen und Risiken unter Einbeziehen des Patientenwillens erfolgen.

Besteht bei Patienten 3 Monate nach der Diagnose Lungenembolie und adäquater Therapie immer noch Dyspnoe, sollte eine **chronisch thromboembolische pulmonale Hypertonie-Diagnostik** (CTEPH) durchgeführt werden. Bei der CTEPH handelt es sich um eine narbige Obstruktion der Lungenarterien, die eine seltene Langzeitkomplikation nach einer einzigen Lungenembolie bzw. nach rezidivierenden Lungenembolien darstellt (Inzidenz 5 Fälle pro 1 Million Personen/Jahr, Prävalenz 3–30 Fälle pro 1 Million Personen/Jahr).

MERKE

Zur Prophylaxe muss immer eine Antikoagulation für mindestens 3–6 Monate erfolgen.

ZUSAMMENFASSUNG

- **Differenzialdiagnosen** des akuten Thoraxschmerzes sind Lungenembolie, thorakale Aortendissektion, akutes Koronarsyndrom und Pneumothorax.
- Die **Klinik** der Lungenembolie ist abhängig vom Schweregrad aufgrund des Verschlussausmaßes: klinisch stumm, aber auch z.B. Dyspnoe, Tachypnoe, akuter Thoraxschmerz, Tachykardie, Hypotonie, Schock bis hin zum Herz-Kreislauf-Stillstand.
- Die **Diagnostik** einer Lungenembolie besteht neben der klinischen Untersuchung v.a. aus Blutgasanalyse, D-Dimeren, EKG, CTPA mit KM (alternativ V/P-Szintigrafie MRT ggf. POCUS) und der Suche nach der Embolusquelle (v.a. Duplex-Sonografie der Beinvenen).
- Therapeutisch soll bei hoher klinischer Wahrscheinlichkeit einer Lungenembolie noch vor apparativer Diagnostik eine **Heparintherapie** eingeleitet werden!
- Die **Therapieoptionen** alleinige Antikoagulation, systemische Lyse, interventionelles oder operatives Revaskulatisationsverfahren sollen in Abhängigkeit der **Risikostratifizierung** z.B. nach Pulmonary Embolism Severity Index (PESI) oder simplified PESI (sPESI) evaluiert werden.
- Die **Antikoagulation** muss 3–6 Monate fortgeführt werden. Anschließend muss eruiert werden, ob eine verlängerte Erhaltungsdosis notwendig ist.

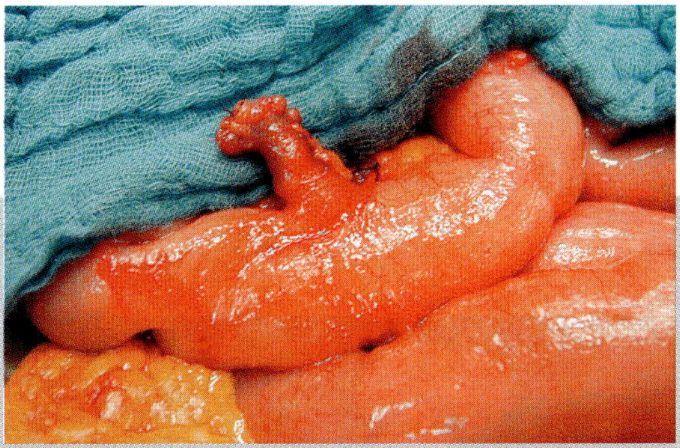

[T581]

40

Intraoperativer Zufallsbefund am Dünndarm

Anamnese

Sie werden konsiliarisch in den OP der gynäkologischen Abteilung Ihrer Klinik gerufen. Im Rahmen einer abdominellen Hysterektomie wegen Myomen bei der 44-jährigen Frau Z. war diese Veränderung am Dünndarm (➤ Bild [T581]) als Zufallsbefund zu erheben. Anamnestisch sind keine weiteren Erkrankungen oder Voroperationen bei der Patientin bekannt.

Untersuchungsbefunde

Die Veränderung am Dünndarm befindet sich etwa 70 cm oralwärts der Ileozökalklappe. Sie ist von weicher Konsistenz. Der übrige Dünn- sowie Dickdarm sind palpatorisch unauffällig. Auch an der Leber lassen sich keine Veränderungen bei glatter Oberfläche tasten. Freie Flüssigkeit ist in der Bauchhöhle nicht zu finden. Die präoperativ bestimmten Laborparameter bieten ebenfalls keine Auffälligkeiten.

1. Um welche Veränderung am Dünndarm handelt es sich wahrscheinlich und wie ist Ihr Vorgehen?

2. Erläutern Sie die Ursache der Erkrankung.

3. Welche Symptome und Komplikationen können durch die Veränderung auftreten?

4. Welche diagnostischen und evtl. therapeutischen Maßnahmen können erforderlich sein?

5. Was sollten Sie bereits bei der Aufklärung von chirurgischen Patienten beachten, damit Sie bei Zufallsbefunden wie diesem mit besserem Gewissen und rechtlich besser abgedeckt handeln können?

1. Befund und weiteres Vorgehen

Bei der Ausstülpung am Dünndarm handelt es sich um ein sog. **Meckel-Divertikel.** Dies befindet sich meistens am terminalen Ileum bis 80–100 cm oralwärts der Ileozökalklappe und kann bis zu 25 cm lang sein.
Zwar sind die meisten Meckel-Divertikel asymptomatisch, jedoch können diese zu den unten aufgeführten Komplikationen führen (Antwort 3), sodass jedes zufällig entdeckte Meckel-Divertikel entfernt werden sollte.
Nach Vorlegen von Haltefäden wird die Ausstülpung der Dünndarmwand längs zur Darmachse reseziert und der entstandene Wanddefekt nun quer zur Darmachse vernäht, um eine Stenose zu vermeiden. Alternativ kann das Divertikel auch mit einem Klammernahtgerät (Stapler) abgetragen werden. Jedes entfernte Meckel-Divertikel sollte histologisch untersucht werden.

2. Ursache

Beim Meckel-Divertikel handelt es sich um ein **echtes Divertikel** mit Ausstülpung der gesamten Dünndarmwand. Es kommt bei 1–3 % der Bevölkerung vor, ist die häufigste angeborene Anomalie am Gastrointestinaltrakt und Folge einer nicht kompletten Rückbildung des Ductus omphaloentericus. In der Hälfte der Fälle findet sich in einem Meckel-Divertikel **ektope Schleimhaut,** meist Mukosa des Magens oder Pankreasgewebe, die die möglichen Symptome und Komplikationen hervorruft.

3. Symptome und Komplikationen

Durch das Meckel-Divertikel bzw. durch die darin befindliche versprengte Magenschleimhaut oder das ektope Pankreasgewebe können folgende Symptome und Komplikationen auftreten:

- **Entzündung:** Die Symptome können sehr einer Appendizitis ähneln. Daher wird im Rahmen einer Appendektomie, bei der durch den Befund an der Appendix die klinische Symptomatik nicht zu erklären ist, „gemeckelt". Das heißt, das terminale Ileum wird bis etwa 150 cm nach oral auf ein Meckel-Divertikel als mögliche Ursache abgesucht.
- **Blutung:** Durch die ektope Magenschleimhaut können im Divertikel peptische Ulzera entstehen, die wiederum Blutungen (Melaena) hervorrufen können.
- **Perforation:** zeigt sich mit dem klinischen Bild eines akuten Abdomens mit Peritonitis.
- **Ileus:** Durch ein Meckel-Divertikel können Invaginationen oder ein Strangulationsileus sowie Volvulus mit der dann entsprechenden klinischen Symptomatik entstehen.
- **Maligne Entartung:** Bei ektoper Schleimhaut besteht ein erhöhtes Risiko der malignen Entartung, insbesondere **Karzinoide** können in Meckel-Divertikeln auftreten (➤ Abb. 40.1).

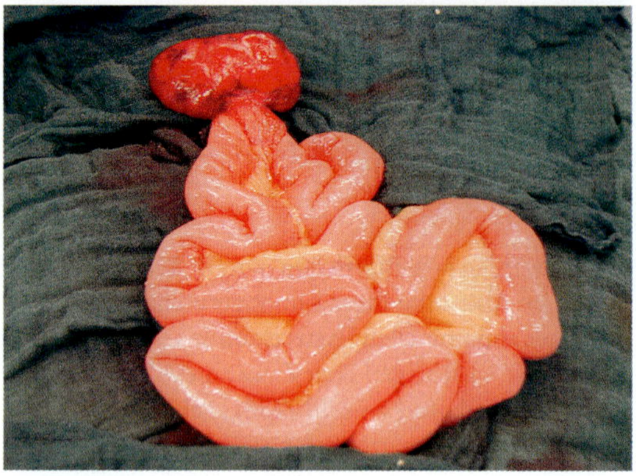

Abb. 40.1 Entartetes Meckel-Divertikel [T581]

4. Diagnostische und therapeutische Maßnahmen

Bei der diagnostischen Abklärung einer unteren gastrointestinalen Blutung, zu deren möglichen Ursachen ein Meckel-Divertikel gehört, kann dieses durch eine **^{99m}Tc-Pertechnetat-Szintigrafie** durch aktive Sekretion der Substanz über die ektope Magenschleimhaut nachgewiesen werden.
Oft ist bei bis dahin negativer Diagnostik und begründetem Verdacht letztendlich eine **diagnostische Laparoskopie** zum Nachweis bzw. Ausschluss eines Meckel-Divertikels indiziert.
Besteht beim intraoperativen Nachweis eines Meckel-Divertikels bereits der Verdacht auf eine maligne Entartung (➤ Abb. 40.1), ist eine Segmentresektion des betroffenen Ileumanteils angezeigt. Ergibt die histologische

Untersuchung dann das Vorliegen eines Malignoms, wobei es sich häufig um ein **Karzinoid** handelt, ist diesbezüglich eine entsprechende Diagnostik erforderlich:

- Tumormarker Chromogranin A
- Ggf. Somatostatinrezeptor-Szintigrafie
- CT-Abdomen

Sind dabei pathologische Befunde auffällig, ist eine Nachresektion einschließlich des zugehörigen Lymphabstromgebiets notwendig.

5. Aufklärung über Erweiterung des Eingriffs

Da es, wie im vorliegenden Fall, immer auch zu chirurgischen Zufallsbefunden kommen kann, ist es gut, bereits im Aufklärungsgespräch mit der Patientin oder dem Patienten darüber gesprochen zu haben. Zu jedem Aufklärungsgespräch gehört natürlich, dass man eine Vertrauensbasis aufbaut. Die Patientin oder der Patient sollen sich bei Ihnen in guten Händen wissen, die Möglichkeit haben, ihre Fragen zur Operation zu klären und guten Gewissens der Operation zustimmen. Vermitteln Sie bei dem Gespräch auch die Zuversicht, dass immer im Sinne der Patientin bzw. des Patienten gehandelt wird. Zur Dokumentation im Aufklärungsbogen haben sich Formulierungen wie „Erweiterung des Eingriffs bei medizinischer Indikation bzw. bei Komplikationen" bewährt.

ZUSAMMENFASSUNG

- Das Meckel-Divertikel wird meist als Zufallsbefund im Rahmen einer Laparoskopie oder Laparotomie aus anderen Gründen diagnostiziert.
- Es ist die häufigste angeborene Anomalie am Gastrointestinaltrakt und entspricht dem nicht vollständig rückgebildeten Ductus omphaloentericus.
- In etwa 50 % findet sich im Divertikel ektopes Magen- oder Pankreasgewebe.
- Mögliche Symptome bzw. Komplikationen sind Blutung, Perforation, Entzündung, Ileus oder die maligne Entartung.
- Ein zufällig entdecktes Meckel-Divertikel sollte immer entfernt werden.
- Weisen Sie bereits bei der chirurgischen Aufklärung darauf hin, dass es Zufallsbefunde geben könnte und der Eingriff im Sinne der Patientin bzw. des Patienten erweitert werden könnte.

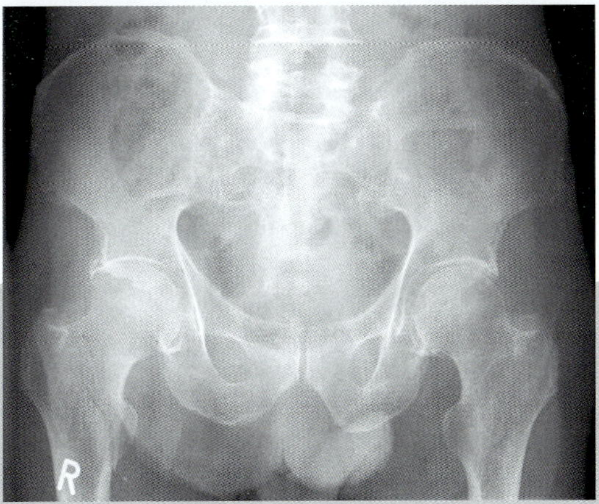

[T579]

41 Schmerzende Hüfte nach Sturz

Anamnese

Nachts um 4 Uhr, nachdem Sie sich gerade eine halbe Stunde im Dienstzimmer schlafen legen konnten, werden Sie von der Notaufnahme angefunkt. Die Rettungssanitäter übergeben Ihnen den 81-jährigen Patienten Herrn F., der beim nächtlichen Toilettengang auf die rechte Hüfte gestürzt ist. Der Patient wohne in einer Anlage für betreutes Wohnen, sodass er nicht lange auf Hilfe warten musste. Seine Medikamente und Erkrankungen stünden auf einem mitgegebenen Zettel. Herr F. sei während des Transports etwas verwirrt und tachykard, aber stabil gewesen.

Untersuchungsbefunde

81-jähriger Patient in altersentsprechendem AZ und schlankem EZ, HF 105/min, RR 160/95 mmHg. **Körperliche Untersuchung:** Bei der klinischen Untersuchung fällt ein starker Druckschmerz über dem rechten Trochanter major sowie über der rechten Leiste auf. Das rechte Bein ist verkürzt und außenrotiert. Der Patient ist nicht geh- und stehfähig. Sie müssen die Hose des Patienten aufschneiden, da jegliche Bewegung des rechten Beins und somit ein Ausziehen schmerzbedingt nicht möglich ist. An der rechten Hüfte findet sich ein frisches Hämatom. **Beckenübersichtsaufnahme:** ➤ Bild [T579].

1. **Welche Verdachtsdiagnose haben Sie?**

2. **Welche bildgebende Diagnostik ist indiziert? Beschreiben Sie das Bild.**

3. **Welche hüftgelenksnahen Frakturen kennen Sie? Wie schätzen Sie die Inzidenz in diesem Alter ein?**

4. **Wie lassen sich hüftgelenksnahe Frakturen einteilen?**

5. **Welche Sofortmaßnahmen führen Sie durch?**

6. **Wie wird die hier vorliegende Femurfraktur behandelt? Wie verfahren Sie dabei genau? Über welche Komplikationen der Therapie müssen Sie den Patienten aufklären?**

1. Verdachtsdiagnose

Aufgrund des Sturzmechanismus, des Patientenalters und der Symptomatik ist eine hüftgelenksnahe Fraktur wahrscheinlich. Das Auftreten dieser Frakturen steigt mit Zunahme des Alters. Aufgrund der Demineralisierung besonders im Bereich des Schenkelhalses ist die Frakturgefahr hier besonders hoch. Dabei ist bei betagten Patienten oft nicht mal ein Sturz aus großer Höhe nötig, sonders es reicht oftmals ein Stolpern z. B. über eine Teppichkante (Niedrigrasanztrauma).

Um weitere Verletzungen auszuschließen, sollte ein Bodycheck durchgeführt werden. Dabei können ggf. weitere Frakturen ausgeschlossen werden, die gelegentlich bei einem Sturz auf eine Körperseite entstehen (z. B. Rippenfrakturen). Auch der Nervenstatus sollte überprüft werden.

2. Bildgebende Diagnostik

Um eine Fraktur auszuschließen, sind eine Beckenübersichtsaufnahme und eine axiale Röntgenaufnahme notwendig. Dabei kann der Patient je nach Verfügbarkeit in der Klinik ggf. auf der Liege/Trage des Rettungsdienstes liegen bleiben, um mehrmalige, schmerzhafte Umlagerungen zu ersparen. Auf dem Röntgenbild des Patienten ist eine **proximale Femurfraktur** zu erkennen. Je nach Frakturausmaß kann eine oder muss auch eine **Femurganzaufnahme a. p. und seitlich** ergänzt werden.

Okkulte Frakturen können oft erst in der **CT** oder bei Verfügbarkeit noch besser in der **MRT** diagnostiziert werden.

3. Lokalisation von hüftgelenksnahen Frakturen

Zu den hüftgelenksnahen Frakturen gehören neben den Femurkopffrakturen die Schenkelhalsfrakturen sowie proximale Femurfrakturen. Die Inzidenz gehört mit 700 zu den häufigsten Frakturen des älteren Menschen. Die Lebenszeitprävalenz beträgt bei Frauen ca. 15–20 %, bei Männern ca. 10 %. Dabei finden sich v. a. Schenkelhalsfrakturen (50 %) und pertrochantäre Frakturen (45 %). Sturzbedingte Hüftfrakturen gehören zu den wichtigsten Ursachen für den Verlust von Selbstständigkeit und damit Pflegebedürftigkeit. Nach einem „Oberschenkelhalsbruch“ wird ca. ein Drittel aller Patienten zum Pflegefall oder trägt starke Einschränkungen in seiner Beweglichkeit davon. Häufig ist ein „normales“ Leben im gewohnten Umfeld postoperativ nicht mehr möglich und es folgt die Einweisung in Alten- und Pflegeheime.

Die ➤ Abb. 41.1 gibt die klassischen Lokalisationen von Femurfrakturen wieder. Allgemein gilt:

- **Proximale Frakturen** (Femurkopf-, Schenkelhals- oder pertrochantäre Fraktur) treten eher beim **älteren Patienten,** bei Osteoporose, ggf. bei Metastasen und vor allem beim Sturz auf die Hüfte auf.

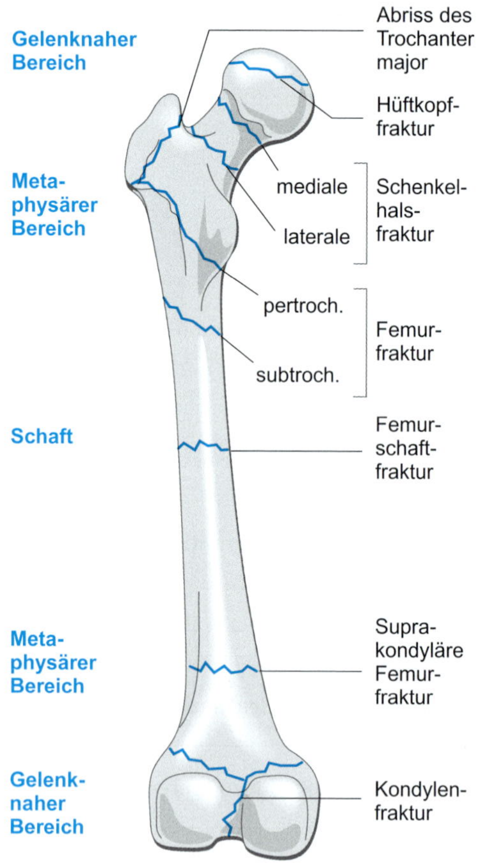

Abb. 41.1 Klassische Lokalisationen von Femurfrakturen [L106]

- **Femurschaft-** bzw. **distale Frakturen** ereignen sich v. a. im Rahmen von **Verkehrsunfällen** oder stärkeren Stürzen (Hochrasanztrauma) und widerfahren auch **Kindern.**
  - Bei Femurschaftfrakturen kann es zu erheblichen Blutverlusten mit Schocksymptomatik sowie aufgrund des Unfallhergangs auch weiteren knöchernen oder Weichteilverletzungen kommen.
  - Distale Femurfrakturen sind ebenfalls oft mit ausgeprägten weiteren Verletzungen kombiniert.

In diesem Fall erkennt man auf der Beckenübersichtsaufnahme am rechten Femur eine **pertrochantäre Fraktur,** wie sie sich häufiger beim älteren Menschen findet. Es handelt sich um einen einfachen Frakturverlauf durch den Trochanter major und Trochanter minor mit mäßiger Dislokation. Es können bei dieser Frakturform auch Mehrfragmentfrakturen bis hin zur Trümmerfraktur vorliegen. Wenn der Trochanter minor abbricht, fehlt die mediale Abstützung, sodass die Fraktur instabil wird. Ungünstigstenfalls läuft die pertrochantäre Femurfraktur in den Femurschaft hinein.

4. Fraktureinteilung

Die Einteilung der hüftgelenksnahen Frakturen erfolgt bei pertrochantären Femurfrakturen nach der AO-Klassifikation in die drei Typen:

- A1: einfache Fraktur der lateralen Kortikalis bei intakter medialer Kortikalis
- A2: mehrfache Fraktur der medialen Kortikalis bei intakter lateraler Kortikalis
- A3: Fraktur der medialen und lateralen Kortikalis

Bei den Schenkelhalsfrakturen kann man grundsätzlich mediale von lateralen Frakturen unterscheiden. Weiterhin sind Einteilungen nach Lokalisation und Dislokation (AO-Klassifikation, 31 B1–3), nach Perfusionsstörung am Schenkelhals bzw. Risiko der Femurkopfnekrose (Einteilung nach Garden I–IV) und nach mechanischen Aspekten (Einteilung nach Pauwels I–III) gebräuchlich.

5. Sofortmaßnahmen

Wenn der Patient nicht bereits von den Rettungssanitätern **i. v. Zugänge** bekommen hat, sollten Sie ihm diese legen und eine **Ringer-Laktat-Infusion** anhängen. Aufgrund der starken Schmerzen sollte eine **suffiziente Schmerztherapie** z. B. mit Piritramid (Dipidolor®) erfolgen.

Eine **pertrochantäre Fraktur** sollte baldmöglichst **operativ** behandelt werden. Daher nehmen Sie dem Patienten zur OP-Vorbereitung Blut ab (Blutbild, Gerinnungs-, Entzündungs-, Nierenparametern etc.). Der Patient muss stationär aufgenommen werden und am Morgen vor der OP sollte dann noch ein Röntgen-Thorax und ggf. eine internistische Abklärung bezüglich der Operationsfähigkeit erfolgen. An eine **Thrombose- und Dekubitusprophylaxe** muss ebenfalls gedacht werden. Sie veranlassen, dass Herr F. nüchtern bleibt, informieren die Anästhesie und klären den Patienten bereits für die anstehende Operation auf.

MERKE

Femurfrakturen sind sehr schmerzhaft, sodass eine suffiziente Schmerztherapie sowie Schockprophylaxe erfolgen muss.

6. Therapie, operatives Vorgehen und Komplikationen

Bei **pertrochantären Femurfrakturen** sollte bei Operationsfähigkeit des Patienten die operative Therapie – unabhängig von der Stabilität der Fraktur – immer vorgezogen werden. Zwar ist eine **konservative Therapie** grundsätzlich möglich, allerdings birgt die lange Immobilisation von etwa 12 Wochen gerade bei dem höheren Alter der Patienten die Gefahr von **Komplikationen** wie Thrombosen, Thromboembolien, Dekubitus und nosokomiale Infektionen (z. B. Pneumonie).

Als **Osteosynthesematerial** werden je nach Komplexität der Fraktur sowie je nach Klinikvorlieben und Verfügbarkeit eingesetzt:

- Intramedulläre Marknagelung, v. a. proximaler Femurnagel (PFN) (➤ Abb. 41.2), teilweise Gamma-Nagel. Hierbei wird der Patient auf einem speziellen OP-Tisch gelagert, der Fuß des betroffenen Beines in einer Schale fixiert und die Fraktur zunächst unter Röntgenkontrolle reponiert. Anschließend wird

der Nagel unter sterilen Bedingungen über einen kleinen Hautschnitt unter ständiger Röntgenkontrolle in den Femur geschlagen und der Hüftkopf mit einer Klinge am Nagel fixiert. Um eine Rotation des Nagels im Markraum zu vermeiden, wird distal des Nagels noch eine Verriegelungsschraube eingebracht.
- Dynamische Hüftschraube (DHS, ➤ Abb. 41.3), bei jungen aktiven Patienten (weil es weniger invasiv als der PFN ist). Dieses Verfahren ist ähnlich der intramedullären Methode, nur dass die Fixation des Hüftkopfes über eine Platte außerhalb des Femurs erfolgt.
- Bei sehr stark osteoporotischem Knochen, bei Verdacht auf eine Hüftkopfnekrose oder Trümmerfrakturen, die sich nicht fixieren lassen, ist ggf. ein Ersatz mittels **Hemi-Endoprothese** (HEP)/**Duokopfprothese** oder **Total-Endoprothese** (TEP) (➤ Abb. 41.4) indiziert.

Für den PFN wird zunächst der Trochanter major aufgesucht, eine Inzision kaudal des Trochanters gewählt, ein Loch in die Trochanterspitze gebohrt und der Femurnagel über einen Zielbügel eingeführt. Dann werden über ein Zielgerät die proximale Klinge und die distalen Verriegelungsschrauben gesetzt.

Mögliche **Komplikationen** sind:
- Klassisch: **Blutungen, Infektionen, Wundheilungsstörungen, Thrombose, Embolie**
- Über mögliche **Schädigungen** von umgebenem **Gewebe, Gefäßen** und **Nerven** muss aufgeklärt werden.
- Intraoperativ muss evtl. das **Verfahren gewechselt** werden, sodass im Extremfall eine Endoprothesenversorgung notwendig werden kann.
- Es kann zu **Dislokationen, Implantatlockerung** oder **-bruch,** anschließender **Fehlstellung** des Beins und einer **Reoperation** kommen.
- **Hüftkopfnekrose, Coxarthrose** und **Pseudarthrose** sind gefürchtete Komplikationen nach Operationen im Hüftbereich.

Eine **Metallentfernung** wird normalerweise nur bei jüngeren Patienten angestrebt. Ziel ist es, den Patienten möglichst bald nach der Operation wieder zu mobilisieren, um die Komplikationen einer langen Immobilisation zu vermeiden. Dazu wird Osteosynthesematerial verwendet, das anschließend eine gewisse Sinterung – der sog. Teleskopmechanismus – zulässt. Dadurch wird postoperativ oft eine sofortige Belastungsstabilität erreicht.

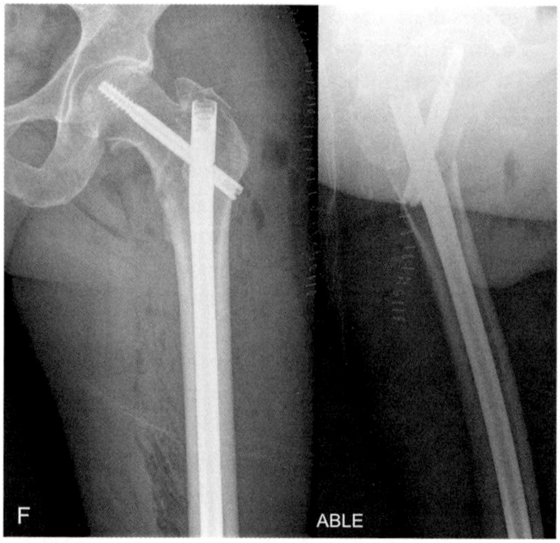

Abb. 41.2 Intramedulläre Marknagelung [G1504]

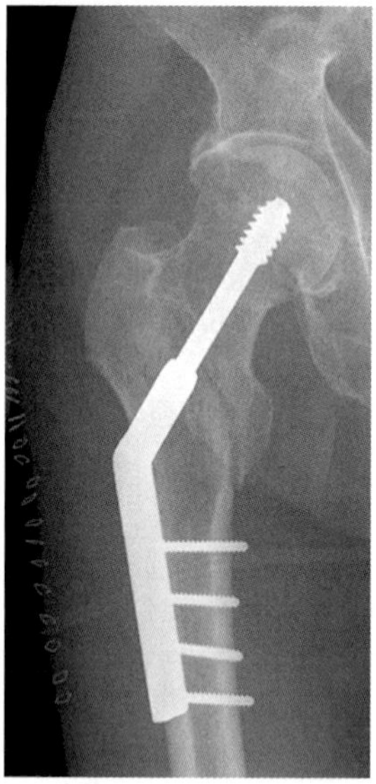
Abb. 41.3 Dynamische Hüftschraube (DHS) bei pertrochantärer Femurfraktur [T579]

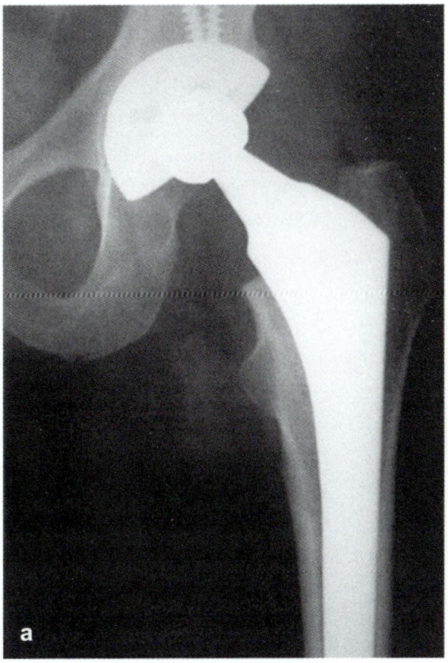

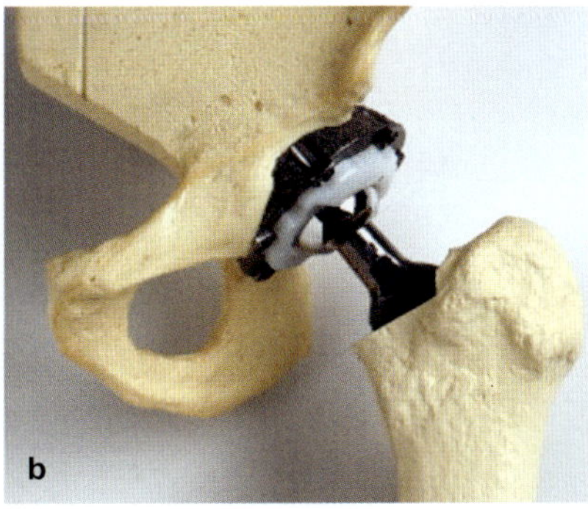

Abb. 41.4 Hüft-Totalendoprothese (Hüft-TEP) [a: E1486, b: E522]

ZUSAMMENFASSUNG

- Die pertrochantäre Femurfraktur findet sich häufig bei älteren Patienten und gehört neben der Hüftkopf- und Schenkelhalsfraktur zu den proximalen Femurfrakturen.
- Bei proximalen Femurfrakturen finden sich klinische Befunde wie Frakturhämatom, Beinlängendifferenz, (Außenrotations-)Fehlstellung, Trochanterhochstand, eingeschränkte Beweglichkeit, Druckschmerz über dem Hüftgelenk und Stauchungsschmerz.
- In der Regel reicht das konventionelle Röntgen zur Diagnose einer proximalen Femurfraktur; nur selten ist eine CT oder MRT notwendig.
- Als Sofortmaßnahmen gelten eine Infusions- und Schmerztherapie wegen Schockgefahr, gefolgt von der Operationsvorbereitung des Patienten.
- Die pertrochantäre Femurfraktur sollte operativ z. B. mit einem proximalen Femurnagel oder einer dynamischen Hüftschraube versorgt werden.

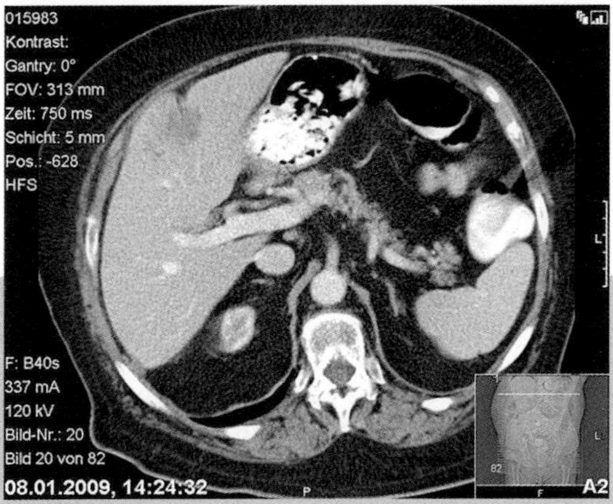

[T580]

42

Suspekter Befund bei der Abdomensonografie

Anamnese

Die 69-jährige Frau H. stellt sich in der chirurgischen Ambulanzsprechstunde auf Veranlassung ihrer Hausärztin vor. Sie bringt Aufnahmen einer CT des Abdomens mit (➤ Bild [T580]), das laut Patientin wegen eines auffälligen Befunds bei einer routinemäßig erfolgten Ultraschalluntersuchung des Bauches durchgeführt worden sei. Frau H. berichtet, vor 3 Jahren wegen „Darmkrebs“ operiert worden zu sein. Sie sei gut belastbar, habe ein konstantes Gewicht und keinerlei Beschwerden. Die letzte Darmspiegelung sei vor einem Jahr erfolgt und ohne Auffälligkeiten gewesen.

Untersuchungsbefunde

69-jährige Patientin in altersentsprechendem AZ und leicht adipösem EZ.

Körperliche Untersuchung: Herz und Lunge: regelrechte Auskultationsbefunde. Keine vergrößerten Lymphknoten tastbar. Abdomen: Bauchdecke weich, keine Druckschmerzen. Reizlose Narbe nach medianer Längslaparotomie ohne Anhalt für eine Narbenhernie. Digital-rektale Untersuchung: Ampulle leer, kein Tumor tastbar, kein Blut am Fingerling.

Computertomografie Abdomen: ➤ Bild [T580].

1. Beschreiben Sie den CT-Befund. Welche Verdachtsdiagnose erheben Sie? Welche Differenzialdiagnosen kommen infrage?

2. Welche weiteren Untersuchungen veranlassen Sie?

3. Welche Therapie schlagen Sie der Patientin vor und welche alternativen Optionen kennen Sie?

4. Welche Nachsorgemaßnahmen sind im Weiteren zu empfehlen?

1. CT-Befund und Verdachtsdiagnose

Die Computertomografie (CT) des Abdomens zeigt an der Leber oberflächennah einen hypodensen, unscharf begrenzten **Rundherd,** während das übrige Leberparenchym keine weiteren Foki aufweist (➤ Abb. 42.1). Weitere pathologische Veränderungen sind in den CT-Aufnahmen nicht zu erheben. Bei Zustand nach einer Kolonresektion wegen eines Kolonkarzinoms vor 3 Jahren ist der beschriebene Leberrundherd dringend verdächtig auf eine **Metastase (Filia)** des vorbekannten Malignoms.

Unterschieden werden:

- **Synchrone Metastasen:** liegen bereits zum Zeitpunkt der Erstdiagnose des Primärtumors vor.
- **Metachrone Metastasen:** treten nach einem tumorfreien Intervall im weiteren Verlauf der Tumorerkrankung auf.

Differenzialdiagnostisch ist bei unklaren Leberrundherden an folgende Erkrankungen zu denken:

- Leberabszess
- Primäres hepatozelluläres oder cholangiozelluläres Karzinom
- Gutartige Veränderungen: Hämangiome, Zysten, Echinokokkose, Adenome, fokal-noduläre Hyperplasie (FNH)

Zur Unterscheidung benigner und maligner Läsionen der Leber kann in der **CT und MRT** die **Spätphase** dienen. So gut wie alle Metastasen und die Mehrzahl der primären Lebermalignome zeigen in der Spätphase ein **Kontrastmittel-Wash-out,** während benigne Läsionen wie Hämangiome, FNH oder fokale Verfettungsstörungen in der Spätphase Kontrastmittel vergleichbar dem normalen Leberparenchym aufnehmen.

Lebermetastasen entstehen **hämatogen** über das Pfortadersystem oder über die A. hepatica arteriell-systemisch. Die am häufigsten in die Leber metastasierenden Malignome sind die kolorektalen Karzinome über den portal-venösen Abfluss des Primärtumors.

MERKE

Abhängig vom Tumorstadium entwickeln bis zu 50 % der Patienten mit einem kolorektalen Karzinom Lebermetastasen.

2. Diagnostik

Fällt in einer **Abdomensonografie** ein Leberrundherd auf, so ist zu seiner weiteren Abklärung und zum Ausschluss bzw. Nachweis weiterer Foki eine ergänzende bildgebende Diagnostik mittels **Dünnschicht-KM-CT** bzw. **MRT** erforderlich.

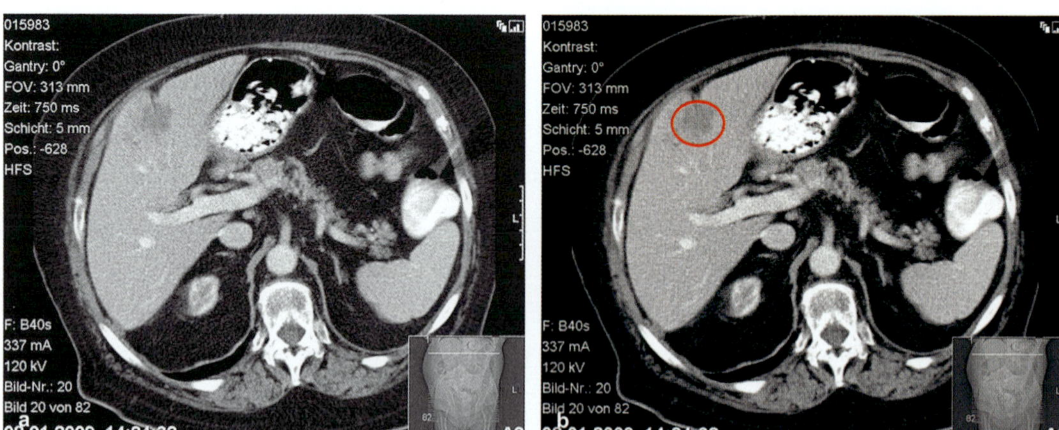

Abb. 42.1 Leberrundherd (Kreis in b) in der Kontrastmittel-CT des Abdomens [T580]

Des Weiteren sollte bei bekannten Malignomen ein **Restaging** zum Ausschluss eines Rezidivs des Primärtumors für die weitere Therapieplanung erfolgen. Erscheint eine chirurgische Entfernung des Leberherds nicht möglich, sollte eine **Feinnadelpunktion** zur Biopsiegewinnung erfolgen.
Bei Frau H. sind daher eine Koloskopie, Röntgenaufnahmen des Thorax sowie zur weiteren Verlaufs- und Therapiekontrolle die Bestimmung des Tumormarkers CEA angezeigt.

3. Therapie

Eine Verbesserung der Prognose kann bei einer Lebermetastasierung nur erzielt werden, wenn eine Resektion der Metastasen im Gesunden (**R0-Resektion;** ➤ Tab. 42.1) möglich ist, **kein Rezidiv** des Primärtumors nachgewiesen wurde und das **OP-Risiko vertretbar** ist.
Ob eine chirurgische Entfernung möglich ist, hängt von Größe und Anzahl der Lebermetastasen, deren Lokalisation und der Funktionsreserve des Leberrestgewebes ab. Bei multiplen Herden in beiden Leberlappen (➤ Abb. 42.2) ist eine Resektion nicht mehr indiziert.

Tab. 42.1 Einteilung des Resektionsausmaßes bei malignen Tumoren

R0-Resektion	Resektionsrand makroskopisch und mikroskopisch tumorfrei
R1-Resektion	Resektionsrand makroskopisch tumorfrei, mikroskopisch Nachweis von Tumorzellen
R2-Resektion	Makroskopisch am Resektionsrand verbliebenes Tumorgewebe

Bei der **Metastasenchirurgie an der Leber** sind folgende resezierende Eingriffe möglich:

- **Atypische Resektion:** Entfernung von kleinen Herden innerhalb eines Segments
- **Segmentresektion:** Resektionsausmaß entspricht den anatomischen Segmenten der Leber.
- **Hemihepatektomie:** Entfernung eines Leberlappens

Bei der Operation sollte intraoperativ eine (sterile) Ultraschalluntersuchung der Leber erfolgen, da im Vergleich zur präoperativ erfolgten CT oder MRT in bis zu 25 % der Fälle weitere Herde nachzuweisen sind.
Ist **keine operative Metastasenentfernung** möglich, aber besteht die Aussicht, durch eine effektive Behandlung der Lebermetastasen die Lebenserwartung des Patienten zu verbessern, stehen **folgende Therapieoptionen** zur Verfügung:

- **„Downsizing":** Verkleinern der Metastasen durch eine Chemotherapie, um sie sekundär einer Resektion zuführen zu können
- **Radiofrequenzthermoablation:** CT-gesteuert werden Sonden in die Metastasen perkutan eingebracht und durch Hitzeapplikation das Tumorgewebe zerstört.
- **Stereotaktische Bestrahlung:** perkutane Radiotherapie; günstig bei zwerchfellnahen Herden; weniger geeignet, wenn Darm oder Gallenblase im Bestrahlungsfeld liegen, da diese strahlensensibler als das Leberparenchym sind.
- **Transarterielle Chemoembolisation:** Hierbei wird die meist gute arterielle Gefäßversorgung der Metastasen genutzt, um über einen transarteriell nahe an die Metastase platzierten Katheter lokal ein

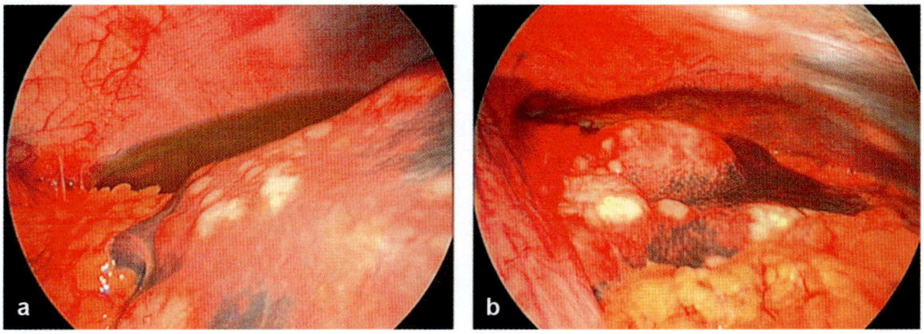

Abb. 42.2 Laparoskopischer Befund bei multiplen Lebermetastasen in beiden Leberlappen. a) Rechter Leberlappen, b) linker Leberlappen. [T581]

Zytostatikum einzubringen und im Anschluss daran das versorgende Tumorgefäß mit vaskulären Okklusionsmitteln zu verschließen (= embolisieren).

Nachdem beim Restaging ein Rezidiv des bekannten Kolonkarzinoms ausgeschlossen wurde und bei Frau H. eine oberflächlich gelegene Solitärmetastase im linken Leberlappen vorliegt, ist der Patientin eine Metastasenentfernung durch eine Segmentresektion zu empfehlen.

4. Nachsorge

Nach erfolgter Resektion von kolorektalen Lebermetastasen sind die Patienten ebenso wie nach der Behandlung des primären Karzinoms regelmäßigen Tumornachsorgeuntersuchungen zu unterziehen. Diese umfassen in halbjährlichen Abständen:

- Körperliche Untersuchung
- Abdomensonografie
- Bestimmung der Tumormarker
- Jährlich Röntgenaufnahme des Thorax

Ist hierbei erneut eine Metastase in der Leber nachzuweisen, kann oftmals wiederum eine Resektion im Gesunden erfolgen und damit eine Prognoseverbesserung erzielt werden.

Bitte denken Sie auch immer an die **psychosoziale Beratung der onkologischen Patientinnen und Patienten.** Gerade wenn wie in diesem Fall die Patientin bereits eine Krebserkrankung durchgemacht hat, können Ängste und Sorgen, gepaart mit Erinnerungen an die oftmals schwere Zeit, aufkommen. Ziehen Sie bitte frühzeitig konsiliarisch beratende Kolleginnen und Kollegen in Betracht bzw. weisen Sie auch die Patientin darauf hin, dass Sie eine ambulante Beratung für sinnvoll erachten.

ZUSAMMENFASSUNG

- Unklare Leberrundherde in der Abdomensonografie sind mittels Dünnschicht-CT oder MRT weiter abzuklären (KM-Wash-out).
- Bei bekanntem Malignom handelt es sich bei fokalen Veränderungen meist um Metastasen; differenzialdiagnostisch ist an Abszesse, Zysten, Adenome, Hämangiome oder primäre hepato- oder cholangiozelluläre Karzinome zu denken.
- Die Möglichkeit der operativen Metastasenentfernung ist abhängig von Größe, Anzahl und Lokalisation sowie der Funktionskapazität des verbleibenden Lebergewebes.
- Das Resektionsausmaß bei Lebermetastasen reicht von der atypischen Resektion bis zur Hemihepatektomie.
- Als alternative Therapieoptionen zur Operation stehen Chemotherapie, lokale Thermoablation, stereotaktische Bestrahlung sowie Chemoembolisation zur Verfügung.

43

Belastungsabhängiger akuter Thoraxschmerz

Anamnese

Sie übernehmen präoperativ den 67-jährigen Herrn K. mit einer chronischen koronaren Herzkrankheit (KHK, auch chronisches Koronarsyndrom, CCS genannt) von der kardiologischen Normalstation auf Ihre herzchirurgische Normalstation. Bei dem Patienten bestehen eine Drei-Gefäßerkrankung sowie eine Ejektionsfraktion von 40 %. Unter konservativer Therapie gibt er eine seit mehreren Monaten bei geringer Belastung auftretende Angina pectoris an. Die Frage nach Infektionen in den letzten 2 Wochen verneint der Patient.

Untersuchungsbefunde

67-jähriger Patient in reduziertem AZ und adipösem EZ. RR 150/100 mmHg, HF 82/min, Temperatur 36,7 °C.

Körperliche Untersuchung: Herz: hochfrequentes holosystolisches $^{2}/_{6}$-Decrescendosystolikum mit p. m. über Erb und apikal, Herzspitzenstoß nicht lateralisiert. Lungen: vesikuläres Atemgeräusch beidseits ohne RG. Gefäßstatus: periphere Pulse gut palpabel, Allen-Test beidseits 5 s, keine Strömungsgeräusche, keine Varikosis, keine peripheren Ödeme. Abdomen: weich mit regelrechten Darmgeräuschen, Leber 3 cm unter dem Rippenbogen mit glattem Organrand zu palpieren. Keine Jugularvenenstauung. Neurologisch orientierend unauffällig.

1. Was wissen Sie über Ätiologie, Pathogenese und Klinik der koronaren Herzkrankheit (KHK)?

2. Nennen Sie bitte wichtige klinische Symptome der KHK.

3. Welche wichtigen Differenzialdiagnosen des akuten Thoraxschmerzes kennen Sie?

4. Wie und auf der Basis welcher Diagnostik wird die Indikation zur weiteren Therapie gestellt?

5. Welche Therapieoptionen bestehen grundsätzlich bei einer KHK?

6. Wie soll die Therapie-Entscheidung getroffen werden?

1. Koronare Herzkrankheit (KHK)

Der KHK liegt überwiegend eine **Arteriosklerose** der Koronararterien zugrunde. Führt diese zur **Stenose** der den Herzmuskel versorgenden **Koronararterien,** kommt es in Abhängigkeit vom Stenosegrad durch die **Minderdurchblutung** zu einem Missverhältnis von (niedrigem) Sauerstoffangebot und (höherem) Sauerstoffbedarf im entsprechenden Herzmuskelareal **(Koronarinsuffizienz).**

Selten können andere Ursachen, wie Gefäßspasmen, Thromben und Herzinsuffizienz, aber auch extrakardiale Ursachen, wie Anämien und Lungenerkrankungen, bei zusätzlicher Arteriosklerose dieses Missverhältnis verursachen.

Als **Risikofaktoren** für eine KHK gelten Nikotinabusus, arterielle Hypertonie, Diabetes mellitus, Fettstoffwechselstörungen (LDL ↑, HDL ↓, Gesamtcholesterin ↑, Homozystein ↑, Lipoprotein a ↓), Adipositas, Bewegungsmangel, Alter, das männliche Geschlecht sowie eine positive Familienanamnese (genetische Disposition).

Die daraus resultierende **Ischämie der Herzmuskulatur** kann je nach Ausmaß münden in:

- Akutes Koronarsyndrom (ACS)
- Herzrhythmusstörungen
- Herzinsuffizienz
- Plötzlichen Herztod

MERKE

Die KHK kann als ischämische Herzerkrankung aufgrund von unzureichender Koronardurchblutung beschrieben werden.

2. Klinische Symptome der KHK

Als **Leitsymptom** der KHK kann als Folge der Myokardischämie die **Angina pectoris** angesehen werden.

Mögliche Beschreibung der Angina pectoris:

- Schmerzende „Herzenge"
- Druck, seltener Brennen retrosternal, ringförmig oder thorakal einseitig
- Schmerzausstrahlung: Arm (li > re), Hals, Kiefer, Rücken, Oberbauch (Sodbrennen, Übelkeit)
- Teilweise nur Schmerz in Ausstrahlungsorten
- **Cave!** Weibliche Patienten werden häufig unterdiagnostiziert.

Ebenso sollten die Frage nach der **Dauer** eines jeweiligen Schmerzgeschehens, nach der **Häufigkeit** sowie den **auslösenden Faktoren** (körperliche Belastung, postkoital, Hitze, Kälte, postprandial wegen der mesenterialen Mehrdurchblutung → Roemheld-Syndrom) Bestandteil der Anamnese sein.

Die Angina pectoris kann auch fehlen und stattdessen eine **Dyspnoe** das Leitsymptom sein. Diese kann bei bestehender COPD oder aufgrund einer kardialen Dekompensation vom Patienten als Angina pectoris fehlgedeutet werden. Daneben geben die Patienten oft **unspezifische Symptome,** wie allgemeine Schwäche, verminderte Belastbarkeit und Herzrhythmusstörungen (z. B. Herzrasen, Synkopen, Palpitationen), an.

Man unterscheidet:

- **Stabile Angina pectoris:** wiederholte Angina < 20 min, die v. a. durch körperliche Belastung auslösbar ist und sich auf körperliche Ruhe und Nitrate (Zerbeißkapsel oder Spray) bessert
- **Instabile Angina pectoris:** anhaltende Angina auch in Ruhe, zunehmende Stärke (Crescendo-Angina) und/oder Häufigkeit, jede neu auftretende Angina bei zuvor asymptomatischem Patienten (De-novo-Angina pectoris). Aufgrund der klinischen Symptomatik kann die instabile Angina nicht vom Myokardinfarkt unterschieden werden, weshalb sie als **akutes Koronarsyndrom (ACS),** das stationär überwachungspflichtig ist, zusammengefasst wird.
- **Außerdem:** Prinzmetal-Angina (seltene, durch Koronarspasmen ausgelöste Angina) und stumme Myokardischämie (ohne subjektive Beschwerden z. B. bei Diabetes mellitus)

MERKE

- Die instabile Angina pectoris und der akute Myokardinfarkt werden unter dem Begriff akutes Koronarsyndrom zusammengefasst, das einer Krankenhauseinweisung(!) bedarf.
- Für einige Patienten ist es schwer, eine Angina pectoris von einer Dyspnoe zu unterscheiden.

3. Thoraxschmerz

Die wichtigsten Differenzialdiagnosen sind:

- **Akuter Thoraxschmerz:** KHK – akutes Koronarsyndrom – akuter Myokardinfarkt, Lungenembolie, Aortendissektion, Pneumothorax, Perikardtamponade
- **Subakuter Thoraxschmerz:** Myokarditis, Magenbeschwerden (Ulcus ventriculi), kostovertebrale Schmerzen, entzündliche Vorgänge (Ösophagitis, Pankreatitis, Pleuritis, Pneumonie), psychische und vegetative Erkrankungen

4. Indikationsstellung

Die Indikationsstellung ist nicht nur in der Chirurgie eine der schwierigsten ärztlichen Aufgaben. In der Herzchirurgie sollte diese interdisziplinär v. a. mit der Kardiologie sowie Anästhesie erfolgen. **Ziele der KHK-Therapie sind:**

- Steigerung von Lebensqualität und Belastbarkeit der Patienten
- Vorbeugen der klinischen Manifestation einer KHK (z. B. Myokardinfarkt, Herzinsuffizienz)
- Senkung der Sterblichkeit

Diese Ziele sollten für den Patienten **nur so invasiv wie notwendig** erfolgen.

Als grobe Richtlinie zur Indikationsstellung einer herzchirurgischen Therapie bei KHK müssen von kardiologischer Seite die **Koronararterienstenosen lokalisiert** (Koronarangiografie, ggf. Koronar-CT/MRT) und ihre **objektive ischämische Wirksamkeit** (Belastungs-EKG, Myokardszintigrafie) diagnostiziert sein. Ist die Koronarinsuffizienz konservativ (medikamentös, Reduktion der Risikofaktoren) und katheterinterventionell nicht beherrschbar, müssen **Risiko und Nutzen** einer operativen Therapie unter Berücksichtigung der Operationsfähigkeit des Patienten und der operativen Möglichkeiten (evtl. minimalinvasiv, evtl. ohne Herz-Lungen-Maschine, evtl. Hybridverfahren) gegeneinander abgewogen werden.

Wichtige diagnostische Untersuchungen der KHK sind neben Anamnese, klinischer Untersuchung, Blutuntersuchung, EKG mit zwölf Ableitungen (Ruhe-, Belastungs-EKG):

- **Echokardiografie** (transthorakale = TTE und transösophageale = TEE) z. B. zur Beurteilung der Herzanatomie, der Ventrikelfunktion, Wandbewegungsstörungen, intrakardialen Thromben, der Herzklappen sowie zur Verlaufsbeobachtung; auch als Stressechokardiografie
- **Koronarangiografie** (Herzkatheter) als bisheriger „Goldstandard" mit Angabe der Lokalisation sowie des Ausmaßes der Koronarstenose/n (➤ Abb. 43.1)

Weitere diagnostische Verfahren sind das EKG-gesteuerte Koronar-CT (➤ Abb. 43.2) oder Koronar-MRT, ggf. eine Myokardszintigrafie (Thallium), die Dobutamin-Stress-Magnetresonanztomografie (DSMR) und die Myokard-Perfusions-MRT.

Präoperativ **vor herzchirurgischem Eingriff** sollten außerdem erfolgen: eine Lungenfunktionsdiagnostik (LUFU), eine Röntgenaufnahme des Thorax und eine Doppler-Sonografie der extrakraniellen Gefäße am Kopf (v. a. Karotiden, da hochgradige Stenosen der A. carotis i. d. R. in derselben Operation mitversorgt werden).

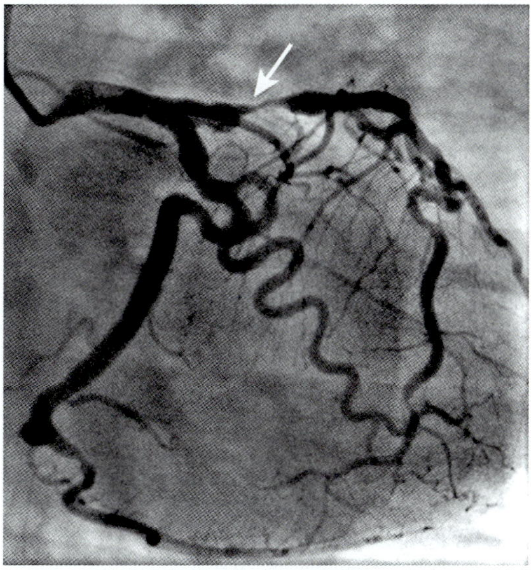

Abb. 43.1 Koronarangiografie (der Pfeil kennzeichnet die Stenose) [T579]

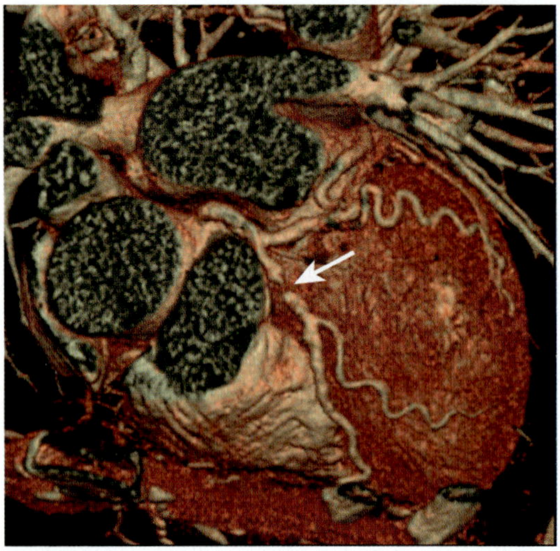

Abb. 43.2 Koronar-CT in 3D-Rekonstruktion mit hochgradiger Stenose (Pfeil) [T579]

5. Therapieoptionen

In Abhängigkeit von Faktoren wie Beschwerden und der Ursache der KHK, der Lage, Zahl und Stenosegrad der betroffenen Koronargefäße, aber auch der Operationsfähigkeit des Patienten, wird ggf. zusätzlich zur konservativen (Begleit-)Therapie die Indikation zur interventionellen oder operativen Therapie gestellt.

- **Konservative Therapie:**
  - Beeinflussung der Lebensweise und der Risikofaktoren, wie Raucherentwöhnung, gute Einstellung eines Diabetes mellitus, körperliche Bewegung, Ernährungsumstellung etc.
  - Medikamentöse Unterstützung: Nitrate (schnell wirksam für akute Anfälle), Betablocker (für ein Jahr nach Myokardinfarkt empfohlen, dann Reevaluation), Kalziumantagonisten, Thrombozytenaggregationshemmer (ASS), HMG-CoA-Reduktasehemmer (Statine), ACE-Hemmer (KHK keine alleinige Indikation, bei Unverträglichkeit AT-1-Rezeptorantagonisten)
- **Interventionelle Therapie:** perkutane transluminale Koronarangioplastie (PTCA): Ballondilatation und/oder Stentimplantation über Linksherzkatheter
  - **Indikationen:** v. a. Ein- oder Zweigefäßerkrankungen, proximale, gut zugängliche und kurzstreckige Stenosen
  - **Komplikationen:** Perforation, Dissektion, Restenosierung/Verschluss und weitere
- **Herzchirurgische Therapie:** Bypass-Operation (Coronary-Artery-Bypass-Graft = CABG). In Allgemeinnarkose werden stenotische Koronargefäße mittels Mammaria-interna-Bypass und/oder aortokoronarem Venen-Bypass (ACVB) und/oder A. radialis als Bypass-Graft überbrückt, um eine distale Durchblutung der Herzmuskulatur zu erreichen. Über eine Thorakotomie oder mit kleinem Schnitt (minimalinvasiv direct Coronary-Artery-Bypass = MIDCAB), mit Herz-Lungen-Maschine oder ohne (Off-Pump-Coronary-Artery-Bypass = OPCAB).
  - **Indikationen:** Mehrgefäßerkrankung, Hauptstammstenosen, langstreckige Stenosen, begleitende Klappenvitien, KI für PTCA
  - **Komplikationen:** Narkoserisiko, Blutungen, intraoperativer Infarkt, Restenosierung/Verschluss (seltener bzw. später als bei PTCA, Restenosierung vom Graft abhängig: Vene ≥ A. radialis > A. mammaria interna) und weitere
- Nach ST-Hebungsinfarkt (STEMI), Nicht-ST-Hebungsinfarkt (NSTEMI) und koronarer Bypass-Operation ist eine in der Regel stationäre Rehabilitation als direkte Anschlussbehandlung empfohlen.

6. Treffen der Therapieentscheidung

Zur Sicherung der **Selbstbestimmungsaufklärung** gemäß des Bürgerlichen Gesetzbuches (BGB) soll die Therapieentscheidung **gemeinsam** getroffen werden **(Shared-Decision-Making).** Ziel ist eine „wohlüberlegte Einwilligung" des Patienten und somit die Stärkung der Therapieadhärenz. Dabei nimmt der Arzt oder die Ärztin auch die Funktion als Gesundheitsberater bzw. -beraterin ein. Gerade bei der KHK stellen die Basis der Erkrankung ungünstige Lebensgewohnheiten dar. Versuchen Sie sich in die Perspektive Ihres Patienten zu versetzen, um zu verstehen, dass die Veränderung lebenslanger Gewohnheiten schwierig sein kann. Manchmal braucht

es kleine Schritte, um nachhaltig Erfolg zu haben. Auf jeden Fall sollte der Patient die Notwendigkeit für die **Lebensstiländerung** selbst erkennen. Daher empfehlen die Leitlinien sowohl zur kardiovaskulären Prävention als auch zur Lebensstiländerung nach der Diagnose etablierte Methoden der kognitiven Verhaltenstherapie wie eine motivierende Gesprächsführung (Motivational interviewing) und eine empathische, ermutigende Ansprache sowie Aufklärung.
Zur Unterstützung der Gesprächsführung können Sie das Patientenblatt „Entscheidungen gemeinsam besprechen" nutzen (abrufbar im Zusammenhang mit der Nationalen Versorgungsleitlinie Chronische Herzinsuffizienz, Stand September 2025).

ZUSAMMENFASSUNG

- Die KHK ist als ischämische Herzerkrankung aufgrund von unzureichender Koronardurchblutung definiert, die als klinische Manifestation z. B. in eine Herzinsuffizienz, Herzrhythmusstörungen, Herztod etc. münden kann.
- Wichtigste Ursache der Koronarinsuffizienz ist die Arteriosklerose der Herzkranzgefäße.
- Als Leitsymptom gilt die Angina pectoris.
- Bei Thoraxschmerzen muss differenzialdiagnostisch an eine Angina pectoris, aber auch an eine Lungenembolie, eine Aortendissektion, den Pneumothorax sowie gastrische und entzündliche Beschwerden gedacht werden.
- Diagnostischer Goldstandard für die Beurteilung der Koronarstenosen ist die Koronarangiografie.
- KHK-Therapie: konservative (medikamentöse) Therapie, ggf. plus interventionelle (PTCA) oder herzchirurgische (CABG) Therapie, bzw. Kombinationstherapie aus allen.
- Ein herzchirurgisches Vorgehen bei diagnostizierter KHK ist v. a. bei Mehrgefäßerkrankungen, Hauptstamm- und langstreckigen Stenosen indiziert.

44

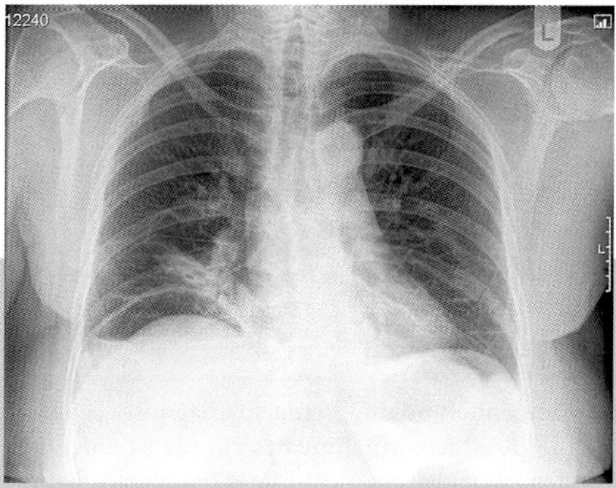

[T580]

Perakut einsetzende Bauchschmerzen

Anamnese

Der Rettungsdienst bringt die 43-jährige Frau A. wegen während der Arbeit plötzlich einsetzender stärkster Bauchschmerzen, die seit etwa 3 h bestünden, in die Chirurgische Notaufnahme. Die Patientin sei als Küchenhilfe in einer Kantine tätig. Seit Jahren leide sie an einem chronischen LWS-Syndrom, aufgrund dessen sie seit längerer Zeit ein Diclofenac-Präparat einnehme. Bis auf einen Nikotinabusus (etwa 40 Zigaretten täglich) seien keine weiteren Erkrankungen bekannt.

Untersuchungsbefunde

43-jährige Patientin in sehr schlankem EZ und reduziertem AZ. RR 90/60 mmHg, Puls 100/min.
Körperliche Untersuchung: Haut: blass und kaltschweißig. Abdomen: diffus stark druckschmerzhaft und bretthart. Nur vereinzelt Darmgeräusche vorhanden. Nierenlager: nicht klopfschmerzhaft. Herz und Lunge: unauffällig. Übrige körperliche Untersuchung einschließlich digital-rektaler Untersuchung unauffällig.
Röntgen-Thorax: ➤ Bild [T580].

1. Welche Maßnahmen und Untersuchungen ergreifen Sie?

2. Beschreiben Sie das Röntgenbild. Wie lautet Ihre Verdachtsdiagnose?

3. Beschreiben Sie mögliche Ursachen und Komplikationen des Krankheitsbildes.

4. Welche Therapie ist erforderlich?

5. Welche Empfehlungen geben Sie der Patientin?

1. Maßnahmen und Diagnostik

Aufgrund der klinischen Zeichen der Zentralisation wie Blässe, Kaltschweißigkeit und positivem Schockindex (➤ Fall 36) ist zunächst eine Volumengabe über einen venösen Zugang als Erstmaßnahme erforderlich. Die Patientin sollte parenteral eine ausreichende Analgesie erhalten und nüchtern bleiben.

Bei der klinischen Symptomatik des akuten Abdomens sind neben den **Röntgenaufnahmen** von Thorax und Abdomen in Linksseitenlage zur weiteren Abklärung notwendig:

- **Labordiagnostik:** kleines Blutbild, Elektrolyte, Quick, PTT, Kreatinin, Transaminasen, Amylase, Lipase, Bilirubin, LDH, CRP, Urinstatus sowie ggf. Blutgruppe und Kreuzblut
- **Abdomensonografie:** zum Nachweis freier Flüssigkeit

2. Röntgenbefund und Verdachtsdiagnose

Auf der **Röntgenaufnahme des Thorax** ist unter dem rechten Zwerchfell eine deutliche Luftsichel sichtbar, die freier Luft intraabdominell entspricht (➤ Abb. 44.1). Falls aufgrund des Patientenzustands keine Aufnahme im Stehen möglich ist, ist eine **Übersichtsaufnahme des Abdomens** in Linksseitenlage durchzuführen. Hierbei zeigt sich freie Luft als Sichel zwischen dem Leberschatten und dem Zwerchfell, wobei der Befund sehr diskret sein kann (Pfeil in ➤ Abb. 44.2).

Der Nachweis von freier Luft sowie die perakut einsetzenden Schmerzen abdominell mit Peritonismus („bretthartes Abdomen") sind dringend verdächtig auf eine **Hohlorganperforation.** Bestehen zusätzlich eine positive Ulkusanamnese oder Risikofaktoren für ein Ulkusleiden (wie im Fall von Frau A. Einnahme von NSAID und Nikotinabusus) ist eine **Perforation eines Ulcus ventriculi oder duodeni** sehr wahrscheinlich. Sollte trotz dringenden klinischen Verdachts auf eine Ulkusperforation keine freie Luft in der Röntgendiag-

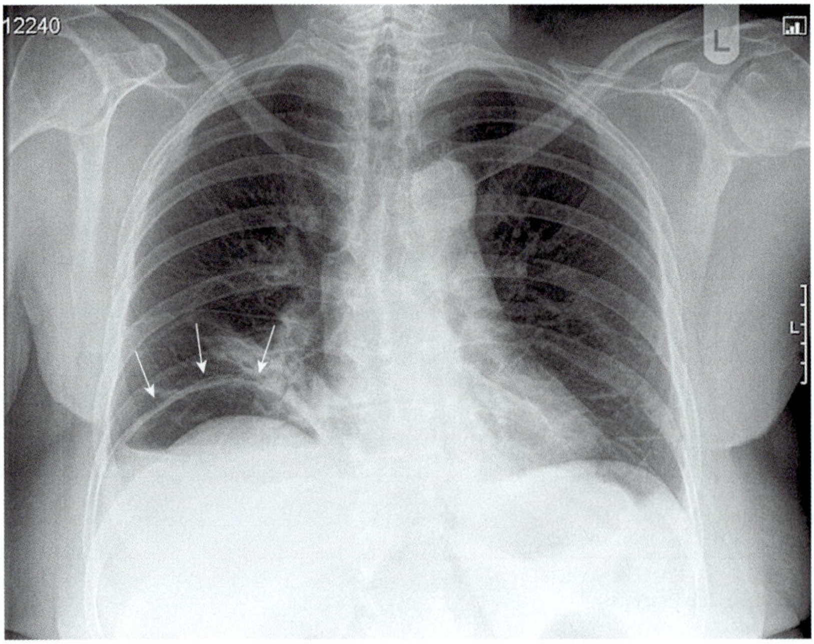

Abb. 44.1 Röntgen-Thorax mit freier Luft unter dem rechten Zwerchfell (Pfeile) [T580]

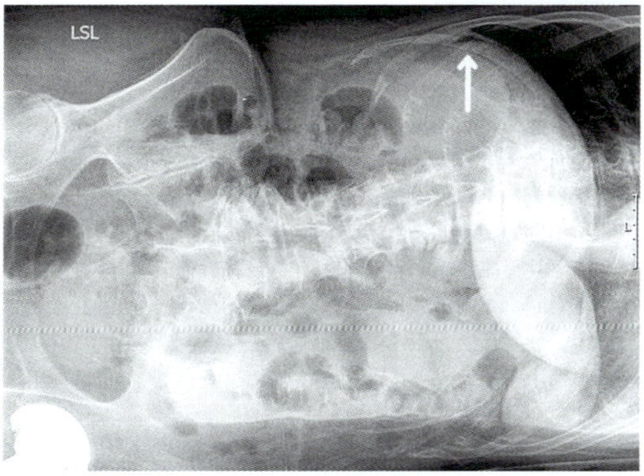

Abb. 44.2 Röntgenaufnahme des Abdomens in Linksseitenlage mit freier Luft subphrenisch rechts (Pfeil) [T580]

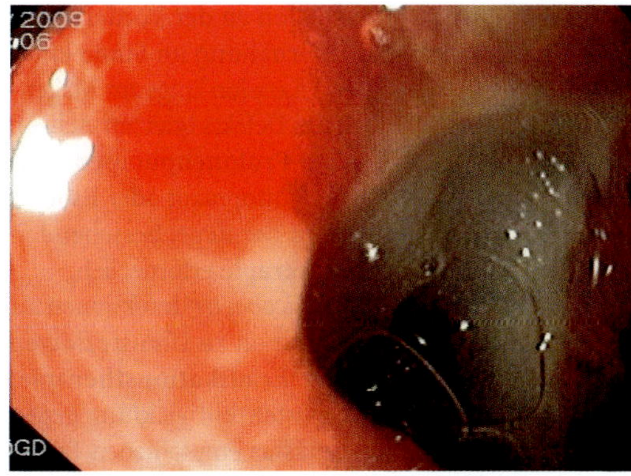

Abb. 44.3 Endoskopischer Befund eines Ulcus duodeni [T583]

nostik nachzuweisen sein, kann über eine Magensonde Luft insuffliert und die Röntgenuntersuchung wiederholt werden.

Weitere Ursachen für freie Luft intraabdominell können sein:

- Dünndarm- oder Kolonperforation durch Fremdkörper (z. B. Gräten), Trauma, Ischämie, Tumor, iatrogen
- Perforierte Divertikulitis
- Anastomosen- oder Nahtinsuffizienz nach vorausgegangenem Baucheingriff
- Nach Laparoskopie (noch verbliebenes CO_2-Gas)

3. Ursachen und Komplikationen

Bei der **Ulkuskrankheit** kommt es zu einem **Ungleichgewicht zwischen schleimhautprotektiven und -aggressiven Faktoren** mit Überwiegen der letzteren.

- **Protektiv** für die Mukosa wirken der Magenschleim, die regelmäßige Zellerneuerung und Prostaglandine sowie die Neutralisation der Magensäure im Duodenum durch Sekretin und Enterogastron.
- **Schleimhautschädigend** sind eine gesteigerte Säureproduktion und Pepsin, lokale Minderdurchblutungen, Nikotin, Stress (sog. Stressulkus bei Intensiv- oder Verbrennungspatienten!), Medikamente wie Glukokortikoide und NSAID sowie insbesondere eine Infektion mit **Helicobacter pylori,** der in über 90 % beim Ulcus duodeni und 70–80 % beim Magenulkus nachzuweisen ist. Die Gesamt-Prävalenz der *Helicobacter-pylori*-Infektion in Deutschland wird in der AWMF Leitlinie Helicobacter pylori und gastroduodenale Ulkuskrankheit zwischen 3 % bei Kindern im Alter von 4 Jahren und ca. 35 % bei Erwachsenen angegeben (Stand September 2025).

Bei einem Ulkus liegt im Gegensatz zu einer oberflächlichen Erosion ein bis tief in die Muscularis propria reichender Defekt vor (➤ Abb. 44.3).

Mögliche Komplikationen eines Ulkusleidens können sein:

- Perforation
- Penetration mit und ohne Durchbruch in angrenzende Organe (häufig Pankreas)
- Blutungen
- Maligne Entartung
- Stenose

4. Therapie

Der Eingriff erfolgt je nach Erfahrung des Operateurs über eine **Laparotomie oder Laparoskopie.** Bestätigt sich die Verdachtsdiagnose einer Ulkusperforation, wird die Perforationsstelle exzidiert und übernäht. Aufgrund des ausgetretenen Magensekrets wird die Bauchhöhle ausgiebig gespült und mit Drainagen versorgt. Liegt die

Perforation in der Pylorusregion an der Vorderwand, erfolgt die Exzision und Übernähung im Sinne einer Pylorus-Erweiterungsplastik (Exzision längs zur Magen-Darm-Achse und Vernähen des Defekts quer zur Achse). Postoperativ ist die Gabe eines **Protonenpumpenhemmers** (PPI, z. B. Omeprazol, Pantoprazol oder Esomeprazol) sowie aufgrund der in der Regel bestehenden Peritonitis eine **Antibiotikatherapie** erforderlich.
Wegen der hohen Raten an *Helicobacter*-Infektionen als Ulkusursache, die unbehandelt oft zu Ulkusrezidiven führt, erfolgt ergänzend eine **Eradikationstherapie.** Aufgrund zunehmender Resistenzentwicklung gegen Clarithromycin, scheinen die bisher empfohlenen Triple-Therapien nicht mehr die notwendige Wirksamkeit zu haben. Daher wird folgendes Vorgehen empfohlen:

- In der **Erstlinientherapie** sollte bevorzugt eine **Bismut-haltige Quadrupeltherapie** (Protonenpumpenhemmer (Omeprazol) plus Kombinationspräparat aus Bismut, Tetracyclin und Metronidazol) für mindestens 10 Tage eingesetzt werden.
- Gemäß einer vorliegenden **Resistenztestung** soll die **Zweitlinientherapie** mit einer **Standard-Tripel-Therapie** oder einer Fluorochinolon-haltigen Tripel-Therapie über 14 Tage erfolgen z. B.:
  - **Französische Triple-Therapie** über 7–14 Tage: PPI (z. B. 2 × 20 mg/d Omeprazol) + Amoxicillin (2 × 1 g/d) + Clarithromycin (2 × 500 mg/d)
  - **Italienische Triple-Therapie** über 7–14 Tage: PPI (z. B. 2 × 20 mg/d Omeprazol) + Clarithromycin (2 × 250–500 mg/d) + Metronidazol (2 × 400–500 mg/d)
- Sollte die Zweitlinientherapie versagen, sollen weitere Therapieversuche als **Drittlinientherapie nur durch eine(n) Spezialistin/-en** mit Zugang zu einer *H.-pylori*-Resistenztestung erfolgen.

(siehe AWMF Leitlinie Helicobacter pylori und gastroduodenale Ulkuskrankheit, Stand September 2025)

MERKE

Der Nachweis von freier Luft ist eine Indikation zur Notfall-OP. Ausnahme ist eine kurz vorausgegangene Laparotomie oder Laparoskopie ohne entsprechende abdominelle Symptomatik.

5. Empfehlung
Etwa 4–6 Wochen postoperativ sollte eine **Kontroll-Gastroduodenoskopie** zum sicheren Ausschluss eines Malignoms, v. a. nach Perforation eines Magenulkus, und zur Überprüfung einer erfolgreichen *Helicobacter*-Eradikation durchgeführt werden. Bis dahin wird die PPI-Medikation fortgesetzt.
Im Fall von Frau A. wäre der Patientin zu empfehlen, zur Prophylaxe die schädigenden Noxen wie Nikotin und die Einnahme von NSAID zu vermeiden.

ZUSAMMENFASSUNG

- Perakut einsetzende abdominelle Schmerzen und ein „bretthartes" diffus druckschmerzhaftes Abdomen sind dringend verdächtig auf eine Hohlorganperforation.
- Beim radiologischen Nachweis von freier Luft intraabdominell ist bei entsprechender Symptomatik unter dem Verdacht auf eine Hohlorganperforation eine Notfall-OP indiziert.
- Ursächlich für eine Ulkuskrankheit ist das Ungleichgewicht zwischen protektiven und aggressiven Faktoren für die Schleimhaut sowie in bis zu 90 % der Nachweis einer *Helicobacter-pylori*-Infektion.
- Mögliche Komplikation eines Ulcus duodeni oder ventriculi können eine Perforation oder Penetration, eine Blutung, maligne Entartung oder Ausbildung einer Stenose sein.
- Nach Exzision und Übernähung eines perforierten Ulkus sind eine weitere Therapie mit PPI sowie die Eradikation von *Helicobacter pylori* erforderlich.
- Ein symptomatische *Helicobacter-pylori*-Infektion mit Ulkusleiden ist bei Kindern und Jugendlichen sehr selten.

WAS WÄRE, WENN ...

... es sich bei der Patientin um ein 10-jähriges Mädchen mit gleicher Grunderkrankung handeln würde? Wäre die Symptomatik ebenso fulminant und wie würden Sie vorgehen?

Entsprechend der AWMF Leitlinie Helicobacter pylori und gastroduodenale Ulkuskrankheit (Stand September 2025) werden *Helicobacter-pylori*-Infektionen auch in Ländern mit niedriger Prävalenz wie Deutschland meist im jungen Kindesalter erworben. Allerdings ist die chronische Infektion im Kindesalter **selten symptomatisch.** Das Risiko für ein Ulkus wird mit 6–7 % bei symptomatisch infizierten Kindern und Jugendlichen angegeben. Das Gute ist, dass assoziierte Malignome bei ihnen nicht vorkommen.

Bei Kindern mit gastroduodenalem Ulkus bzw. Läsionen bei *Helicobacter-pylori*-Infektion wird derzeit eine an das Körpergewicht adaptierte Therapie aus einem **PPI und** einer antibiotischen Dreifachtherapie mit **Amoxicillin, Clarithromycin und Metronidazol** empfohlen.

Daher sollten nur Kinder und Jugendliche auf eine *Helicobacter-pylori*-Infektion getestet werden, die mit hoher Wahrscheinlichkeit unmittelbar durch eine Eradikationstherapie profitieren. Auch eine präventive Therapie, die Komplikationen im späteren Lebensalter verhindern könnte, sollte auf das Erwachsenenalter verschoben werden.

45

Verbrennungen

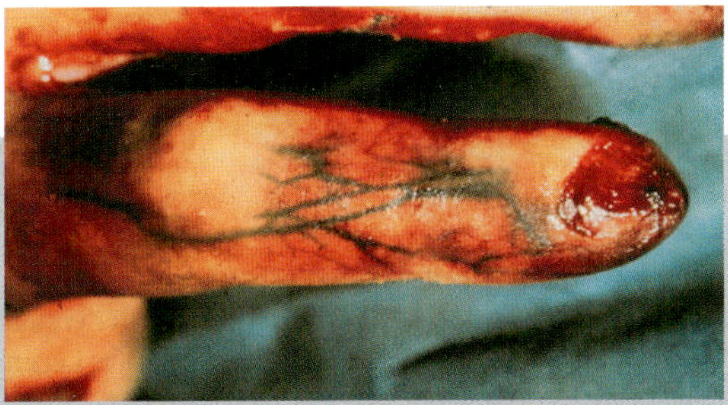

[R234]

Anamnese

An Ihrem dienstfreien Wochenende möchten Sie mit Freunden einen entspannten Tag im Freibad verbringen. Als Sie vom Kiosk Speiseeis kaufen möchten, entzündet sich plötzlich der Würstchengrill. Der Kioskinhaber, der gerade die Bratwürste wenden wollte, steht in Flammen. Er rennt aus der Kioskbude und wälzt sich auf dem Boden. Geistesgegenwärtig delegieren Sie einer Frau neben Ihnen, den Notruf mit Ortsangabe und Unfallhergang zu tätigen. Sie selbst nehmen sich eine feste Decke von nahen Badegästen und werfen diese über den Kioskbesitzer. Sobald die Flammen erloschen sind, überblicken Sie schnell die verbrannten Hautstellen des nur mit einer Badehose Bekleideten: die linke Hand mit Nekrosen (➤ Bild [R234]), der linke Arm stark gerötet mit einigen Nekrosen, der vordere Rumpf zu etwa 50 % gerötet.

1. Bitte erklären Sie die Pathophysiologie einer Verbrennung!

2. Worin bestehen die Erstmaßnahmen am Unfallort?

3. Wie schätzt man das Ausmaß der verbrannten Hautfläche ab?

4. Welcher Verbrennungsgrad besteht an der linken Hand (Bild [R234])?

5. Welche Kriterien sprechen für einen Transport in ein Schwerverbranntenzentrum?

6. Worin besteht die weitere Therapie in der Klinik? Nennen Sie bitte mögliche Komplikationen nach Verbrennungen.

1. Pathophysiologie

Pathophysiologisch kommt es durch übermäßige Hitzeeinwirkung (ab etwa 52 °C) zur **Denaturierung von körpereigenen Proteinen** mit Struktur- und Funktionsverlust. Dieses führt zur irreversiblen **Koagulationsnekrose.** Um diesen zentralen Kern der irreversiblen Gewebezerstörung herum bildet sich die **Stasezone** aus, in der es aufgrund von Gefäßweitstellungen mit Endothelschäden (Capillary Leak) zu **Extravasation** mit Ödemausbildung, Blasenentwicklung und Volumenverlust kommt. Zudem werden aus dieser Stasezone **Entzündungsmediatoren** freigesetzt, die eine **systemische Schädigung** (z. B. Nierenschädigung, Sepsis, SIRS) initiieren können. Eine sofortige Kühlung zielt therapeutisch auf die Eindämmung der Stasezone ab.

2. Erstmaßnahmen am Unfallort

Zunächst Bergung und Rettung des Verbrennungsopfers. Ersticken der Flammen und Entfernen der verbrannten Bekleidung. Auflage von Aluminium beschichteten Kompressen auf die Wunde. Dann **ggf. starke Schmerztherapie** und Volumentherapie durch intravenösen Zugang mit Infusion von 1 l initial (Volumengabe im Anschluss Berechnung durch Parkland Formel). Da die Patienten oft unter Schock stehen oder überfordert mit der Situation sind, sollte man ihnen gut zureden und übermäßige Aufregung vermeiden. Eine lang anhaltende, übermäßige Kühlung ist aufgrund der Hypothermiegefahr zu vermeiden.

MERKE

Eine Kühlung ist nur bei kleinen, oberflächigen Wunden indiziert, ansonsten steht der Wärmeerhalt im Vordergrund!

Zu den weiteren klinischen Erstmaßnahmen gehören neben der Hypothermieprophylaxe die Schmerz- und Infusionstherapie.

Da es im Rahmen der Verbrennungsschäden zu ausgedehnten **Extravasationen** (Austritt von Flüssigkeit aus den Gefäßen) kommt, muss zum Transport oder als Sofortmaßnahme in der Klinik für eine ausreichende **Volumensubstitution** gesorgt werden. Eine der ersten Handlungen eines Rettungsteams wird daher das Legen peripherer, venöser Zugänge sein, ggf. auch ossär.

Eine **Intubation** bereits am Unfallort wird bei schweren Inhalationstraumata, ausgeprägten Gesichtsverbrennungen oder einer Transportzeit von über 1 h bei massiven Verbrennungen durchgeführt, da ein drohendes **Glottisödem** eine später notwendige Intubation erschweren oder unmöglich machen könnte.

3. Verbrennungsausmaß

Für die **Prognose** eines Verbrennungsopfers ist es wichtig, neben der Eindringtiefe der durch den Hitzeschaden geschädigten Haut auch das **Verbrennungsausmaß** abzuschätzen. Dabei werden alle betroffenen Hautabschnitte unabhängig vom Schweregrad berücksichtigt. Die **Neuner-Regel nach Wallace** ist ein einfaches Hilfsmittel, um das Ausmaß der verbrannten Haut abzuschätzen und in **Prozent der gesamten Körperoberfläche** (KOF) anzugeben. Wallace teilt die Körperabschnitte jeweils in 9 % der KOF ein (➤ Abb. 45.1).

Bei dem Kioskbesitzer geht der linke Arm inklusive der linken Hand mit 9 % sowie die Hälfte des vorderen Rumpfes mit ebenfalls 9 % in die Berechnung ein. Der Patient hat ein Verbrennungsausmaß von 18 % der KOF.

Der ABSI-Score (= Abbreviated Burn Severity Index) nach Tobiasen erlaubt eine Einschätzung der Prognose, dabei werden Verbrennungsausmaß, Alter sowie relevante Nebenerkrankungen und das Vorhandensein eines Inhalationstraumas berücksichtigt. Das weibliche Geschlecht scheint hierbei eine schlechtere Prognose zu haben. Abgesehen von diesen Parametern bestimmt auch die Qualität der medizinischen Versorgung die Prognose der Verbrennung.

4. Verbrennungsgrade

Die **Eindringtiefe** des Hitzeschadens in die Hautschichten bestimmt, unabhängig vom Ausmaß der Körperoberfläche, die **Schweregradeinteilung** (➤ Tab. 45.1). Bei dem Kioskbesitzer ist an der linken Hand eine **Verbrennung dritten Grades** mit vollständiger **Zerstörung**

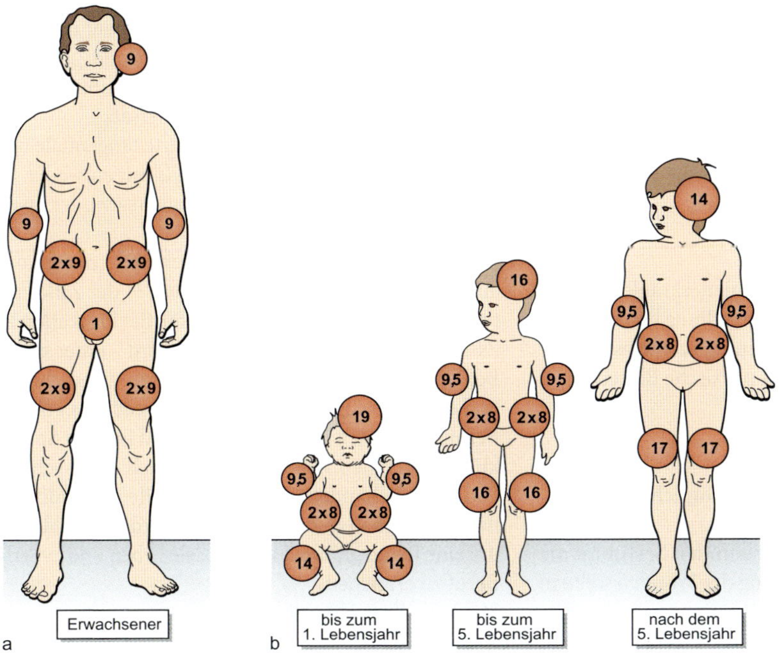

Abb. 45.1 a) Neuner-Regel nach Wallace zum Abschätzen des Verbrennungsausmaßes. b) Altersadaptierte Unterteilung der Körperoberfläche bei Kindern. [R234]

Tab. 45.1 Schweregradeinteilung von Verbrennungen

Grad	Eindringtiefe	Symptomatik	Prognose
I	Beschränkung auf die Epidermis	Rötung, starke Schmerzen	Abheilung ohne Narben; Restitutio ad integrum
IIa	Epidermis bis zur oberflächlichen Dermis	Nässende Erosionen, Blasenbildung, starke Schmerzen	Abheilung ohne Narben; Restitutio ad integrum, ggf. Pigmentverschiebungen
IIb	Epidermis und ausgedehnt Dermis mit Koriumanteilen	Blasen, tief dermale Wunden, geringere Schmerzen	Narbenbildung, ggf. mit Kontraktur bei Infekt
III	Vollständige Schädigung von Epidermis und Dermis	Nekrosen bis zur Verkohlung, kein Schmerz wegen Nervenenden-Schädigung	Meist Heilung nur mit Hauttransplantat, Narbenbildung, Defektheilung

von Epidermis und Dermis zu erkennen. Außerdem zeigen sich **Thrombosen** der subkutanen Gefäße, wie sie typischerweise bei höhergradigen Verbrennungen (ab Grad IIb) auftreten können.

5. Transport in ein Schwerverbranntenzentrum
Abhängig vom Schweregrad der Verbrennung sowie der verbrannten KOF muss ein Brandopfer ggf. in ein Zentrum für Schwerbrandverletzte transportiert werden. Zu

den Indikationen für eine Behandlung in einem Schwerverletztenzentrum zählen:
- Verbrennungen Grad 2 von 10 % und mehr Körperoberfläche
- Verbrennungen Grad 3
- Verbrennungen an Händen, Gesicht oder Genitalien
- Verbrennungen durch Elektrizität inklusive Blitzschlag
- Verätzungen durch Chemikalien
- Inhalationstrauma
- Verbrennungspatienten mit Begleiterkrankungen oder Verletzungen, die die Behandlung erschweren
- Verbrennungspatienten, die eine spezielle psychologische, psychiatrische oder physische Betreuung benötigen

6. Weiterführende Therapie und mögliche Komplikationen

Das Ausmaß der Verbrennungswunden bestimmt die weitere Therapie. Die Behandlung der Wunden sollte in Abhängigkeit von der Tiefe, Lokalisation sowie Gesamtausmaß der Verbrennung und dem Allgemeinzustand des Patienten erfolgen. Die Wundbehandlung sollte immer unter schmerzarmen Bedingungen erfolgen. Weiterhin wird eine zügige, zeitgerechte und ungestörte Wundabheilung angestrebt, um eine narbenarme, möglichst narbenfreie Abheilung zu erzielen.
Eine spezielle Wundtherapie ist den entsprechenden Kliniken bzw. Zentren vorenthalten. Im Allgemeinen sollte man mit einer Lokaltherapie zurückhaltend sein. Am Unfallort ist zunächst eine vorsichtige Entfernung von Stoffen etc. von der Haut zu empfehlen, sofern sie nicht fest verklebt sind. In diesem Falle werden sie belassen und umschnitten. Die verbrannten Areale werden steril abgedeckt. Sonstige Externa (Salben etc.) sollten vor der Ankunft in der Klinik nicht aufgetragen werden, da der Hautbefund ansonsten nicht adäquat beurteilt werden kann. Eine Wärmeschutzfolie kann vor Wärmeverlusten schützen. Eine äußere Verletzung mit Chemikalien sollte zunächst nur mit Wasser gespült werden.
Entsprechend des Verbrennungsausmaßes werden in der Klinik folgende Verfahren angewandt:
- Grad 1: Salben und offene Wundbehandlung
- Grad 2: Wundreinigung mit Debridement unter sterilen Bedingungen, Okklusivverbände, ggf. Entfernung nekrotischer Areale mit Spalthauttransplantation oder temporärem Hautersatz
- Grad 3: chirurgische durchgeführte tangentiale oder epifasziale Nekrektomie, ebenfalls mit entweder anschließendem temporären Hautersatz oder Spalthauttransplantation

Bei Verbrennungen 3. Grades an den Extremitäten oder am Hals bzw. Rumpf, die mindestens ⅔ der Zirkumferenz betreffen oder zirkulär sind, soll die Indikation zur Escharotomie geprüft werden. Dazu wird – unter sterilen Bedingungen – die Haut bis auf die Faszie eingeschnitten und damit eine Entlastung des Gewebedrucks erreicht. Bei ausgedehnten Verbrennungen wird in einer Spezialklinik neben den Wunden parallel auch die Psyche des Patienten behandelt. Eine individuelle Rehabilitation nach Aufenthalt in der Akutklinik wird angeschlossen, um eine Reintegration in das soziale Leben und evtl. den Beruf zu erreichen.
Mögliche **Komplikationen** sind:
- Da es sich bei Verbrennungen um ausgedehnte, offene Wunden handelt, ist die **Infektionsgefahr,** die sich zu einer **Sepsis** mit folgendem **Multiorganversagen** (50 % der Todesursachen nach Verbrennungstrauma) ausweiten kann, gegeben.
- Ein massiver **Volumenverlust** kann bei ungenügender Infusionstherapie zum **Schock** führen.
- Bei Inhalationstraumata und/oder Glottisödem bei ausgeprägten Verbrennungen im Kopf-Hals-Bereich kann es zur **Ateminsuffizienz** kommen.
- Aufgrund der Intensivtherapie können auch **gastrointestinale Komplikationen,** wie Magenulzerationen oder auch Darmparalyse auftreten.

Bei ausgeprägten Verbrennungen ist die Ausbildung der **Verbrennungskrankheit** eine gefürchtete Komplikation. Im Rahmen dieser übersteigerten pathophysiologischen Reaktionen kommt es zu Zirkulationsstörungen sowie zur Ausschüttung von Toxinen, woraus lebensbedrohliche Schäden an Organen wie dem Gehirn, den Nieren, der Leber, des Herzens und der Lunge bis hin zum **Multiorganversagen** resultieren können.

ZUSAMMENFASSUNG

- Das Verbrennungsausmaß wird anhand der Neuner-Regel nach Wallace abgeschätzt und in Prozent der Körperoberfläche (KOF) angegeben.
- Die Einteilung in Schweregrade der Verbrennung wird aufgrund der Eindringtiefe in Grade von I bis III (IV) vorgenommen.
- Nach dem Bergen, Retten, Löschen und Entkleiden des Verbrennungsopfers kann bei kleinflächigen Verbrennungswunden eine Kühlung erfolgen. Bei großflächigen Wunden ist dies aufgrund der Hypothermiegefahr nicht empfehlenswert!
- Verbrennungsopfer mit gravierenden Verbrennungen müssen zur optimalen Versorgung in Verbrennungszentren transportiert werden.
- Ziel der Primärtherapie ist eine adäquate Infusionstherapie sowie entsprechende Analgesie und Vermeidung von Hypothermie.
- Die Wundtherapie erfolgt entsprechend der Schweregrade.
- Zu den Komplikationen nach Verbrennungen zählen: Schock, Sepsis, Multiorganversagen, Atem- und Niereninsuffizienz, gastrointestinale Komplikationen und die Verbrennungskrankheit.

46

Tastbare Resistenz im Oberbauch und Ikterus

Anamnese

Am Wochenende wird Frau P., 64 Jahre, von ihrem Ehemann wegen einer zunehmenden Verschlechterung ihres AZ, einhergehend mit einer auffälligen Gelbfärbung der Haut, in die Klinik gebracht. Auf genaueres Nachfragen gibt die Patientin eine seit mehreren Wochen bestehende Appetit- und Kraftlosigkeit an. Außerdem habe sie quälende Rückenschmerzen, die sich auf die vom Orthopäden verordneten Medikamente immer nur kurzfristig bessern würden. Dem Ehemann ist außerdem ein Gewichtsverlust bei seiner Frau aufgefallen. Ansonsten sei Frau P. immer gut belastbar und bis auf gelegentliches Sodbrennen bisher gesund gewesen.

Untersuchungsbefunde

64-jährige Patientin in reduziertem AZ und normalem EZ. RR 135/90 mmHg, Puls 80/min, Temperatur 36,8 °C.

Körperliche Untersuchung: Haut und Skleren: gelblich verfärbt. Abdomen: Bauchdecke schlaff, nicht druckschmerzhaft, unter dem rechten Rippenbogen nicht druckdolente Resistenz. Keine Narben, kein Anhalt für Hernien. Extremitäten: linker Unterschenkel geringfügig umfangsvermehrt, linke Wade druckempfindlich. Keine Überwärmung. Peripher sind Durchblutung, Motorik und Sensibilität regelrecht.

1. An welches Krankheitsbild denken Sie primär?

2. Welche Untersuchungen veranlassen Sie, um Ihren Verdacht zu erhärten?

3. Nennen Sie mögliche Risikofaktoren und klinische sowie histologische Einteilungen.

4. Welche therapeutischen Möglichkeiten kennen Sie?

5. Was ist im Rahmen der Nachsorge zu beachten?

1. Verdachts- und Differenzialdiagnosen

Auffällig ist die Gelbfärbung von Haut und Skleren ohne Angabe von abdominellen Schmerzen oder Koliken **(schmerzloser Ikterus).** In Zusammenschau mit dem reduzierten AZ und der Gewichtsabnahme lässt dies einen **malignen Prozess der Gallenwege, der Papille oder des Pankreas** vermuten. Auch die therapierefraktären Rückenschmerzen könnten durch eine Raumforderung der Bauchspeicheldrüse aufgrund ihrer Lage im Retroperitoneum vor der Wirbelsäule bedingt sein (Infiltration des Plexus solaris).

Bei der tastbaren Resistenz im rechten Oberbauch bei Frau P. handelt es sich daher im Zusammenhang mit den anderen Befunden höchstwahrscheinlich um die vergrößerte, **hydropische Gallenblase,** da deren Abfluss bei einer Raumforderung im Pankreaskopf, an der Papille oder im Gallengang behindert ist **(Courvoisier-Zeichen).**

Neben den vorgenannten Symptomen können ein neu aufgetretener Diabetes mellitus oder eine tiefe Beinvenenthrombose als **paraneoplastische Symptome** wegweisend auf ein Pankreaskarzinom sein.

Auch bei Frau P. bestehen klinische Hinweise auf eine Unterschenkelthrombose links mit Wadendruckschmerz und Umfangsvermehrung. Zusammenfassend besteht der dringende V. a. auf ein **Pankreaskarzinom** mit einer **extrahepatischen Cholestase** und dem V. a. eine **tiefe Beinvenenthrombose** am linken Unterschenkel paraneoplastisch.

MERKE

Oft sind persistierende Rückenschmerzen das einzige Symptom eines Pankreaskarzinoms.

2. Diagnostik

Zur weiteren Abklärung sind zunächst folgende Untersuchungen erforderlich:

- **Laborparameter:** kleines Blutbild, BZ, Cholestaseparameter (AP, γ-GT, Bilirubin), Transaminasen (GOT, GPT), CRP, Quick, PTT, Kreatinin, Amylase, Lipase, Elektrolyte
- **Abdomensonografie:** zur Bestätigung der Raumforderung in der Pankreasloge, zum Nachweis von intra- und extrahepatischen Cholestasezeichen; ggf. Endosonografie
- **Tumormarker:** bei Nachweis einer Raumforderung CA 19-9
- **Röntgen-Thorax:** in zwei Ebenen Lungenrundherde? Erguss?
- **Multidetektor-CT-Abdomen:** Bestimmung von Tumorausmaß (➤ Abb. 46.1), etwaiger Fernmetastasen, vergrößerten LK oder die MRT in Kombination mit der MR-Cholangiopankreatikografie (MRCP)

Bei Frau P. ergibt die Laboruntersuchung eine Hyperbilirubinämie mit 8,74 mg/dl, eine Erhöhung der γ-GT auf 428 U/l, der AP auf 397 U/l sowie einen Hb-Wert mit 9,3 mg/dl. Das CA 19-9 ist auf 212 µg/ml erhöht.

In der CT des Abdomens bestätigt sich der bereits in der Sonografie erhobene V. a. eine ausgedehnte Raumforderung im Bereich des Pankreaskopfes (➤ Abb. 46.1). Zusätzlich sind deutlich vergrößerte LK-Pakete beidseits paraaortal und parakaval vorhanden.

Bei der ergänzend wegen des V. a. eine Unterschenkelthrombose links veranlassten Farb-Duplex-Sonografie der Beinvenen kann ein Thrombus in der V. poplitea links gefunden werden. V. femoralis und iliaca sind frei durchgängig.

3. Einteilung

Entsprechend der anatomischen Einteilung der Bauchspeicheldrüse in Kopf (Caput), Korpus und Schwanz werden die Malignome auch in Pankreaskopf-, -korpus- und -schwanzkarzinome unterteilt. Prozesse im Korpus- oder Schwanzbereich können lange Zeit unbemerkt und erst durch eine Metastasierung auffällig werden.

Daneben wird das Pankreaskarzinom wie alle malignen Tumoren entsprechend seiner Ausbreitung nach der TNM-Klassifikation eingeteilt (➤ Tab. 46.1).

Histologisch findet sich in 95 % der Fälle ein **Adenokarzinom,** seltener das undifferenzierte anaplastische Karzinom (2–7 %) sowie das adenosquamöse, Azinuszell- oder Siegelringzellkarzinom mit je 1 %.

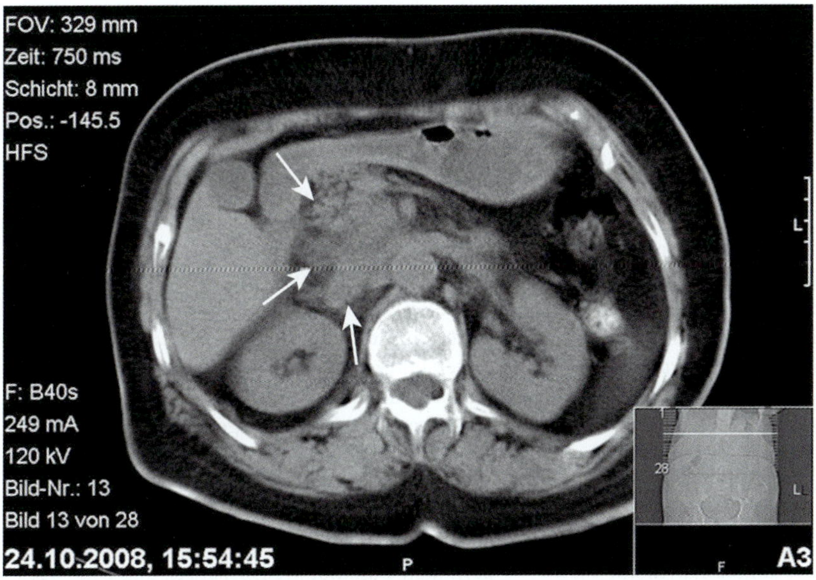

Abb. 46.1 CT-Abdomen bei Pankreaskopfkarzinom [T580]

Tab. 46.1 TNM-Klassifikation des Pankreaskarzinoms [G924-001]

Tis	Carcinoma in situ
T1	Tumor auf das Pankreas beschränkt und ≤ 2 cm
T2	Tumor auf das Pankreas beschränkt und > 2 cm
T3	Tumor über das Pankreas hinaus, jedoch ohne Infiltration von Truncus coeliacus und A. mesenterica superior
T4	Infiltration von Truncus coeliacus oder A. mesenterica superior
N0	Keine regionären LK befallen
N1	Regionäre LK befallen
M0	Keine Fernmetastasen
M1	Fernmetastasen (z. B. Leber, Lunge)

4. Therapie

Aufgrund der fehlenden Frühsymptome wird das Pankreaskarzinom oft erst in einem fortgeschrittenen Stadium diagnostiziert und besitzt daher insgesamt eine schlechte Prognose (5-Jahres-Überlebensrate von 3–4 %). Vorrangig wird die **chirurgische Therapie** angestrebt, ob diese in kurativer oder nur noch in palliativer Intention möglich ist, kann oftmals erst intraoperativ entschieden werden. Eine **Operabilität** ist gegeben, wenn Fernmetastasen oder eine Peritonealkarzinose sowie eine Infiltration in den Truncus coeliacus oder in die Mesenterialwurzel ausgeschlossen werden konnten. Perioperativ soll eine prophylaktische Antibiotikagabe erfolgen.

Erscheint eine **Resektion im Gesunden** möglich, kommen folgende **offene OP-Verfahren** zur Anwendung:

- **Partielle Duodenopankreatektomie nach Whipple und Kausch:** Das Pankreas wird links der V. mesenterica superior durchtrennt. Duodenum, Pankreaskopf, Gallenblase und Gallengang sowie das Magenantrum werden **en bloc** entfernt. Durch Hochzug einer Jejunumschlinge wird zur Rekonstruktion diese mit dem Restpankreas, dem Ductus hepaticus und dem Restmagen anastomosiert. Alternativ, je nach Größe des Befunds, kann die Operation auch pyloruserhaltend erfolgen.
- **Pyloruserhaltende partielle Duodenopankreatektomie:** Hierbei wird im Gegensatz zur klassischen

Whipple-OP der Magen erhalten und das Duodenum nach oralwärts unmittelbar postpylorisch abgesetzt. Die Rekonstruktion erfolgt identisch der OP nach Whipple.
Die AWMF Leitlinie Exokrines Pankreaskarzinom (Stand September 2025) beschreibt beide Verfahren (magenresezierende partielle Duodenopankreatektomie [klassische Whipple-OP] versus pylorus-erhaltende [pp-Whipple]) bezüglich der postoperativen Komplikationen und Letalität sowie der onkologischen Langzeitergebnisse als gleichwertig.
- Tumoren im Korpus oder Schwanz der Bauchspeicheldrüse werden offen über eine **Pankreaslinksresektion** entfernt.

Laparoskopisch oder robotische OP-Verfahren:
- Bei Pankreaskarzinomen ohne Gefäßbeteiligung kann eine **distale Pankreatektomie** durch erfahrene Chirurginnen und Chirurgen laparoskopisch oder robotisch durchgeführt werden (vergleiche AWMF Leitlinie Exokrines Pankreaskarzinom, Stand September 2025).

Begleitend zu den oben beschriebenen OP-Verfahren sollen mindestens 12 regionäre Lymphknoten reseziert und histologisch ausgewertet werden. Sollten erst intraoperativ Fernmetastasen nachgewiesen werden, sollte trotz Resektabilität eine Resektion des Pankreaskarzinoms unterbleiben.
Innerhalb von 12 Wochen nach R0-Resektion eines Pankreaskarzinoms im UICC-Stadium I–III sollte eine adjuvante Chemotherapie mit Gemcitabin (oder Gemcitabin plus Capecitabin oder ggf. bei Unverträglichkeit 5-FU/Folinsäure) für ca. 6 Monate durchgeführt werden. Bei R1-Resektion sollte eine additive Chemotherapie über 6 Monate erfolgen. Bei Patienten mit voller Aktivität und nur wenig eingeschränkter Aktivität (ECOG Performance Status 0–1) soll eine adjuvante Chemotherapie mit mFOLFITINOX durchgeführt werden. Auch neoadjuvante Therapien sind z. B. für lokal fortgeschrittene oder borderline resektabel eingeschätzte Pankreaskarzinome beschrieben (mit FOLFIRINOX oder Gemcitabin plus nab-Paclitaxel).
Als operative Palliativmaßnahmen stehen zur Verfügung:
- **Gastroenterostomie:** Bei Magenausgangsstenose wird zur Umgehung eine hochgezogene Jejunumschlinge mit dem Magen anastomosiert. Ggf. in Verbindung mit einer biliodigestiven Anastomose.
- **Biliodigestive Anastomose,** um den Abfluss der Galle ebenfalls über eine hochgezogene Dünndarmschlinge zu gewährleisten

Gefürchtete **Komplikation** bei den resezierenden Maßnahmen ist die **Anastomoseninsuffizienz,** insbesondere an der Anastomose am Pankreasrest, die langwierige Fistelungen ausbilden können. Auch kann eine **Pankreatitis** im Restparenchym der Bauchspeicheldrüse auftreten und zu einem komplizierten Verlauf führen.
Weitere Palliativmaßnahmen:
- **Endoskopische Stenteinlage** in den Ductus choledochus bei Gallengangsstenose
- **Perkutane transhepatische Cholangiodrainage (PTCD):** Falls ein endoskopisches Vorgehen nicht mehr möglich ist, Entlastung der Gallenwege durch perkutane Punktion transhepatisch und Drainageneinlage
- **Chemotherapie:** verschiedene Regime, z. B. Monotherapie mit Gemcitabin oder die Kombinationsregime FOLFIRINOX, NALIRIFOX, Gemcitabin plus nabPaclitaxel und Gemcitabin plus Erlotinib
- Ausreichende **Schmerztherapie**

Bei Frau P. ist, bei Nachweis von paraaortalen und parakavalen LK-Metastasenpaketen sowie bei intraoperativem Nachweis eines ausgedehnten, bis nahe in die Leberpforte reichenden Tumors, als Palliativmaßnahme die Anlage einer Gastroenterostomie und ggf. biliodigestiven Anastomose indiziert.

5. Nachsorge

Nach erfolgter Pankreasresektion oder auch durch die Tumorinfiltration kommt es zum zunehmenden Ausfall sowohl der exokrinen als auch endokrinen Funktion des Pankreas. Folge davon sind Verdauungsstörungen (fehlende Fettresorption) sowie ein Diabetes mellitus. Daher sind eine Substitution von Pankreasenzymen zu den Mahlzeiten (z. B. Kreon®) und eine entsprechende Insulintherapie notwendig.
Die Tumornachsorgeuntersuchungen erfolgen in regelmäßigen Abständen zunächst vierteljährlich.

ZUSAMMENFASSUNG

- Ein schmerzloser Ikterus ist dringend verdächtig auf einen malignen Prozess im Bereich der Gallenwege, des Pankreas oder der Papillenregion.
- Bei fehlenden Frühsymptomen wird das Pankreaskarzinom oft erst in fortgeschrittenen Stadien diagnostiziert und hat daher eine schlechte Prognose.
- Bei gegebener Operabilität erfolgt die partielle Duodenopankreatektomie nach Whipple und Kausch oder als pyloruserhaltende partielle Duodenopankreatektomie.
- Als Palliativmaßnahmen stehen operativ die Anlage von Umgehungsanastomosen und interventionell die endoskopische Einlage von Gallengangsstents oder die perkutane Gallengangsdrainage neben einer palliativen Chemotherapie zur Verfügung.
- Die exokrine und endokrine Funktion des Pankreas ist ggf. durch Substitution von Pankreasfermenten bzw. Insulin zu ersetzen sowie auf eine ausreichende Schmerztherapie zu achten.

47

Schmerzen und Parästhesien der Hand

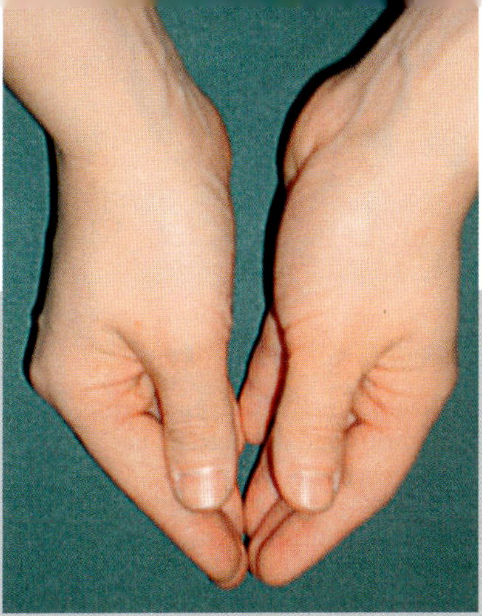

[T582]

Anamnese

Die 35-jährige Patientin Frau D. stellt sich in Ihrer Praxis vor. Die dreifache Mutter habe seit ihrer letzten Schwangerschaft v. a. nachts Schmerzen in der rechten Hand. Außerdem fühlen sich Daumen, Zeige- und Ringfinger pelzig an. Ihre Gynäkologin habe ihr in der Schwangerschaft gesagt, dass es spätestens nach der Stillzeit besser werden würde. Allerdings sei ihr Jüngster nun schon 2 Jahre alt und sie habe eher das Gefühl, dass der Schmerz tagsüber sogar zunehme. Auch beim Schrauben des Abendfläschchens ihres kleinen Sohnes habe sie mitunter Probleme. Die Patientin zeigt Ihnen auf Ihre Bitte hin die beiden Hände im Seitenvergleich (➤ Bild [T582]).

1. Wie lauten Ihre Verdachtsdiagnose und deren Differenzialdiagnosen?

2. Nennen Sie bitte mögliche Ursachen dieser Erkrankung.

3. Welche klinischen Untersuchungen führen Sie durch, um Ihre Verdachtsdiagnose zu bestätigen?

4. Um welche apparativen Diagnostiken kann die Untersuchung ergänzt werden?

5. Welche therapeutischen Möglichkeiten bestehen bei dieser Symptomatik?

6. Wohin müssen Sie die Patientin überweisen? Müssen Sie eine Arbeitsunfähigkeitsbescheinigung ausstellen?

1. Verdachtsdiagnose

Die **Lokalisation der Parästhesien** an den Fingern D I bis D III (D = Digitus) in Zusammenschau mit den **nächtlichen Schmerzen** (Brachialgia paraesthetica nocturna) und der Problematik beim Schrauben einer Flasche spricht in erster Linie für ein **Karpaltunnelsyndrom (KTS).** Das Karpaltunnelsyndrom tritt bei Erwachsenen, insbesondere bei Frauen zwischen 20 und 40 Jahren auf.

Differenzialdiagnostisch kommen infrage:

- Eine Schädigung des N. medianus im Bereich der Ellenbeuge z. B. als **Pronatorsyndrom,** wobei die Patientin jedoch keine Schmerzen im Bereich der proximalen Unterarmmitte angibt
- Kompressionen der **Nervenwurzel C6 oder C7** können ebenfalls Schmerzen und Empfindungsstörungen an der Hand und den Fingern D I bis D III verursachen, strahlen allerdings meist vom Nacken in den Arm.

2. Ursachen

Den **Boden des Karpaltunnels** auf Höhe der Handwurzelknochen bildet der knöcherne **Sulcus carpi,** der zwischen dem Tuberculum ossis scaphoidei, dem Tuberculum ossis trapezii, dem Os pisiforme und dem Hamulus ossis hamati verläuft. Das **Retinaculum flexorum** (Syn. Lig. carpi transversum) überspannt den Sulcus carpi, wodurch der Karpaltunnel entsteht.

Kommt es im Karpaltunnel zu einer Volumenzunahme, wird der distale Anteil des **N. medianus,** der durch den Karpaltunnel verläuft, **komprimiert** und bei anhaltender Problematik **geschädigt.**

Diese **Volumenzunahme** kann durch **Ödeme** (z. B. während der Schwangerschaft), **Sehnenscheidenentzündungen** der Beugesehnen, die ebenfalls durch den Karpaltunnel verlaufen, **Amyloid, Tumoren** oder **atypische Muskulatur** entstehen. **Posttraumatisch** kann es durch Verschieben der Handwurzelknochen ebenfalls zur Einengung des Karpaltunnels kommen. Obwohl das Karpaltunnelsyndrom meist **idiopathisch** auftritt, finden sich entsprechend gehäuft **Grunderkrankungen und Lebensumstände** wie Schwangerschaft, Amyloidose, Diabetes mellitus, Hypothyreose, Gicht, rheumatoide Arthritis und der Zustand nach Trauma im Handgelenksbereich.

3. Klinische Untersuchung

Der **N. medianus** versorgt **sensibel** den Daumen und die Finger D I bis D III sowie D IV radialseits, wodurch es bei seiner Kompression zu Parästhesien in diesen Fingern kommt. **Motorisch innerviert** er u. a. den M. abductor pollicis brevis und den M. opponens pollicis, sodass eine Läsion des N. medianus im Karpaltunnel bezogen auf den Daumen eine palmare Abduktions- sowie Oppositionsschwäche und auch eine Atrophie der Thenarmuskulatur zur Folge haben kann.

Klinische Zeichen eines Karpaltunnelsyndroms sind:

- **Atrophie der Thenarmuskulatur:** Bei länger anhaltender Medianuskompression lässt sich an der betroffenen Hand im Seitenvergleich eine Atrophie der Daumenballenmuskeln feststellen (➤ Bild).
- **Sensibilitätsminderung:** Im Vergleich zum kleinen Finger gibt die Patientin beim Bestreichen der Finger eine Sensibilitätsminderung am Daumen, Zeige- und Mittelfinger sowie am Ringfinger radialseitig an. Gegebenenfalls kann auch die Zweipunktdiskriminierung durchgeführt werden.
- **Hoffmann-Tinel-Zeichen:** Liegt ein Karpaltunnelsyndrom vor, führt das Beklopfen des N. medianus proximal der Handgelenksbeuge zum Elektrisieren bis hin in die vom Medianus innervierten Finger. Im fortgeschrittenen Stadium evtl. negativ (➤ Abb. 47.1).
- **Phalen-Test:** Liegt ein Karpaltunnelsyndrom vor, kann durch maximale Palmarflexion der Hände – Aneinanderlegen der Fingerstreckseiten oder passiv durch den Untersucher – innerhalb von 20 s die Symptomatik provoziert werden (➤ Abb. 47.1).
- **Motorikprüfung:** Bei anhaltendem Karpaltunnelsyndrom sind Palmarabduktion und Opposition des Daumens eingeschränkt, daher bringt der Patient die Fingerkuppen von Daumen und Kleinfinger nicht zusammen. Gegebenenfalls zeigt sich der Daumen im Endgelenk kompensatorisch gebeugt (➤ Abb. 47.1). Außerdem kann aufgrund be-

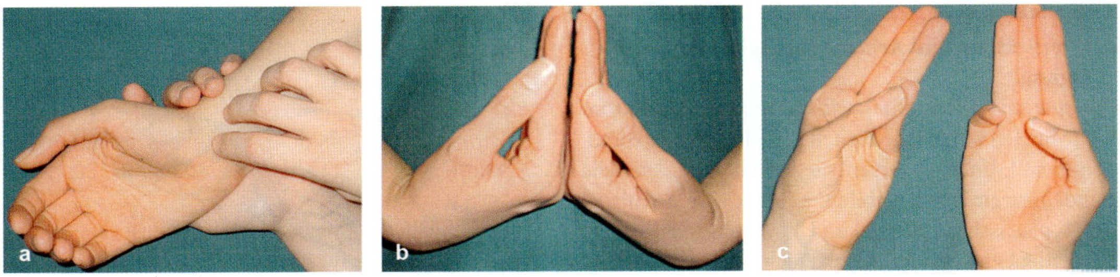

Abb. 47.1 Klinische Untersuchung bei Karpaltunnelsyndrom. a) Hoffmann-Tinel-Zeichen, b) Phalen-Test, c) Motorikprüfung. [T582]

stehender Muskelschwäche der vom N. medianus innervierten Muskeln eine Flasche nicht aufgeschraubt oder im Extremfall nicht gehalten werden (Flaschen-Zeichen).

4. Apparative Diagnostik

Klinisch kann ein Karpaltunnelsyndrom bereits gut diagnostiziert werden, vor OP ist eine weitere Diagnostik allerdings zwingend:

- **Beidseitige elektrophysiologische Untersuchungen** (motorische Neurografie), wie Bestimmung der distal motorischen Latenz (eine Form der Messung der Geschwindigkeit der Erregungsleitung). Das Elektromyogramm der Thenarmuskulatur wird bei unklarer Diagnose, bei Diabetikern mit Polyneuropathie, ggf. zur Kontrolle bei konservativer Behandlung oder auch präoperativ zum Verlauf bei fortgeschrittenem Stadium mit schlechter Prognose durchgeführt.
- Der **Ultraschall** ist der elektrophysiologischen Untersuchung mittlerweile gleichwertig. Ein Querschnitt des verdickten Nervs (Pseudoneurom durch Kompression) ist erhöht.
- Die **MRT der HWS** kann ebenfalls bei unklarer Diagnose z. B. zur Differenzierung zum C6-/7-Syndrom der HWS beitragen.

5. Therapie

Bei erst seit Kurzem bestehender oder nur mäßiger Symptomatik ohne motorische Einschränkung wird gar nicht oder nur konservativ therapiert. Nach einer **Schwangerschaft** bilden sich die Symptome häufig zurück. Bessern sich bei ausgeprägter Symptomatik nach etwa viermonatiger konservativer Therapie die Beschwerden nicht, wird die Operationsindikation gestellt.

- **Konservative Therapie:** Mittels einer **Schiene,** die ggf. auch nur nachts getragen werden kann, wird das Handgelenk in leichter Streckstellung ruhiggestellt. Bessern sich nach Schienung die Beschwerden jedoch nicht vollständig, kann eine **Kortisoninjektion** in den Karpaltunnel erwogen werden.
- **Operative Therapie:** Die Operation besteht in der Dekompression des N. medianus durch **Spaltung des Retinaculum flexorum und Neurolyse** (➤ Abb. 47.2). Sie wird als **offene OP oder endoskopisch** mit einer kleinen Hautinzision distal der Handgelenksbeugefalte mit Blutleere und in Plexus oder Lokalanästhesie durchgeführt.

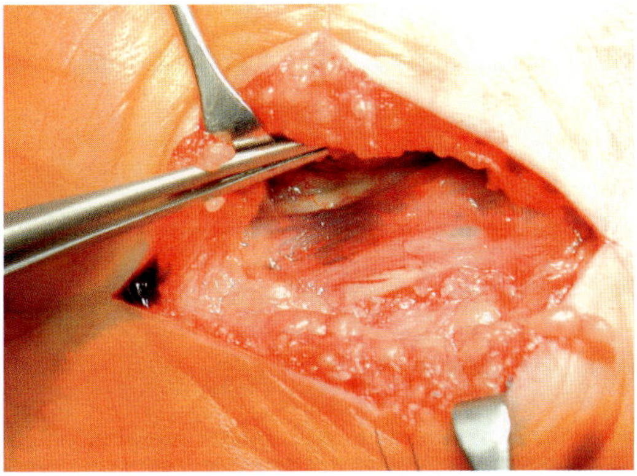

Abb. 47.2 Operationssitus bei Karpaltunnelsyndrom [T582]

6. Überweisung und Arbeitsunfähigkeitsbescheinigung

Die operative Behandlung vom Karpaltunnelsyndrom wird von 3–4 unterschiedlichen Fachdisziplinen vorgenommen. 1. Unfallchirurgen, die sich über die „spezielle Handchirurgie" weitergebildet haben, 2. Neurochirurgen, 3. plastische Chirurgen und 4. Allgemeinchirurgen. Der Patient entscheidet, wem er sich anvertraut.

Nein, die Patientin braucht keine Arbeitsunfähigkeitsbescheinigung, denn sie ist noch als Mutter zu Hause.

ZUSAMMENFASSUNG

- Das Karpaltunnelsyndrom findet sich gehäuft bei Frauen zwischen 20 und 40 Jahren.
- Klinisch treten v. a. nächtliche Schmerzen und Parästhesien an den Fingern D I bis D III und D IV radialseits auf (Brachialgia paraesthetica nocturna).
- Ursachen des Karpaltunnelsyndroms sind z. B. Ödeme, Sehnenscheidenentzündungen, Amyloid, Tumoren oder knöcherne Veränderungen. Gehäuft bestehen Grunderkrankungen und Lebensumstände wie Schwangerschaft, Amyloidose, Diabetes mellitus, Hypothyreose, Gicht, rheumatoide Arthritis und Zustand nach Handgelenktrauma.
- In der klinischen Untersuchung findet sich ein positives Hoffmann-Tinel-Zeichen, ein positiver Phalen-Test, ferner bei fortgeschrittenem Verlauf eine Einschränkung der palmaren Abduktion und Opposition sowie ggf. eine Atrophie der Thenarmuskulatur.
- Die konservative Therapie besteht in der Schienenbehandlung und unter Umständen in der lokalen Kortisontherapie.
- Operativ erfolgt die Dekompression des N. medianus mittels Spaltung des Retinaculum flexorum und Neurolyse.

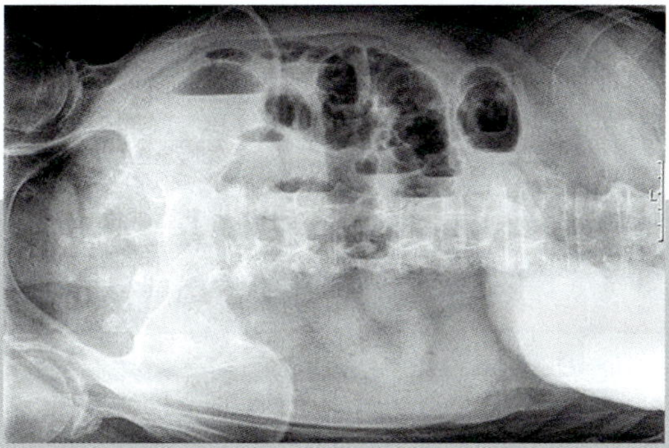

[T580]

48 Krampfartige Unterbauchschmerzen mit Erbrechen

Anamnese

Nachts wird konsiliarisch vom internistischen Kollegen in der Notaufnahme Herr M., 53 Jahre, wegen seit gut 4 h bestehender krampfartiger Schmerzen im Unterbauch und mehrfachem Erbrechen vorgestellt. Die Beschwerden seien nach dem Abendessen aufgetreten. Der letzte Stuhlgang sei am Vortag gewesen, das Wasserlassen ohne Probleme. Ansonsten sei Herr M. gesund und bis auf eine Blinddarmoperation als Jugendlicher noch nie im Krankenhaus gewesen. Auch wird eine regelmäßige Medikamenteneinnahme verneint.

Untersuchungsbefunde

Der Patient liegt mit angezogenen Beinen auf der Untersuchungsliege. RR 110/70 mmHg, Puls 100/min.

Körperliche Untersuchung: Abdomen: bei gespannter Bauchdecke leicht gebläht und über der gesamten Unterbauchregion diffus druckschmerzhaft. Durch die dünne Bauchdecke sind Darmsteifungen zu sehen. Reizlose Narbenverhältnisse nach Appendektomie. Darmgeräusche über dem rechten Unterbauch zeitweise vermehrt, teils klingend, über den übrigen Quadranten eher reduziert. Rektal-digitale Untersuchung: unauffällig.

Röntgenaufnahme des Abdomens: ➤ Bild [T580].

1. Befunden Sie das Röntgenbild und wie lautet Ihre Verdachtsdiagnose?

2. Nennen Sie Ursachen, Formen und Symptome des Krankheitsbilds.

3. Erläutern Sie die Pathophysiologie des Krankheitsbilds.

4. Welche diagnostischen Schritte ergreifen Sie?

5. Welche Therapie ist indiziert?

6. Wie lautet die Prognose bei dieser Erkrankung?

1. Röntgenbefund und Verdachtsdiagnose

Die Röntgenaufnahme in Linksseitenlage zeigt mehrere **Dünndarmspiegel** und eine stehende Dünndarmschlinge (➤ Abb. 48.1). Auffällig ist außerdem die fehlende Gasfüllung des Kolonrahmens als weiterer Hinweis auf ein Passagehindernis. Zusammen mit dem klinischen Beschwerdebild aus krampfartigen abdominellen Schmerzen und mehrfachem Erbrechen, dem Auskultationsbefund (vermehrten, teils klingenden Darmgeräuschen über dem rechten Unterbauch) sowie nach abdominellen Voroperationen (Zustand nach Appendektomie) besteht der dringende V. a. einen **mechanischen Dünndarmileus.** Dessen klinische Symptomatik ist geprägt von:

- Kolik- bzw. krampfartige Schmerzen
- Wind- und Stuhlverhalt
- Erbrechen, evtl. Koterbrechen (= Miserere)
- Klingende, „hochgestellte" Darmgeräusche, später „Totenstille"

2. Ursachen und Formen

Als Ileus (= Darmverschluss) wird eine Passage- bzw. Transportstörung des Darmtrakts bezeichnet, die mechanisch und/oder funktionell bedingt ist (➤ Tab. 48.1).

- **Mechanischer Ileus:** Die Passage wird durch eine Einengung des Darmlumens von außen **(Kompressionsileus)** oder durch eine Verlegung intraluminal **(Obstruktionsileus)** behindert. Ist zusätzlich der Blutzu- oder -abstrom eines betroffenen Darmabschnitts beeinträchtigt, spricht man vom **Strangulationsileus** mit möglicher Darmwandnekrose.
- **Funktioneller Ileus:** Die Darmparalyse tritt reflektorisch z. B. bei intra- oder retroperitonealen, entzündlichen Prozessen oder aufgrund neurologischer oder metabolischer Ursachen ein, ebenso im Spätstadium eines mechanischen Ileus.

3. Pathophysiologie

Der Passagestopp im Darmtrakt verursacht sowohl lokale als auch systemische Funktionsstörungen **(Ileuskrankheit).** Die Distension der Darmschlingen durch die Stase des Darminhalts und den Motilitätsverlust

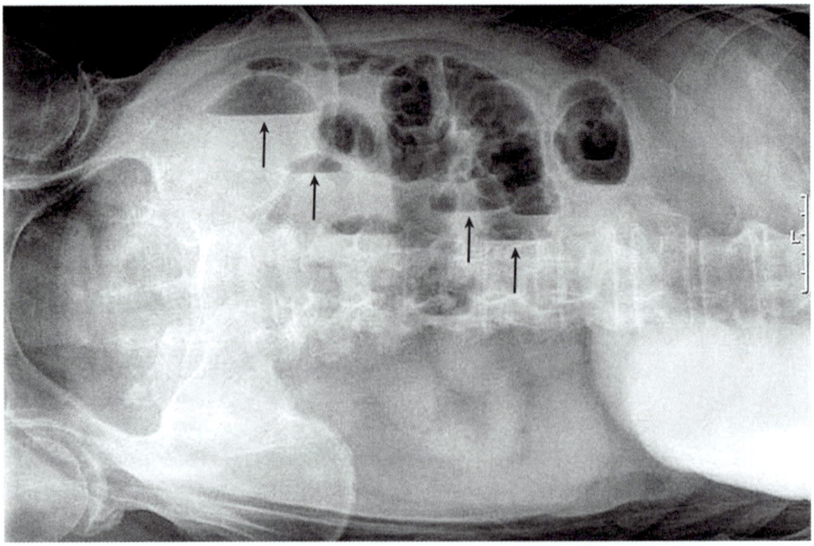

Abb. 48.1 Röntgenaufnahme des Abdomens in Linksseitenlage. Stehende Dünndarmschlingen und Spiegelbildung (Pfeile) bei Dünndarmileus. [T580]

Tab. 48.1 Ursachen und Formen des Ileus

Ileusform	Ursachen	
Mechanischer Ileus	Kompression von außen	Briden, Adhäsionen, Tumoren
	Obstruktion intraluminal	Tumoren, Fremdkörper, Gallenstein, entzündlich (z. B. Morbus Crohn)
	Strangulation mit Gefäßbeteiligung	Briden, Volvulus, Inkarzeration bei Hernien, Invagination
Funktioneller Ileus	Paralytisch	• Reflektorisch: entzündlicher Prozess intraabdominell/retroperitoneal, postoperativ, Hämatom, Wirbelkörperfraktur, Durchblutungsstörung • Nerval/muskulär: neurologischen Erkrankungen • Medikamentös: Opioide • Metabolisch: z. B. Urämie, Sepsis
	Spastisch	Neurogen, Bleivergiftung, Porphyrie

führt zu Flüssigkeitsverschiebungen in das Darmlumen mit **Hypovolämie** und zu Störungen des Elektrolythaushalts **(Hypokaliämie).** Außerdem kommt es zu **Mikrozirkulationsstörungen** in der Darmwand mit Beeinträchtigung der Mukosabarriere. Aufgrund des gesteigerten intraluminalen Bakterienwachstums und der damit verbundenen erhöhten Gas- und Toxinbildung kommt es zur systemischen **Endotoxineinschwemmung** und **Bakterientranslokation.** An der Darmwand treten durch die Ischämie Nekrosen und Perforationen mit der Folge einer **Peritonitis** auf. Unbehandelt führt dies letztendlich zur **Sepsis** und einem **Multiorganversagen (MOV).**

MERKE

Das Vollbild eines Ileus ist ein vital bedrohliches Krankheitsbild und gilt als absoluter Notfall.

4. Diagnostik

In der Regel ist die Diagnose eines Ileus klinisch zu stellen. Besondere Bedeutung haben dabei Anamnese und körperliche Untersuchung. Typische Befunde sind:

- **Anamnese:** Voroperationen, Stuhlverhalt, Medikamenteneinnahme (z. B. Opioide), Tumorleiden
- **Körperliche Untersuchung:** Narben, Hernien, Resistenzen, fehlende oder hochgestellte Darmgeräusche
- **Röntgenaufnahme des Abdomens:** im Stehen oder Linksseitenlage, bei stabilem Patienten ohne Infektzeichen erst als Leeraufnahme, dann Passageuntersuchung mit oraler Gabe von wasserlöslichem Kontrastmittel (auch abführende Wirkung, teilweise Adhäsiolyse). Zeichen eines Ileus sind Spiegelbildung, stehende Darmschlingen, freie Luft, „luftleerer" Kolonrahmen.
- **Kontrastmittel-CT des Abdomens:** Goldstandard, v. a. direkt bei instabilem Patienten; Schweregrad, Lokalisation durch Kalibersprung, teilweise Ursache (Hernie, Tumor etc.)
- **Labor:** Leukozytose, Hypokaliämie, Hypovolämie, Gerinnungsstörung, Kreatininerhöhung, Transaminasenerhöhung
- **Sonografie:** freie Flüssigkeit, dilatierte, flüssigkeitsgefüllte Darmschlingen, Pendelperistaltik, Raumforderung (v. a. für erfahrene Untersucher bei druckschmerzhaftem Bauch und meist mäßig guten Untersuchungsbedingungen)

Ergänzend können bei Verdacht auf **Dickdarmileus** eine Rekto- oder Koloskopie oder ein Kolonkontrasteinlauf zur Lokalisation und ggf. Dignitätsbeurteilung bei Tumorverdacht sinnvoll sein (kontraindiziert bei Perforationsgefahr).

5. Therapie

Als Erstmaßnahmen beim Ileus ist nach Anlegen eines i. v.-Zugangs die **Volumensubstitution** (kristalloide und/oder kolloide Lösungen) und ggf. der **Ausgleich von Elektrolytstörungen** (Kaliumsubstitution) indiziert. Zur Entlastung des Darms sollte eine **Magensonde** gelegt werden. Für die Kontrolle der Flüssigkeitsbilanz sind ein ZVK und ein Blasenkatheter angezeigt.

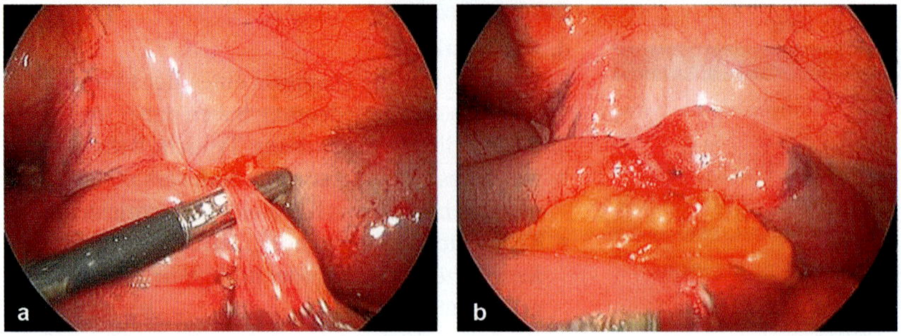

Abb. 48.2 a) Bride. b) Nach Lösen der Bride sichtbarer Schnürring am Darm. [T581]

Ein **mechanischer Ileus** ist eine **absolute, dringliche OP-Indikation.** Die chirurgische Therapie richtet sich nach der Ursache des Ileus. In der Regel wird die Bauchhöhle über eine Längslaparotomie eröffnet, in ausgewählten Fällen, wie bei Herrn M., ist auch ein laparoskopisches Vorgehen möglich.

Liegen zum Zeitpunkt der OP bereits **gangränose Darmabschnitte** vor, werden diese reseziert und die Passage in der Regel durch **End-zu-End-Anastomosen** wiederhergestellt. Bei tumorbedingtem Darmverschluss ist je nach Lokalisation und Zustand des Patienten zu entscheiden, ob primär eine Resektion möglich oder als Erstmaßnahme ein dem Prozess vorgeschaltetes **Stoma** (künstlicher Darmausgang) zur Dekompression des Darms angezeigt ist.

Eine **relative OP-Indikation** liegt bei chronisch rezidivierenden Verwachsungsbeschwerden mit Ileussymptomatik, bei bekannter Peritonealkarzinose sowie bei chronisch entzündlichen Darmerkrankungen vor.

Bei Herrn M. findet sich als Ursache des Ileus eine Bride (➤ Abb. 48.2a), die gelöst wird (➤ Abb. 48.2b. Bei erheblicher Dilatation des Darms und Stase wird der Darm durch retrogrades Ausstreifen oder durch Absaugen des Darminhalts über eine kleine Inzision dekomprimiert.

6. Prognose

Ein Ileus ist eine potenziell lebensbedrohliche Erkrankung, die eine schnelle, angemessene Therapie erfordert. Daher sind v. a. die Zeit bis zur Therapie, das Alter und die Morbidität des Patienten, aber natürlich auch die Grunderkrankung (z. B. maligne Tumoren) für die Prognoseabschätzung relevant.

Der Dünndarmileus, wie er bei Herrn M. vorliegt, ist mit ca. 5 % Mortalität relativ gut einzuschätzen. Da Dickdarmverschlüsse häufiger mit malignen Tumoren einhergehen, ist hier die operationsassoziierte Letalität höher, sie wird mit 15–35 % beschrieben und die Langzeitprognose entsprechend von der tumorbedingten Überlebensrate abhängig.

ZUSAMMENFASSUNG

- Krampf- bzw. kolikartige Schmerzen, rezidivierendes Erbrechen sowie Stuhl- und Windverhalt bei klingenden, hochgestellten Darmgeräuschen sind dringend verdächtig auf ein Ileusgeschehen.
- Zu unterscheiden sind mechanischer und funktioneller Darmverschluss.
- Die häufigsten Ursachen des mechanischen Ileus sind Briden und Adhäsionen nach Voroperationen oder Tumoren, beim funktionellen Ileus Entzündungen, Medikamente und retroperitoneale Prozesse (Hämatom, Wirbelkörperfraktur).
- Das Vollbild eines Ileus führt unbehandelt zu Sepsis und Multiorganversagen.
- Ein mechanischer Ileus stellt eine absolute, dringliche OP-Indikation dar.

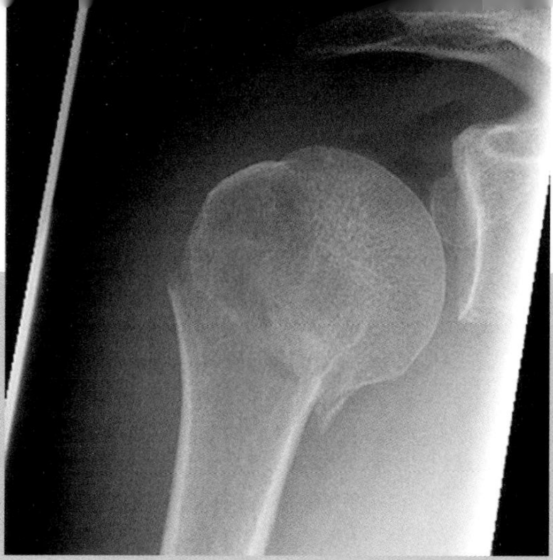

[T579]

49

Schwellung und Schmerzen am Oberarm

Anamnese

Die 71-jährige Frau C. war auf ihrem Heimweg vom Einkaufen gestolpert und auf den rechten Ellenbogen gestürzt. Da am Abend die Schulter angeschwollen und der Schmerz in diesem Bereich nicht besser geworden war, fuhr sie ihr Sohn in das nächste Krankenhaus.

Untersuchungsbefunde

Körperliche Untersuchung: Am rechten proximalen Oberarm zeigt sich eine deutliche Schwellung mit Druckschmerz bei schmerzbedingt stark eingeschränktem Bewegungsumfang des Schultergelenks. Das Ellenbogengelenk ist frei beweglich und nicht druckschmerzhaft. Die Sensibilität am rechten Arm sowie der rechten Hand stellt sich seitengleich dar. Ebenfalls unauffällig verhalten sich die peripheren Pulse und Motorik.

Röntgenaufnahme: ➤ Bild [T579].

1. Wie lautet Ihre Diagnose?

2. Welche Röntgenaufnahme und ggf. weitere bildgebende Diagnostik veranlassen Sie?

3. Nach welcher Klassifikation lässt sich diese Fraktur einteilen?

4. Erklären Sie bitte anhand dieser Fraktur die AO-Klassifikation!

5. Wie wird diese Fraktur behandelt?

6. Welche Begleitverletzungen können auftreten? Welche weiteren häufigen Verletzungen im Bereich des Schultergürtels kennen Sie noch?

1. Diagnose

Auf der Röntgenaufnahme ist deutlich eine Fraktur des rechten proximalen Humerus zu erkennen. Kommt es zur Fraktur auf der Höhe des **Collum chirurgicum** (wie in diesem Fall), spricht man von der **subkapitalen Humerusfraktur.** Klassischerweise tritt die **proximale Humerusfraktur bei älteren Patienten** wegen des osteoporotisch veränderten Knochens auf. Bei jüngeren Patienten liegt meistens ein Hochrasanztrauma zugrunde. Als Unfallmechanismus wird entweder ein indirektes Trauma durch Sturz auf den ausgestreckten Arm oder den Ellenbogen bzw. als direktes Trauma bei Sturz auf die Schulter beschrieben.
Klinisch zeigt sich oft eine Hämatomschwellung mit lokalem Druckschmerz sowie eine (schmerzbedingte) Bewegungseinschränkung.

2. Bildgebende Diagnostik

Primär veranlassen Sie eine Röntgenaufnahme des **Schultergelenks in zwei Ebenen:** true a. p., und Y-Aufnahme (Skapula tangential). Bei der Aufnahme in **„true" a. p.** wird der Patient ca. 30° zur Röntgenplatte gedreht, sodass das Glenohumeralgelenk besser eingesehen werden kann. Bei komplizierteren oder Mehrfragmentfrakturen ist eine **CT** zur besseren OP-Planung indiziert. Bei Verdacht auf okkulte oder pathologische Frakturen liefert die **MRT** wichtige Zusatzinformation. Bei fehlendem Puls der A. radialis sollte mittels **Angiografie** (DSA, CT, MRT) eine Gefäßläsion ausgeschlossen werden.

3. Frakturklassifikation der proximalen Humerusfrakturen

Es sind derzeit einige Fraktureinteilungen gebräuchlich. Neben der Einteilung nach Neer werden auch die AO-Klassifikation und andere verwendet. Grundlage aller Einteilungen sind die Anzahl und Dislokation der Fragmente. Die geläufigste Einteilung der **proximalen Humerusfraktur** ist die nach Neer (➤ Abb. 49.1). Diese richtet sich nach der Anzahl der vier potenziellen Frakturfragmente (Kalotte, Tuberculum majus, Tuberculum minus sowie distales Frakturfragment) und berücksichtigt deren Dislokation und eine mögliche Luxation. Soweit bei dieser Röntgendarstellung beurteilbar, handelt es sich mindestens um eine Zwei-Fragment-Fraktur (Typ III bzw. IV nach Neer), zur weiteren Beurteilung wäre eine zweite Röntgenebene zu fordern oder eine CT-Darstellung.

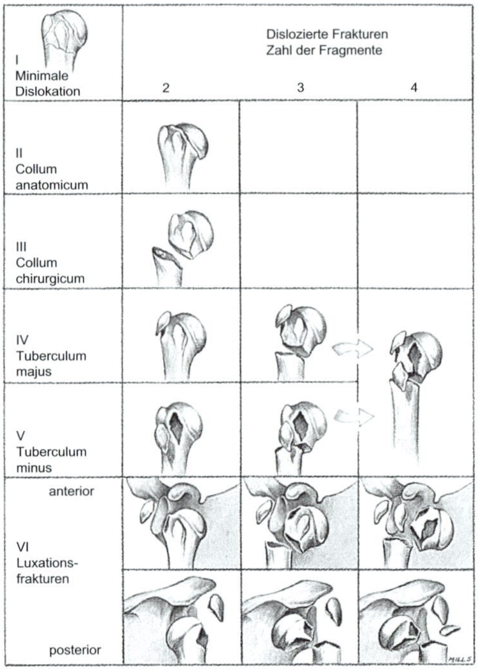

Abb. 49.1 Neer-Einteilung der proximalen Humerusfrakturen [R234]

4. AO-Einteilung

Im Rahmen der **Arbeitsgemeinschaft für Osteosynthese (AO)** wurde ein **Schlüsselsystem** entwickelt, nachdem jede Fraktur einheitlich klassifiziert werden kann (z. B. 31-C1.2). Vor allem für die **langen Röhrenknochen,** zu denen der Humerus zählt, hat sich diese AO-Klassifikation durchgesetzt. Die **ersten drei Stellen der AO-Klassifikation** sollten im Examen be-

Tab. 49.1 AO-Einteilung der langen Röhrenknochen

1. Stelle	Lokalisation des betroffenen Knochens		1 → Humerus 2 → Radius und Ulna 3 → Femur 4 → Tibia und Fibula
2. Stelle	Lokalisation der Fraktur am Knochen		1 → proximales Segment 2 → diaphysäres Fragment (Schaft) 3 → distales Segment
3. Stelle	Morphologie der Fraktur	Diaphysäres Segment	A → einfache Fraktur B → Keilfraktur C → komplexe Fraktur
		Proximales und distales Segment	A → extraartikuläre Fraktur B → partielle Gelenkfraktur C → vollständige Gelenkfraktur
Die 4. und 5. Stelle gliedert die Fraktur weiter nach Schweregrad der Fraktur (1 bis 3)			

herrscht werden und sind daher in der ➤ Tab. 49.1 aufgeführt.
Im geschilderten Beispiel hätte die Fraktur die AO-Klassifikation 11-A2.

5. Therapie

Mehr als 90 % aller proximalen Humerusfrakturen sind **Typ-1-Frakturen nach Neer,** also weniger als 1 cm disloziert und weisen eine Fragmentkippung von weniger als 45° auf. Diese Frakturen können ebenso wie stabil eingestauchte Typ-2-Frakturen (AO-Typen A2, B1, evtl. C1) konservativ behandelt werden (bitte regionäre Unterschiede der Behandlung beachten!).

- **Konservative Therapie:**
  - Ruhigstellung im Gilchrist- oder Desault-Verband für 1 Woche sowie Schmerzmedikation, anschließend frühfunktionelle Krankengymnastik
  - Physiotherapeutische Mobilisation nach 3 Tagen

Patienten mit einer instabilen Typ-2-Fraktur sowie solche mit Typ-3- bis Typ-6-Frakturen nach Neer sollten innerhalb einer Woche einer operativen Therapie zugeführt werden.

- **Operative Therapie:**
  - Typ-3-Frakturen nach Neer ggf. geschlossene Reposition und perkutane Kirschner-Draht-Osteosynthese
  - Andere Frakturtypen nach Möglichkeit geschlossene, sonst offene Reposition mit anschließender offener Osteosynthese (Schrauben, Zuggurtung, Kirschner-Drähte, Platten)
  - Versorgung bei irreparablen Frakturen bzw. bereits bestehender Schultergelenkarthrose mit Schulterhemiprothesen (inverse Prothese)

Anschließend erfolgt die **Ruhigstellung** im Gilchrist-Verband oder einer Thoraxabduktionsschiene wiederum für 1 Woche. Eine frühe Mobilisation ist anzustreben, damit es nicht zu Kapselverklebungen, Zerstörungen von Gleitstrukturen und dadurch bedingte schmerzhafte Bewegungseinschränkungen oder sogar einer Frozen Shoulder **(Schultersteife)** kommt.

MERKE

Prä- und postoperativ immer Durchblutung, Motorik und Sensibilität prüfen; eine Röntgen-Kontrolle veranlassen.

6. Begleitverletzungen, weitere häufige Verletzungen

Im Rahmen von Humerusfrakturen (➤ Abb. 49.2) kann es zu Schäden der im Bereich der Fraktur verlaufenden Nerven und Gefäße kommen.

- Bei der **proximalen Humeruskopffraktur** sind v. a. der N. axillaris, der Plexus brachialis sowie die

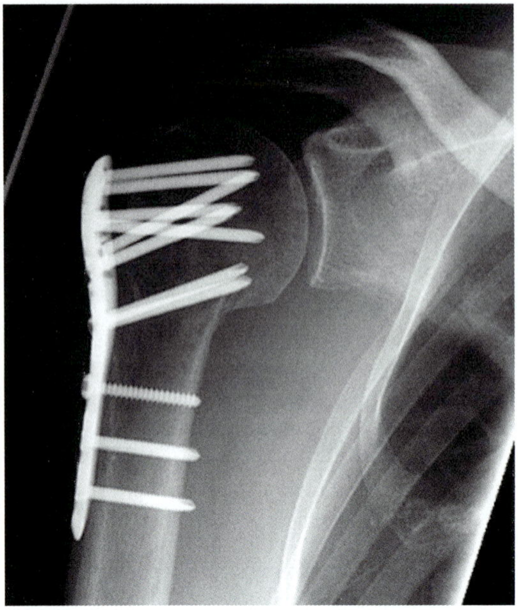

Abb. 49.2 Osteosynthesenversorgung einer subkapitalen Humerusfraktur [T579]

A. brachialis gefährdet. Eine weitere Komplikation besteht in der Entwicklung einer Humeruskopfnekrose, die bei starker Ausprägung eine Endoprothesenversorgung notwendig machen kann. Außerdem kann die lange Bizepssehne durch eine Fraktur eingeklemmt werden.

- Bei der **Humerusschaftfraktur** stehen Läsionen des N. radialis im Vordergrund (klinisch „Fallhand“).
- Die **distale Humerusfraktur** kann Schäden des N. ulnaris (klinisch „Krallenhand“) im Bereich des Epicondylus humeri ulnaris nach sich ziehen.
- **Suprakondyläre Humerusfraktur:** Sonderform der distalen Humerusfraktur, die vom IMPP gerne als im **Kindesalter** häufigste Humerusfraktur und ellenbogengelenknahe Verletzung geprüft wird. Sie ist schwierig zu diagnostizieren, da im nativen Röntgen die Knochenkerne aufgrund des Alters des Kindes teilweise noch nicht zu erkennen und damit schwer von Frakturfragmenten zu unterscheiden sind.

Abhängig vom Unfallmechanismus und Alter des Patienten sind weitere Verletzungen möglich, wie z. B. Klavikulafrakturen, AC-Gelenkssprengungen, Schulterluxationen sowie Verletzungen der Rotatorenmanschette oder Rupturen der langen Bizepssehne.

MERKE

Die suprakondyläre Humerusfraktur ist die im Kindesalter häufigste Humerusfraktur und häufigste Ellenbogenverletzung.

ZUSAMMENFASSUNG

- Die proximale Humerusfraktur, die v. a. beim älteren Patienten vorkommt, zeigt sich klinisch mit Schwellung, lokalem Druckschmerz, (schmerzbedingter) Bewegungseinschränkung und ggf. Hämatom.
- Die proximalen Humerusfrakturen werden nach Neer in sechs Frakturtypen oder nach der AO-Klassifikation eingeteilt.
- Stabile Typ-1- und ggf. Typ-2-Frakturen nach Neer können konservativ für eine Woche im Gilchrist-Verband behandelt werden, während instabile Frakturen nach möglichst geschlossener Reposition operativ versorgt werden. Für inoperable Frakturen steht die Endothesenimplantation zur Verfügung.
- Als Begleitverletzungen können Schäden v. a. an Nerven und Gefäßen im Frakturbereich vorkommen.
- Prä- und postoperativ müssen die DMS geprüft sowie Röntgenaufnahmen der Schulter in zwei Ebenen (true a. p. und Y-Aufnahme) veranlasst werden.
- Eine physiotherapeutische Frühmobilisation wirkt der Gefahr von Bewegungseinschränkungen sowie Schultersteife entgegen.

50

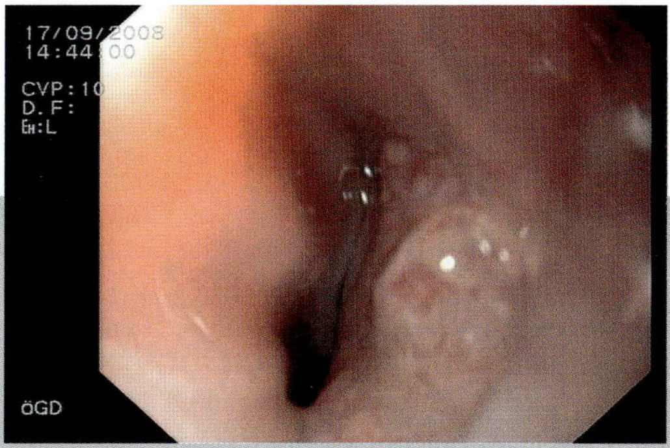

[T583]

Schluckbeschwerden und retrosternales Druckgefühl

Anamnese

Der 59-jährige Herr T. wird Ihnen von seinem Hausarzt in der chirurgischen Sprechstunde wegen des oben sichtbaren Endoskopiebefunds (➤ Bild [T583]) vorgestellt. Die Untersuchung war aufgrund von Schluckbeschwerden und einem zunehmenden Druckgefühl hinter dem Brustbein erfolgt, das sich beim Essen verstärkte. Herr T. ist starker Raucher, trinkt regelmäßig 3–4 Flaschen Bier pro Tag. Seit Jahren leidet er an einer chronischen Gastritis und einer chronischen Bronchitis.

Untersuchungsbefunde

59-jähriger Patient in kachektischem EZ und reduziertem AZ.

Körperliche Untersuchung: Lunge: beidseits deutlich verschärftes Atemgeräusch, während der Untersuchung hustet der Patient mehrmals. Herz: regelmäßig, keine pathologischen Herzgeräusche. Abdomen: nicht gebläht oder druckschmerzhaft, regelrechte Darmgeräusche. Extremitäten: beide Beine sind ab Unterschenkelmitte etwas kühler. Leisten- und Popliteapulse können getastet werden, die Fußpulse sind nicht eindeutig palpabel.

1. Wie lautet Ihre Verdachtsdiagnose unter Berücksichtigung des vorliegenden Endoskopiebefunds?

2. Welche Differenzialdiagnosen der Dysphagie kennen Sie?

3. Durch welche Untersuchungen untermauern Sie Ihre Diagnose?

4. Welche Formen, Ursachen und Stadien des Krankheitsbilds kennen Sie?

5. Welche Therapieoptionen kennen Sie?

6. Welche Nachsorgemaßnahmen sind angebracht?

1. Verdachtsdiagnose und Endoskopiebefund

In der vom Hausarzt veranlassten Endoskopie des Ösophagus ist im rechten unteren Quadranten der Abbildung eine polypoide malignomverdächtige Veränderung der Schleimhaut zu sehen, das Lumen erscheint deutlich eingeengt. Eine Passage in den Magen war laut schriftlichem Befund mit dem Endoskop noch möglich. In Zusammenschau mit dem kachektischen Erscheinungsbild des Patienten, das einen Gewichtsverlust vermuten lässt, den bestehenden **Risikofaktoren** übermäßiger Nikotin- und Alkoholgenuss und mit dem führenden Symptom der Schluckbeschwerden **(Dysphagie),** die v. a. von der Speiseröhre ausgehen, besteht dringender Verdacht auf ein **Ösophaguskarzinom.**

2. Differenzialdiagnosen der Dysphagie

Zu unterscheiden sind **mechanische** von **funktionellen** Störungen:

- **Tumorbedingt:** Ösophagus- oder in den Ösophagus infiltriertes Kardiakarzinom, selten benigne Tumoren der Speiseröhre wie Leiomyome oder Lipome
- **Ösophagusdivertikel:**
  - Zenker-Divertikel: Ausstülpung am oberen Ösophagussphinkter, verursacht eher Regurgitationen und Mundgeruch.
  - Traktionsdivertikel im mittleren Drittel durch Narbenzug
  - Epiphrenische Divertikel knapp oberhalb des Zwerchfells bei Motilitätsstörungen
- **Peptische Stenose:** bei langjähriger Refluxösophagitis
- **Mediastinale Prozesse:** wie intrathorakale Struma, Mediastinaltumoren, Gefäßanomalien
- **Motilitätsstörungen** der Speiseröhre: Achalasie, diffuser Ösophagusspasmus oder Nussknackerösophagus

Selten bei systemischen Erkrankungen wie Sklerodermie, Dermatomyositis, Myasthenia gravis.

3. Untersuchungen

Wie bereits im vorliegenden Fall durch den Hausarzt veranlasst, ist als erste diagnostische Maßnahme zur Abklärung von dysphagischen Beschwerden eine **Ösophago-Gastro-Duodenoskopie (ÖGD)** indiziert. Hierbei können genaue Lokalisation und Ausmaß von Schleimhautveränderungen beurteilt und **Probebiopsien** aus den suspekten Arealen entnommen werden. Bestätigt sich hierbei der klinische Verdacht auf ein Ösophaguskarzinom, wie bei Herrn T., sind zum weiteren **Staging** folgende Untersuchungen erforderlich:

- **CT des Thorax und Abdomens** zur Beurteilung der extraluminalen Ausbreitung und Abklärung von möglichen Fernmetastasen
- **Endosonografie** (endoskopischer Ultraschall, EUS) zur Beurteilung der Infiltrationstiefe des Tumors in die Ösophaguswand und Stadieneinteilung

Je nach vorhandener Symptomatik und Ausdehnung des Tumorgeschehens können ergänzend erfolgen:

- **Bronchoskopie:** z. B. bei Verdacht auf ösophagobronchiale Fistel oder Infiltration der Trachea
- **Skelettszintigrafie:** bei Verdacht auf ossäre Filiae
- **PET/CT-Untersuchung:** kann zusätzlich zum M-Staging bei lokal fortgeschrittenen Tumoren (cT 2–4 und cN+) eingesetzt werden, falls der Patient potenziell kurativ behandelbar ist bzw. das Ergebnis klinische Konsequenzen hat.
- **Diagnostische Laparoskopie:** bei Adenokarzinomen des ösophagogastralen Übergangs zum Ausschluss von Metastasen der Leber und/oder des Peritoneums in fortgeschrittenen Stadien (insbesondere im Falle einer cT3-, cT4-Kategorie)
- **HNO-ärztliche Vorstellung:** Ausschluss Zweittumor in diesem Bereich aufgrund der Patientenklientel mit chronischem Alkohol- und Nikotinabusus mit hohem Risiko, z. B. für Larynxkarzinome sowie Beurteilung bei Heiserkeit mit Verdacht auf Recurrensparese (durch Tumorinfiltration mediastinal)

Bei Herrn T. konnte bei der nun auch vorliegenden histologischen Untersuchung der bei der ÖGD entnommenen Probebiopsien ein mäßig differenziertes Plattenepithelkarzinom des Ösophagus nachgewiesen werden. Die CT des Thorax zeigte den Befund in ➤ Abb. 50.1 mit einer deutlichen, zirkulären Wandverdickung der Speiseröhre im distalen Drittel (Pfeil).

Endosonografisch war ebenfalls eine Infiltration des Tumors durch alle Wandschichten zu sehen.

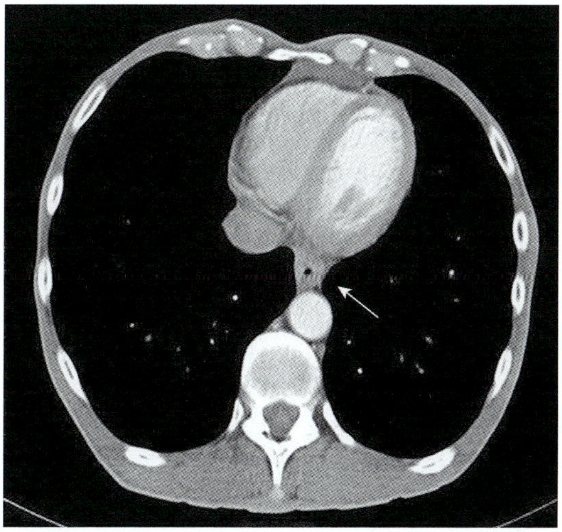

Abb. 50.1 CT-Thorax mit Wandverdickung des Ösophagus (Pfeil) [T581]

Ganz allgemein sollen zur Verbesserung der Detektion von Dysplasien/Frühkarzinomen die Chromoendoskopie oder die computergestützten digitalen (Filter-)Verfahren eingesetzt werden.

4. Erscheinungsformen, Ursachen und Stadieneinteilung

Das Ösophaguskarzinom tritt vier- bis fünfmal häufiger bei Männern als bei Frauen auf. Der Altersgipfel liegt zwischen dem 50. und 60. Lebensjahr. Die häufigste histologische Form ist das **Plattenepithelkarzinom** (80–95 %). Das seltenere **Adenokarzinom** (5–10 %) am distalen Ösophagusdrittel entsteht auf dem Boden einer intestinalen Metaplasie, dem sog. **Barrett-Ösophagus** nach langjähriger Refluxösophagitis, und wird inzwischen als eigene Entität den **AEG-Tumoren** des ösophagogastralen Übergangs (**a**denocarcinoma of the **e**sophago**g**astric junction) zugeschrieben.

In mehr als ¾ der Fälle ist das Ösophaguskarzinom mit einem **übermäßigen Nikotin- und/oder Alkoholgenuss** verbunden. Weitere Risikofaktoren stellen eine vorausgegangene Ösophagusverätzung, das Plummer-Vinson-Syndrom, die Sklerodermie, Zöliakie und die pernizöse Anämie dar. Auch wird ein Zusammenhang mit Infektionen mit humanen Papillomaviren oder der Aufnahme von Nitrosaminen bzw. Aflatoxinen vermutet.

Das **Metastasierungsverhalten** ist beim Ösophaguskarzinom **vom Tumorsitz abhängig:**

- **Lymphogen:** oberhalb der Trachealbifurkation mediastinal in Richtung zervikal sowie unterhalb der Bifurkation nach kaudal Richtung ösophagokardialer Übergang
- **Hämatogen:** Aufgrund der venösen Abflussgebiete kann sowohl eine pulmonale als auch über das Pfortadersystem eine Metastasierung in die Leber auftreten.
- Durch direkte Infiltration ist eine Beteiligung des Tracheobronchialssystems mit Ausbildung von Fisteln möglich.

Die Stadieneinteilung des Ösophaguskarzinoms erfolgt nach der TNM-Klassifikation (➤ Tab. 50.1) mithilfe der im Rahmen des Stagings erhobenen Befunde, wobei für die Therapieentscheidung dem Endosonografiebefund eine große Bedeutung zukommt.

Tab. 50.1 TNM-Klassifikation des Ösophaguskarzinoms und UICC-Einteilung [G924-001]

<table>
<tr><td>Tis</td><td>Carcinoma in situ</td><td rowspan="9">Adenokarzinom:
Stadium 0: Tis, N0, M0
Stadium I: T1, N0, M0
Stadium IIA: T2, N1, M0
Stadium IIB: T2, N0, M0
Stadium III: T1, N2, M0 oder T2, N1/N2, M0 oder T3/T4, N0/N1/N2, M0
Stadium IVA: T4, N3, M0 oder jedes T, N3, M0
Stadium IVB: jedes T, jedes N, M1
Plattenepithelkarzinom:
Stadium 0: Tis, N0, M0
Stadium I: T1, N0/N1, M0
Stadium IIA: T2, N0/N1, M0
Stadium IIB: T3, N0, M0
Stadium IIIA: T1/T2, N2, M0
Stadium IIIB: T3, N1/N2
Stadium IVA: T4, jedes N, M0 oder jedes T, jedes N, M1
Stadium IVB: jedes T, jedes N, M1</td></tr>
<tr><td>T1</td><td>Infiltration bis in Lamina propria, Muscularis mucosae oder Submukosa</td></tr>
<tr><td>T2</td><td>Infiltration bis Muscularis propria</td></tr>
<tr><td>T3</td><td>Infiltration bis in die Adventitia</td></tr>
<tr><td>T4</td><td>Infiltration in Nachbarstrukturen</td></tr>
<tr><td>N0</td><td>Keine regionären LK-Filiae</td></tr>
<tr><td>N1–N3</td><td>Regionäre LK-Metastasen</td></tr>
<tr><td>M0</td><td>Keine Fernmetastasen</td></tr>
<tr><td>M1</td><td>Fernmetastasen</td></tr>
</table>

5. Therapie

Die zwar schon etwas gebesserte, jedoch immer noch schlechte Prognose des Ösophaguskarzinoms mit einer relativen Fünf-Jahres-Überlebensrate von nur 22–24 % liegt in den Herausforderungen der Diagnosestellung und somit bei Diagnose meist bereits fortgeschrittenen Stadien begründet. **Kontraindikationen** für eine operative Therapie sind:

- Fernmetastasen
- Infiltration in den Bronchialbaum oder große Gefäße (Aorta, Pulmonalgefäße)
- Erheblich reduzierter AZ und/oder schwere Begleiterkrankungen (z. B. Leberzirrhose, eingeschränkte pulmonale oder kardiale Belastbarkeit)

Gemäß der Leitlinie Diagnostik und Therapie der Plattenepithelkarzinome und Adenokarzinome des Ösophagus (Stand September 2025) soll allen Patienten – unabhängig von einer tumorspezifischen Therapie – nach der Diagnose einer nicht-heilbaren Krebserkrankung eine Palliativversorgung angeboten werden. Palliative Maßnahmen können sein: **Stenteinlagen, Bougierung** oder lokale **Lasertherapien** zum Erhalt der Ösophaguspassage bzw. die Anlage einer Ernährungssonde **(PEG).** Zusätzlich sollte auch in palliativer Intention eine kombinierte Radiochemotherapie erfolgen. Bei fortgeschrittenen, nicht kurativ behandelbaren Plattenepithelkarzinom und PD-L1-Nachweis ist eine platinbasierte Chemotherapie zusammen mit einem Checkpoint-Inhibitor empfohlen bzw. alternativ auch eine Kombination von zwei Checkpoint-Inhibitoren (Nivolumab/Ipilimumab). Bitte denken Sie daran, frühzeitig eine **Palliativversorgung** zu evaluieren und sich interdisziplinäre Unterstützung zu holen. Zum Vorgehen und zur Kommunikation mit Palliativpatienten siehe auch ➤ Fall 5 und ➤ Fall 16.

Ist eine Operabilität vonseiten des Patienten und der Tumorausdehnung gegeben, ist die **Ösophagusresektion** indiziert, ggf. **in Kombination mit einer Radiochemotherapie** präoperativ zur Tumorverkleinerung **(Down-Staging)** im Rahmen eines **multimodalen, neoadjuvanten Therapiekonzepts** (wie im vorliegenden Fall). Anwendung finden zwei OP-Verfahren:

- **Transthorakale Ösophagektomie:** hat sich als Standardeingriff etabliert (sog. „Zweihöhlen-Eingriff").
- **Transmediastinale Ösophagektomie:** Hierbei wird von abdominell stumpf der Ösophagus mediastinal mobilisiert und über einen zweiten Zugang linkszervikal oralwärts abgesetzt.

In welchem Umfang Lymphknoten entfernt werden müssen (Lymphadenektomie), richtet sich nach der Lokalisation des Primärtumors. Es werden drei Lymphknoten-Felder (abdominal, thorakal und zervikal) unterschieden, wobei die **Zweifeld-Lymphadenektomie** den Standard darstellt.

Zum Ersatz der Speiseröhre dienen Magen **(„Magenhochzug")** oder **Kolon-**, seltener **Dünndarminterponate.**

6. Nachsorge

Neben den erforderlichen regelmäßigen Tumornachsorgeuntersuchungen, die im ersten Jahr in Abständen von 3 Monaten und später halbjährlich erfolgen sollten, ist eine intensive Betreuung bezüglich des Alkohol- und Nikotinabusus angezeigt. Wiederaufgetretene Schluckbeschwerden sind durch eine Endoskopie abzuklären (Rezidiv? Stenose?). Eine CT des Thorax und Abdomens sollte zum Ausschluss eines extraluminalen Rezidivs zunächst 6 Monate postoperativ sowie bei fehlenden Beschwerden oder Symptomen weiter in jährlichen Abständen durchgeführt werden.

ZUSAMMENFASSUNG

- Eine Dysphagie kann mechanische oder funktionelle Ursachen an der Speiseröhre haben und sollte primär einer endoskopischen Untersuchung zugeführt werden.
- Das Ösophaguskarzinom korreliert eng mit einem gesteigerten Alkohol- und Nikotinkonsum.
- Histologisch liegt meist ein Plattenepithelkarzinom vor. Das Metastasierungsverhalten ist von der Höhe der Tumorlokalisation in Bezug zur Trachealbifurkation abhängig.
- Bei fehlender Fernmetastasierung oder Infiltration in Nachbarstrukturen ist die transthorakale Ösophagektomie indiziert, ggf. in Kombination mit einer Radiochemotherapie präoperativ.
- Als Palliativmaßnahmen finden Stenteinlagen, Bougierungen oder eine lokale Lasertherapie Anwendung.

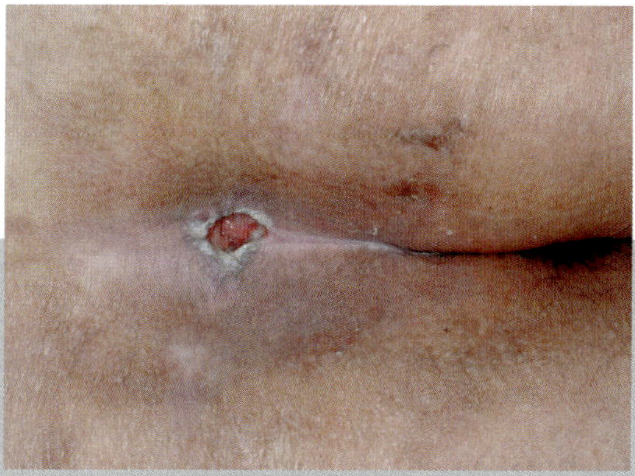

[E434-005]

51

Sakrale Rötung

Anamnese

Sie betreuen mit Ihrer Praxis ein Pflegeheim. Eine 85-jährige Patientin wird Ihnen dort vorgestellt, mit einer sakralen Rötung, die schon dort verbunden wurde (➤ Bild [E434-005]). Die Patientin ist aufgrund eines Schlaganfalls hemiparetisch, tracheostomiert und aphasisch. An weiteren Vorerkrankungen sind Vorhofflimmern, Niereninsuffizienz und Diabetes bekannt, weswegen die Patientin Blutverdünner bekommt. Dauerkatheter und Gastrostomiesonde sind in situ.

Untersuchungsbefunde

85-jährige Patientin in deutlich reduziertem AZ und EZ, RR 130/95 mmHg, Puls 110/min.

Körperliche Untersuchung: Herz und Lungen: unauffällig. Rücken: Haut trocken, kaum subkutanes Fettgewebe. Nässende Rötung sakral, verbunden mit Mullkompressen, kein Eiter, kein Fieber.

1. Welche Verdachtsdiagnose stellen Sie? Welche Stadieneinteilung ist relevant?

2. Wie gehen Sie weiter konkret vor? Wann sollten Sie erneut visitieren? Müssen Sie Labor abnehmen?

3. Wie kann/sollte man die konservative Therapie noch intensivieren?

4. Wann müssen Sie stationär einweisen?

1. Diagnose und Stadieneinteilung

Es handelt sich um eine Nekrose der Haut infolge einer Druckbelastung. Entscheidend ist nicht so sehr die Stärke des Drucks, sondern die Dauer. Sie tritt vor allem bei Patienten mit schweren Grundkrankheiten und älteren Menschen auf.

Stadieneinteilung

- **Stadium I:** umschriebene Hautrötung, die sich nicht wegdrücken lässt, Haut äußerlich noch intakt (➤ Abb. 51.1)
- **Stadium II:** Hautdefekt, Subkutangewebe liegt frei.
- **Stadium III:** defekt bis zum Periost, Kutis, Subkutangewebe, Sehnen, Muskeln sind angegriffen.
- **Stadium IV:** Knochen ist beteiligt, ulzeriert.

Häufige Lokalisation

- Os sacrum
- Trochanter major
- Kalkaneus

Es handelt sich also um einen **Dekubitus nach Stadium II.**

2. Vorgehensweise

Man kann versuchen, **Stadium I und II konservativ zu therapieren.**

Hierbei ist Druckentlastung und häufiges Umlagern (alle 2–3 h) gemeint; in diesem Fall wechselnde Schräglage.

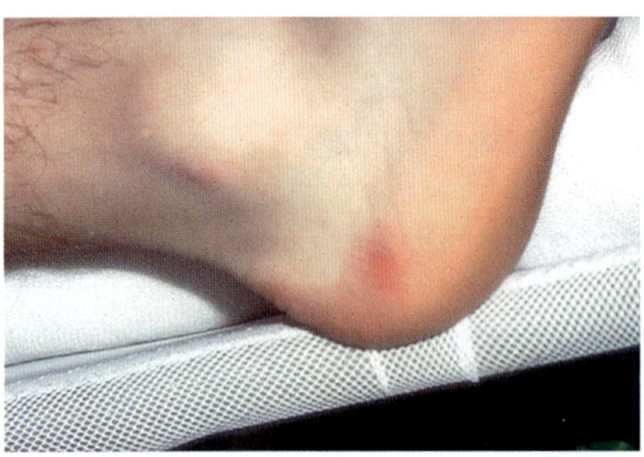

Abb. 51.1 Dekubitus, Stadium I [T195]

Da Sie sich aber in einem Pflegeheim befinden, ist davon auszugehen, dass sich die Fachkräfte über die Notwendigkeit dieser Maßnahmen im Klaren sind. Sie sprechen mit der Pflegekraft und diese bejaht, dass man dies bereits durchführe.

3. Therapieoptionen

Es gibt noch besondere Hilfsmittel und Spezialisten. Diese müssen allerdings von Ihnen verordnet werden. Die Haut ist nicht mehr intakt und es besteht Infektionsgefahr, d. h., es muss regelmäßig der Verband fachgerecht gewechselt und die Stelle gereinigt werden. (Nekrosen entfernen; eitrige, fibrinöse Beläge beseitigen, Haut zwar trocken halten, Wunden aber nicht austrocknen lassen, Wunde abdecken mit Salbenkompressen). Dies kann z. B. eine Spezialistin vor Ort durchführen oder ein Dienst von außen. Es bedarf der Verordnung durch Sie. Außerdem können Spezialbetten bestellt werden, auch dies bedarf der Verordnung durch Sie.

Sie sollten einmalig einen Abstrich abnehmen und im Labor Entzündungswerte sowie Hinweise auf Malnutrition bestimmen (CRP, Albumin, Eisen, Vitamin D, Folsäure etc.). Zwingend ist es in diesem Stadium nicht. Bei liegenden Kathetern und Tracheostoma werden die Entzündungsherde wahrscheinlich etwas erhöht sein. Hier kann das Labor allerdings gut als Verlauf dienen. Nach 1 Woche sollten Sie erneut visitieren. Ein Beispiel für einen Verlauf zeigt ➤ Abb. 51.2.

4. Stationäre Behandlung

Eine operative Therapie ist bei Stadium III und IV indiziert. Hier sollte eine radikale Exzision des Dekubitalgeschwürs, wenn notwendig mit Knochenresektion und Defektdeckung mit gesundem durchblutetem Gewebe erfolgen. Sie haben hier eine große, nahezu künstlerische Freiheit der Methode der Schnittführung, um genug Haut zur Deckung zu erhalten (➤ Abb. 51.3).

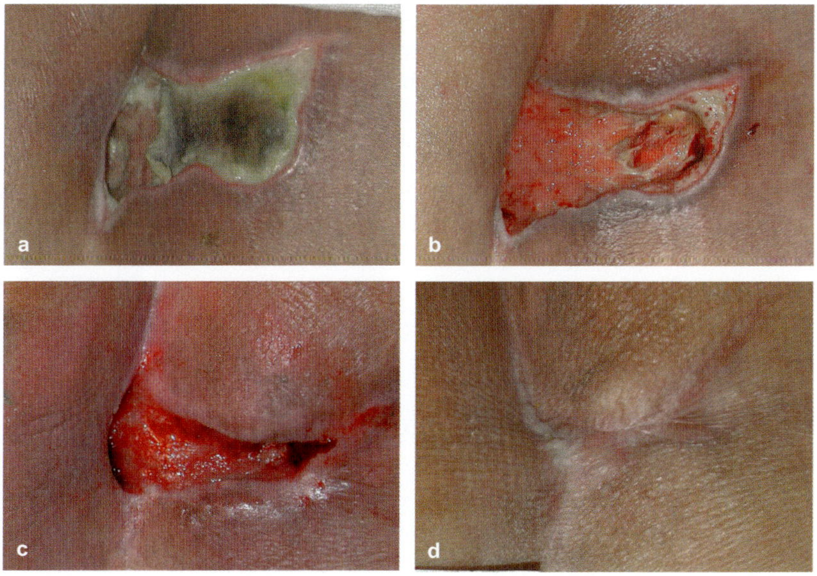

Abb. 51.2 Heilungsverlauf eines Dekubitus bei konservativer Therapie [G248-02]

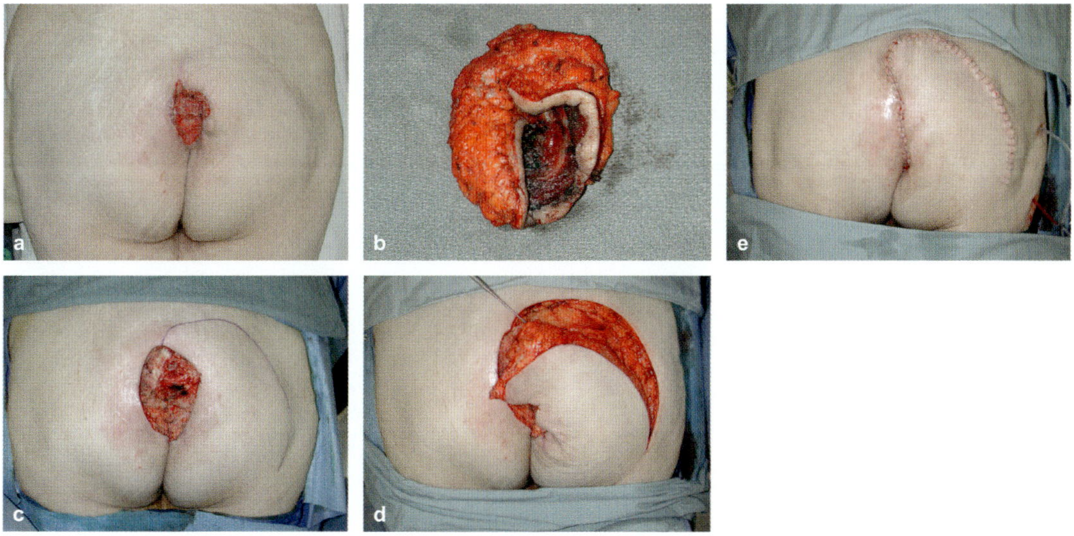

Abb. 51.3 Schnittführung eines Schwenklappens und Resektat bei einem sakralen Dekubitus [G1503]

ZUSAMMENFASSUNG

- Ein Dekubitus tritt vor allem bei Patienten mit schweren Grundkrankheiten und älteren Menschen auf.
- Er wird in vier Stadien eingeteilt.
- Konservativ wird durch Druckentlastung und fachgerechten Verbandwechsel therapiert.
- Eine operative Therapie ist bei Stadium III und IV indiziert.

52

Kopfschmerzen

Anamnese

Ein 87-jähriger Patient kommt zu Ihnen im ärztlichen Bereitschaftsdienst in Begleitung seiner Ehefrau wegen zunehmender Kopfschmerzen. Der Patient kommt mit dem Rollator in den Raum. Übelkeit und Erbrechen, Fieber, Nackensteife, Sehstörungen, Schwindel werden verneint. Aufgefallen sei der Ehefrau eine zunehmende Gangunsicherheit, weswegen ihr Ehemann den Rollator benutze, den er schon einmal nach einer Operation erhalten habe. An Vorerkrankungen sei Vorhofflimmern bekannt, weswegen der Patient Blutverdünner einnehme.

Untersuchungsbefunde

87-jähriger Patient in altersentsprechendem AZ und EZ, orientiert zur Person, Zeit und Ort, RR 150/95 mmHg, Puls 108/min.

Körperliche Untersuchung: Herz und Lungen: unauffällig. Rücken: keine äußeren Verletzungen. Leichter Druckschmerz beidseits paravertebral lumbal, zudem diffuser Klopfschmerz über der gesamten LWS und unteren BWS. Hirnnervenstatus unauffällig; Extremitäten: an beiden Beinen keine Sensibilitätsstörungen, Patellar- und Achillessehnenreflexe beidseits vorhanden. Im Armvorhalteversuch leichtes Absinken auf der rechten Seite.

1. Welche Verdachtsdiagnose stellen Sie? Welche Differenzialdiagnosen kommen in diesem Fall infrage?

2. Wie gehen Sie weiter vor?

3. Welche weiteren Formen des Krankheitsbilds kennen Sie?

4. Welche Risiken bestehen für den Patienten?

5. Welche therapeutischen Möglichkeiten kennen Sie?

1. Diagnose und Differenzialdiagnosen

Kopfschmerzen und neue neurologische Defizite sollten bezüglich des weiteren Vorgehens stets alarmierend sein. Differenzialdiagnostisch kommen in diesem Fall infrage:

1. Intrakranielle Blutung
2. Gut- oder bösartiger Hirntumor
3. Kleiner ischämischer Schlaganfall (macht aber keine Kopfschmerzen)

Sie nehmen die Tatsache, dass der Patient unter Antikoagulation steht zum Anlass, als Ursache der Symptomatik zunächst eine intrakranielle Blutung zu vermuten.

2. Vorgehensweise

Sie schreiben meist eine stationäre Einweisung, sog. Verordnung einer Krankenhausbehandlung, damit schnell zumindest die Blutung ausgeschlossen werden kann. Wenn dies auch heute noch ambulant geschehen kann, muss der Patient nicht immer für die Bildgebung eingewiesen werden.
Im Krankenhaus wird eine CT des Schädels angefertigt – auf der sich folgender Befund zeigt: ➤ Abb. 52.1.

3. Formen des Krankheitsbilds

Intrakranielle Blutungen können im Hirngewebe (intrazerebral), unterhalb der Arachnoidea (subarachnoidal) auf dem Hirngewebe (subdural) und auf der Dura, also zwischen Dura und Knochen (epidural) vorkommen (➤ Abb. 52.2, ➤ Abb. 52.3).
In unserem Fall handelt es sich um ein subdurales Hämatom, was allerdings nicht akut, also schnell und möglicherweise immer noch blutend, sondern chronisch ist.

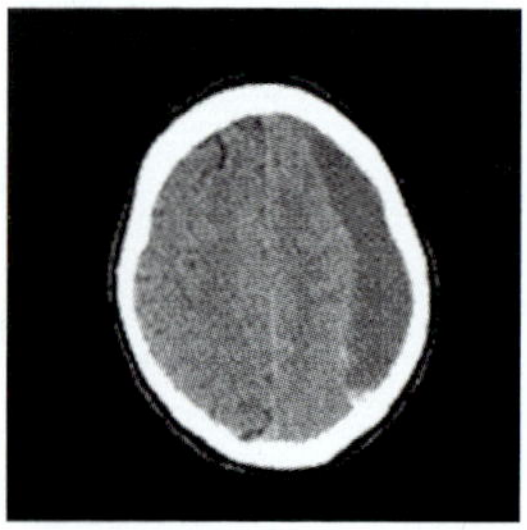

Abb. 52.1 [T718/M464]

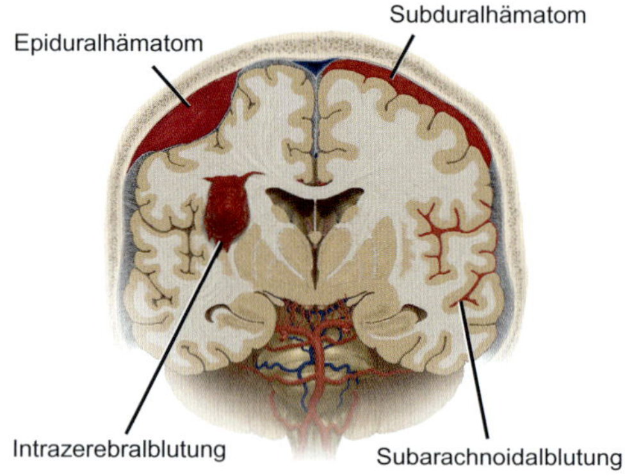

Abb. 52.2 Lokalisationen von intrakraniellen Blutungen [G212]

Das subdurale Hämatom befindet sich in dem (nach der rein neuroanatomischen Lehre nicht existenten) Raum zwischen Dura mater und Arachnoidea. Diesen Raum zwischen den beiden Hirnhautblättern schafft sich das Hämatom selbst. Der akute Verlauf tritt meist als Begleiterscheinung bei einem schweren SHT auf, während der chronische Verlauf i. d. R. durch Bagatelltraumata (**Cave!** Dieses ist oft anamnestisch durch den Patienten nicht erinnerlich!) ausgelöst wird.
Man nimmt an, dass es initial zu kleinen Blutungen von Brückenvenen – Venen, die die Arachnoidea und Dura kreuzen bzw. „überbrücken“ (um in die Sinus oder zu den epigalealen Venenplexus zu gelangen) – kommt. Diese Blutungen schaffen den Subduralraum und führen zu einer unspezifischen Granulationsreaktion. Durch enzymatische Fibrinolyse wird das Hämatom verflüssigt und es entsteht die typische motorölartige Flüssigkeit. Durch Einwanderung von Kapillaren, die ihrerseits wiederum sehr fragil sind und bei kleineren Beanspruchungen bluten, vergrößert sich das Hämatom. Prädisponierend sind folgende Faktoren für ein subdurales Hämatom:

- Hirnatrophie (hohes Alter), die den Raum zwischen Dura und Arachnoidea und somit die Brückenvenen unter Spannung stellt
- Chronischer Alkoholabusus (führt zu einer zerebralen Atrophie und zu einem erhöhten Sturzrisiko)
- Gerinnungshemmung

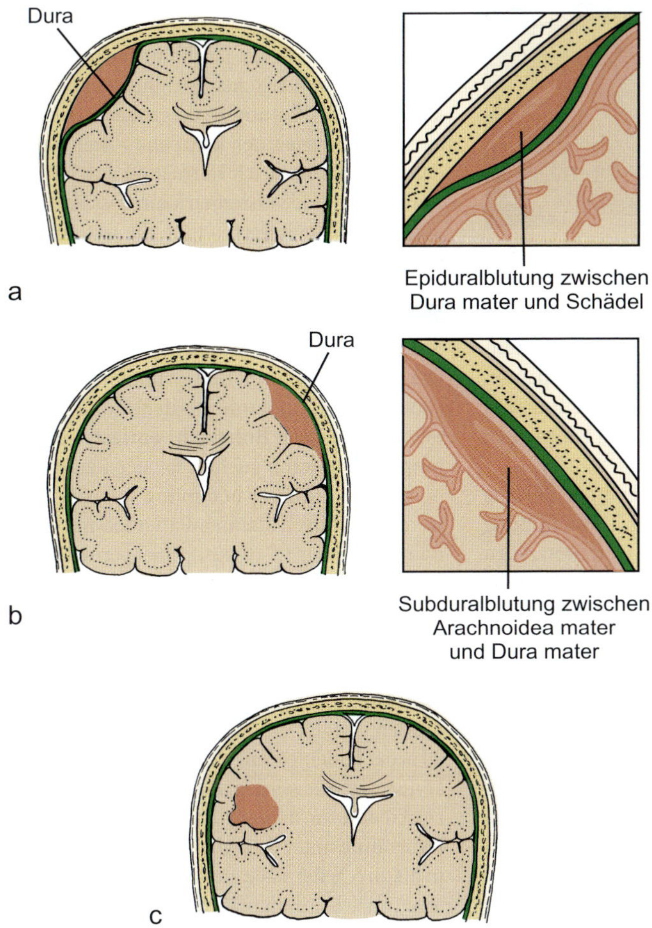

Abb. 52.3 Intrakranielle Hämatome: a) Epiduralhämatom, b) Subduralhämatom, c) Intrazerebralhämatom [E521-001]

Epidurales Hämatom: Ein epidurales Hämatom liegt zwischen Dura mater und Knochen. Eine durale Arterie ist hier die Blutungsquelle. Die am häufigsten blutende Arterie ist die A. meningea media. Durch eine Fraktur kommt es zu Verletzungen des Gefäßes.

Die Ursache ist damit fast immer traumatisch (Unfall, Schlag auf den Kopf, Sturz). Eine blutende meningeale Arterie verursacht eine sich rasch vergrößernde Raumforderung, wodurch das Gehirn innerhalb von Stunden durch den Tentoriumsschlitz nach kaudal herniiert. Die Patienten können daran akut versterben.

Die Patienten erleiden oft ein Kopftrauma, sind evtl. kurz bewusstlos und haben dann ein „luzides Intervall" – ein (außer Kopfschmerzen und Übelkeit) asymptomatisches stabiles Intervall ohne Bewusstseinstrübung von mehreren Stunden, in dem die Arterie langsam blutet.

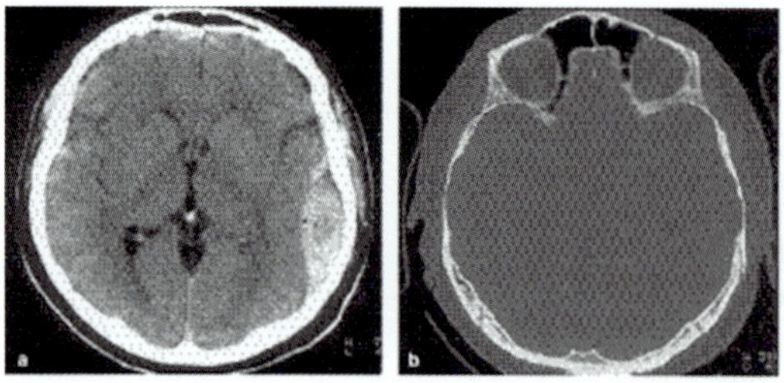

Abb. 52.4 Epidurales Hämatom bei bewusstlosem Patienten (nach Motorradunfall): a) Weichteilfenster; b) Knochenfenster mit temporaler Fraktur [T718/M464]

Darauf folgen Bewusstseinsstörungen mit Halbseitensymptomatik (Anisokorie, kontralaterale Hemiparese, ipsilaterale Fazialisschwäche). Dieses luzide Intervall ist aber tatsächlich nur in 20 % der Fälle zu beobachten (➤ Abb. 52.4).

Intrazerebrales Hämatom: Die intrazerebrale Blutung ist die häufigste intrakranielle Blutung. Diese Blutung führt fast immer zu neurologischen Defiziten, wird aber nur selten chirurgisch therapiert. Hier sei auf die gängigen Lehrbücher der Neurologie verwiesen.

Subarachnoidale Blutung: Als Subarachnoidalblutung (SAB) bezeichnet man eine Blutung in den Subarachnoidalraum. Diese ist einmalig und blutet nicht ständig weiter.

Ein Trauma ist die häufigste Ursache für eine SAB insgesamt (traumatische SAB). Sie tritt bei etwa 40 % aller schweren Schädelhirntraumata auf. Diese ist aber von einer nicht traumatischen SAB abzugrenzen. Bei der gefürchteten spontanen aneurysmatischen SAB handelt es sich um die plötzliche Ruptur eines Hirngefäßaneurysmas. Dabei strömt Blut mit arteriellem Druck in den liquorgefüllten Subarachnoidalraum.

Eine chirurgische/endosvaskuläre Therapie auf die Blutungsquelle gerichtet ist hier zur Verhinderung einer Zweitblutung mit potenziell tödlichem Ausgang dringend indiziert.

4. Risiken

Es kann zu kleineren Nachblutungen kommen, ohne dass es zu traumatischen Ereignissen kommt. Dadurch kann sich die Blutung so vergrößern, dass das Gehirn auch Schaden nehmen kann und – wenn auch selten – dass der Patient durch Herniation von Hirngewebe ins Koma fallen und versterben kann. Des Weiteren können Krampfanfälle auftreten und alle mit der Halbseitenschwäche assoziierten Folgen (Stürze).

5. Therapeutischen Möglichkeiten

Die großen (> 10 mm) und symptomatischen chronisch subduralen Hämatome werden möglichst zügig mittels eines **kleinen Bohrlochs entlastet und ausgiebig gespült.** Das kann auch in lokaler Betäubung geschehen. Die Gerinnungshemmung sollte zuvor korrigiert werden. Klinisch stabilen Patienten mit einer kleinen Raumforderung (≤ 10 mm), einer geringen Mittellinienverlagerung und ohne neurologische Defizite können auch konservativ behandelt werden. Hier empfehlen sich engmaschige klinische Kontrollen (neurologischer Status) und regelmäßige CCT-Kontrollen. Auch hier sollte, wenn nötig, die Gerinnungshemmung korrigiert werden.

90 % der Patienten mit chronisch subduralem Hämatom können geheilt werden. Die Rezidivrate beträgt ca. 15 %. Durch eine zu schnelle Entlastung und anschließende Hyperämie unter dem ehemaligen Hämatom kommt es in bis zu 5 % der Fälle zu intrazerebralen Blutungen (oft letal) oder Krampfanfällen.

ZUSAMMENFASSUNG

- Intrakranielle Blutungen können im Hirngewebe (intrazerebral), unterhalb der Arachnoidea (subarachnoidal), auf dem Hirngewebe (subdural) und auf der Dura, also zwischen Dura und Knochen (epidural), vorkommen.
- Ein epidurales Hämatom liegt zwischen Dura mater und Knochen. Eine durale Arterie ist hier die Blutungsquelle.
- Die intrazerebrale Blutung ist die häufigste intrakranielle Blutung. Diese Blutung führt fast immer zu neurologischen Defiziten, wird aber nur selten chirurgisch therapiert.
- Das subdurale Hämatom befindet sich in dem (nach der rein neuroanatomischen Lehre nicht existenten) Raum zwischen Dura mater und Arachnoidea. Diesen Raum zwischen den beiden Hirnhautblättern schafft sich das Hämatom selbst. Der akute Verlauf tritt meist als Begleiterscheinung bei einem schweren SHT auf, während der chronische Verlauf i. d. R. durch Bagatelltraumata (**Cave!** Dieses ist oft anamnestisch durch den Patienten nicht erinnerlich!) ausgelöst wird.
- **Subarachnoidale Blutung:** Als Subarachnoidalblutung (SAB) bezeichnet man eine Blutung in den Subarachnoidalraum. Diese ist einmalig und blutet nicht ständig weiter.

WAS WÄRE, WENN ...

... der Patient die von Ihnen vorgeschlagenen Maßnahmen verweigern würde?

Zumindest die Blutung kann schwere, irreversible Folgen haben, wenn sie nicht zeitnah behandelt wird. Die Patientenautonomie bei dem orientierten Patienten ist allerdings höher zu bewerten. In diesem Falle müssten Sie am besten mit Zeugen die Weigerung des Patienten, Ihrem Rat zu folgen, dokumentieren. Vor allem muss klar daraus hervorgehen, dass er verstanden hat, dass seine Weigerung potenziell tödliche Folgen hat. Eine Zwangseinweisung ist nicht gerechtfertigt.

53

Schmerzen linkes Schlüsselbein nach Sturz

Der 5-jährige Philipp kommt gemeinsam mit seinen Eltern in die Notaufnahme. Die Eltern berichten, er sei bei einem gemeinsamen Ausflug mit dem Fahrrad gestürzt und auf die linke Seite gefallen. Nun habe er Schmerzen über dem linken Schlüsselbein. Den linken Arm könne er aufgrund der Schmerzen nicht mehr heben. Ein Kopfsturz sei nicht beobachtet worden. Weitere Beschwerden gebe der Junge nicht an.

Untersuchungsbefunde

Fünfjähriger Junge mit Schonhaltung des linken Arms. Sicht- und tastbare Hämatomschwellung und Druckschmerz über linker Klavikula. Keine offenen Wunden. Schmerzbedingte Bewegungseinschränkung der linken Schulter, angrenzende Gelenke frei beweglich, periphere Motorik, Sensibilität und Durchblutung sind intakt.

1. Befunden Sie das Röntgenbild.

2. Welche Ursachen gibt es für die Fraktur? Welche Einteilung gibt es für diese Verletzung?

3. Welche Therapiemöglichkeiten erläutern Sie den Eltern?

Fall 53 Schmerzen linkes Schlüsselbein nach Sturz

1. Diagnose

Die Anamnese des Jungen sowie die Schwellung deuten bereits auf eine Fraktur im Klavikulabereich hin. Zur Diagnosesicherung ist jedoch eine Röntgenaufnahme der Klavikula in einer Ebene (a.-p.) anzufertigen. Auf eine zweite Aufnahme kann im Regelfall verzichtet werden, auch um die Strahlenbelastung im Kindesalter auf ein Minimum zu halten. Auf dem Röntgenbild ist in diesem Fall eine mittlere Klavikulaschaftfraktur zu erkennen (➤ Abb. 53.1).

2. Klassifikation

Es gibt direkte und indirekte Ursachen für die Verletzung. Die Klavikulafraktur entsteht entweder durch direkte oder indirekte Gewalteinwirkung. Eine direkte Gewalteinwirkung entsteht etwa durch einen Schlag oder Stoß auf das Schlüsselbein. Möglich ist auch eine Gurtverletzung bei einem Autounfall. Typisch für eine indirekte Ursache ist z. B. auch der Sturz auf den ausgestreckten Arm oder die Schulter.
Die Einteilung erfolgt nach Allman in mediale, mittlere und laterale Frakturen. Die Häufigkeit der Frakturen im mittleren Bereich liegt bei 80 %. Im lateralen Drittel sind es 15 %, im medialen 5 %. Bei Kindern macht die Klavikulafraktur ca. 10 % aller kindlichen Frakturen aus und ist nach der Radiusfraktur die häufigste Fraktur im Kindesalter (➤ Abb. 53.2).

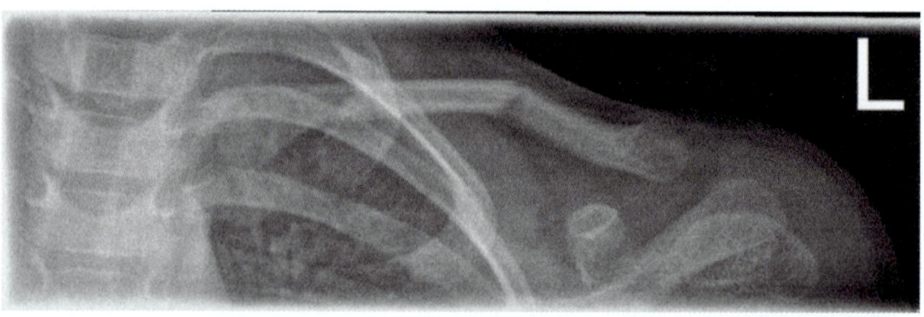

Abb. 53.1 Klavikulaschaftfraktur [M1113]

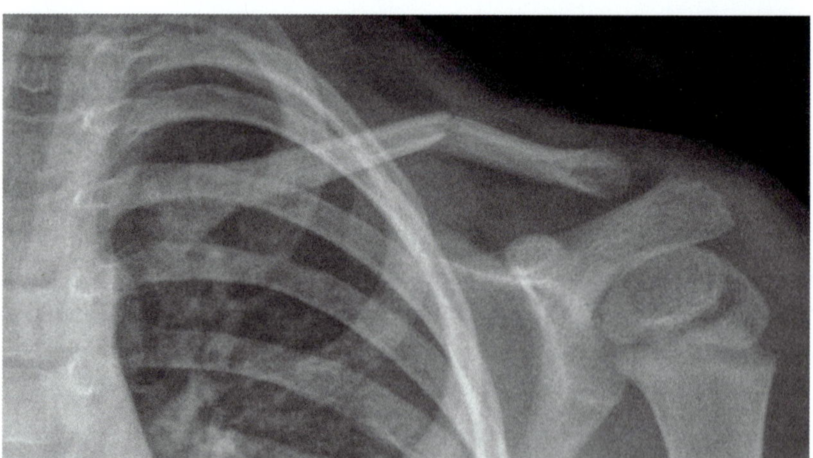

Abb. 53.2 Klavikulafraktur [M1113]

3. Therapie

Bei Kindern gilt die konservative Therapie der Klavikulafraktur als der Goldstandard. Auch bei Achsabweichungen ist eine konservative Behandlung möglich. Aufgrund des Wachstumspotenzials des kindlichen Knochens besteht die Möglichkeit des Remodeling, also der Achskorrektur.

Operative Verfahren sollten bei folgenden Indikationen erwogen werden:

- Grob dislozierte Fraktur
- Weichteilverletzung
- Verletzung des Plexus brachialis
- Drohende Hautdurchspießung bei dislozierter Fraktur
- Kombinationsverletzung aus Klavikula und Skapulahals
- Nach erfolgloser konservativer Behandlung
- Bei Pseudarthrosen

Zur konservativen Behandlung wird der Arm der betroffenen Seite im Gilchrist oder Rucksackverband für 2–4 Wochen ruhiggestellt. Auf eine adäquate Analgesie ist zu achten. Eine Röntgenverlaufskontrolle ist beim asymptomatischen Kind in der Regel nicht notwendig. Allerdings sollte man die Eltern darauf hinweisen, dass aufgrund der Kallusbildung im Frakturbereich eine Schwellung entstehen kann, die äußerlich sichtbar, aber nicht besorgniserregend ist. Mit Sport sollte frühestens nach 6 Wochen begonnen werden.

Falls bei eindeutiger Indikation eine operative Therapie gewählt wird, kommen häufig intramedulläre Verfahren wie ESIN oder Kirschner-Drähte zum Einsatz. Diese schonen das Gewebe, da der Zugang minimalinvasiv erfolgt und sorgen für ein besseres kosmetisches Ergebnis.

ZUSAMMENFASSUNG

- Im Kindesalter ist bei der unkomplizierten Klavikulafraktur zur Diagnosesicherung eine Röntgenaufnahme in einer Ebene ausreichend.
- Die Einteilung erfolgt nach Allman in mediale, mittlere und laterale Klavikulafraktur.
- Die häufigsten Frakturen liegen im mittleren Bereich.
- Bei Kindern zählt die konservative Therapie zum Goldstandard.
- Bei der seltenen operativen Indikation werden häufig intramedulläre Verfahren verwendet.

WAS WÄRE, WENN ...

... der Patient 25 Jahre alt wäre?

Die Frakturbehandlung beim Erwachsenen erfolgt ähnlich wie bei Kindern, jedoch wird die Indikation zur Operation großzügiger gestellt, da es kein Remodeling gibt. Zudem wird bei einer Dislokation um mehr als eine Schaftbreite ebenfalls eine Operation empfohlen. An Operationsverfahren stehen im Erwachsenenalter Plattenosteosynthesen (klassisch oder winkelstabil) und Hakenplatten sowie intramedulläre Verfahren zur Verfügung. Für die häufig angewendete Plattenosteosynthese wird ein Schnitt entlang der Klavikula gewählt, die Fraktur reponiert und mit einer Platte fixiert. Zuvor kann im Frakturbereich eine Zugschraube eingebracht werden. Vorteil dieses Verfahrens ist, dass sie bei mehrfragmentären, dislozierten Frakturen angewendet werden kann. Nachteilig ist hierbei der große Hautschnitt. Da die Haut in diesem Bereich sehr dünn ist, trägt die Platte auf und ist manchmal auch äußerlich sichtbar. Dieses Verfahren kann bei mehrfragmentären, dislozierten Frakturen angewendet werden.

Hakenplatten kommen bei lateralen Frakturen zum Einsatz. Sie hat am lateralen Ende eine Stufe, die unter das Akromion platziert wird.

Intramedulläre Verfahren können ähnlich wie bei Kindern bei einfachen Schaftfrakturen eingesetzt werden.

Die Metallentfernung wird im Erwachsenenalter nach ca. 1 Jahr vorgenommen.

54

Bauchschmerzen nach Sturz

Kurz nachdem Sie Ihren Dienst am Freitagnachmittag in der bereits gefüllten Notaufnahme übernehmen, stellt sich ein 14-jähriger Jugendlicher mit seinen Eltern vor. Er berichtet, er sei beim Fußballtraining ausgerutscht und auf den Ball gefallen. Zunächst sei er kurzatmig gewesen und habe Bauchkrämpfe gehabt. Aufgrund der Wartezeit habe er von den Schwestern der Notaufnahme Novalgintropfen erhalten.

Untersuchungsbefunde

15-jähriger, sportlicher Jugendlicher mit Schmerzen an der linken Schulter/Arm, kein Thoraxkompressionsschmerz, keine Dyspnoe, linker Arm frei beweglich, keine Prellmarken erkennbar.
Sie können zunächst keine schlimmen Verletzungen erkennen und entlassen den Patienten mit einem Rezept für Analgetika nach Hause.

Eine Stunde später stellt sich der Patient erneut mit seinen Eltern vor. Er habe mittlerweile starke Bauchschmerzen und es gehe ihm gar nicht gut. Er habe Herzrasen und es sei ihm schwindelig.
Sie untersuchen den Patienten erneut und stellen folgende Befunde fest: bekannter Patient in geschwächtem Zustand, blass, tachykard und hypoton (Puls 100/min, RR 110/55). Er gibt linksseitige Bauchschmerzen an. Da Sie aufgrund des Zustands unsicher sind und einen Kollaps befürchten, lösen Sie den Schockraumalarm aus. Unmittelbar darauf treffen die Kollegen im Schockraum ein und die Internistin beginnt mit der Sonografie des Bauchraums. Dabei fällt freie Flüssigkeit auf der linken Seite auf.

1. Was ist ein Schock? Welcher Parameter ist wichtig für das weitere Management?

2. Welche Therapie würden Sie in diesem Fall vorschlagen?

3. Was wäre, wenn der Anästhesist Ihnen mitteilen würde, dass der Patient kreislaufinstabil wird? Was wäre zu tun?

4. Welche Möglichkeiten gibt es, die Blutungen zu stillen?

5. Wie werden Milzrupturen eingeteilt?

6. Was sind zweizeitige Milzrupturen? Was ist nach Splenektomie erforderlich?

1. Schock: Definition und Management

Der Schock beschreibt eine instabile Kreislaufsituation, die unbehandelt zum Tod führt. Die Kreislaufsituation lässt sich qualitativ am besten mit dem Schockindex einschätzen (➤ Fall 36).

Der **Schockindex** ist der Quotient aus Herzfrequenz (Schläge pro Minute) und systolischem Blutdruck. Liegt er bei > 1 bedeutet das Schock.

2. Therapie

Der Schockindex bei diesem Patienten liegt bei < 1. Daher wäre zunächst eine **CT zur weiteren Abklärung des Verletzungsmusters** durchzuführen. Anschließend sollte der Patient auf einer **IMC überwacht** werden, um bei einer Veränderung der Kreislaufsituation sofort agieren zu können. Die Gerinnungsparameter sollten überprüft und ggf. normalisiert werden.

Bei stabilen Kreislaufverhältnissen und Nachweis freier Flüssigkeit ist trotz nachgewiesener Parenchymverletzungen durchaus ein **konservativer Behandlungsversuch** möglich und indiziert. So wird z. B. die traumatische Leberverletzung mittlerweile zu 80 % konservativ therapiert. Dies gilt allerdings nicht bei Verdacht auf Verletzungen von Hohlorganen, wie Darm oder Magen. Hinweise auf eine fortdauernde Blutung wie kontinuierlicher Volumenverlust, Absinken des Hämatokrits, Zunahme der intraabdominalen Flüssigkeitsmenge und Zeichen der Peritonitis erfordern ebenfalls die **operative Intervention.**

3. Möglichkeiten der Blutungsstillung

Bei Verletzungen intraabdominaler Organe ist oberstes Prinzip die **Organerhaltung** und die **Vermeidung zusätzlicher Schäden durch Nekrosen.** Große blutende viszerale Gefäße sollten immer umstochen oder im venösen Bereich **übernäht** werden. Eine Gefäßnaht ist zu aufwendig.

Bei großflächigen Verletzungen von Leber, Milz oder Niere kann man in einem ersten Schritt das Organ vorsichtig mobilisieren und mit temporären Textiltamponaden (Bauchtücher) die Blutung stoppen, anschließend den Bauch verschließen und bei einer **Second-Look-Operation** frühestens nach 48 h kontrollieren, ob die Blutung sistiert.

Wenn einzelne größere Teile von Leber, Milz oder Niere abgerissen sind, können alle Maßnahmen zur Blutstillung unzureichend sein. Es gibt dann das **Mesh-Wrapping von Milz und Niere** mit vorgefertigten, resorbierbaren Kunststoffnetzen oder -beuteln, in die das Organ bei milder Kompression eingepackt werden kann (Nachteil: notwendige komplette Mobilisation des Organs, Gefahr der kompletten Organnekrose).

4. Einteilung von Milzrupturen

Die Einteilung der Schweregrade erfolgt nach Moore (➤ Tab. 54.1). Eine abwartende Haltung ist in bis zu 90 % der Fälle gerechtfertigt. (v. a. ohne Beteiligung des Milzhilus, wegen der dort eintretenden Gefäße). Kompliziert wird die konservative Behandlung durch die Notwendigkeit zur Mobilisation des Organs. Bei einem Verlust oder Teilverlust der Milz kann eine Thrombozytose über 500.000/µl zur Thromboseprophylaxe eine Thrombozytenaggregationshemmung erfordern, die ihrerseits die Blutungsgefahr erhöht (➤ Tab. 54.1).

Tab. 54.1 Schweregradeinteilung nach Moore [R459]

Schweregrad	Definition
I	Subkapsulär, < 10 % der Oberfläche
II	Antihilärer Kapselriss
III	Tiefer Parenchymdefekt > 3 cm ohne Hilusbeteiligung
IV	Parenchymdefekt mit Hilusbeteiligung: ▪ Teilabriss ▪ Komplette quere Durchtrennung
V	Totaler Milzabriss Vollständige Zertrümmerung

5. Zweizeitige Milzruptur

Zunächst wird das Milzparenchym verletzt und es entsteht ein Hämatom innerhalb des Organs bei noch intakter Kapsel. Durch den steigenden Druck in der Milz reißt nach einem typischen **symptomfreien Intervall** die Kapsel und es tritt Blut in die freie Bauchhöhle aus. Das symptomfreie Intervall kann dabei bis zu 14 Tage andauern. Eine zweizeitige Ruptur führt in den meisten Fällen zum Organverlust.

6. Maßnahmen nach Splenektomie

Nach einer **Splenektomie** sollte eine **Impfung** gegen Pneumokokken, *Haemophilus influenzae* Typ b und Meningokokken erfolgen, da ein erhöhtes Risiko für schwere Krankheitsverläufe besteht. Es stehen je nach Alter und Impfstatus verschiedene Impfstoffe zur Verfügung. Zusätzlich zu den drei Impfungen empfiehlt die STIKO die Impfung gegen die saisonale Grippe. Die Impfungen sollten am besten vor einem geplanten Eingriff durchgeführt werden. In diesem Fall liegt eine Notfallsituation vor und so kann der Patient im Anschluss, bei stabilem Allgemeinzustand einige Tage später geimpft werden. Es ist möglich, alle Impfungen an einem Tag durchzuführen.

ZUSAMMENFASSUNG

- Der Schockindex ist der Quotient aus Herzfrequenz (Schläge pro Minute) und systolischem Blutdruck.
- Die Therapie richtet sich nach den Kreislaufverhältnissen:
  - Bei stabiler Kreislauflage ist eine konservative Therapie möglich, der Patient muss aber durchgängig überwacht werden.
  - Bei instabiler Kreislauflage muss der Patient umgehend in den OP und die Blutungsquelle aufgefunden bzw. gestillt werden.
- Blutungen können temporär mit Tamponaden gestillt, übernäht oder mit einem Kunststoffnetz verklebt werden.
- Milzverletzungen werden nach Moore in unterschiedliche Schweregrade eingeteilt.
- Eine zweizeitige Milzruptur ist eine zeitlich verzögerte Ruptur der Organkapsel.
- Nach Splenektomie sollte eine Impfung gegen Pneumokokken, *Haemophilus influenzae* Typ b und Meningokokken erfolgen.

WAS WÄRE, WENN ...

... der Anästhesist Ihnen mitteilen würde, dass der Patient kreislaufinstabil wird? Was wäre zu tun?

In diesem Fall muss der Patient sofort, ohne Umwege, laparotomiert und die Blutungsquelle gestoppt werden. Der Bauchraum kann – anders als andere Kompartimente wie z. B. Kranium – sehr viel Flüssigkeit aufnehmen (man stelle sich vor, wie viel Liter Wasser man allein oral zu sich nehmen kann). Daher kann hier sehr schnell sehr viel Blut/Flüssigkeit verloren gehen, ohne dass dies von außen sichtbar wäre.

55

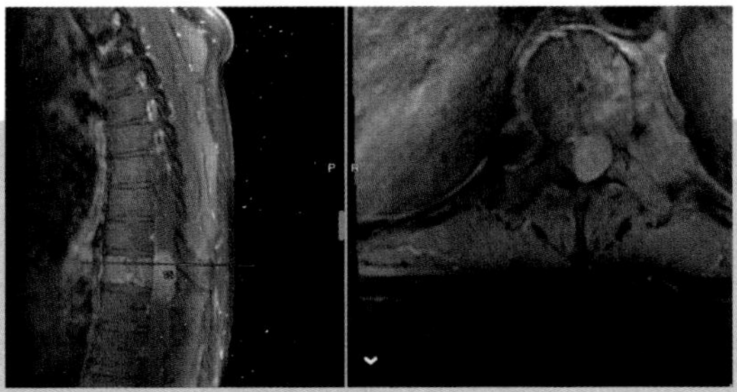

[M1112]

Rückenschmerzen seit Langem

Anamnese

Herr B. klagte laut eigenen Angaben wohl schon längere Zeit über Rückenschmerzen an der BWS mit Ausstrahlung nach ventral. Teilweise wurde ein Zoster vermutet, teilweise muskuläre Beschwerden. Eine zunehmende Taubheit beider Beine führte zu einer Vorstellung in der Notambulanz einer Klinik. Wir veranlassten eine MRT-Untersuchung der BWS und LWS auf der eine Raumforderung, ausgehend von BWK 10 nach paraspinal Richtung Zwerchfell und über das Neuroforamen nach intraspinal wachsend sichtbar war (➤ Abb. 55.1). Diese führte zu einer erheblichen Myelonkompression. Es erfolgte eine mikrochirurgische Dekompression und Entlastung über eine Laminektomie BWK 9 bis 11 sowie Spondylodese BWK 9 auf 11. Intraoperativ stellte sich der hochgradige Verdacht auf das Vorliegen einer Melanom-Metastase (➤ Abb. 55.2).
Sie sind nun in der Tumor-Ambulanz der dermatologischen Uniklinik.

1. Der Patient fragt Sie, woher dieser Tumor kommt. Was antworten Sie?

2. Wonach suchen Sie nun?

3. Sie haben den Tumor gefunden und exzidiert, er ist > 1 mm dick, Sie haben mit 1 cm Abstand reseziert (wäre er über 2 mm dick, hätten Sie 2 cm Abstand halten müssen). Welche Untersuchungen müssen Sie anmelden und welche Parameter im Blut bestimmen?

4. Was ist der Sentinel-Lymphknoten, wie finden Sie diesen und müssen weitere Lymphknoten chirurgisch entfernt werden, wenn dort Tumorzellen nachgewiesen werden?

5. Welche Therapie sollte der Patient jetzt erhalten?

6. Ein Bekannter fragt Sie, ob er beim Hausarzt ein Screening machen sollte. Welcher Hauttyp ist besonders gefährdet und wie viele Hauttypen gibt es? Was sind Warnzeichen für die Entwicklung eines Malignen Melanoms?

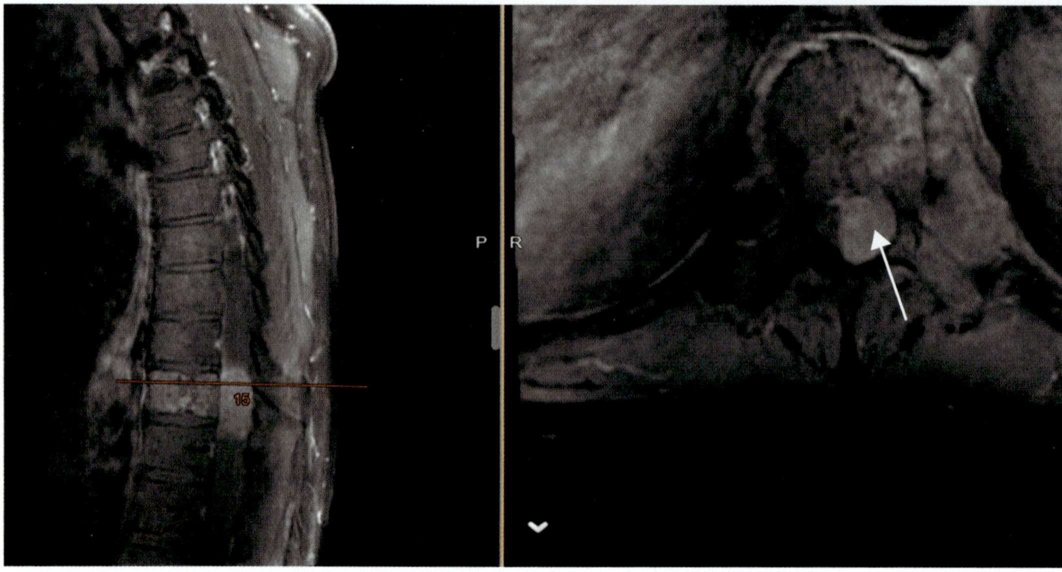

Abb. 55.1 MRT-Untersuchung der BWS und LWS, auf der eine Raumforderung, ausgehend von BWK 10 nach paraspinal Richtung Zwerchfell und über das Neuroforamen nach intraspinal wachsend sichtbar ist. [M1112]

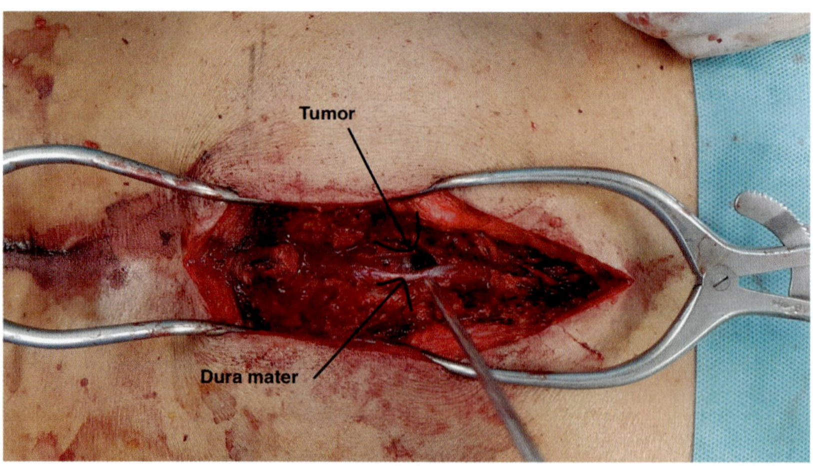

Abb. 55.2 Hochgradige Verdacht auf das Vorliegen einer Melanom-Metastase [M1112]

1. Tumorentstehung

Zu 90 % ist die Haut der Ursprung, aber auch der Verdauungstrakt, der Aderhaut, HNO- sowie Genitalbereich sind mögliche Sitze der Melanome.

Zu 50 % gehen die Tumoren aus langjährig bestehenden Nävuszellnävi (NZN) hervor, zu 20 % aus der Lentigo maligna, 20 % der Melanome gehen aus dem Syndrom der dysplastischen Nävi (DNS) hervor und der Rest entsteht vornehmlich auf dem Boden gesunder Haut (Melanomalignom d'emblée). Das Melanomrisiko scheint mit der Zahl erworbener NZN zuzunehmen. Patienten mit > 60 NZN haben gegenüber Personen mit < 10 NZN ein 16-fach höheres Risiko. Das Vorliegen eines dysplastischen Nävus erhöht das Melanomrisiko bereits auf das 30-Fache, die Kombination aus dysplastischem Nävus und familiärer Melanombelastung bedeutet ein 150-faches Melanomrisiko.

2. Merkmale von Melanomen

Melanome unterscheiden sich von einfachen Nävi durch Aspekte der ABCDE-Regel:

- A = asymmetrische Form
- B = Begrenzung, unscharf
- C = Colorit unregelmäßig und dunkel
- D = Durchmesser über 5 mm
- E = Elevation, über das Hautniveau

Sowie durch:

- Vulnerabilität, d. h. Blutungsneigung, Erosion, Ulzeration
- Infiltration des tumorbedeckten und umgebenden Gebiets
- Perifokales Erythem
- Satellitenknoten

3. Untersuchungen und Bestimmung von Parametern im Blut

Sie fangen mit der Lymphknoten-Szinti- und -Sonografie sowie mit der Bestimmung des Tumormarkers S100B an – standardmäßig gefordert. Bei diesem Patienten ist die Metastasierung ja schon gesichert, also folgen MRT Kopf, CT Thorax/Abdomen Skelettszintigrafie und Tumormarker: LDH).

4. Sentinel-Lymphknoten

Der Sentinel-Lymphknoten ist der Lymphknoten, der dem Tumor am nächsten liegt und diesen drainiert. Er wird durch eine Szintigrafie bestimmt. Wenn er befallen ist, ist es prognostisch schlechter, aber alle weiteren Lymphknoten müssen nicht entfernt werden (wie früher von Hallsted gefordert).

5. Therapie

Die Therapie erfolgt mit **Checkpoint-Inhibitoren,** also einer Chemotherapie, die das Immunsystem anregt. Diese richten sich gegen CTL4A und PD-1 und werden in Kombination appliziert.

Cytotoxic-T-lymphocyte-Antigen 4 (CTL4A) unterdrückt die T-Zellen, durch Inhibition aktiviert es die T-Zellen, die dann gegen den Tumor vorgehen. PD-1 wirkt ebenso dämpfend auf die Immunantwort (Grundlagenforschung durch Allison und Honjo brachte 2018 den Medizin-Nobelpreis).

Wenn der Patient viele weitere Metastasen hätte, würde man zuerst Antikörper gegen BRAF und gegen MEK (beides Proteine aus dem MAP-Kinase-Signalweg) geben, weil dies zu einer schnelleren Reduktion der Tumorzellen führt.

6. Hauttypen und Melanom-Warnzeichen

Es gibt sechs Hauttypen. Typ 1 und 2 sind besonders gefährdet (helle Haut, oft Sommersprossen, helles Haar). Melanom-Warnzeichen sind in ➤ Tab. 55.1 aufgeführt.

Tab. 55.1 Warnzeichen für die Entwicklung eines Melanoms [R459]
Größenzunahme
Blutung
Juckreiz
Farbwandel, auch nur abschnittsweise
Veränderung der Oberflächenbeschaffenheit
Entzündung
Polyzyklische Randveränderungen
Multiple neu aufgetretene
Infiltration

ZUSAMMENFASSUNG

- Zu 50 % gehen die Tumoren aus langjährig bestehenden Nävuszellnävi (NZN) hervor, zu 20 % aus der Lentigo maligna, 20 % der Melanome gehen aus dem Syndrom der dysplastischen Nävi (DNS) hervor und der Rest entsteht vornehmlich auf dem Boden gesunder Haut (Melanomalignom d'emblée).
- Die Standarddiagnostik umfasst Lymphknoten-Szinti- und -Sonografie sowie die Bestimmung des Tumormarkers S100B an.
- Die Therapie besteht aus sog. Checkpoint-Inhibitoren, also einer Chemotherapie, die das Immunsystem anregt.
- Die Hauttypen 1 und 2 sind besonders gefährdet (helle Haut, oft Sommersprossen, helles Haar).

56

Kniende Patientin im Notdienst

Anamnese

Sie bestreiten den ärztlichen Notdienst und fahren mit Ihrem Dienstwagen um 20.45 Uhr zu einer 45-jährigen Patientin im 3. Stock eines Mehrfamilienhauses. Sie ist heute Morgen mit Rückenschmerzen aufgewacht, habe ihren Alltag unter Schmerzen und mit Einnahme einer Tablette Ibuprofen bewältigt, dann sei der Schmerz aber so stark geworden, dass sie Angst habe, dass der Rücken auseinanderbreche. Daher habe sie zunächst die Notfallnummer angerufen und sei dann an die Nummer des ärztlichen Bereitschaftsdienstes verwiesen worden. Als Sie die Wohnung betreten, öffnet Ihnen der Ehemann die Tür und Sie finden die Patientin kniend auf dem Wohnzimmerfußboden. Der Schmerz strahlt jetzt auch ins rechte Bein aus.

Untersuchungsbefunde

45-jährige Patientin in gutem AZ und EZ, zu Person, Ort und Zeit voll orientiert. Puls 78/min, RR 145/95 mmHg, KG 58 kg bei 172 cm.

Körperliche Untersuchung: Taubheit im rechten Bein inkl. der Fußsohle. Lasègue positiv rechts, keine Paresen, keine perivaginale oder perianale Hypästhesie (Selbsttestung durch Patientin).

1. Wie lautet Ihre Verdachtsdiagnose?

2. Warum kniet die Patientin auf dem Wohnzimmerfußboden?

3. Welche diagnostischen Maßnahmen sind einzuleiten?

4. Welche therapeutischen Möglichkeiten stehen Ihnen zur Verfügung?

5. Sollten Sie die Patientin nun ins Krankenhaus einweisen?

6. Wann sollte ein Patient mit nicht spezifischen Rückenschmerzen ein MRT zur Abklärung erhalten?

1. Verdachtsdiagnose

Grundsätzlich leidet die Patientin unter einer **Ischialgie,** d. h. ins Bein ausstrahlende Rückenschmerzen. Diese unterscheiden sich von den unspezifischen Kreuzschmerzen dadurch, dass sie eine ausstrahlende Komponente haben. Als **Ursachen** für eine **De-novo-Ischialgie** kommen folgende Pathologien am häufigsten in Betracht:

1. Lumbaler Bandscheibenvorfall
2. Entzündungen im Bereich des Ileosakralgelenks (dort zieht der Plexus lumbosacralis darüber hinweg)
3. Arthrose der kleinen Wirbelgelenke aufgrund der Verbindung der Innovation mit dem Spinalnerv am Spinalganglion (hier Ausstrahlung in der Regel nicht über das Gesäß hinaus)
4. Piriformis-Syndrom aufgrund einer Reizung durch Verengung beim Durchtritt des N. ischiadicus durch den M. piriformis
5. Radikulopathien im Rahmen von neurologischen Erkrankungen, z. B. der Neuroborreliose

2. Kniende Patientin

Die Patientin entlastet durch Beugung in der Hüfte und im Knie den N. ischiadicus von Zugbelastung. Im Liegen auf dem Rücken kann dies durch eine Rolle ersetzt werden.

3. Diagnostik

Die Bestätigung der Verdachtsdiagnose Nr. 1 erhalten wir durch ein MRT. Wenn dieses keinen Befund zeigt, sollte mit der Abarbeitung der anderen Ursachen begonnen werden, wobei man 2. und 3. durch gezielte Infiltrationen bestätigen kann, für 5. müsste man Liquor entnehmen und 4. ist eher eine klinische Ausschlussdiagnose, ohne die Möglichkeit, sie zweifelsfrei zu bestätigen.

Sie machen ein MRT. Die sagittale Aufnahme links und die axial geschichtete Aufnahme rechts zeigen einen Bandscheibenvorfall bei LWK 5/S1 (➤ Abb. 56.1). Dieser führt zu einer Einengung der Nervenwurzel S1. Es bestehen allerdings keine Paresen.

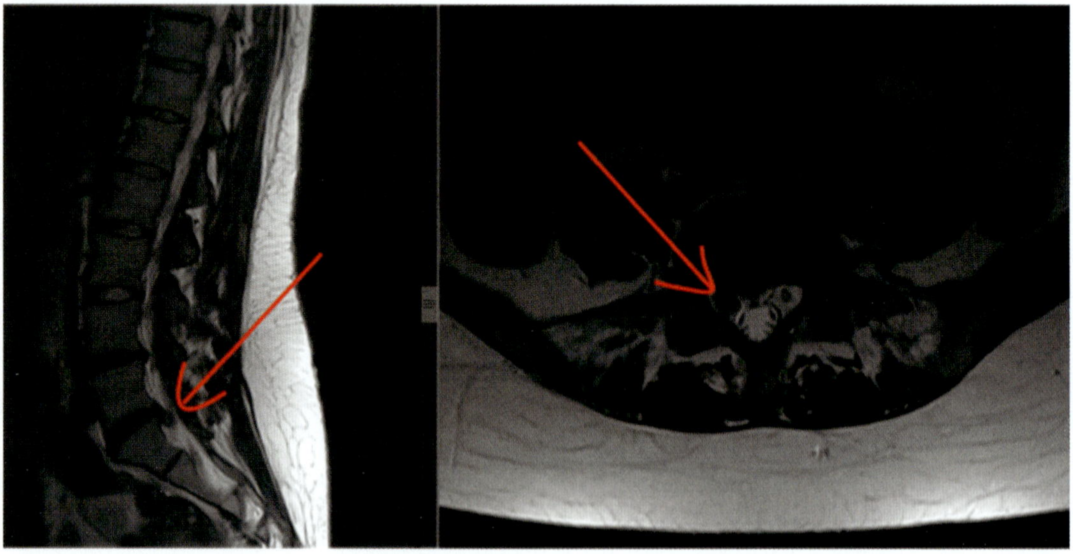

Abb. 56.1 MRT: sagittale Aufnahme eines Bandscheibenvorfalls [M1112]

4. Therapie

1. **Akut:** Zunächst sollten Sie der Patientin die Schmerzen nehmen. Diese entstehen durch die Entzündungsreaktion des Nervs auf den Bandscheibenvorfall. Wenn die Schmerzen so stark sind, dass die Patientin auf dem Boden knien muss, sollte die Therapie zum Teil i. v. erfolgen. Grundsätzlich können Sie ein NSAID mit einem Opiat und – wenn keine Allergien bestehen – Metamizol kombinieren. Dabei sollten Sie darauf hinweisen, dass eine Agranulozytose auftreten kann und wie man diese bemerkt (hohes Fieber und Halsschmerzen, meist nach ca. 2 Wochen). Da ins Bein ausstrahlende Schmerzen bestehen, sollten Sie auch ein Kortikoid verabreichen. Das wirkt abschwellend auf die durch den Vorfall geschwollene Wurzel.
2. **Im Verlauf:** Die meisten Bandscheibenvorfälle (80–90 %) sind nach 4–8 Wochen spontan rückläufig. Wenn nicht, müssen sie, wenn symptomatisch, operiert werden. Über diese Zeit helfen orale Analgetika plus Kortikoide (über einen begrenzten Zeitraum). Physiotherapie kann helfen, kann aber auch schaden. Eine Injektion von Cortison direkt an die Nervenwurzel (sog. periradikuläre Therapie) nimmt den Schmerz sehr effektiv, wird aber in Deutschland seit 2013 ambulant von den Krankenkassen nicht mehr bezahlt (nur noch im Rahmen einer multimodalen Schmerztherapie) –, das geht nur bei stationärer Aufnahme.

Sollte höhergradiger Kraftverlust (3/5 Kraftgrad) vorliegen, würde man eine Operation auch vor den 4–8 Wochen empfehlen, denn je früher man operiert, desto besser ist der Kraftverlust regredient. Bei reinen Sensibilitätsdefiziten würde am allerdings nicht frühzeitig operieren.

Operativ entfernt man in der Regel den Bandscheibenvorfall unter dem Mikroskop oder über eine Endoskopie.

5. Krankenhauseinweisung

Sollte die Patientin nach Ihrer vor Ort applizierten Schmerztherapie und nach Einnahme der Medikamente immer noch so immobil sein, dass sie sich zu Hause nicht selbst versorgen kann, sollten Sie eine Einweisung schreiben. Wenn nicht, brauchen Sie die Patientin nicht stationär einweisen.

6. MRT-Abklärung

Patienten mit unspezifischen Kreuzschmerzen sollten frühestens nach 4 Wochen Schmerzdauer ein MRT zur Abklärung spezifischer Ursachen erhalten.

ZUSAMMENFASSUNG

- Die Bestätigung der Verdachtsdiagnose Ischialgie erhalten wir durch ein MRT.
- Die Akuttherapie besteht in der medikamentösen Schmerztherapie.
- Die meisten Vorfälle (80–90 %) sind nach 4–8 Wochen spontan rückläufig. Wenn nicht, müssen sie, wenn symptomatisch, operiert werden.
- Patienten mit unspezifischen Kreuzschmerzen sollten frühestens nach 4 Wochen Schmerzdauer ein MRT zur Abklärung spezifischer Ursachen erhalten.

WAS WÄRE, WENN ...

... die Patientin über reine Rückenschmerzen klagen würde? Was wäre, wenn die Patientin den Urin nicht mehr richtig halten könnte?

Rückenschmerzen können sehr viele verschiedene Ursachen haben. Beim ersten Arztkontakt gilt es **fünf dringliche zu behandelnde Ursachen** zu erkennen und entsprechend weiter zu behandeln (Red Flags erkennen):

1. **Frakturen,** denen ein Trauma vorausging, sind in der Praxis meist durch die Patientenbefragung zu erkennen. Wichtiger sind Hinweise auf Frakturen durch Osteoporose, die oft durch kleine Mikrotraumata entstehen.
   Hier werden die Schmerzen im Stehen durch die axiale Belastung verstärkt, es handelt sich häufig um Patienten mit einem Risiko für Osteoporose (postmenopausal, langfristiger Steroid-Gebrauch, Malnutrition). Zudem findet sich klinisch ein deutlicher Klopfschmerz. Diese Patienten sollten möglichst zügig ein CT erhalten.
2. Die **Tumoren** sind meist Metastasen. Wenn der Primärtumor nicht bekannt ist, ist es schwieriger, sie zu

erkennen. Die klassische B-Symptomatik findet sich eher selten. Hinweise bieten eher auch nächtliche Schmerzen im Liegen. Jeder Patient mit neu aufgetretenen Rückenschmerzen und einem Tumor in der Anamnese sollte ein MRT oder CT zum Ausschluss von Metastasen zumindest einmal bekommen.

3. **Bandscheibenvorfälle** erkennt man v. a. daran, dass der Schmerz ausstrahlt und neurologische Defizite vorhanden sein können.
4. **Spondylodiszitiden** findet man bei eher bei älteren und immungeschwächten Menschen oder wenn Eintrittspforten erkennbar sind (i. v. Drogenabusus). Fieber findet sich zwar eher selten, da oft noch keine systemische Entzündung vorliegt, aber wenn es vorhanden ist, sollte in jedem Fall eine Abklärung per MRT erfolgen. Auch wenn Bakteriämien in der Anamnese bekannt sind (z. B. vor 4 Wochen Urosepsis o. Ä.) und im Verlauf Rückenschmerzen auftreten, muss eine Diszitis ausgeschlossen werden.
5. Der **Morbus Bechterew** tritt v. a. bei jungen Erwachsenen auf und ist typischerweise durch morgendliche stärkste Schmerzen, die im Tagesverlauf besser werden, gekennzeichnet. Hier ist eine rheumatologische Behandlung zügig einzuleiten.

Alle anderen Formen der Rückenschmerzen bezeichnet man als **nicht spezifischen Kreuzschmerz.** Dieser muss zunächst nicht akut behandelt werden (außer Analgesie).

Die meisten unspezifischen Schmerzen gehen im Laufe der nächsten Tage und Wochen zurück, kommen aber in bis zu 60 % der Fälle auch wieder.

Man empfiehlt die Lebensführung so weit wie möglich beizubehalten. Das heißt aber nicht, dass man sich zwingen muss, gegen den Schmerz anzulaufen. Man kann auch mal ein paar Tage zu Hause bleiben.

In der Akutphase kann man Krankengymnastik, Akupunktur, Progressive Muskelrelaxation verordnen, muss es aber nicht, denn in der Regel gehen die Schmerzen von sich aus zurück.

Bezogen auf unseren Fall würde man nach Ausschluss der spezifischen Ursachen von Rückenschmerzen, der Patientin daher Schmerzmittel verabreichen und sie am nächsten Tag zur weiteren Einstellung der Analgesie und Beratung zum Hausarzt schicken.

Mögliche Harninkontinenz

Hier könnte ein Konus-Kauda-Syndrom mit Störung der Fasern für die Blasen-Mastdarm-Funktion vorliegen. Es muss notfällig ein MRT der LWS angefertigt werden.

57

Verdachtsdiagnose Schlaganfall

Anamnese

Ein 59-jähriger Patient, aktiver Laufsportler, wird mit schlaffer Hemiparese rechts und Aphasie vom Rettungsdienst mit der Verdachtsdiagnose Schlaganfall eingeliefert. Die Symptomatik habe plötzlich eingesetzt und bestehe seit ca. 1 h. An Vorerkrankungen können Sie der elektronischen Patientenakte entnehmen, dass ein Bluthochdruck therapiert wurde und der Patient Raucher war. Allergien bestehen keine. An Medikation wird ein Blutdrucksenker genommen.

Untersuchungsbefund

Der Patient erhält Sauerstoff vom Rettungsdienst, weil seine Sauerstoffsättigung initial unter 95 % war –, sonst wäre es nicht nötig gewesen. Es wird, routinemäßig in solchen Fällen, ein EKG geschrieben und ein Aufnahmelabor abgenommen. Im EKG erkennt man Vorhofflimmern, was nicht bekannt war. Der Blutdruck beträgt 210/105 mmHg. Der Fall scheint klar. Es handelt sich um einen ischämischen Schlaganfall.

1. Warum müssen Sie jetzt ein CT durchführen und wie hoch sind die Chancen etwa, dass sich Ihre Diagnose ändert?

2. Welche Arten von Blutung können typischerweise die Symptomatik eines Schlaganfalls hervorrufen?

3. In welchem Zeitfenster sollte die Lysetherapie erfolgen?

4. Welche Skala dient auf der Stroke Unit und bei Aufnahme typischerweise zur Erfassung des neurologischen Status?

5. Woran könnte die Eintrübung des Bewusstseins liegen? Ihr Patient hat allerdings noch keine Anisokorie. Wie reagieren Sie nun?

6. Sie sehen die zunehmende Schwellung des Infarkts. Was leiten Sie ein?

1. CT-Diagnostik

Sie müssen eine Blutung vor möglicher Lysetherapie ausschließen. Die Lysetherapie könnte in dem Fall letal sein. Die Chancen, wenn auch nur grob geschätzt, sind etwa 20 %, denn etwa jeder 5. Patient, der mit V. a. ischämischen Schlaganfall in die Klinik eingeliefert wird, erlitt eine Blutung als Ursache seiner Symptome.

Typische Emboliequellen sind ein Thrombus im linken Vorhof bei Vorhofflimmern oder eine atherosklerotische Plaqueformation im Aortenbogen oder am Abgang der A. carotis interna.

2. Arten von Blutungen, die eine Schlaganfallsymptomatik hervorrufen

Primäre intrazerebrale Blutungen und Subarachnoidalblutungen.

Primäre intrazerebrale Blutungen sind am häufigsten durch die Ruptur intraparenchymatös verlaufender penetrierender Arterien bedingt. Ursachen sind Wandschäden dieser kleinkalibrigen Gefäße, entweder durch die chronische Einwirkung zu hohen Blutdrucks (Ausbildung von Mikroaneurysmen und Veränderung der Wandstruktur mit vermehrten Fetteinlagerungen) oder durch die Deposition von Amyloid-Beta-Protein (zerebrale Amyloidangiopathie). Sekundäre Blutungen kommen v. a. unter einer Antikoagulanzientherapie vor, außerdem auch bei Gerinnungsstörungen im Rahmen hämatologischer Erkrankungen oder Bluthochdruck durch Kokaineinnahme.

Bei einer primären intrazerebralen Blutung gelangt zuerst durch die Ruptur eines kleinen arteriellen Gefäßes Blut in das umliegende Hirngewebe und breitet sich dort aus. Das hat lokale und globale Folgen: Lokal wird das Parenchym mechanisch zerstört, global steigt der intrakranielle Druck. Durch den Gewebsdruck und die hohe Konzentration an Tissue Factor im Hirngewebe kommt es aber schnell zu einer Koagulation des Blutes und Sistieren der Blutung. Geschieht dies nicht komplett, dann dehnt sich die Blutung bei nicht gestillter Quelle innerhalb der ersten 24 h weiter aus. Diese „Wachstumsphase" kann Angriffspunkt schadensbegrenzender Therapien sein. Danach entsteht in der Umgebung der Blutung ein vasogenes und in der Folge auch zytotoxisches Ödem und schädigt das umliegende Hirngewebe zusätzlich. Dadurch steigt der intrakranielle Druck weiter an. Als weitere Komplikation kann das Hämatom Anschluss an das Ventrikelsystem finden und zu einer Liquorzirkulationsstörung führen. Die vollständige Resorption einer intrazerebralen Blutung nimmt dann Wochen in Anspruch.

In allen Stadien einer intrazerebralen Blutung droht eine **kritische intrakranielle Drucksteigerung.** Ein Ventrikeleinbruch der Blutung kann eine chirurgisch behandlungsbedürftige **Liquorzirkulationsstörung** zur Folge haben.

Der Patient erhält eine systemische Lysetherapie und eine Angiografie wird sofort durchgeführt.

3. Zeitfenster für die Lysetherapie

Die Lystherapie sollte innerhalb von **4,5 h nach Symptombeginn** begonnen werden.

In der Angiografie ist ein Thrombus in der linken A. cerebri media zu sehen. Es gelingt keine Thrombektomie. Eine Aufnahme auf die Stroke Unit erfolgt.

Der Blutdruck wird, wie in solchen Fällen verlangt, während und in den ersten 24 h nach einer ≤ 180/105 mmHg gesenkt. Einen für alle Patienten geltenden, einheitlichen Zielblutdruck gibt es allerdings nicht. Auch kann kein antihypertensives Medikament besonders bevorzugt empfohlen werden. Es kann sinnvoll sein, den Blutdruck nach einer Rekanalisationstherapie auf niedrigere Werte (z. B. systolisch zwischen 120 und 160 mmHg) einzustellen, insbesondere wenn eine vollständige Reperfusion erreicht werden konnte. Während der endovaskulären Schlaganfalltherapie sollten auf jeden Fall Blutdruckschwankungen vermieden werden, was der Neuroanästhesist beachtet und strengstens einhält.

4. Skala zur Erfassung des neurologischen Status

Die **NIH Stroke Scale** (➤ Tab. 57.1).

24 h später trübt der Patient ein und öffnet die Augen nicht mehr auf Ansprache. Auf Schmerzreize bewegt er sich ungezielt. Mit welcher Skala können Sie die Bewusstseinseintrübung noch beschreiben?

Tab. 57.1 NIH Stroke Scale [T1216]

Parameter	Befund	Punkte
Bewusstseinslage/Vigilanz	Wach, somnolent, soporös, komatös	0–3
Bewusstseinsgrad/Orientierung	Fragen nach dem aktuellen Monat und dem Alter des Patienten	0–2
Bewusstseinsgrad/Befehle, Befolgen von Aufforderungen	Aufforderung, die Augen und die nicht paretische Hand zu öffnen und zu schließen	0–2
Okulomotorik	Normalbefund, partielle Blickparese, forcierte Blickdeviation, Abweichung oder komplette Blickparese beider Augen	0–2
Gesichtsfeldtestung aller Quadranten	Keine Einschränkung, partielle Hemianopsie, komplette Hemianopsie, bilaterale Hemianopsie	0–3
Fazialisparese/Motorik des Gesichts	Normal, gering, partiell, vollständig	0–3
Motorik der Arme (links und rechts separat untersucht und berechnet)	Kein Absinken, Absinken, Anheben gegen Schwerkraft möglich, kein Anheben gegen Schwerkraft, keine Bewegung	0–4
Motorik der Beine (links und rechts separat untersucht und berechnet)	Kein Absinken, Absinken, Anheben gegen Schwerkraft möglich, kein Anheben gegen Schwerkraft, keine Bewegung	0–4
Ataxie der Extremitäten	Fehlend, in einer Extremität vorhanden, in zwei Extremitäten vorhanden	0–2
Sensibilität (Hypästhesie, Parästhesie, Hyperästhesie)	Kein Sensibilitätsverlust, leichter bis mittelschwerer Sensibilitätsverlust, schwerer bis vollständiger Sensibilitätsverlust	0–2
Sprache (Dysphasie und Aphasie)	Normal, keine Aphasie, leichte bis mittelschwere Aphasie, schwere Aphasie, stumm, globale Aphasie	0–3
Dysarthrie und Anarthrie	Normal, leicht bis mittelschwer, schwer bzw. anarthrisch	0–2
Neurologischer Neglect (Hemineglect, Hemiakinesie, Asomatognosie, sensorischer Neglect, visuell-räumlicher Neglect)	Keine Abnormalität, visuelle, taktile, auditive oder personenbezogene Abnormalitäten, schwere halbseitige Unaufmerksamkeit bzw. kein Erkennen der eigenen Hand oder Orientierung nur zu einer Seite des Raums	0–2
Summe: max. 42 Punkte. Je höher die Punktzahl (Score), desto ausgedehnter ist der Schlaganfall. Eine Lysetherapie bei ischämischem Infarkt ist allgemein bei einem NIHSS-Score > 6 Punkte und < 22 Punkte indiziert.		

Mit der **Glasgow Coma Scale** (➤ Tab. 57.2). Die Tatsache, dass der Patient nichts sagen kann, weil er durch den Infarkt aphasisch ist, spielt in der reinen Erhebung keine Rolle, aber bei der Interpretation. Also erhält der Patient hier lediglich 1 Punkt in der verbalen Antwort.

5. Bewusstseinseintrübung – Anisokorie

Etwa 5–10 % der Schlaganfälle werden durch die massive Hirnschwellung akut lebensbedrohlich.

Weil Neuronen und Gliazellen aktiv einen osmotischen Gradienten aufrechterhalten, kommt es nach dem Funktionsausfall der Ionenpumpen durch Ischämie zu einem Zusammenbruch dieses Gradienten mit Wassereinstrom in die absterbenden Zellen und konsekutiver Schwellung des infarzierten Gewebes und somit zum **zytotoxischen Hirnödem.** Darüber hinaus entwickelt sich durch Gefäßschädigungen und durch das Versagen der Blut-Hirn-Schranke ein **vasogenes Hirnödem.** Besonders bei großen Infarkten (z. B. dem gesamten Versorgungsgebiet der A. cerebri media) entwickelt das Ödem nach etwa 24–72 h einen raumfordernden Effekt. Dieser führt zum Druck auf das umliegende Hirngewebe, was wiederum eine **Herniation** bedingen kann (Einklemmung eines

Tab. 57.2 Glasgow Coma Scale [F210-010]

Neurologische Funktion	Reaktion des Patienten	Bewertung (Punkte)
Augen öffnen	Spontan Auf Ansprechen Auf Schmerzreiz Kein Öffnen	4 3 2 1
Verbale Reaktion	Orientiert Verwirrt, desorientiert Unzusammenhängende Worte Unverständliche Worte Keine verbale Reaktion	5 4 3 2 1
Motorische Reaktion auf Schmerzreize	Befolgen von Aufforderungen Gezielte Schmerzabwehr Ungezielte Schmerzabwehr (sog. Massenbewegungen) Beugesynergien (Beugehaltung) Strecksynergien (Streckhaltung) Keine motorische Reaktion	6 5 4 3 2 1

Summe: > 7: leichtes Koma; 7–6: mittelschweres Koma; < 6: tiefes Koma

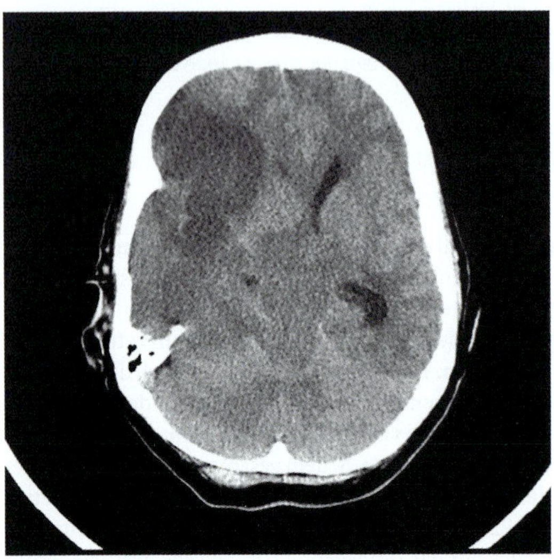

Abb. 57.1 Maligner Mediainfarkt mit beginnender Herniation [T718/M464]

Hirnteils durch druckbedingte Verschiebung). Durch die Herniation wird aus dem Infarkt ein **maligner Infarkt,** der schließlich den Tod des Patienten zur Folge haben kann. Klinische Zeichen der Einklemmung sind z. B. eine Anisokorie oder bilaterale Pupillenerweiterung sowie eine zunehmende Bewusstseinseintrübung (➤ Abb. 57.1). Zunächst führen Sie ein CT durch. Auch eine Blutung in den Infarkt könnte Ursache der Symptomatik sein.

6. Zunehmende Schwellung des Infarkts

Sie nehmen Kontakt zur nächsten neurochirurgischen Klinik auf. Durch eine halbseitige Entfernung des Schädelknochens und eine simultane Dura-Erweiterungsplastik kann der Neurochirurg den Druck des schwellenden Gehirns **entlasten** und den Patienten von der vitalen Gefährdung befreien. Dies sollte frühzeitig erfolgen (innerhalb von 24 h). Eine **Hemikraniektomie** senkt in diesem Fall die Letalität von rund 80 % auf 30 %. Auch das Funktionsniveau bei Überleben kann verbessert werden. Die Größe der Hemikraniektomie sollte mindestens 12 cm im Längsdurchmesser, besser 14–16 cm umfassen. Der Knochendeckel wird entweder tiefgefroren oder in den Bauch eingesetzt, um ihn nach Rückgang der Schwellung

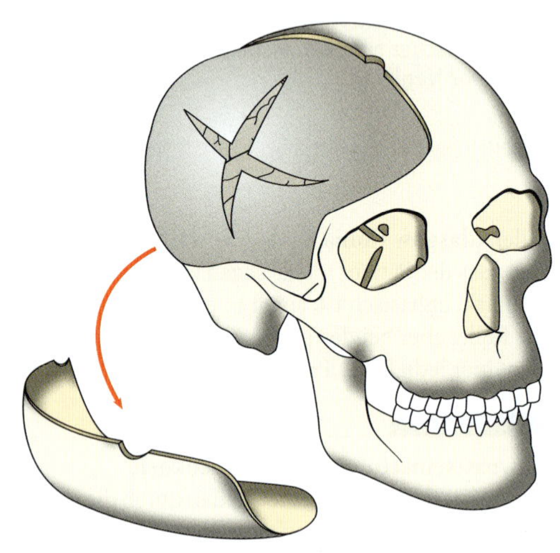

Abb. 57.2 Schemazeichnung der Entfernung eines Knochendeckels mit Durainzision, um das Hirngewebe zu entlasten [L141]

wieder zu reimplantieren. Man muss aber bedenken, dass ein großer Infarkt auch trotz Entdeckelung schwere Defizite aufgrund des ohnehin eintretenden Funktionsausfalls des vom Infarkt betroffenen Hirnabschnitts verursacht. Eine Hypothermie wird nicht mehr mit der Hemikraniektomie kombiniert (➤ Abb. 57.2).

ZUSAMMENFASSUNG

- Eine Blutung vor möglicher Lysetherapie muss ausgeschlossen werden. Die Lysetherapie könnte in dem Fall letal sein.
- Typische Emboliequellen sind ein Thrombus im linken Vorhof bei Vorhofflimmern oder eine atherosklerotische Plaqueformation im Aortenbogen oder am Abgang der A. carotis interna.
- Die Lysetherapie muss innerhalb von 4,5 h nach Symptombeginn erfolgen.
- Etwa 5–10 % der Schlaganfälle werden durch die massive Hirnschwellung akut lebensbedrohlich.

Fahrradunfall

Anamnese

Schockraum-Aufnahme via NEF. Als helmtragender Fahrradfahrer ist der Patient auf einer Schnellstraße von hinten von einem Pkw erfasst worden. Geschwindigkeit des Fahrrads und des Pkws unklar. Vom RTW auf der Straße in Linksseitenlage ansprechbar aufgefunden worden. Der Patient wurde auf einem Spineboard mit Vakuummatratze gelagert, allerdings tolerierte er nur eine Linksseitenlage. Helm sei intakt gewesen. Der Patient sei während des ganzen Transports wach und ansprechbar gewesen, habe bereits 0,15 Fentanyl erhalten. Bewusstlosigkeit unklar, retrograde Amnesie. Keine Übelkeit, kein Schwindel, kein Erbrechen, keine Kopfschmerzen, keine Doppelbilder. Keine VE, keine Dauermedikation, keine Allergien.

Untersuchungsbefunde

Der Patient ist wach und ansprechbar, GCS 15, Pupillen isokor, LR bds. prompt. Keine Stufenbildung, keine Prellmarken, keine Schürfwunden, kein Hämatom. Thorax und Becken stabil. Lungen bds. seitengleich belüftet, vesikuläre Atemgeräusche. Kein Druckschmerz über Schädel oder Extremitäten. Stärkste Schmerzen über BWS und LWS, Schmerzmaximum im thorakolumbalen Übergang. Extremitäten und HWS frei beweglich, Bewegung der Beine allerdings sehr schmerzhaft, Kraft – soweit erhebbar – vorhanden. Der Patient gibt an, seinen Penis zumindest fühlen zu können, beim Anus sei er sich unsicher. Das CT zeigte eine LWK1-Fraktur Typ C, mit Laminafraktur (roter Pfeil) und mit Spondylolisthese LWK1 gegenüber LWK2 durch Laminabsprengung (➤ Abb. 58.1).

1. Der Patient schreit noch vor Schmerzen, was tun Sie?

2. Wen rufen Sie daraufhin an?

3. Der Rettungsdienst möchte wissen, ob er die Vakuummatratze wieder mitnehmen kann. Wie verfahren Sie, wenn Sie am Unfallort einen Patienten untersuchen, der bereits in einer Vakuummatratze mit Halsorthese liegt?

4. Geben Sie Methylprednisolon?

5. Muss der Patient post-OP zwingend auf Intensivstation/IMC? Wie sollte der Patient nun weiter versorgt werden?

6. Im weiteren Verlauf während der Reha erholt sich der Patient wieder und kann wieder Laufen und Fahrrad fahren. Auch die Blasen-Mastdarm-Funktion kommt wieder. Zum Leidwesen des Patienten bleibt allerdings die Sexualfunktion dauerhaft beeinträchtigt. In diesem Fall wurden die Cauda-Fasern verletzt. Welcher Teil des Spinalkanals ist besonders anfällig für verletzungsbedingte Schäden und warum?

7. Welche Formen der Schädigung des Rückenmarks und der Cauda equina gibt es?

1. Patient hat Schmerzen
In solch einer Situation sollten Sie beim Patienten bleiben, ihn an die Überwachung nehmen (EKG, Blutdruck, Pulsoxy) und dosiert i. v. hochpotente Opiate geben, z. B. Dipidolor 3 mg schrittweise, und 1–2 min warten, bis die Wirkung eintritt. Solange der Patient noch Schmerzen hat, kann keine Atemdepression eintreten.

2. Benachrichtigung
Solch eine schwere Verletzung müssen Sie umgehend Ihrem Facharzt/Oberarzt mitteilen. Bei neurologischen Begleiterscheinungen ist eine zügige operative Versorgung nötig, um weitere Schäden zu vermeiden, d. h., Sie sollten den Patienten auch der Anästhesie ankündigen und evtl. dem OP-Personal Bescheid geben.

3. Vakuummatratze – Verfahren am Unfallort
Der Rettungsdienst kann die Vakuummatratze nicht mitnehmen. Bis zur operativen Versorgung sollte der Patient mit der Vakuummatratze stabilisiert werden.

Bei V. a. HWS-Verletzung sollte die HWS ständig unter Zug gehalten werden, daher sollte eine **Halskrause** angelegt werden (macht das Rettungspersonal automatisch). Die Stabilisierung (z. B. in der Vakuummatratze) erschwert die klinische Untersuchung am Unfallort. Man kann aber durch **Erhebung von Hand- und Fingerfunktion** (z. B. durch Faustschluss) und **Unterschenkelfunktion** (Fußhebung und -senkung) einen Eindruck gewinnen. Auch die **Sensibilität** lässt sich grob orientierend noch am Unfallort testen. Diese prüft man am Daumen (C6), Mittelfinger (C7), Kleinfinger (C8) und am Ellenbogen (Th1), dem sog. neurologischen Kontrolldreieck

4. Methylprednisolongabe
Nein, die Behandlung mit Methylprednisolon ist mittlerweile obsolet.
Der Patient wird operiert. Es wird eine **dorsoventrale Stabilisierung** mittels **ventralem Cage und dorsalen Pedikelschrauben** durchgeführt (➤ Abb. 58.2). Intraoperativ zeigt sich eine Duraverletzung mit Herniation der Nervenfasern. Diese wurde hervorgerufen durch

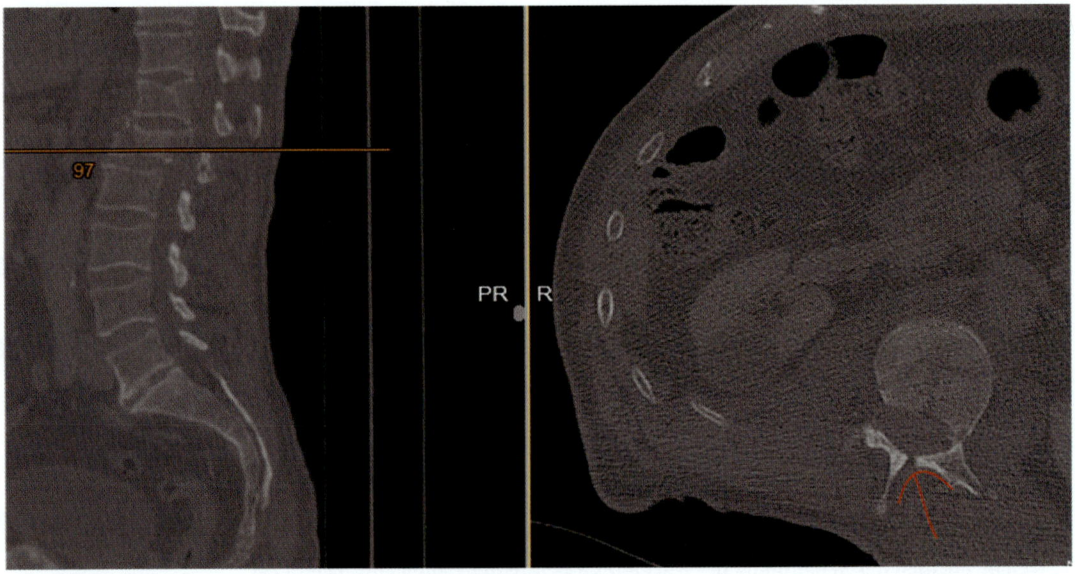

Abb. 58.1 Das CT zeigt eine LWK1-Fraktur Typ C, mit Laminafraktur (roter Pfeil) und mit Spondylolisthese LWK1 gegenüber LWK2 durch Laminabsprengung. [M1112]

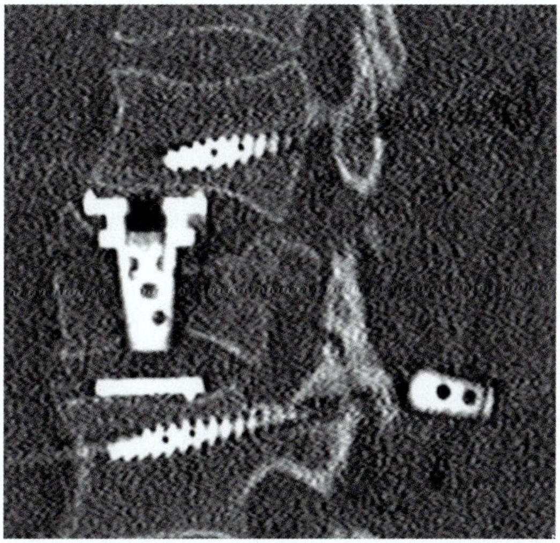

Abb. 58.2 Dorsoventrale Stabilisierung mittels ventralem Cage und dorsalen Pedikelschrauben [M1112]

ein spitzes Knochenfragment der Lamina. Die Fasern werden wieder reponiert und die Dura verschlossen. Postoperativ klagt der Patient noch über eine Schwäche der Beine. Die Blase-Mastdarm-Funktion ist gestört.

5. Intensivstation/IMC, weitere Versorgung des Patienten

Nein, nur Verletzungen des Rückenmarks mit Verletzung des Sympathikus, nicht der Cauda können im Verlauf zu Blutdruckkrisen führen. Es kann sich z. B. initial durch Unterbrechung der sympathischen Fasern ein **spinaler Kreislaufschock** mit Blutdruckabfall und Bradykardie entwickeln; dies führt zu einer Minderperfusion von peripherem Gewebe. Als Reaktion auf diese Veränderung kann es umgekehrt im weiteren Verlauf zu Blutdruckkrisen mit sehr starken Kopfschmerzen oder Krampfanfällen kommen.

Solch eine Verletzung sollte in einem **Zentrum für Paraplegiologie** rehabilitiert werden. Hier gibt es in Deutschland ca. 27 Zentren, zu finden unter www.dgmp.de (Deutschsprachige Gesellschaft für Paraplegiologie). Sie sollten mit mehreren Zentren in Ihrer Nähe Kontakt aufnehmen.

6. Verletzungsanfällige Teile des Spinalkanals

Das thorakale Rückenmark ist besonders anfällig für einen verletzungsbedingten Schaden, weil hier das Verhältnis von Querschnitt des Spinalkanals zum Querschnitt des Rückenmarks besonders klein ist.

7. Formen der Schädigung des Rückenmarks und der Cauda equina – Klassifikation von Rückenmarks-/Cauda-Schäden (➤ Tab. 58.1)

Federführend in der Klassifikation der spinalen Traumata ist die **American Spinal Injury Association (ASIA).** Diese klassifiziert spinale Traumata als komplett oder inkomplett danach, ob die letzten sakralen Segmente S4 und S5 betroffen sind oder nicht, da man davon ausgeht, dass bei einer Affektion von S4 und S5 (Blasen-Mastdarm-Funktion) fast immer eine komplette Transsektion besteht. Daraus folgt allerdings auch, dass Läsionen, die nur ein Teil des Rückenmarksquerschnittes betreffen, also noch motorische Restfunktion zeigen, aber eine S4- und S5-Läsion zeigen, ebenfalls als kompletter Querschnitt bezeichnet werden. Trotzdem kann man mit dieser Definition eine gute prognostische Aussage bezüglich des Wiedererlernens der Gehfähigkeit treffen.

A	Komplett: Keine sensible oder motorische Funktion ist in den sakralen Segmenten S4–S5 erhalten.
B	Inkomplett: Sensible, aber keine motorische Funktion unterhalb des neurologischen Niveaus erhalten; dehnt sich bis in die sakralen Segmente S4–S5 aus.
C	Inkomplett: Motorische Funktion ist unterhalb des neurologischen Niveaus erhalten und die Mehrzahl der Kennmuskeln unterhalb des neurologischen Niveaus haben einen Muskelkraftgrad von kleiner als 3.
D	Inkomplett: Motorische Funktion ist unterhalb des Schädigungsniveaus erhalten und die Mehrheit der Kennmuskeln unterhalb des neurologischen Niveaus haben einen Muskelkraftgrad größer oder gleich 3.
E	Normal: Sensible und motorische Funktion sind normal.

Tab. 58.1 Verschiedene Syndrome bei Schädigung von Myelon und Cauda equina

Syndrom	Motorik	Sensibilität	Differenzial-diagnose
Central-cord-Syndrom	Auf entsprechender Höhe schlaffe Parese und Reflexausfall (Vorderhörner!), obere Extremität > untere Extremität	Protopathische Sensibilität bilateral betroffen	Syringomyelie
Brown-Séquard-Syndrom	Ipsilateral unter Läsionshöhe zunächst schlaffe, dann spastische Parese; auf Läsionshöhe schlaffe Parese	Dissoziierter Sensibilitätsausfall unterhalb der Läsion: ipsilateral für epikritische, kontralateral für protopathische Sensibilität	Metastasen
Anterior-cord-Syndrom	Bilaterale schlaffe Parese (z. B. Arme bei Lokalisatin im Halsmark), darunter bilateral zunächst schlaffe, dann spastische Parese	Ausfall der protopathischen Sensibilität unterhalb des betroffenen Rückenmarksabschnitts	Infarkt der A. spinalis anterior
Conus-medullaris-Syndrom	Milder Funktionsverlust unterhalb von Rückenmarksniveau L3 (Kniestreckung), v. a. Blasen-, Mastdarmstörung	Reithosenanästhesie, manchmal dissoziiert	Massenprolaps
Cauda-equina-Syndrom	Schwerer Funktionsverlust, v. a. Beine u. Blasen-, Mastdarmfunktion betroffen	Reithosenanästhesie, teilweise asymmetrisch	Massenprolaps

ZUSAMMENFASSUNG

- Solch eine schwere Verletzung müssen Sie umgehend Ihrem Facharzt/Oberarzt mitteilen. Bei neurologischen Begleiterscheinungen ist eine zügige operative Versorgung nötig, um weitere Schäden zu vermeiden.
- In solch einer Situation sollten Sie beim Patienten bleiben, ihn an die Überwachung nehmen (EKG, Blutdruck, Pulsoxy) und dosiert i. v. hochpotente Opiate geben, bis die Wirkung eintritt. Solange der Patient noch Schmerzen hat, kann keine Atemdepression eintreten.
- Federführend in der Klassifikation der spinalen Traumata ist die American Spinal Injury Association (ASIA).

59

Nässende Wunde

Anamnese

In Ihre Notambulanz kommt eine 72-jährige Patientin mit einer seit 6 Wochen nässenden Wunde am linken Außenknöchel. An weiteren Vorerkrankungen ist Vorhofflimmern, Niereninsuffizienz und Diabetes bekannt, weswegen die Patientin Blutverdünner bekommt.

Untersuchungsbefunde

72-jährige Patientin in deutlich reduziertem AZ und EZ, RR 130/95 mmHg, Puls 110/min.

Körperliche Untersuchung: Herz und Lungen: unauffällig. Rücken: Haut trocken, kaum subkutanes Fettgewebe. Nässende Wunde am linken Außenknöchel, ca. 1,5 cm Größe. Auffällig sind vergrößerte subkutane Venen.

1. Wann ist eine Wunde als chronisch zu bezeichnen? Was sind die Hauptursachen für chronische Wunden? Und auf welche Abteilung müssen Sie die Patientin daher triagieren?

2. Welche Untersuchungen sollten Sie anmelden, welche können Sie selbst durchführen?

3. Wie soll die Wunde verbunden werden?

4. Als Ursache der Wunde stellt sich eine chronisch venöse Insuffizienz heraus, worum handelt es sich jetzt also? Darf die Patientin Kompressionsstrümpfe tragen – „die drücken doch auf die Wunde"?

5. Wie lange dauert die Inflammations- und Proliferationsphase und wozu dient sie?

6. Eine venöse Insuffizienz hat sich nicht eindeutig als Ursache gezeigt. Wen ziehen Sie hinzu?

1. Chronische Wunde – Hauptursachen – Abteilungstriage

Eine Wunde ist chronisch, wenn sie nach 8–12 Wochen unter fach- und sachgerechter Therapie keine Heilungstendenz zeigt oder wenn diese nicht den physiologischen Heilungsprozess (zeitliche Verzögerung oder veränderter Ablauf (Koagulation → Inflammation → Proliferation → Remodeling oder Differenzierungsphase) durchläuft.

80 % sind auf eine vaskuläre Ursache zurückzuführen, dementsprechend muss die Patientin auf eine gefäßchirurgische oder angiologische Abteilung verlegt werden. 50 % der Ulzera sind überwiegend venös bedingt, 15 % rein arteriell, 15 % gemischt arteriell-venös. Die restlichen 20 % haben verschiedenste, seltenere Ursachen.

2. Erforderliche Untersuchungen

Sie können **BPI (Brachiopedalindex)** und Abstrich der Wunde selbst durchführen, Doppler-Untersuchungen (arteriell und venös) sollten Sie anmelden.

3. Wundverband

Hydroaktive Wundauflagen sind der trockenen Wundbehandlung in der Auflagentherapie chronischer Wunden überlegen. Falls Sie sich beim konkreten Produkt unsicher sind, hilft Ihnen eine Pflegekraft mit Spezialisierung auf chronische Wunden bei der Auswahl. Die Wundauflagen werden abhängig von Größe, Kontamination und Exsudation gewählt. Wichtig sind eine regelmäßige Wundkontrolle und ggf. die Anpassung der Wundtherapie. Zusätzlich kann bei mutmaßlicher Bakterienbesiedlung eine Antibiotikatherapie angeordnet werden.

4. Chronisch venöse Insuffizienz – Kompressionsstrümpfe

Die Patientin leidet also unter einem Ulcus cruris venosum, das durch den mangelnden venösen Rückfluss verursacht wurde. Die Patientin soll in diesem Fall Kompressionsstrümpfe tragen.

5. Inflammations- und Proliferationsphase

Sie dauert 3 Wochen und dient der Infektabwehr durch neutrophile Granulozyten und der Angiogenese (➤ Abb. 59.1). Es bildet sich junges Bindegewebe, umgeben von einem Netz von Kapillaren. Die Wundoberfläche sieht in dieser Phase körnig aus **(Granulationsgewebe).** Danach kommt es in der Differenzierungsphase zur Epithelisierung, wobei eine sauber granulierende Wunde um ca. 1–2 mm pro Tag schrumpft, also kontrahiert. Die **Differenzierungsphase** dauert Wochen.

Bakterien oder Fremdkörper (z. B. Nekrosen) verlängern die Inflammationsphase und führen zu chronischen Wunden.

6. Eine venöse Insuffizienz ist nicht die Ursache

Die Patientin ist Diabetikerin. Bei Menschen mit Diabetes kommt es durch die Zusammenkunft aus pAVK, Fehlbelastung (Krallenzehendeformität durch Fußmuskelfibrose)/falsche Schuhe und PNP gehäuft zum diabetischen Fußsyndrom. Durch nicht bemerkte Druck-

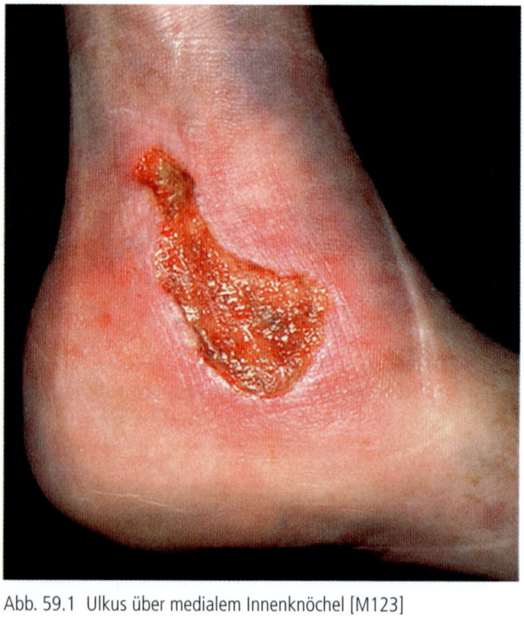

Abb. 59.1 Ulkus über medialem Innenknöchel [M123]

stellen im Schuh (Deformität und PNP) und verminderte Durchblutung können chronische Wunden entstehen. Die Therapie bezieht sowohl Diabetologen, Neurologen, Chirurgen, Fußpfleger (Prophylaxe, Beseitigung von Nagelproblemen/Mykosen, Ungus incarnatus, Abtragung von Hyperkeratosen) als auch den orthopädischen Schuhtechniker mit ein. Es ist Normoglykämie anzustreben und der Druck zu entlasten (bessere Schuhe bis zum Rollstuhl).

ZUSAMMENFASSUNG

- Eine Wunde gilt als chronisch, wenn sie nach 8–12 Wochen unter fach- und sachgerechter Therapie keine Heilungstendenz zeigt oder wenn diese nicht den physiologischen Heilungsprozess durchläuft.
- Erforderliche Untersuchungen sind BPI (Brachiopedalindex) und Abstrich der Wunde sowie gegebenenfalls Doppler-Untersuchungen (arteriell und venös).
- Hydroaktive Wundauflagen sind der trockenen Wundbehandlung überlegen in der Auflagentherapie chronischer Wunden. Eine Pflegekraft mit Spezialisierung auf chronische Wunden hilft Ihnen bei der Auswahl.

60

Feier mit bösem Ende

Im Rahmen einer Familienzusammenkunft ist es zu einer kuriosen und tragischen Folge von Ereignissen, die schließlich zu einem Massenanfall von Verletzten (MANV) geführt haben, gekommen. Während zunächst friedlich gefeiert wurde, hat man mit zunehmender Dauer des Abends immer mehr die Kontrolle über sein eigenes Handeln verloren. So kam es dazu, dass die alkoholischen Getränke langsam ausgingen und der zukünftige Schwager des Hausherrn im Keller nach weiteren Getränken Ausschau hielt. Hierbei trank er eine in einer mit „Jack Daniels" beschrifteten Flasche aufbewahrte Flüssigkeit. Als er diese dem Hausherrn auch einschenken wollte, eröffnete ihm dieser, dass er in dieser Flasche nicht „Jack Daniels", sondern ein Lösungsmittel aufbewahrt hatte und was er in seinem Keller zu suchen hätte. In der Hitze des Gefechts und mit der bevorstehenden Hochzeit ohnehin nicht richtig einverstanden, erfolgt daraufhin ein ungenauer, aber wirkungsvoller Faustschlag ins Gesicht des zukünftigen Schwagers. Dieser geht zu Boden, der Notarzt wird gerufen.

1. Wer ist besonders gefährdet, Verletzungen der Mundhöhle zu erleiden?

2. Was wäre, wenn der erste Anruf beim ärztlichen Bereitschaftsdienst und nicht bei der Notrufzentrale erfolgt wäre? Müssen Sie zum Hausbesuch fahren? Welche Schritte können Sie als Notarzt vor Ort einleiten?

3. Müssen Sie jede Wunde im Gesicht nähen?

4. Wann sollten Sie bei Weichteilverletzungen im Gesicht eine weitere Diagnostik zum Ausschluss von Frakturen durchführen? Wann müssen Sie einen Facharzt für Mund-Kiefer-Gesichtschirurgie zur Behandlung der Gesichtswunden hinzuziehen oder den Patienten entsprechend verlegen oder einweisen?

5. Woran erkennen Sie, dass Patienten mit „Schrammen" im Gesicht oder aufgeplatzten Lippen ins Krankenhaus oder zur nächsten chirurgischen Praxis müssen? Wann müssen Sie Lippenwunden in der Praxis/im Krankenhaus behandeln?

6. Stellen Sie sich vor, einer der beiden Beinaheverwandten hätte dem anderen noch eine Bissverletzung zugefügt? Handelt es sich dabei eher um eine Stich- oder Quetschverletzung und was müssen Sie in jedem Fall bedenken? Was machen Sie, wenn die Haut neben der Wunde knistert?

1. Verletzungen der Mundhöhle

Gefährdet sind hier v. a. Kinder und Personen mit suizidaler Absicht, die **Lösungen, Säuren oder Laugen** trinken. Kinder trinken oftmals unbekannte Flüssigkeiten aus Flaschen ohne besondere Kennzeichnung. Dabei kommt es zu einer Rötung, dann zur Bildung eines Ödems mit Blasen. Im weiteren Verlauf stirbt das Schleimhautgewebe ab, es entstehen Nekrosen, denen Schorf und Fibrin aufliegen. Es bildet sich dann Narbengewebe, das sich etwas zusammenzieht und nicht so elastisch ist; dadurch entstehen Strikturen.

Wenn Sie vor Ort ankommen, werden **Dysphagie** sowie zum Teil **Hypersalivation** berichtet. Die Patienten spucken zudem ständig auf den Boden, weil sie nicht richtig schlucken können. Dazu Brechreiz und im ungünstigsten Fall Erbrechen.

2. Hausbesuch erforderlich – Notarzt vor Ort?

Nein, ein Hausarztbesuch ist bei einer Vergiftung nicht angeraten, hier sollte immer ein Notarzt hinfahren. Erste Notarztmaßnahmen vor Ort sind:

- Sofort mit viel Wasser **spülen!** Zugang legen (lassen), i. v. Flüssigkeitssubstitution, Blutgasanalyse, **Flüssigkeit sicherstellen** und **die nächste Giftnotrufzentrale anrufen! Erbrechen verhindern und schnell Klinik anfahren.**
- Im Anschluss an die Notfallmaßnahmen Glukokortikoide i. v., um die Wahrscheinlichkeit des Auftretens von Strikturen zu senken
- In der Klinik dann CT oder Röntgen, um Perforation von Hohlorganen zu erkennen
- Bei Ösophagus- oder Magenperforation ist die **Indikation zur Operation** gegeben, wenn Atemnot oder ausgedehnte Nekrosen bestehen.

3. Wundnaht erforderlich?

Nein, kleinere Riss- und Platzwunden im Gesicht verheilen normalerweise gut. Sie sollten nach Wundreinigung z. B. mit Betaisodona® oder H_2O_2 eher mit Steri-Strips oder Wundkleber adaptiert werden.

Größere, stark klaffende Wunden (eine Grundregel hierfür gibt es leider nicht, die Erfahrung lehrt, wann eine Naht erforderlich ist) sollten mit Nahttechniken versorgt werden, sodass keine zusätzlichen Einstiche außerhalb der Wunde nötig sind (siehe Lehrbücher der Plastischen Chirurgie).

Bei **tiefen Wunden im Bereich der Ohrmuschel oder Nase** mit eingerissenen Knorpelstrukturen müssen Sie den freien Knorpel mit Haut decken und eine antibiotische Prophylaxe durchführen (welche Antibiose, siehe hausinterne Leitlinien).

Ist die **Augenbraue** betroffen, sollte die Erhaltung der Augenbraue unter allen Umständen angestrebt und daher selbst bei stark beschädigten Wunden nur ein minimales Débridement vorgenommen werden. Eine ausgeprägte Verletzung mit Verlust oder Teilverlust einer Augenbraue stellt eine anspruchsvolle Herausforderung für den späteren rekonstruktiven Chirurgen dar.

Bei **Mittelgesichtsverletzungen** im Allgemeinen können das Auge, der Sehnerv oder die Tränenwege mitbetroffen sein. Werden z. B. Sehstörungen angegeben, muss auch ein CT durchgeführt werden, um dadurch z. B. ein **Orbitahämatom** zu entdecken, denn es droht Erblindung. Die Entlastung der Augenhöhle, ggf. einschließlich des Kanals des N. opticus, sollte z. B. transnasal durch den HNO-Arzt oder den Ophthalmologen erfolgen.

4. Diagnostik zum Ausschluss von Frakturen bei Weichteilverletzungen

Die Inzidenz der Gesichtsverletzungen bei Polytrauma beträgt ca. 25 %.

In jeweils ⅓ der Fälle sind die Region um das Auge herum (zumeist das laterale Mittelgesicht) oder die Kiefer (zumeist der Unterkiefer) betroffen. Die Hälfte der Verletzungen entsteht durch Gewalttaten und Schlägereien, danach folgen Sport- und Verkehrsunfälle sowie Stürze und Arbeitsunfälle. Das Ausmaß der Frakturen ist dem Verletzten nicht anzusehen.

Zur Verdachtsdiagnose Mittelgesichtsfraktur führen Befunde wie Unterlidhämatom, Platzwunde unter dem Auge, Einblutung in die Bindehaut und/oder Schwellung über dem Jochbein. **Sichere Frakturzeichen** sind am leichtesten am unteren Orbitarand (tastbare Stufe lateral nach unten) und am Orbitaboden, der auch das Kieferhöhlendach bildet, zu finden. Wenn Sie also eine infraorbital gelegene Sensibilitätsstörung, Doppelbildsehen durch Verlagerung des Bulbus oder Bewegungseinschränkung des Bulbus als Functio laesa der Augenmuskeln erheben, müssen Sie ein CT durchführen. Wunden am und unter dem Kinn werden oft verharmlost: Am dünnen Unterkieferhals, auf den die Kraft fortgeleitet wird, unmittelbar vor dem Kiefergelenk, kann es zur Fraktur kommen, welche erst am nächsten Tag beim Kauen auffällt.

In folgenden Fällen sollte ein Facharzt für Mund-Kiefer-Gesichtschirurgie zur Behandlung der Gesichtswunden hinzugezogen oder der Patienten entsprechend verlegt oder eingewiesen werden:

- Zunächst einmal bei jeder Wunde, bei der Sie das Gefühl haben, dass die einfache Naht ästhetisch nicht sehr zufriedenstellend wird.
- In jedem Fall bei einer perforierenden Wunde (Loch in der Backe oder im Sinus maxillaris)
- Bei einer Wunde mit einer Speichelfistel, einer Wunde mit Nervenläsion, einer Wunde mit arterieller Gefäßverletzung sowie einer Wunde mit Knochenläsion

5. Patienten mit „Schrammen“ im Gesicht oder aufgeplatzten Lippen – Lippenwunden

Patienten, die Wunden und eine Blutungsneigung haben, die nicht durch kurze Kompression nachhaltig gestillt wird, sollten ins Krankenhaus eingewiesen werden. Häufig sind diese Wunden deutlich tiefer als die Basalmembran, was an ihrer Blutungsneigung zu erkennen ist. In diesen Fällen sollte eine fachärztliche Versorgung in der Praxis oder in der Klinik erfolgen. Auch der Staub und Schmutz von der Straße sollten aus der Wunde herausgewischt werden, denn der Schmutz kann sich in der Wunde festsetzen und zu einer **Schmutztätowierung** führen.

Von Lippenläsionen geht in der Regel keine Gefahr aus, hier müssen Sie nicht einweisen.

Lippenwunden müssen in der Praxis/Klinik versorgt werden, sobald diese die Gefahr aufweisen, infiziert zu werden, und immer, wenn sie bereits infiziert sind. Zu nennen wäre hier die Wundinfektion der Lippe, wenn sie sich in den Nasolabialbereich und entlang der V. angularis ausdehnt. Kennzeichen: kollaterales Ödem des Unterlids. Hier besteht die Gefahr der intrakraniellen Infektausbreitung. Eine Lippenverletzung ohne Ödem oder Druckschmerz im Verlauf der V. angularis ist kein Notfall.

6. Stich- oder Quetschverletzung – Knistern der Haut neben der Wunde

Während Hunde und Katzen mit ihren Zähnen durch Bisse eher tiefe Stichverletzungen verursachen, sind Bisse durch Menschen oder durch Pferde eher Riss- und/ oder Quetschwunden. Dabei kommt es zu Kontaminationen mit Keimen, die zu Infektionen führen können. Also ist die Gabe von Standardantibiotika indiziert. **Schwere Weichgewebeverletzungen** müssen schnell versorgt werden und die auf jeden Fall ein Arzt untersucht werden.

Besonders bei Hundebissen kann *Clostridium perfringens* (Gasbranderreger) in die Wunde eingebracht worden sein. Man hat in diesem Fall kaum Zeit, denn alles geht sehr schnell. Schon nach kurzer Zeit ist die Gasentwicklung durch ein Knistern der Haut zu bemerken. Wenn man dies bemerkt, müssen sofort Antibiotika gegeben und die Wunde chirurgisch saniert werden. Sie sollten sich in diesem Fall komplett um den Patienten kümmern, bis er zumindest chirurgisch und antibiotisch versorgt ist, und nicht zwischendurch andere Patienten behandeln. Wenn möglich, sollte auch mit hyperbarem Sauerstoff in der Druckkammer therapiert werden, da Clostridien Anaerobier sind. Hier sollten Sie über Ihre Rettungsleitstelle Kontakt zu einem Druckkammerzentrum herstellen lassen.

ZUSAMMENFASSUNG

- Bei einer Verätzung der Speiseröhre sind die ersten Notarztmaßnahmen vor Ort:
  - Sofort mit viel Wasser spülen! Zugang legen (lassen), i.v. Flüssigkeitssubstitution, Blutgasanalyse, Flüssigkeit sicherstellen und die nächste Giftnotrufzentrale anrufen! Erbrechen verhindern und schnell Klinik anfahren.
  - Im Anschluss an die Notfallmaßnahmen Glukokortikoide i.v.
  - In der Klinik dann CT oder Röntgen, um Perforation von Hohlorganen zu erkennen
- Bei Ösophagus- oder Magenperforation ist die Indikation zur Operation gegeben, wenn Atemnot besteht oder ausgedehnte Nekrosen bestehen.
- Bei Mittelgesichtsverletzungen im Allgemeinen können das Auge, der Sehnerv oder die Tränenwege mitbetroffen sein. Werden z.B. Sehstörungen angegeben, muss auch ein CT durchgeführt werden, um dadurch z.B. ein Orbitahämatom zu entdecken, denn es droht Erblindung.

Register

Fälle für die Ohren

Wie die Medizin in deine Ohren kommt – und von dort ins Langzeitgedächtnis
In diesem Werk haben wir 25 ausgewählte Kapitel vertont und stellen sie als Hörfassung zur Verfügung. Diese Kapitel sind im Inhaltsverzeichnis und jeweils am Anfang des Kapitels mit dem Symbol gekennzeichnet.

In den Hörfassungen konnten wir der Palette der in Frage kommenden Differenzialdiagnosen etwas mehr Raum geben, als es im Buch möglich ist. So helfen euch die Audios noch ein kleines bisschen mehr dabei, euer diagnostisches Denken zu schulen. Das mag euch das ein oder andere Licht aufgehen lassen, warum bestimmte Erkrankungen wahrscheinlich nicht in Frage kommen.

Die 25 Audiofälle basieren auf den Kapiteln dieses Buchs und entstanden in enger Absprache mit den Autorinnen und dem Autor. Die Erstellung des Sprechermanuskripts sowie das Einsprechen der Texte übernahmen Johanna Ellensohn (seit Frühjahr 2021 approbierte Ärztin) und Josch Richter (Medizinstudent). Ton, Schnitt, Mastering und anderes technisches Zauberwerk übernahmen Florian Beese und Alexander März.

Bevor ihr in die Audio-Kapitel eintaucht, hört euch bitte das Intro „Fälle für die Ohren" an! Hier erklären wir euch, wie ihr am besten mit den Soundfiles umgeht und wie ihr den größten Benefit für euch herauszieht. Viel Spaß mit den Audiofällen!

So finden Sie die Audios:
Sie haben ein **gedrucktes Buch:**

- Rubbeln Sie den Code auf der Innenseite des Buchumschlags frei.
- Gehen Sie auf https://ebooks.health.elsevier.com/
- Registrieren Sie sich mit dem freigerubbelten PIN-Code (detaillierte Anweisungen auf der Umschlaginnenseite).

Sie haben ein **eBook:**
Wenden Sie sich bitte ebenfalls an: **elsevier.support/de-de/elsevierebooksplus**
– Ihre Anfrage wird durch unseren Kundendienst werktags binnen 24 Std. geprüft. Sie werden per E-Mail über die Freischaltung benachrichtigt.